임상생리학실습

Clinical Physiology & Laboratory

집필진

강지혁(경운대학교 임상병리학과)
김광진(서울대학교병원 수면다원검사실)
김대식(동남보건대학 임상병리과)
김병원(김천대학교 임상병리학과)
김상훈(강북삼성병원 근전도검사실)
김성욱(고려대학교 임상병리학과)
김성현(서울대학교병원 혈류검사실)
김영활(대구보건대학 임상병리과)
김종경(인하대학교병원 심전도검사실)
김종규(안산1대학 임상병리과)
김지용(전주기전대학 임상병리과)
김철승(서남대학교 임상병리학과)
김현정(삼성서울병원 알레르기검사실)
김희균(강동성심병원 심장검사실)
박신영(제주한라대학 임상병리과)
박옥이(서울대학교병원 심초음파검사실)
배형준(혜천대학 임상병리과)
송선옥(목포과학대학 임상병리과)
안종민(경희대학교병원 신경생리검사실)
오선균(한국보훈병원 유발전위검사실)
윤형우(주성대학 임상병리과)
이선경(동강대학 임상병리과)
이옥경(대전보건대학 임상병리과)
정순희(진주보건대학 임상병리과)
지정희(서울대학교병원 내시경검사실)
최석철(부산가톨릭대학교 임상병리학과)
최완수(동의과학대학 임상병리과)
최현주(인제대학교 의생명공학대학 임상병리학과)
최화식(신흥대학 임상병리과)
허방근(서울대학교병원 안경원 아이비전)
현경예(동의대학교 임상병리학과)
황수미(마산대학 임상병리과)

제 3 판

임상생리학실습

Clinical Physiology & Laboratory

공 저 강지혁 · 김광진 · 김대식 · 김병원 · 김상훈 · 김성욱
김성현 · 김영활 · 김종경 · 김종규 · 김지용 · 김철승
김현정 · 김희균 · 박신영 · 박옥이 · 배형준 · 송선옥
안종민 · 도선균 · 윤형우 · 이선경 · 이옥경 · 정순희
지정희 · 최석철 · 최완수 · 최현주 · 최화식 · 허방근
현경예 · 홍수미

고려의학

머 리 말

임상생리학은 인체 해부 생리학을 기초로 생리학적 기능현상을 각종 기계를 통해 생체내의 생리 현상을 분석하고 평가하여 질병의 진단과 치료·예후 판정에 중요한 임상적 자료를 제공하는 생명과학의 학문이다.

임상생리학적 검사는 검체를 대상으로 하는 임상병리학적 검사인 검체 검사와는 달리 피검자를 직접 검사 대상으로 하는 생체 검사이므로 피검자나 장비 취급에 대해 특별한 주의를 기울이지 않으면 정확한 결과를 얻을 수 없다.

따라서 모든 임상생리학적 검사를 할 때에는 해당 장비의 취급을 충분하게 숙지함은 물론, 그 검사의 목적과 피검자에 대한 예비지식을 미리 알아 두어야한다. 피검자가 안심하고 검사를 받을 수 있도록 미리 검사 방법과 검사 순서 및 검사 안전성 등에 관하여 충분히 설명 해주어야한다.

임상생리학적검사 업무영역은

1. 순환기계검사 (심전도검사 ,부하심전도, 24시간심전도, 심음도검사, 심초음파검사 등)
2. 신경기능검사 (뇌파, 근전도, 뇌유발전위, 수면다원, 뇌혈류 등)
3. 호흡기계검사 (폐기능검사, 천식, 알레르기검사 등)
4. 기타생리학 분야(안전기관련검사, 전정기능, 적외선체열검사, 골다공증검사 등) 이다.

임상생리학적 검사 장비가 아날로그에서 디지털화 되어 가고 있는 추세이므로 본 실습서에서도 2종류의 장비를 나타내고자 하였으며 가급적 최신 임상생리학적검사 방법을 습득 할 수 있는 기회를 제공 하였다. 또한 산업체에서는 실용성을 갖춘 임상병리사를 요구하므로 기존의 학습방법으로 학습목적을 성취하기는 어렵기 때문에 학생들에게 다양한 교육자료를 활용하여 실습을 혼자 스스로 할 수 있는 기회를 다양하게 주므로 자기 주도적 학습의 기회를 가질 수 있도록 하였다.

본 실습서는 미흡한 부분이 많이 있으리라 생각되지만 지속적으로 최신 검사방법을 포함한 좋은 자료를 추후 보완을 계속하겠으며 앞으로 학생들과 임상생리학 검사 분야에 근무하는 검사자 들에게 유익한 실습서가 되도록 보완을 계속 하겠으며 후학들을 위해 일선 검사자들의 많은 충언을 부탁드립니다.

끝으로 본실습서가 발간되기 까지 수고하여 주신 고려의학 최병진 사장님과 편집부 여러분들게 감사를 드립니다.

2011년 3월

저자 일동

Contents

Chapter 01

심전도 검사법

1. 심전도란(Electrocardiogram; ECG=EKG)

심장이 수축할 때마다 반복적으로 발생하는 미세한 전기적 변화를 체표면에 부착한 전극을 통해 유도하고 심전계에 입력하여 증폭, 기록한 것이다

1) 임상적 의의

① 부정맥 ② 심방 및 심실비대 ③ 심근허혈 및 심근경색 ④ 심낭염

⑤ 심장에 영향을 주는 전신질환 : 갑상샘 질환(갑상선 질환, thyroid gland disease), 허파질환(폐질환, lung disease)

⑥ 심장약의 효과 : digoxin 및 digitalis

⑦ 전해질대사의 이상 : 특히 칼륨 및 칼슘

⑧ 인공심장박동조율기(인공 심박동, artificial cardiac pacemaker)의 평가 : 정상인이나 심장병환자에서 나타나는 심전도 소견은 매우 다양하며 심전도는 항상 임상소견과 더불어 판독되어야 한다.

2) 심장전도계통(자극전도계, Cardiac condunction system)

심장은 자동능(automaticity)이 있어 심장내의 심장전도계통에서 전기자극을 형성하여 심장근육에 전도됨으로서 심장을 박동하게 한다. 심장전도계통의 순서는 굴심방 결절(동방결절, sinoatrial node, SA node) → 심방(internodal atrial pathway) → 방실결절(atrioventricular node, AV node) → 방실다발(히스속, His bundle or AV bundle) → 왼, 오른다발갈래(좌우각, left & right bundle branches, LBB & RBB) → 심장전도근육섬유(퍼킨즈섬유, Purkinje fiber) 순으로 전달된다.

〈 심장의 구조 및 심장주기와 심전도파형 〉

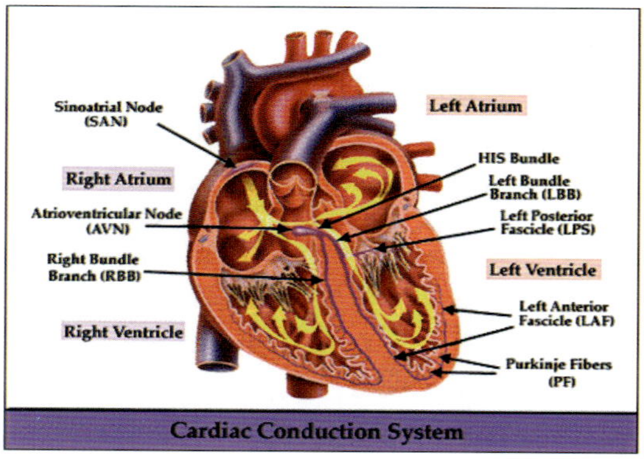

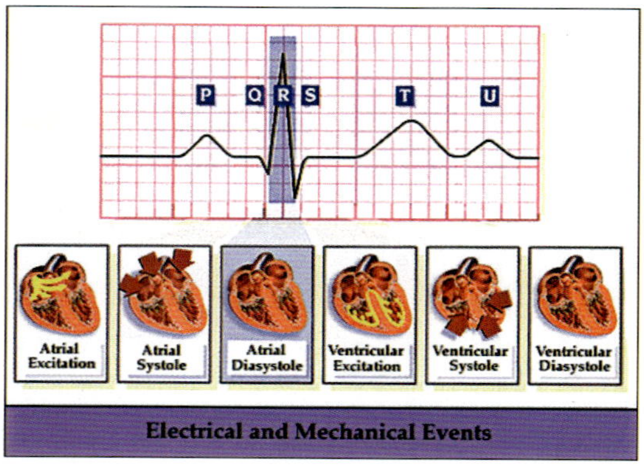

Marquette Electronic Copyright 1996

3) 심전도 파형

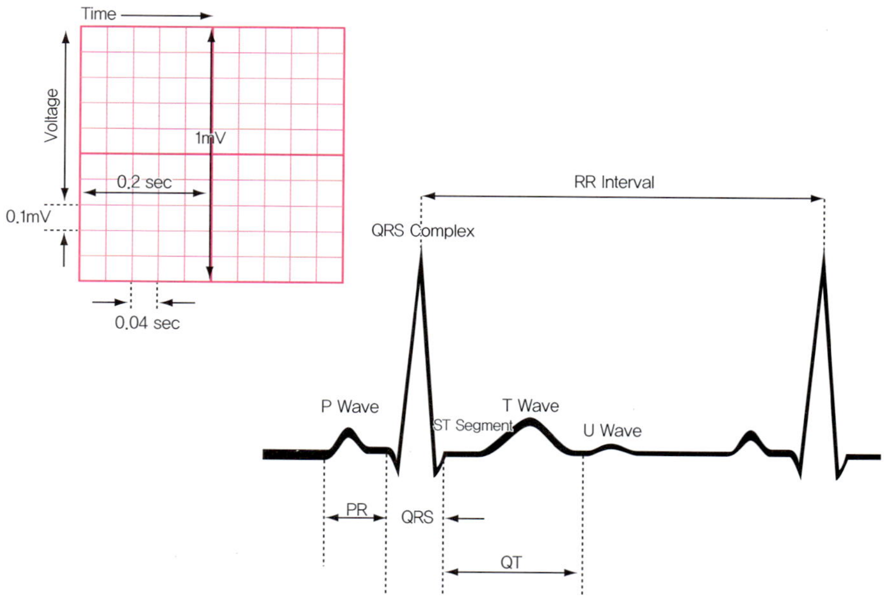

Frank G. Yanowitz, M.D., copyright 1997

① P파 : 심방 탈분극(정상 : 0.06~0.10초, 0.25mV미만)

② QRS complex : 심실 탈분극(정상 : 0.04~0.11초, 0.5~2.5mV)

③ ST segment, T파, U파 : 심실 재분극, 심실전체의 흥분정점(흥분극기, excitatory acme) 상태

④ PR interval : 심방과 심실 수축 사이의 기간(정상 : 0.12~0.20초)

⑤ RR interval : 심장박동수를 측정하는데 사용

⑥ QT interval : 전기적 심실 수축시간, 심장박동수에 따라 영향(QTc 정상: 0.30~0.45초)

⑦ J point : QRS complex의 끝과 ST segment 시작 사이의 junction

4) 심장박동수(HR, Heart Rate)의 계측

① 간편법 : 굵은 선 위에 겹치는 R파를 찾는다. 다음의 R파가 나온 곳까지 기억하고 굵은 선이 몇 개 있는가 세어서 하나 있으면 300회, 두 개는 150, 세 개는 100, 네 개는 75, 다섯 개는 60, 그 다음 50, 43, 37, 33, 30 순으로 심장박동수를 측정할 수 있다.

② 6초 동안(굵은선 30칸)의 QRS complex군을 센 뒤 10을 곱해주면 1분간의 심장박동수가 된다.

③ RR interval의 가는 선을 세고, 이것에 0.04를 곱한다. RR interval의 측정치는 초단위로 나타낸 수치로 1분간(60초)을 나누면 심장박동수를 얻을 수 있다.

④ 심전도 기록지는 작은 칸수가 1분에 1,500개이므로, 1,500을 작은 칸수의 RR interval로 나누면 심장박동수를 얻을 수 있다.

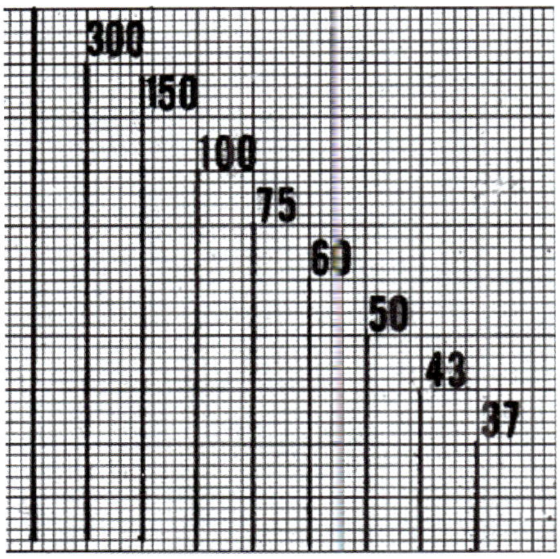

2. 심전도 기록

1) 심전도 유도법

심전도는 두 부위간의 전위차를 기록하는 쌍극유도(bipolar lead)와 전극을 부착시킨 부위의 전위를 기록하는 단극유도(unipolar lead)에 의해 기록된다.

표준 12유도 심전도(12 lead ECG)로 표준유도(I, II, III 유도)와 증폭팔다리유도(증폭사지유도, aV_R, aV_L, aV_F 유도)는 심장앞면(전면, frontal plane)의 심전도를 기록하며, 가슴유도(흉부유도, V_1, V_2, V_3, V_4, V_5, V_6유도)는 수평면(horizontal plane)의 심전도를 기록한다.

〈표준 12유도의 유도법〉

유도명			유도기호	전극위치
				관전극
표준팔다리유도 (Einthoven유도)	쌍극유도	이마면유도	I	(+) 왼손(LA)과 오른손(RA)(−)
			II	(+) 왼발(LF)과 오른손(RA)(−)
			III	(+) 왼발(LF)과 왼손(LA) (−) *오른발(RF)는 접지
증폭팔다리유도 (Goldberger유도)	단극유도		aV_R	오른손(RA) (+)
			aV_L	왼손(LA) (+)
			aV_F	왼발(LF) (+)
단극가슴유도 (Wilson유도)	단극유도	수평면유도	V_1	제4갈비뼈사이공간 복장뼈 오른쪽가장자리(제4늑간 흉골 우연)
			V_2	제4갈비뼈사이공간 복장뼈 왼쪽가장자리(제4늑간 흉골좌연)
			V_3	V_2와 V_4의 중간점
			V_4	제5갈비뼈사이공간 왼빗장뼈 중앙선(제5늑간 좌측쇄골중앙선)의 교차점
			V_5	V_4와 수평되는 왼앞겨드랑이선(좌전액와선상)
			V_6	V_4와 수평되는 왼중간겨드랑이선(좌중액와선상)

〈표준 12유도 심전도 : 정상굴리듬(정상동조율, Normal Sinus ECG)〉

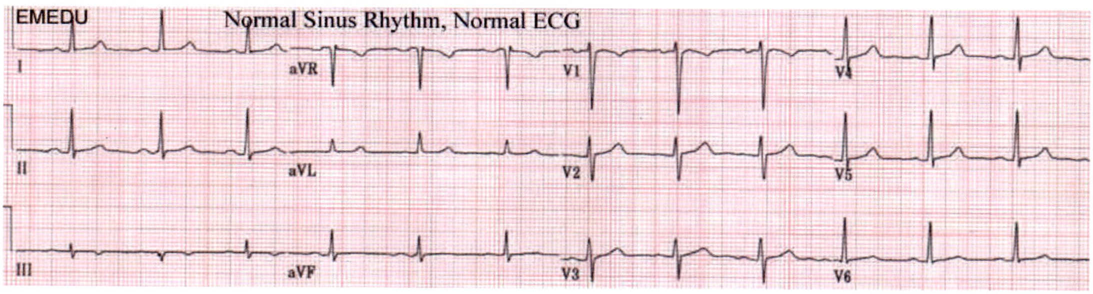

EMEDU.ORG

〈표준유도법(I, II, III)과 단극유도법(증폭팔다리유도aV$_R$, aV$_L$, aV$_F$, 가슴유도V$_{1\sim6}$)〉

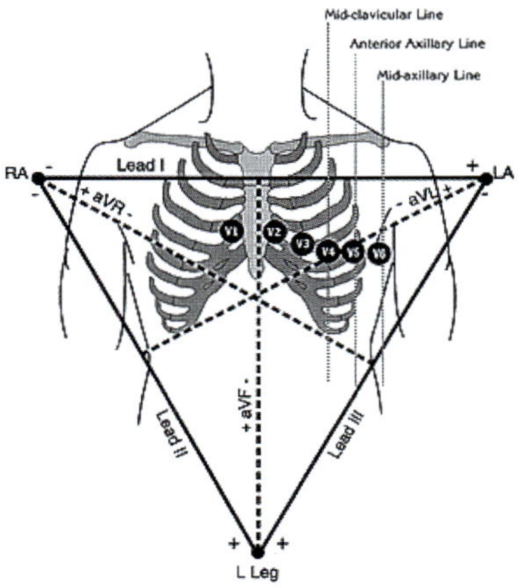

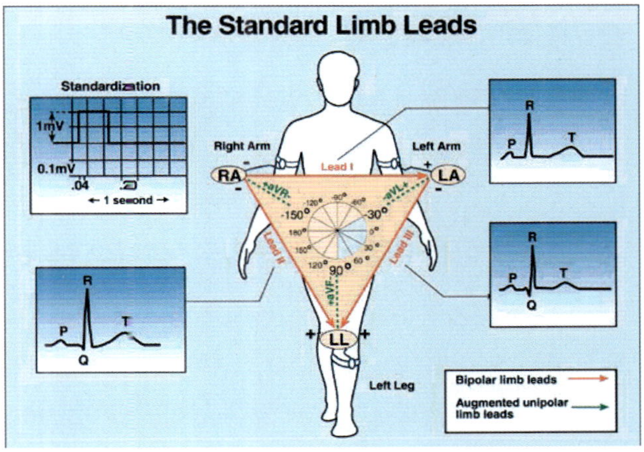

Frank G. Yanowitz, M.D., copyright 1997

〈단극 가슴유도(Precordial Lead)〉

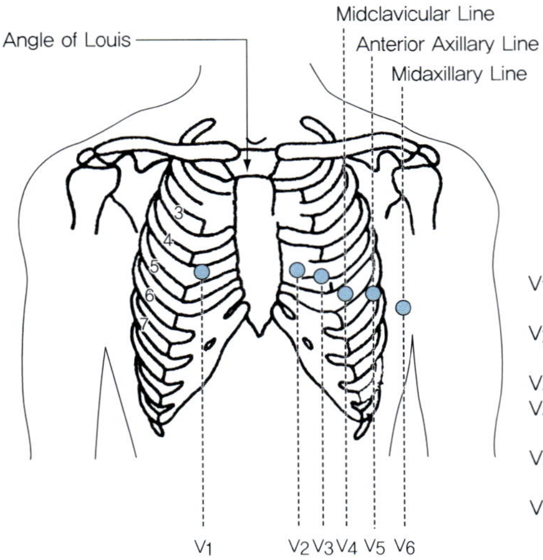

V1=placed in the 4th right intercostal space at the sternal border.
V2=placed in the 4th left intercostal space at the sternal border.
V3=placed halfway between V2 and V3.
V4=placed in the 5th left intercostal space in the midclavicular line(MCL).
V5=placed in the anterior axillary line (AAL)at the same horizontal plane as V4.
V6=placed in the midaxillary line (MAL) at the same horizontal plane as V4.

Leslie K. Muma Copyright

이외에 임상적으로 사용되는 가슴유도는 다음과 같다.

V$_7$: V$_4$과 수평되는 왼뒤겨드랑이선(좌후액와선, left posterior axillary line)부위

V$_8$: V$_4$와 수평되는 왼뒤어깨뼈선(좌후견갑선, left posterior scapular line)

V$_9$: V$_4$와 수평되는 왼쪽 척주옆선(척추연, paravertebral line)

V$_{3R}$~V$_{9R}$: 가슴유도 V$_{3\sim9}$와 대칭되는 오른쪽의 가슴유도

3V$_{1\sim9}$: V$_{1\sim9}$보다 한 갈비뼈사이공간(늑간, intercostal space) 위에서 기록한 가슴유도

3. 심전도검사실 적정 환경 및 주의사항

1) 기본적 주의 사항

판독하기 좋은 심전도를 얻어야 하며, 심전도에 인공물의 혼입을 방지한다. 또한, 일반 진단인지 부정맥 진단 등 특수 목적의 진단인지 기록 목적에 맞게 기록한다.

2) 검사 전 심전도검사실의 물리적, 전기적 검사실 환경

① 실내온도는 피검자가 상반신을 노출하기 때문에 지나치게 춥거나 더위를 느끼지 않을 정도의 온도(20~25℃)로 조절할 수 있는 검사실이어야 된다.

② 검사실의 습도는 비교적 낮은 편이 좋으며(60% 이하), 항온항습장치 또는 공기청정기가 설치되어 있는 곳이 가장 바람직하다.

③ 심전도검사용 침대는 어린이나 노약자도 쉽게 오르고 내릴 수 있도록 하고, 피검자가 자연스럽게 손발을 펴서 편안한 자세로 누울 수 있는 크기가 바람직하다.

④ 침대의 위치는 조명 바로아래는 가급적 피하고, 전자유도나 정전유도에 의한 교류잡음을 적게 하기 위하여 다른 전원이나 전기기구에서 멀리 떼어 놓는다.

⑤ X선 장치, 초단파 장치 등에서 멀리 떨어진 조용한 독립된 방이 바람직하다.

⑥ 검사실에는 전용 접지단자를 설치해 두는 것이 좋으며, 가급적 전용 접지선을 사용하는 것이 바람직하다.

⑦ 기타 전기테스터, 납땜기, 드라이버 등의 간단한 공구는 물론, 전기회로가 포함된 mechanical manual, 또는 service manual 등을 항상 준비해 둔다.

3) 심전계 측정 시 주의사항

① 심전계를 사용하기 전에 아래의 내용을 숙지한다.

- 기기회사의 심전계에 첨부된 취급설명서를 충분히 이해한 후 사용한다.
- 심전계는(먼지가 많은 장소, 염분이 있는 장소, 공기내 유황성분이 있는 장소 등)나쁜 영향을 주지 않는 곳에 설치하여야 한다.
- 고온, 다습 및 직사광선 등에 유의하여야 한다.
- 경사, 진동 또는 충격에 의해 해로운 영향을 받지 않도록 안정된 상태에서 사용하여야 한다.
- 화학물질 또는 유해가스로부터 멀리 떨어진 장소에 설치하여야 한다.
- 사용전압을 정확히 확인하여야 한다.
- 심전계 조작방법에서 먼저 접지를 접속하도록 한다.

② 사용 전 주의사항을 숙지한다.

- 심전계가 정상상태인가 또는 안전한가 등을 확인한다.
- 환자코드, 전원코드, 접지선이 올바르게 연결되었는가를 확인한다.
- 심전계는 예민한 기기 이므로 주위에 강한 전파가 있으면 기록에 방해를 받는 경우가 있으므로 X선, 초단파장치, 엘리베이터 등의 방해를 받지 않는 곳에서 측정한다.

③ 기타 유도코드, 전극풀, 거즈 등 부속품을 확인하고, 표준측정조건을 확인한다.
(STD ; 10 mm/mV, 25 mm/sec, high frequency filter off)

4. 검사방법

① 검사기록지가 충분한가 미리 확인한다.

② 표준기록지 이동속도(25 mm/sec), 표준전압(10 mm/mV)을 확인한다.

③ 교류전원이 들어와 있는지 확인한다.

④ 피검자에게 미리 검사의 방법이나 안전성을 정중하게 설명하여 불안감이나 긴장감을 풀어준다.

⑤ 다리의 아래쪽과 가슴을 노출시켜서 바로 누운 자세로 눕게 한다.

⑥ 양쪽발의 뒤꿈치는 약 10 cm 정도 벌리고, 팔다리를 펴서 느긋하고 편안하게 한다.
단 고령자나 관절염 등으로 팔다리가 충분히 펴지지 않는 사람의 경우에는 무릎관절아래나 팔꿈치 아래에 타월을 접어서 놓아준다

⑦ 가볍게 호흡을 시켜서 불안감을 없애 준다. 또한 말을 하거나 손발에 힘이 들어가거나 신체를 움직이지 않도록 주의를 준다.

⑧ 전극부착 부위의 피부를 알코올 솜으로 닦아 땀이나 지방을 제거한다.

⑨ 팔다리의 전극부착 부분의 위치를 잘 파악한 후 피부와 전극에 전극풀(paste)을 바른다.

⑩ 왼, 오른 손목(수관절, wrist)의 위끝(상단) 10 cm 내지 15 cm 내면에 팔(상지)용 전극(RA, LA)을 부착한다.

⑪ 왼, 오른 발목(족관절, ankle)의 위끝(상단) 10 cm 내지 15 cm 내면에 다리(하지)용 전극(RF, LF)을 부착한다. 단 외상이 있거나 한쪽 팔이나 다리가 절단된 환자의 경우 그곳보다 더 위에 연결하면 된다. 심장의 전기적 중심에서 15 cm 떨어지면 된다.

⑫ 가슴전극의 부착부위를 잘 파악한 후 피부와 전극에 전극풀을 바른다.

⑬ 제 4갈비뼈사이공간 복장뼈 오른쪽가장자리(제 4늑간 흉골우연)에 V_1 유도전극을 부착한다.

⑭ 제 4갈비뼈사이공간 복장뼈 왼쪽가장자리(제 4늑간 흉골좌연)에 V_2 유도전극을 부착한다.

⑮ 제 5갈비뼈사이공간 왼빗장뼈 중앙선(제 5늑간 좌측쇄골 중앙선)의 교차점에 V_4 유도전극을 부착한다.

⑯ V_2와 V_4의 중간지점에 V_3 유도전극을 부착한다.

⑰ V_4와 수평위치의 왼앞겨드랑이선(좌전액와선상)에 V_5 유도전극을 부착한다.

⑱ V_4와 수평위치의 왼중간겨드랑이선(좌중액와선상)에 V_6 유도전극을 부착한다.

⑲ 팔다리유도의 심전도를 주의 깊게 관찰하면서 START 스위치를 눌러 표준 12유도를 I, II, III, aV_R, aV_L, aV_F, V_1, V_2, V_3, V_4, V_5, V_6의 순서로 각 3박동~5박동 정도로 기록한다.

⑳ 부정맥의 분석이 가능한 정도에서 1개의 유도(보통 II유도)를 길게(20~30초) 기록한다.

- 전원을 끄고 전극을 잘 닦아 건조하게 보관한다.
- 기록된 심전도를 report 용지에 12유도 순서로 붙이고, 필요사항을 기입한다.
- 등록번호, 연월일, 성명 등을 기록하여 정리한다.

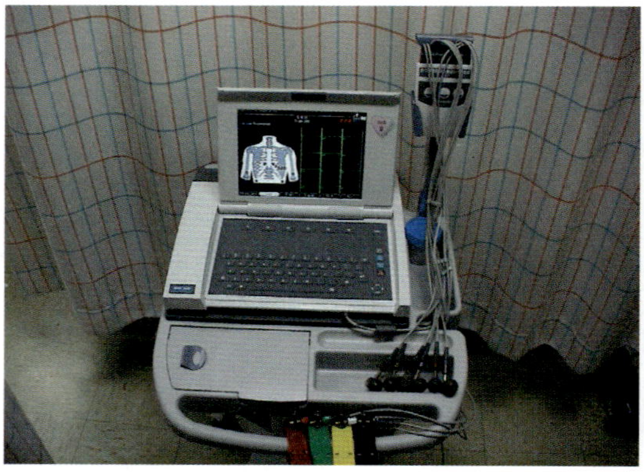

〈 표준 12유도 심전계(자동) 〉

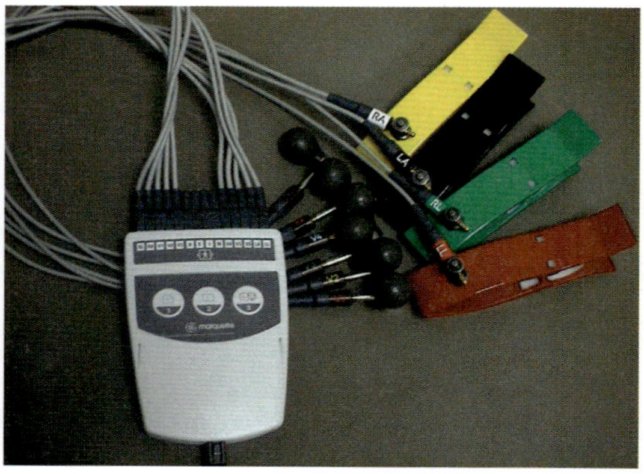

〈 사지전극과 흉부전극〉

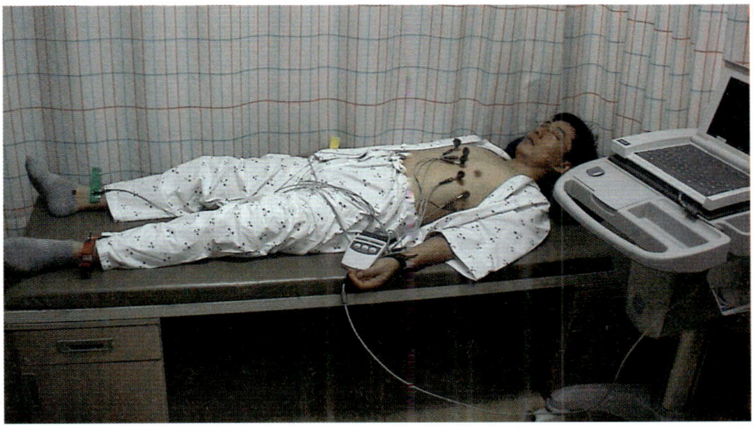

〈 심전도 검사 〉

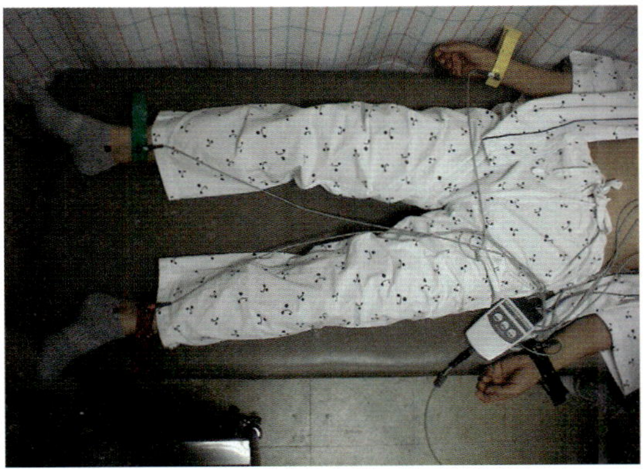

〈 팔다리유도 부착모습 〉

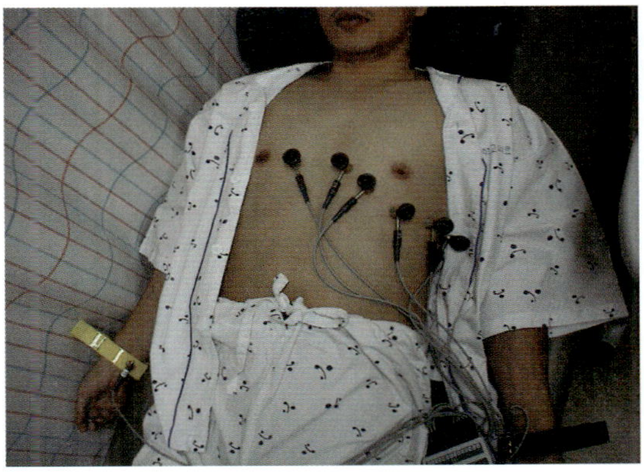

〈 가슴유도 부착모습 〉

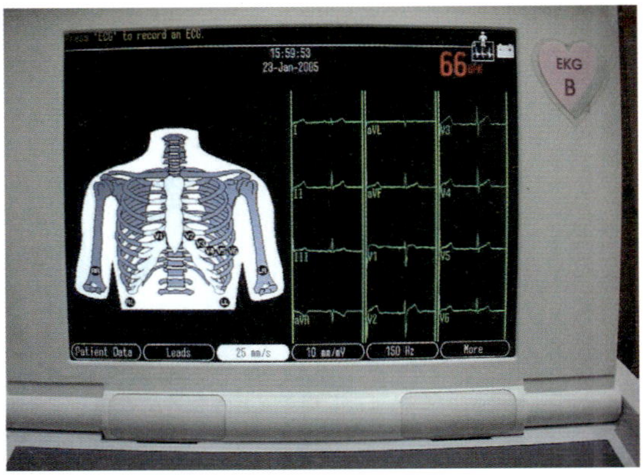

〈 심전도 기록화면 〉

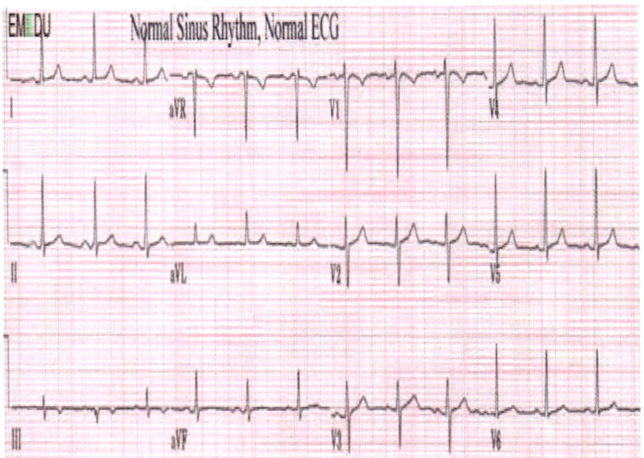

〈 심전도기록지 출력 〉

Work sheet

1. 감도변화에 따른 심전도를 기록한다.

1) 감도변환 스위치를 눌러 팔다리유도의 감도1, 감도1/2, 감도2로 기록하여 진폭과 시간의 변화를 비교 한다.
2) 심전도의 전압(진폭)를 주의 깊게 관찰하면서 START 스위치를 눌러 표준 12유도를 I, II, III, aV_R, aV_L, aV_F, V_1, V_2, V_3, V_4, V_5, V_6의 순서로 기록한다.

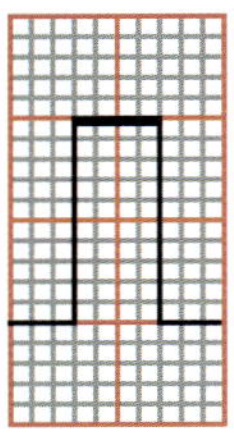

2) 감도 1 : 10 mm (표준감도)

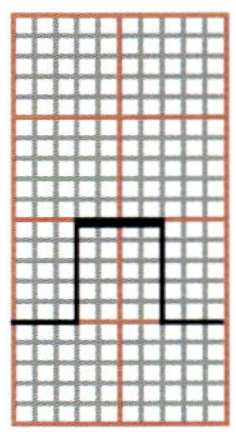

2) 감도 1/2 : 5 mm

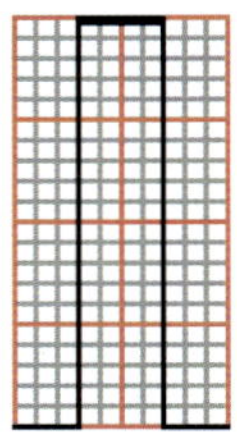

3) 감도 2 : 20 mm

Work sheet

2. 기록속도의 변화에 따른 심전도를 기록한다.

1) 기록속도 25 mm와 50 mm의 차이를 잘 관찰한다.

2) 심전도의 기록속도를 관찰하면서 START 스위치를 눌러 표준12유도를 I, II, III, aV_R, aV_L, aV_F, V_1, V_2, V_3, V_4, V_5, V_6의 순서로 기록한다

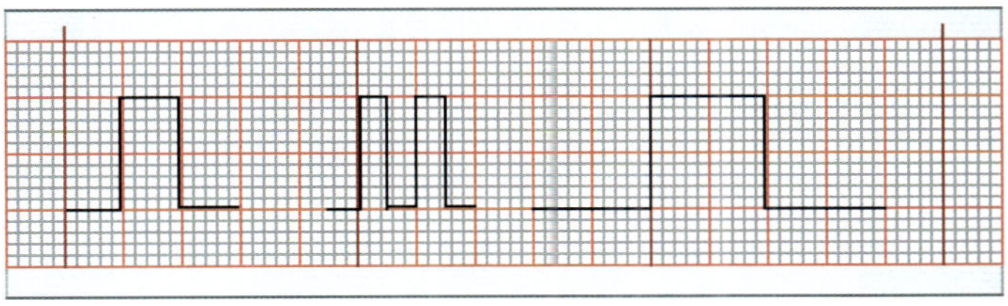

1) 기록속도 1:25mm 2) 기록속도 1/2:12.5mm 3) 기록속도 2:50mm

Work sheet

3. 전극의 위치변화에 따른 12유도 심전도를 기록한다.

1) 정상인의 심전도를 기록하여 2) 3) 4)와 비교 관찰 하여본다.
2) 왼손전극과 오른손전극을 바꿔 부착한 후 START 스위치를 눌러 표준 12유도의 I, II, III, aV_R, aV_L, aV_F, V_1, V_2, V_3, V_4, V_5, V_6 심전도 변화를 주의 깊게 관찰하면서 기록한다.
3) 왼발전극과 오른발전극을 바꿔 부착한 후 START 스위치를 눌러 표준 12유도의 I, II, III, aV_R, aV_L, aV_F, V_1, V_2, V_3, V_4, V_5, V_6 심전도 변화를 주의 깊게 관찰하면서 기록한다.
4) V1 과 V4전극을 바꿔 부착한 후 START 스위치를 눌러 표준 12유도의 I, II, III, aV_R, aV_L, aV_F, V_1, V_2, V_3, V_4, V_5, V_6 심전도 변화를 주의 깊게 관찰하면서 기록한다.

〈표준팔다리유도와 증폭 단극팔다리유도와의 관계〉

$I = V_L - L_R = 2/3(aV_L - aV_R)$

$II = V_F - V_R = 2/3(aV_F - aV_R)$

$III = V_F - V_L = 2/3(aV_F - aV_L)$

$I + III = (L_V - V_R) + (V_F - V_L) + (V_F - V_R) = II$

$aV_R = I + II/2,\ aV_L = I - III/2,\ aV_F = II + III/2$

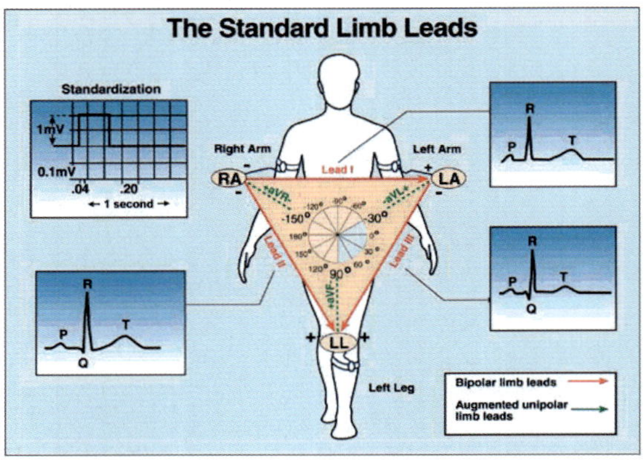

〈가슴유도의 R wave Progression〉

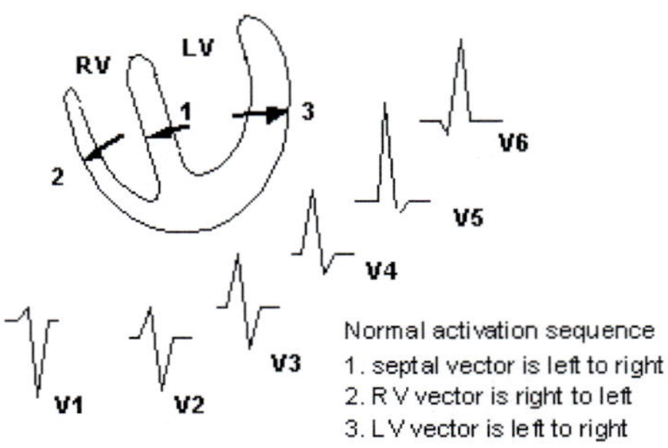

Work sheet

Work sheet

4. 교류장애를 인위적으로 혼입시키기 위해 다음과 같은 처치를 한 후 교류장애의 유무를 관찰한다.

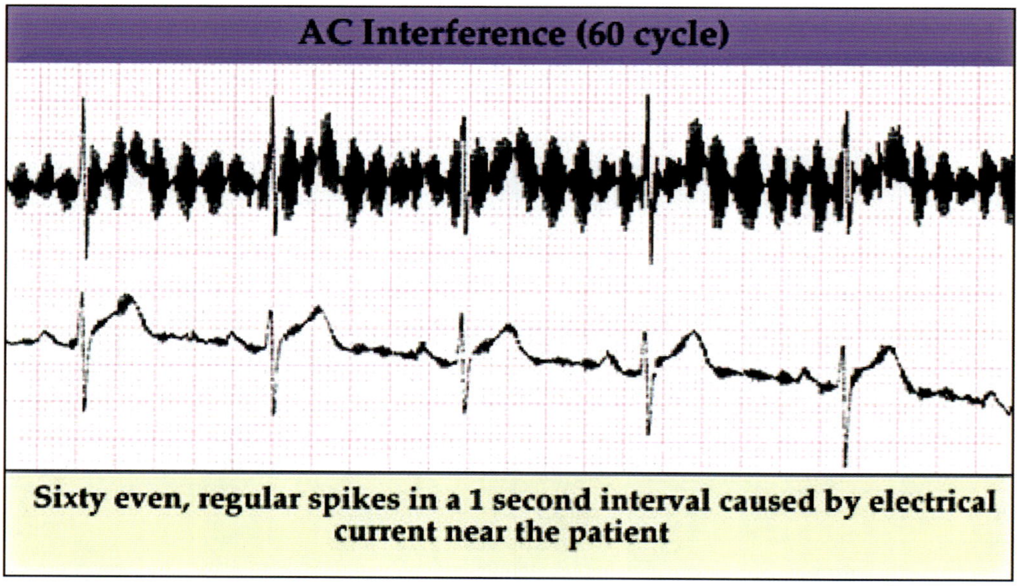

Marquette Electronic Copyright 1996

교류장애(HUM noise)의 원인 및 제거대책

원 인	대 책
• 접지가 나쁘거나 위치가 나쁘거나 접지선이 끊어졌을 때	• 접지장소 및 접지선을 점검한다.
• 피검자의 주변에 고압전선이나 전기기기가 있을 때	• TV, 오디오 등은 스위치를 off 또는 멀리하고, 벽면으로부터 일정한 간격을 유지하여 침대를 설치한다.
• 전극이 녹이 슬었거나 오래된 심전도 전극풀이 붙어 있을때	• 녹, 심전도 전극풀을 깨끗이 제거한다.
• 전극이 간신히 붙어 있을 때	• 다시한번 전극을 정확히 연결한다.
• 피검자에게 옆사람이 붙어 있을 때	• 피검자의 신체가 벽이나 금속, 옆사람과 닿지 않도록 한다.
• 유도 코드가 끊어졌을 때	• 유도코드를 손으로 흔들어 보면 알 수 있으며 파형이 불안정해진다(수리 의뢰).

Work sheet

5. 근전도를 인위적으로 혼입시키기 위해 다음과 같은 처치를 한 후 근전도 혼입의 유무를 관찰한다.

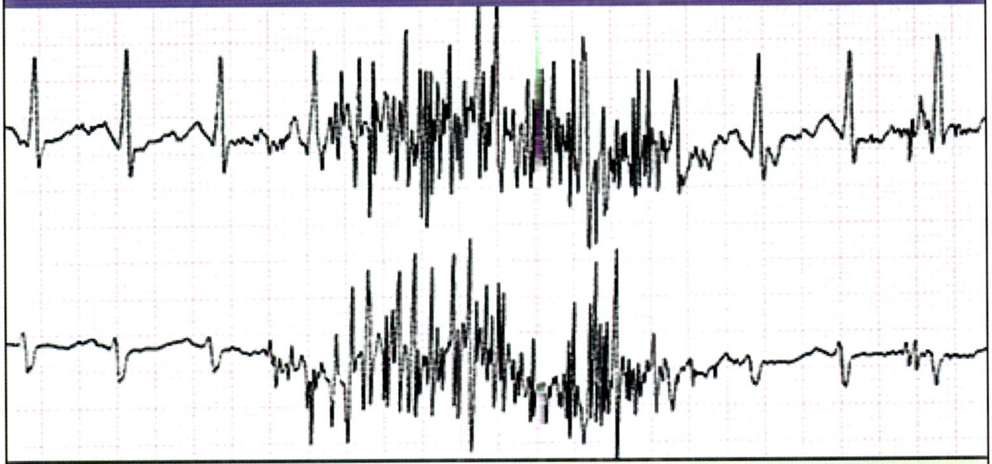

Muscle Tremor (somatic)

Electrical interference caused by the patient's tensed muscles.

Marquette Electronic Copyright 1996

근전도 장애(EMG noise)의 원인 및 제거대책

원 인	대 책
• 실내온도가 낮거나 피검자가 추워할 때	• 실내온도를 높여주며 피검자에게 모포 등으로 덮어준다.
• 침대가 좁거나 피검자가 몸에 힘을 주고 웅크릴 때	• 넓은 침대(약 80cm 정도)를 사용하고 편안하게 누워 있을 수 있도록 한다.
• 검사를 받는다는 심리적 압박감으로 긴장하고 있을 때	• 안전하고 간단한 검사이며 곧 끝난다는 것을 설명해 주어 긴장를 풀어준다. 2~3회의 심호흡을 시킨 후 눈을 지긋이 감게하고 편안히 있도록 한다.
• 심리적 부담으로 심한 호흡곤란이 있을 때	• 가장 편안한 상태를 유지하도록 한다.

Work sheet

6. 바닥선동요를 인위적으로 혼입시키기 위해 다음과 같은 처치를 한 후 바닥선동요 혼입의 유무를 관찰한다.

Wandering Baseline (drift)

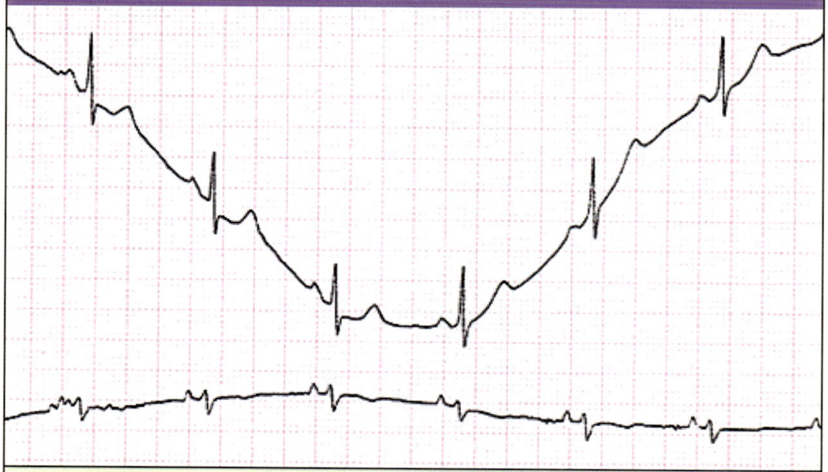

An undulating baseline with waveform present.

Marquette Electronic Copyright 1996

바닥선동요대책

원 인	대 책
• 피검자에게 원인이 있을 경우 - 피검자가 매우 긴장해 있거나 몸을 움직이거나 말을 하고 있을 때	• 검사에 관한 설명 등 대화로서 피검자의 긴장감을 풀고 안정된 마음이 되도록 한다
• 피검자에게 원인이 없는 경우 - 전극의 청결상태 환자코드의 연결상태, 접지상태 등이 불안정할 때	• 환자코드와 전극은 잘 관리하여 항상 깨끗하게 하고, 완벽한 접지를 하도록 한다.
• 환자코드와 전극이 팽팽하게 연결되거나 코드가 흔들릴 때	• 항상 환자코드는 절대 힘이 가해지지 않게 잘 정리하여 연결한다.

Work sheet

7. 기록된 심전도를 판독하여보고, 심전도 기록시 임상병리사가 반드시 지켜야할 사항과 고려해야 할 사항을 점검하여 본다.

– 기록된 심전도에 인적사항을 기재한 후 표준 12유도 순서로 정리하여 부착한다.

등록번호			성명			과/구분		Previous No.	
성별		나이		키		몸무게		혈압	
Impression									
Medication									
Refer Dr.				검사자			검사일		
Rhythm		Rate		bpm	Axis Deviation		/		
Interval(mm/mV)		PR		QRS		QT		QTc	
Comment							etc.		
Interpretation									
판독자						판독일			

Work sheet

〈심전도 판독법〉

심전도는 다음의 순서에 따라 판독하여야 정확히 그리고 효과적으로 판독할 수 있다

1) 병력조사

1. 연령 : 어린이나 어른의 정상치가 다르다.
2. 신장 및 체중 : 비만하여 가슴벽이 두터운 사람은 저전위로 기록되기 쉬우며, 신장 및 체중에 따라 정상치가 다르다.
3. 호흡기 질환 : 폐기종이나 가슴막 삼출액은 심장의 위치나 각 파형의 전압에 영향을 준다.
4. 복용약물 : 특히 digitalis나 quinidine은 심전도에 영향을 준다.
5. 혈압 및 임상소견

2) 심전도의 전체적 관찰

1. 기록상태 : 전극의 위치, 인공흔적, 교정파 등을 점검한다.
2. 율동의 전체적 관찰 : P파가 가장 잘 보이는 유도인 II나 V1의 rhythm strip을 분석한다.
3. 심장박동수를 측정한다.
4. QRS군의 전기축 및 심장의 위치를 측정한다.
5. 각 파형과 간격을 관찰하여 측정한다.

3) 부정맥을 가진 심전도

1. 심장박동수 관찰
2. P파의 관찰
   - P파의 발생부위 진단
     - 굴성P파(동성P파, sinus P wave) : 정상P파
     - 심방성P파 : 비정상P파
     - 심방심실이음부 P파(방실접합부성 P파, atrioventricular junctional P wave): 하향의 P파 유도 II, III, aV_F에 나타남

Work sheet

– P파의 수 측정
  - 정상굴리듬(동율동) : 60~100 회/분
  - 심방심실이음부(방실접합부) 이탈박동 : 40~60 회/분
  - 굴느린맥(동서맥, sinus bradycardia) : 35~60 회/분
  - 굴빠른맥(동빈맥, sinus tachycardia) : 100~160 회/분
  - 발작성 심실위빠른맥(발작성 심실상성빈맥, paraxymal supraventricular tachycardia) : 160~220 회/분
  - 심방된떨림(심방조동, atrial flutter) : 220~350 회/분
  - 심방잔떨림(심방세동, atrial fibrillation) : 350~600회/분

3. 불규칙한 PR간격 : 굴심방부정맥(동부정맥, sinus arrhythmia), 2도 차단, 굴심방정지(동정지, sinus arrest), 심실위(심실상성, supraventricular) 조기수축 등
4. 뚜렷한 P파가 없는 경우 : 2도 및 3도 차단(블록, block), 심방잔떨림, 고칼륨혈증, 심방심실이음부 이탈박동 등에서 뚜렷한 P파가 보이지 않는다. 전도 차단된 심방조기수축의 P파는 바로 앞의 T파에 겹쳐서 T파 모양을 변형시키므로 감별할 수 있다.
5. P파와 QRS군과의 관계

   일정한 PR간격 : 굴리듬, 발작성 심실위빠른맥, 심방심실이음부 이탈박동

   불규칙한 PR간격 : P파와 QRS군이 관련이 없는 방실해리를 의미한다.

   심실 빠른맥, 완전방실차단 등이 이에 속한다.

   PR간격의 연장 : 1도 방실차단

   PR간격의 단축 : 심방심실이음부 율동(방실접합부 율동), 조기흥분증후군

   P파 뒤에 QRS군이 없는 경우

   – 2도 및 3도 방실전도 장애, 전도 차단된 심방조기 박동

Work sheet

〈참고〉

* 올바른 심전도 파형, 깨끗한 심전도 파형

* 판독자가 쉽게 판독하기 위한 심전도 파형

〈심전도 체크포인트〉

심전도를 바르게 읽기 위해서는 좋은 조건에서 기록된 깨끗한 심전도를 기록하는 것이 중요하다.

판독에 적당한 심전도는 다음과 같은 조건에서 기록되어져야 한다.

1) 유도에 실수가 없어야 한다.
2) 교류, 근전도의 혼입이 없다
3) 표준감도는 바르게 1mV = 10mm로 조정되고 있다. 파형이 너무 크거나, 표준감도의 파형의 왜곡이 생기는 경우, 표준감도를 줄이면 좋다. 이것은 특히 가슴유도의 기록에서 문제가 되는 일이 있다. 심전도 파형의 크기는 진단 상 큰 의미를 가지므로, 1/2로 기록한 경우에는 기록지에 표준감도를 분명히 해두는 것이 필요하다.
4) 바닥선의 동요가 없다(ST−T파의 이상을 판정하는데 영향)
5) 파형의 왜곡(비뚤어짐)이 없다.
6) 곡선의 콘트라스트(contrast)가 전체적으로 양호하다.
7) 인공물(artifact; 기록지 출력이상, 피검자의 팔다리 움직임, 기침 따위를 하면 기묘한 파형이 생긴다)이 없다.

〈임상병리사가 지켜야 할 기록 기술〉

1) 심전도 검사가 무슨 검사인가를 피검자에게 친절하게 설명해 주고 실시한다.
2) 긴장하고 있는 피검자에게는 일상 이야기 등으로 기분을 전환시킨다.
3) 신경질적인 사람, 호흡이 거친 사람, 많이 긴장하는 사람 등으로 바닥선의 동요가 심할 때에는 천천히 호흡시키든지 호흡을 5~6초 쉬게하며 기록한다.
4) '지금부터 기록합니다'라고 하면 긴장하는 사람도 있으니까, 아무 말도 하지말고 기록을 시작한다.
5) 이상심전도가 나타나도 환자에게 말을 하거나 표정이 변하면 안된다.

Work sheet

6) 화장실에 가고 싶은데 참고 있는 피검자도 있기 때문에 반드시 확인한 후 검사해야 되다(바닥선동요원인).
7) 기록 중 이상 파형인가 인공물인가 판별이 애매할 때는 2~3번 기록한 후 다시 기록한다.
8) 월, 일, 성별, 연령, 성명을 심전도 기록 후 꼭 기재하는 습관을 가져야 한다.
9) 추울 때에는 실온을 높이거나 전극을 따뜻하게 해서 피검자에게 연결해야한다.(근전도의 혼입원인)
10) 팔다리유도 기록 중에도 가슴전극이 떨어져 있으면 기록을 중지하고 다시 전극을 연결한 후 기록해야한다.

심전도 기록시 많은 요인들이 영향을 미치므로 담당 임상병리사는 다음과 같은 사항들은 반드시 고려 할 필요가 있다.

1) 항상 동일한 방법으로 기록해야 한다.
2) 전극은 접착성이 좋아야 하고 전기적 잡음과 피부 전극간의 저항이 작은 것을 선택해야 한다.
3) 전극과 피부사이의 접촉이 중요함으로 피부자극이 있거나 뼈대계통(골격계)에 이상이 있는 곳은 가급적 피한다.
4) 기록시 QRS파형이 용지를 벗어나거나 너무 작게 기록될 경우 반드시 감도를 조절해서 기록해야 한다.
5) 기록지의 기록 속도는 25 mm/sec이지만, 각 파의 형태를 좀 더 명확히 관찰하기 위해서는 더 빠른 속도록 기록하면 되고 리듬을 분석하는 데에는 느린 속도로 기록하는 것이 유용하다.
6) 기록시 전기적 인공물은 내부 또는 바깥 요인에 의해 혼입될 수 있다. 50~60Hz의 외부적 인공물은 환자의 몸에 맞추어 유도선을 탄듯하게 함으로써 최소화시킬 수 있다. 그 외의 여러가지 요인들에 의한 인공물 발생을 최소화시켜 기록한다.
7) 일반적인 심전도 기록은 환자가 누워 있는 상태에서 실시하지만 만일 임상적으로 다른 자세가 필요할 경우 전극의 위치를 적절히 바꿀 필요가 있다. 피검자가 옆으로 눕거나 몸을 일으켜 세우면 심장의 위치가 바뀔 수 있다. 심장위치의 변화는 전극 부착위치의 변화와 마찬가지로 심전도의 기록 결과에 영향을 미칠 수 있음을 고려해야 한다.

Work sheet

Work sheet

Work sheet

8. 기록한 심전도에서 다음과 같은 방법을 이용하여 심장박동수를 계측한다.

1) 6초 동안에 QRS군이 몇 개인가를 계산한 후 10을 곱해 주면 1분간의 심장박동수가 된다.

   예) 6초 동안에 QRS군이 10개 있다면 : 6 × 10 = 60회/분(bpm)

2) 1초에 25 mm의 속도로 기록할 때 큰 칸수로는 300개이다. 그러므로 300을 큰 칸수의 RR 간격으로 나누면 된다.

   예) RR간격이 큰 칸수로 5개라면 : 300/5 = 60회/분

3) 60을 RR간격(초)으로 나누어 심장박동수를 구한다.

   예) RR간격이 20 mm이라면 : RR시간(초) = 20 x 0.04초 = 0.8초

   60/0.8초 = 75회/분

Normal Sinus Rhythm

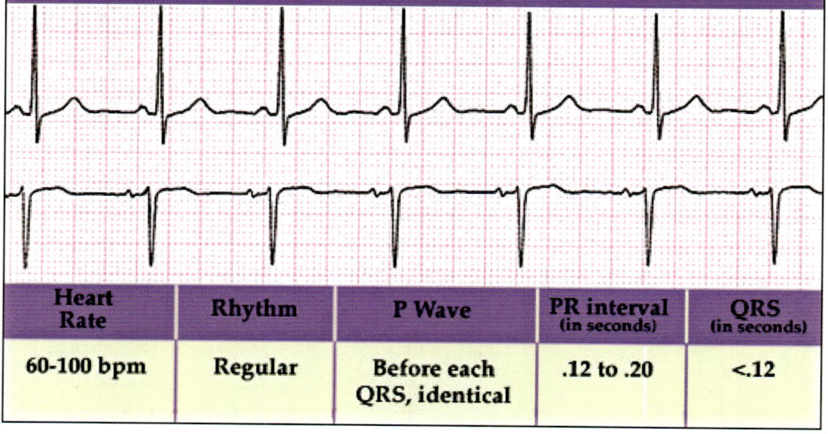

Heart Rate	Rhythm	P Wave	PR interval (in seconds)	QRS (in seconds)
60-100 bpm	Regular	Before each QRS, identical	.12 to .20	<.12

Work sheet

Work sheet

9. 기록한 심전도에서 다음과 같은 방법을 이용하여 전기축을 계측한다.

1) 6방향 유도축(참조 시스템)

- 이마면에서의 6개 심전도 유도방향을 심장둘레 각각이 양성이 되는 방향으로 놓는 방법이다.
- 심장을 원으로 보고 30도씩 분할한다. 제1유도에서의 양성방향을 0도로 하고 시계 방향으로 30도씩 분할하고 반시계 방향으로 −30도씩 증가한다.

* Reference value

정상 전기축 : 0°~+90°
왼축편위(LAD):0°~−90°
오른축편위(RAD):+90°~+180°

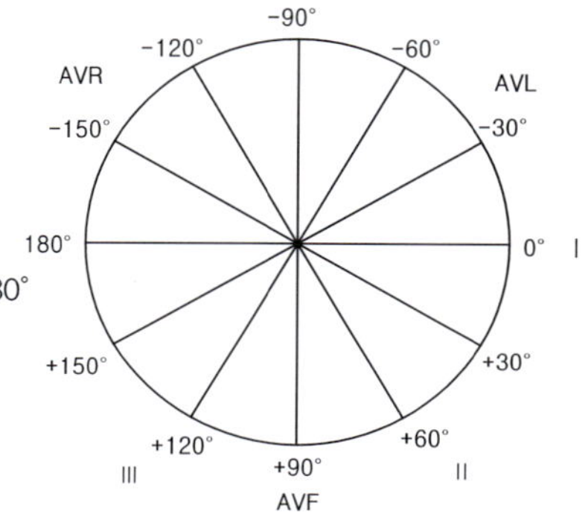

6방향 유도축(참조시스템)

2) 축 결정법

I, II, III, aV_R, aV_L, aV_F,를 이용하여 아주 간단히 축을 계산하는 방법이다.

- 가장 높은 QRS 파가 보이는 심전도의 전극방향이 QRS 축을 직접 보여준다.
- 가장 깊은 QRS 파가 보이는 전극의 반대쪽에 QRS 축이 있다.
- QRS양성파와 음성파의 편차가 비슷한 유도의 직각 방향에 QRS축이 있다.

Work sheet

Work sheet

Work sheet

Work sheet

10. 기록한 심전도에서 다음과 같은 방법을 이용하여 각 파형의 시간을 계측한다.

예) 어떤 파형의 가로 눈금이 2 mm라면 : 2 mm×0.04초 = 0.08초이다.

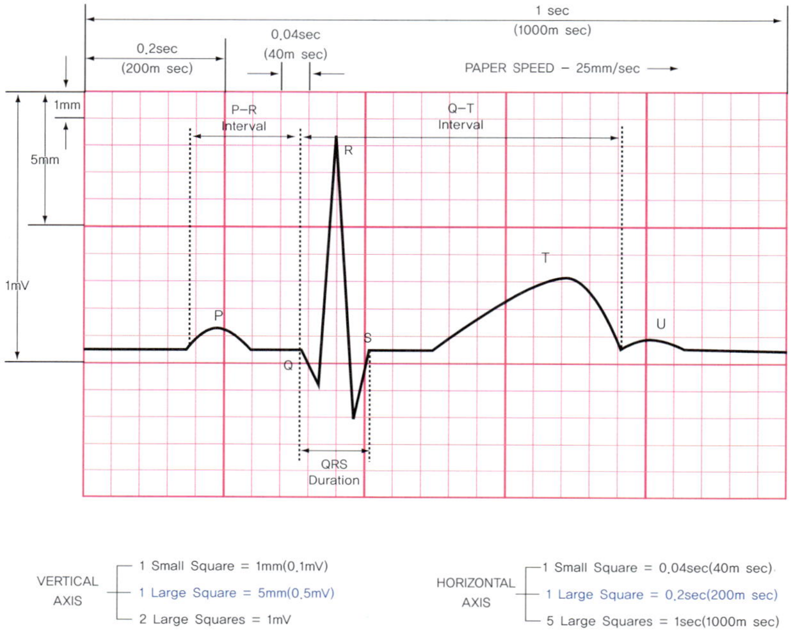

Marquette Electronic Copyright 1996

- P파(P wave) : P파가 시작하는 곳에서 끝나는 곳까지의 시간
  (정상 폭 : 0.12초 미만, 정상 높이 : 0.25mV 미만)
- QRS군(QRS complex) : Q파(또는 R파)가 시작하는 곳에서 S파가 끝나는 곳까지의 시간
  (정상 폭 : 0.06~0.11초, 정상 높이 : 0.05~0.25mV)
- T파(T wave) : T파가 시작하는 곳에서 끝나는 곳까지의 시간
- PQ간격(PQ interval 또는 PR간격) :
  P파의 시작에서 QRS군의 시작까지의 시간(정상 폭 : 0.12~0.2초)
- QT간격(QT interval)
  : QRS군의 시작에서 T파 끝까지의 시간(정상폭: 0.30~0.44초)
- RR시간(RR interval)
  : 선행 R파에서부터 다음 R파까지의 시간(정상폭: 0.6~1.0초)

Work sheet

Reading EKG's

1. RATE

Say "300,150,100" . . . "75,60,50"
- but for bradycardia:
  rate = Cycles/6 sec. strip × 10

2. RHYTHM

Identify the basic rhythm, then scan tracing for abnormal waves, pauses and irregularity.
- Check for P before each QRS
  " QRS after each P
- Check P-R intervals (for AV Blocks)
  " QRS interval (for B.B.B.)
- If Axis Deviation, rule out Hemiblock

3. AXIS

- QRS above or below baseline for Axis Quadrant (for Normal vs. R. or L. Axis Deviation).
  For Axis in degrees, find isoelectric QRS in a limb lead of Axis Quadrant using the "Axis in Degrees" chart.
- Axis rotation in the horizontal plane: (chest leads) find "transitional" (isoelectric) QRS.

4. HYPERTROPHY

Check V_1 {
P wave for atrial hypertrophy
R wave for R. Ventric. Hypert.
S wave for L. Ventric. Hypert.
. . . + R wave in V_5 for L.V.H.

5. INFARCTION

Scan all leads for:
- Q waves
- Inverted T waves
- ST segment elevation or depression

Find the location of the pathology (in the L. ventricle), and then identify the causative coronary artery.

Work sheet

Work sheet

Work sheet

Chapter 02

운동부하 심전도 검사법

I. 부하심전도

1. 검사개요

1) 정의 및 원리

안정시 기록한 심전도가 정상이라 하여도 심장등맥(관상동맥, coronary artery) 질환을 부정할 수는 없다. 관상동맥 질환을 가진 환자에서는 운동, 정신적 흥분 등 어떠한 심장에 대한 부담이 협심증의 발작을 일으키고, 종종 심전도에 변화를 일으킨다.

이와 같은 질환을 발견할 목적으로 안정시의 심전도에서 명확한 변화를 알 수 없는 경우에, 심장에 일정한 부담을 주는 것을 부하 심전도라 한다.

2) 검사목적

운동부하검사는 심장동맥질환에서 필수적인 검사로 널리 사용되는 비침습적 검사로서 비교적 안전한 검사이지만, 심장병 환자를 대상으로 하기 때문에 기본적인 지식을 가지고 숙련이 되어야 위험을 최소로 줄이고, 필요한 정보를 얻을 수 있다.

검사의 목적

① 잠재성 심장동맥 질환(협심증)의 진단

② 허혈성 심질환의 진단
③ 심장수술환자나 약물치료 후 효과를 판정
④ 심장수술이나 심장병환자의 재활을 monitoring
⑤ 운동으로 유발되는 부정맥을 진단하기 위한 목적으로 실시한다.

2. 검사 종류

1) Master 2계단 운동부하검사(Master's 2step exercise test)

① 2계단을 성별, 연령, 체중에 따라 정해진 횟수만큼 일정한 시간(1분30초)동안 왕복시키는 검사
② 간단하나 운동량 조절, 운동 중 심전도기록, 혈압측정이 어렵다.
③ 운동량이 부족하고, 양성율도 저조하다.

2) 답차운동부하검사(Treadmill exercise test)

① 전동모터에 의해 회전하는 벨트 위를 보행 또는 주행시켜 환자에게 체계적인 부하를 주면서 운동 중의 심전도 변화 및 혈압을 관찰하는 검사이다.
② 부하량은 벨트의 회전속도와 벨트의 경사에 따라 정해진다.
③ 운동부하검사법 중 가장 많이 이용되고 있다.

3) 자전거 ergometer 운동부하검사(Bicycle ergometer exercise test)

① 자전거 페달을 밟아 부하를 주는 검사
② 보행 불가능한 환자의 경우에 주로 사용

4) 기타검사

① 저산소 부하시험
② 약물부하시험
③ 인공심방 pacing

3. 검사 방법

1) 검사 전 준비사항

① 전극 부착부위 피부의 처리
전극 부착부위의 피부를 면도하고, 알코올을 묻힌 거즈로 문지른 후 피부가 마르게 한다. 그 부위를 다시 샌드페이퍼로 문지른다. 이렇게 하면 대개 피부의 전기저항이 5kΩ 이하가 된다.

② 심전도의 유도
대부분의 장비들은 12-유도를 모두 볼 수 있다.

③ 실시 방법
환자 및 보호자에게 환자가 운동부하검사를 하는 목적, 합병증을 충분히 설명하고 승낙서를 받는다.

④ 복용중인 약제는 필요에 따라 중지하기도 하지만 계속 복용하도록 하기도 한다.

⑤ 운동부하 검사의 이유가 뚜렷하지 못한 경우는 담당의사와 상의하에 실시한다.

⑥ 안정시의 표준 12-유도 심전도와 운동시작 전의 선 자세의 심전도 및 과호흡 시의 심전도를 기록한다.

⑦ 운동부하 실시방법, 가능한 합병증, 중지시기 등에 대해 설명한다. 실제로 운동부하검사를 실시하는 것을 보게 하는 것도 좋다.

2) 답차운동부하 검사 방법

; 운동부하 심전도, 답차부하법, Exercise ECG

Treadmill로 운동부하를 주는 방법으로는 Bruce protocol이 주로 쓰이나, 때로 이 방법은 고령이거나 심장병환자에게는 과도한 부담이 되는 수가 있다. 이 때에는 비교적 경한 방법을 쓰는데 즉 Bruce방법을 조금 경한 상태에서 시작시키는 수정 Bruce방법(modified bruce protocol) 또는 Naughton's방법 등을 쓴다. 그 외에도 Ellestad, Mchenry, Chung's의 protocol이 있다.

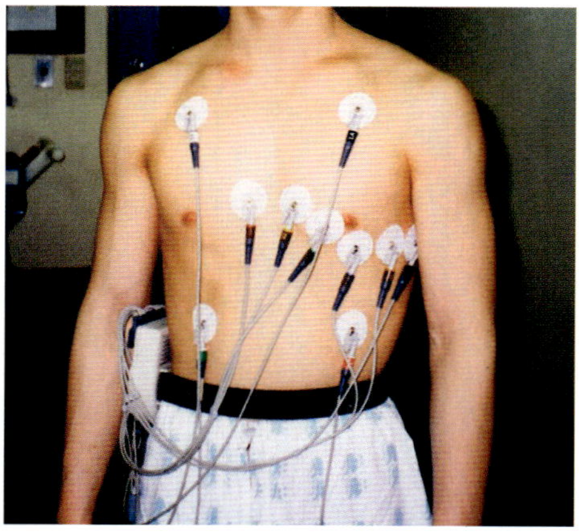

답차운동부하 검사의 전극(electrode) 부착 모습

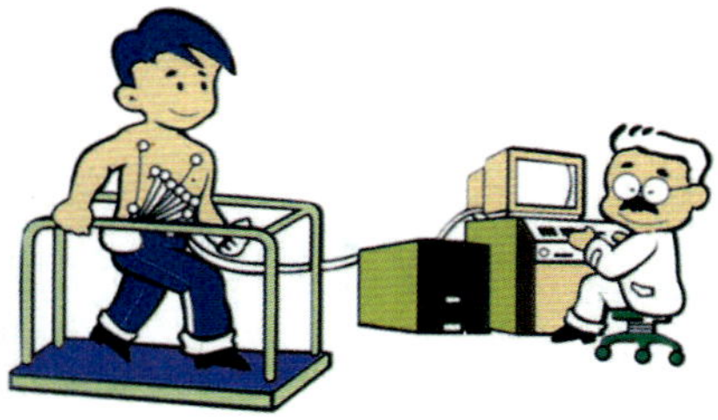

검사 실시하는 모습

① sitting – standing – hyperventilation – exercise(1stage~4stage) – recovery의 순서로 진행한다.
운동은 1stage당 각각 3분씩이며, 회복은 운동직후부터 1, 3, 5분 또는 2, 4, 6 분 또는 심전도 소견이 운동전과 같이 회복될 때까지 각각 2분씩 한다.

② 각 단계말에 심전도를 기록하며, 단계마다 심장박동수 및 혈압을 측정한다. 운동을 시작하는 것은 exercise부터이며 단계마다 속도가 빨라지고 경사가 올라간다.

③ 검사 중 수시로 ST 분절의 하강(ST segmental depression) 여부와 심전도의 변화를 관찰한다.

④ 환자의 상태에 맞추어 검사의 종료를 결정한다. 즉, 검사자의 판단에 따라 중독한 ST 변화(severe ST change), 고혈압(hypertension), 가슴통(흉통, chest pain), 호흡곤란(dyspnea), 하지 동통(leg pain), 피로감(fatigue), 어지러움(dizziness) 등의 증상(symptom) 〈운동부하검사의 중지기준〉이 있을 경우에는 검사를 종료한다.

⑤ 최대운동(peak exercise)에서 환자가 가슴통(흉통, chest pain)을 호소하는 경우에는 약물(NTG or Isoket spray 등)을 투여한 후 효과여부를 5분 이내에 기록한다.

〈Bruce의 protocol〉

단계	속도(m.p.h)	경사(%)	기간(분)	METs(units)	총경과시간
1	1.7	10	3	4	3
2	2.5	12	3	6~7	6
3	3.4	14	3	8~9	9
4	4.2	16	3	15~16	12
5	5	18	3	21	15
6	5.5	20	3		18
7	6	22	3		21

〈 연령별 목표심장박동수 〉 (단위: bpm)

age	25	30	35	40	45	50	55	60	65
85%	170	165	160	155	150	145	140	135	130
90%	180	174	168	163	158	153	148	143	137
100%	200	194	188	182	176	171	165	159	153

3) 의료장비 및 준비물

① Exercise test system main unit

② Stress tester(full hand set)

③ Skin prep Analyzer

④ Lead wire

⑤ Defibrillator / Moniter

⑥ Stand형 혈압기

4) 주의사항

① 환자를 안정시키고 검사방법에 대해 설명한 후 검사를 실시한다.

② 환자에게 인위적으로 운동을 가하는 검사이므로 검사자는 항상 긴장하고 환자의 상태를 파악해야 한다

③ 검사는 정확하게 실시하고, 환자에게 최선을 다해 검사에 임해 줄 것을 당부한다.

④ 응급(emergency)의 경우 심장정지(arrest)시, 담당의사를 도와 신속하게 defibrillator(제세동기)를 준비하여, 전기 쇽(shock)을 가슴벽에 가하여 심장으로 보냄으로써 심방 및 심실잔떨림(심실세동, ventricular fibrillation)을 제거해야 한다.

5) 운동부하검사의 금기

① 절대금기

- 급성 심근경색증(심근경색, myocardial infarction)이 의심될 경우
- 불안정형 협심증
- 심한 대동맥판 협착증
- 조절 안된 심한 고혈압
- 심부전증
- 중독한 부정맥
- 급성심낭염
- 심내막염
- 급성 허파색전증 또는 허파경색증
- 다른 기관의 급성 또는 심한 질환을 동반할 때
- 운동을 할 수 없는 신체적 결함이 있을 때

② 상대금기

- 다른 기관의 질환이 비교적 경할 때
- 상당한 정도의 고혈압 또는 허파고혈압
- 부정맥
- 중등도의 판막 또는 심장근육질환
- 약제의 효과 또는 전해질 이상이 있을 때
- 비후성 심장근육성질환
- 정신질환

6) 운동부하검사의 중지 이유

① 절대적으로 중지시켜야 하는 경우(absolute contraindication)

- 증상이 없더라도 심한 허혈성 ST하강, ST상승
- 운동중 급격한 혈압상승 혹은 저하
- 협심증의 증상이 새로 생기거나 있던 통증이 심해질 경우
- 중추신경계통(central nervous system) 증상이 생길 때(ataxia, dizziness, near syncope)
- 말초순환의 장애 소견이 생길 때 (청색증, 창백)
- 심한 부정맥이 생길 때(high grade ventricular arrhythmias–multifrom, triplets and runs)

- 환자가 중지하기를 원할 경우

② 필요에 따라 중지해야 하는 경우(relative contraindication)

- 가슴통증, 호흡곤란, 탈진
- 피곤함, 천명(wheezing), 하지의 경련이나 통증
- 정신상태가 이상할 때
- 심실위쪽빠른맥(상실성 빈맥) 등 비교적 경한 부정맥
- 심실빠른맥(심실빈맥, ventricular tachyacrdia)과 구별할 수 없는 다발갈래차단(각블록, bundle branch bolck) 형태의 심전도 소견이 보일 경우(left bundle branch block)

4. 결과 판독

1) 임상적 의의

운동부하검사의 진단적 가치로서의 예민도와 특이도는 검사하는 집단의 유병율에 따라 또는 진단 기준에 따라 다르다.

- 예민도(sensitivity)
  일혈관 질환(one-vessel disease) 40%
  삼혈관 질환(three-vessel disease) 90%
  평균−66%
- 특이도(specificity) − 84%
  예민도와 특이도를 높이기 위해 운동부하와 병행해서 심전도 외에 Thallium-201, Tc99m-MIBI, Tc99m-tebroxime 등의 동위원소나 심장초음파 등을 병행해서 실시하기도 한다.

2) 운동부하검사의 합병증

- 심장성(심성, Cardiac)
  느린맥(Sinus, AV junctional, Ventricular, AV block, Asystole)
  급사(심실빠른맥, 심실잔떨림)
  심근경색
  울혈성 심부전
  저혈압, 쇽(shock)
- 심장외성(심외성, noncardiac)

근육뼈대계통(근골격계)의 외상
- 기타
피곤함, 어지러움, 실신, 근육통 등

3) 판정 기준

– 심전도의 변화

① 음성인 경우

소정의 목표 심장박동수까지 아무런 변화 없이 도달하고, 부하 후에도 심전도 및 혈압에 아무런 이상도 출현하지 않은 것이다.

② 양성인 경우

- ST 이음부(ST 접합부; j점)에서 0.08초 후의 ST부분이 바닥선보다 1 mm이상 수평(horizontal) 또는 하락형(downsloping)의 ST 하강
- ST 이음부(ST 접합부; j점)에서 0.08초 후의 ST부분이 바닥선보다 1.5 mm이상 하강하고 있는 상향형(upsloping)의 ST하강
- 부하 전에 이미 ST 하강이 보이던 것이 부하 후 하강된 곳에서 1 mm이상의 수평 또는 하락형의 ST 하강의 증가 및 상향형의 ST 하강이 1.5 mm이상 하강
- 중증 부정맥(severe arrhythmia)의 출현
- 협심증(angina) 발작의 출현. ex) chest pain.

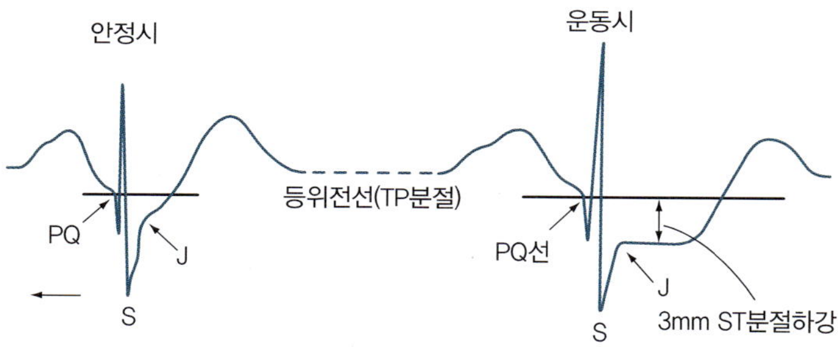

그림 1. 양성인 경우–안정시와 운동시의 심전도 변화

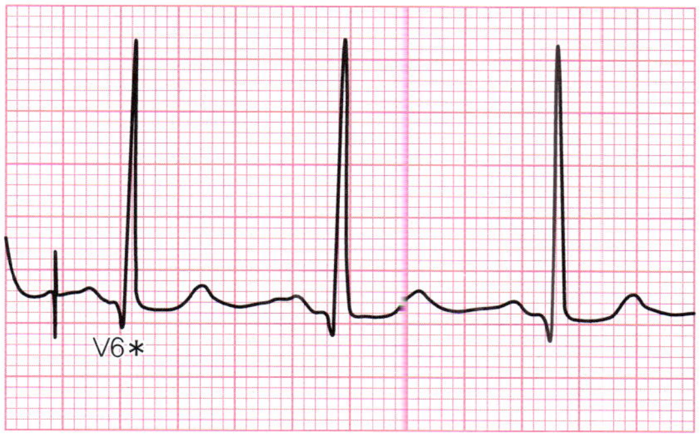

그림 2. Normal

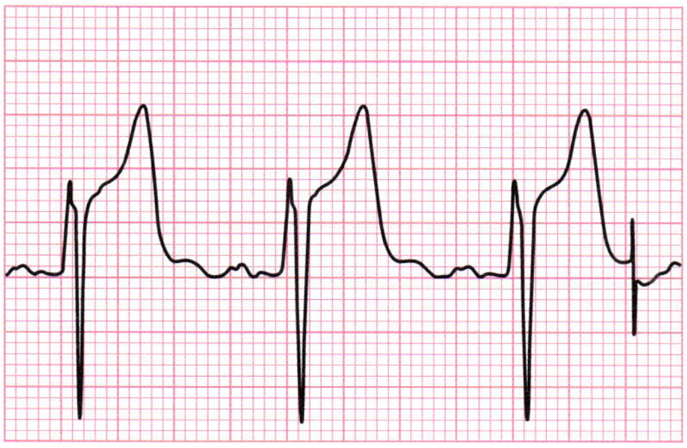

그림 3. ST분절 상승

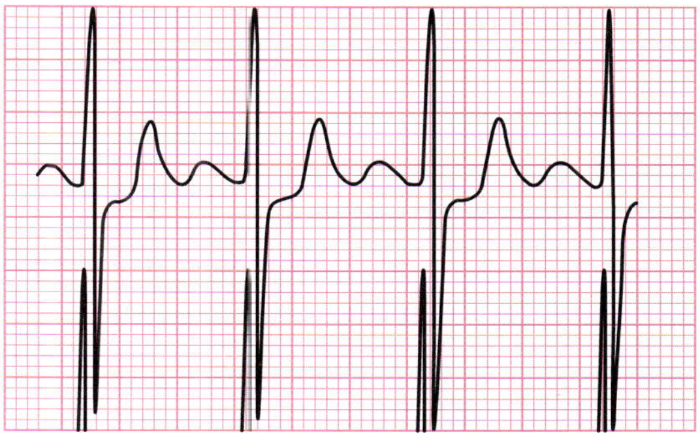

그림 4. ST분절의 상향형 하강

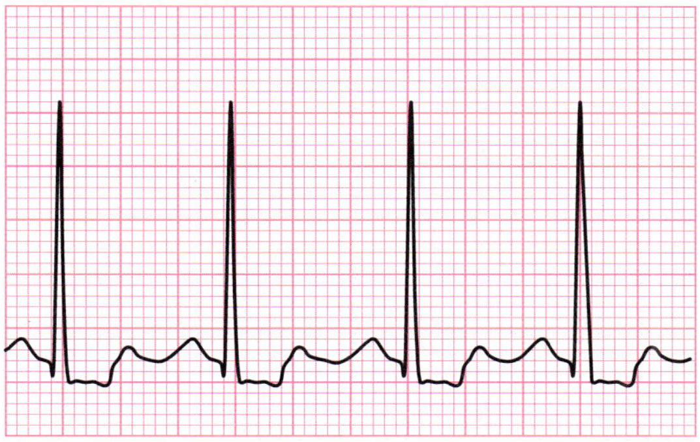

그림 5. ST분절의 수평 하강

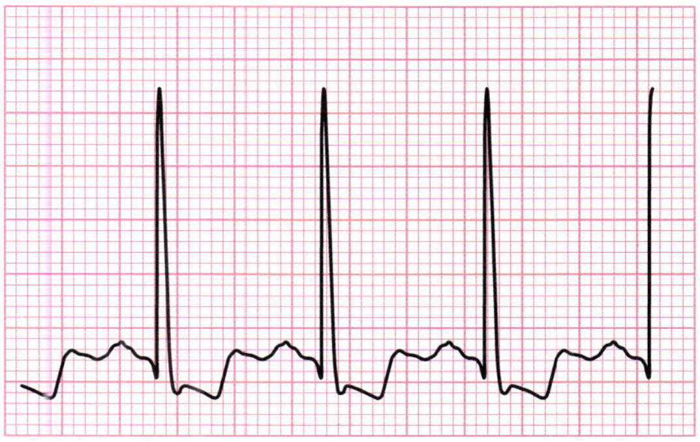

그림 6. ST분절의 하락형 하강

– 운동능력

65세 이하의 환자에서 5METs 이하의 운동능력을 가지면 예후가 나쁘다.

심장근육허혈(심근허혈)을 가진 환자에서 10METs의 운동능력은 약물 요법만으로 관상동맥우회로술과 같은 예후를 가진다.

– 혈역동학적인 반응(hemodynamic response)

운동 전에 비해 운동 중에 수축기 혈압이 떨어지면 예후가 나쁘다.

※ 운동(dynamic exercise)에 따른 인체의 생리적인 반응

① 운동을 하는 근육의 대사에 필요한 혈액의 공급증가

② 운동시에 발생하는 열을 발산

③ 뇌와 심장에 적당한 혈액을 공급하기 위한 여러 가지의 복합적인 반응 발현

– 심장 박동수의 변화

운동하는 동안 심장박동수는 운동부하에 따라 비교적 직선으로 증가하고, 운동부하가 일정한 수준을 유지하면 수분 내에 안정상태(steady state)로 된다.

– 혈압의 변동

수축기 혈압은 운동에 따라 증가하지만, 확장기혈압은 대개 변화가 뚜렷하지 않다.

– 심전도의 변화

- Wave : vector가 더 vertical로 되고, inferior lead에서 P wave의 크기가 커진다.
- PR segment : 짧아지고, inferior lead에서 downslope가 되어 false positive ST depression의 소견을 나타낼 수 있다.
- J–junction : lateral lead에서 depression이 잘 나타난다.
- T wave : 운동 중에 크기가 작아진다.

II. 기립경사 검사

1. 검사 개요

1) 기립경사 검사(Head-up tilt test)의 목적 및 정의

기립경사 검사는 원인이 확실치 않은 재발성 실신을 호소하는 환자에서 그 원인으로 흔한 혈관미주신경성 실신(vasovagal syncope)을 진단하거나 그 치료로 사용되는 약물의 효과를 판정하는데 매우 유용한 검사이다.

이 검사는 검사실에서 환자를 검사대에 세운 후 주기적인 협압 측정과 심장율동을 관찰하면서 환자가 겪었던 실신을 재현시킨다. 검사 동안 실신을 유발시키기 위해 약물(isoproterenol)을 투여하는 경우도 있다.

검사 중 혈관미주신경성으로 인하여 실신이 발생하는 경우에 저혈압, 심한 느린맥, 일시적 심장정지 등이 발생할 수 있는데 이것은 환자가 겪었던 실신의 원인이 검사실에서 진단이 될 것을 의미하며 추후 치료 방침을 결정하는데 중요한 정보를 얻게 된다.

이 검사는 환자에게 매우 유용한 검사이지만 드물게 검사 중 국소 부위의 경미한 출혈, 약물에 대한 알레르기 반응, 부정맥 등과 같은 합병증이 발생할 수도 있다.

2) 검사전 주의 사항

(1) 검사 8시간 전부터 금식을 해야 한다(물이나 약도 먹지 말것)

(2) 2번째 검사일 경우에는 약물의 효과를 보는 것으로 검사 8시간전부터 금식하고,

(3) 복용하던 약물은 소량의 물로 복용할 것.

(4) 검사시간 10분 전까지는 병원에 도착해야 한다.

2. 기립경사검사의 방법

(1) 환자가 심장혈관계통에 영향을 줄 수 있는 약제를 중단하고 금식한다.

(2) 환자에게 검사과정을 설명하고, 검사동의서를 받은 후 환자의 병력을 조사한다.

(3) 환자를 검사 테이블에 눕힌 후 정맥혈관내로 수액을 주입하고 검사시 실신으로 인한 외상을 방지하기 위해 환자 몸 주위에 안전 벨트를 한다.

(4) 12-유도 심전도를 붙이고, 혈압계를 부착시킨 후 누운 상태의 혈압과 심장박동수를 측정한다.

(5) 환자가 누운 상태에서 과거력상 뇌혈관질환이 없거나 목동맥(경동맥, carotid) 부위에 청진상 인공물이 들리지 않는 경우에는 실신의 한 원인인 경동맥 마사지를 실시한다.
(6) 기립성 저혈압을 배제하기 위해 수액을 계속 주입하면서 검사를 시행한다.
(7) 검사 테이블을 70도 경사로 세운 후, 30분 동안 2분 간격으로 혈압과 심장박동수를 기록하며, 심전도는 계속 관찰하며 매 10분마다 혹은 이상 소견이 있을 시 기록한다.
(8) 환자에게는 이상 증상이 있는지 묻고 기록한다.
(9) 30분간의 기본 기립경사 검사에서 음성소견이 나오면, 검사테이블 경사는 계속 유지하면서 isoproterenol 유발(provocation)을 실시한다.
(10) Isoproterenol 유발은 100cc 생리식염수에 isoproterenol 0.4mg을 희석하고, 주입펌프(infusion pump)를 이용해서 1㎍/min씩 증가시켜 최고 5㎍/min까지 주입한다.
(11) Isoproterenol 유발 동안 1분 간격으로 혈압과 심장박동수를 기록하고 심전도는 계속 관찰하면서 isoproterenol 정주속도 증가시 또는 이상 소견이 있을 경우 기록한다.
(12) 기립경사 검사 중 저혈압과 느린맥을 동반한 실신전 단계의 증상이나 실신이 일어난 경우(양성반응), 심장박동수〉150회/min, isoproterenol 5㎍/min과 같은 중요 시점(end point)에 도달하면 즉시 환자의 기립 경사도 테이블을 종료한다. 양성반응인 경우 빠른 회복을 위해 다리를 높게 위치하고 수액을 빨리 주입한다.

3. 결과판독

1) 양성반응

(1) 혈관운동억제형(vasodepressive type) : 수축기 혈압이 80mmHg 이하인 경우
(2) 심장기능억제형(cadioinhibitory type) : 3초 이상의 심장정지나, 기본기립경사시 심장박동수가 45회 이하, isoproterenol 정주시 60회 이하로 느려지는 경우
(3) 혼합형(mixed type) : 혈압저하와 심장박동수의 저하가 동시에 일어나는 경우

Work sheet

Work sheet

Work sheet

Work sheet

Chapter 03

홀터 심전도 검사법

I. 홀터 심전도(Holter electrocardiography)

Ambulatory electrocardiography, Dynamic electrocardiography, 24hr Holter monitoring

1. 검사 개요

1) 정의 및 원리

(1) 일상생활 중 일어나는 환자의 심장박동수 및 심전도의 변화를 기록하는 검사법이다.

(2) 환자는 가슴에 전극을 부착한 후 휴대용 기록기에 연결하여 보통 24시간 심전도를 기록하고 컴퓨터에 의하여 분석한다.

(3) 환자는 검사 중 일기장에 시간, 행동, 증상을 정확히 기록함으로써 증상과 부정맥과의 관련성, 각종 부정맥의 출현과 허혈성 심장질환(협심증, 심근경색증) 등을 진단하고 치료시 이에 대한 반응을 파악한다.

(4) 홀터 심전도는 자연 발생하는 부정맥의 진단에 가장 효과적이다.

2) 검사 목적

(1) 가끔 나타나는 부정맥의 진단

일상생활 중 가끔 나타나는 심계항진, 실신, 가슴통, 호흡곤란, 원인 불명의 현기증 등이 부정맥으로 인한 것인지 아닌지를 진단 하는데 매우 유용하다.

(2) 부정맥과 일상생활과의 관련성
일상생활 즉 흥분, 긴장, 운동, 식사, 수면 등의 여러 활동이 부정맥을 발생시키는지를 알 수 있다.

(3) 치료효과의 판정
항부정맥제 치료 후 이에 대한 효과를 판정할 수 있다. 부정맥은 시간이나 환경에 따라 발생빈도가 달라져 수십 초 동안 기록되는 심전도에 의해 판정을 해서는 안 되며, 홀터 심전도에 의해 양적 및 복잡성을 비교한 후 판정하여야 한다.

(4) 인공심장박동조율기의 기능 판정

(5) 급성 심근경색증 회복기에 홀터 심전도를 시행하여 향후 발생가능한 돌연심장사의 위험성을 예측할 수 있다.

2. 검사 종류

1) 2채널 부착법

2 채널(channel, modified V_5 & V_1 leads)을 사용할 경우 five wire cable을 사용하고 환자는 가슴벽에 쌍극가슴유도로 유도전극 4개(RA, LA, V_5, V_1)와 접지전극 1개(RL)를 부착한다.

2) 3채널 부착법

3 채널(channel, modified V_5 , V_1, V_3 leads)을 사용할 경우 seven wire cable을 사용하고 환자는 가슴벽에 쌍극가슴유도로 유도전극 6개와 접지전극 1개를 부착한다.

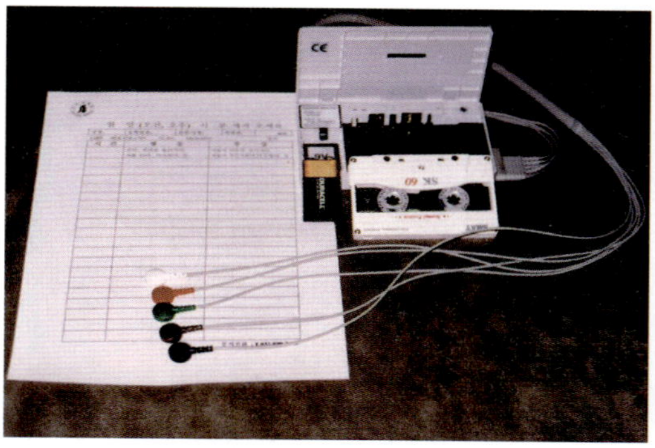

2채널 Holter recorder–Tape 방식

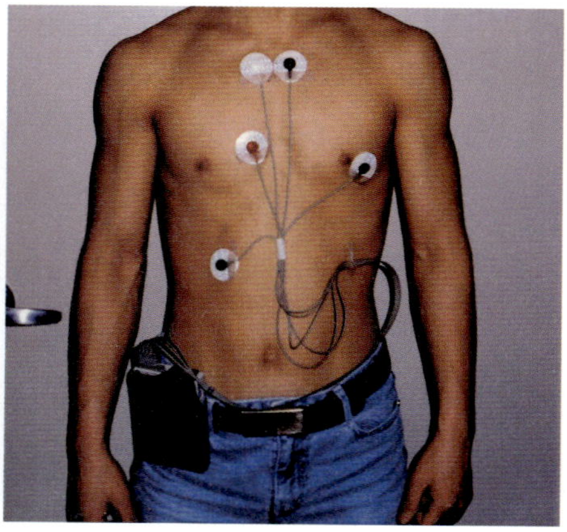

2채널 부착모습

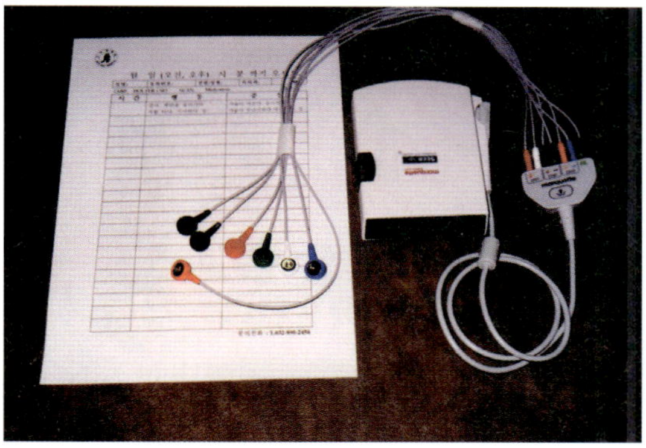

3채널 Holter recorder–Memory card 방식

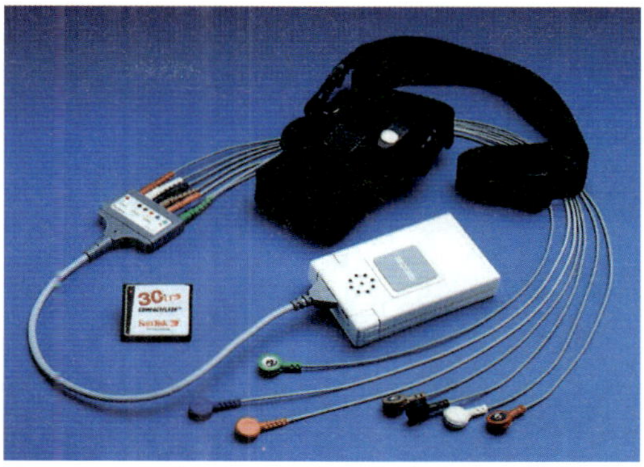

3채널 Holter recorder–Memory card 방식

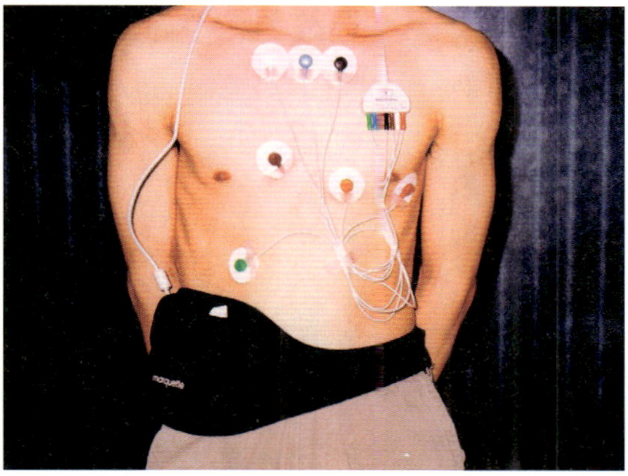

3채널 부착모습

3. 검사 방법

(1) Tape를 사용할 경우 – Tape와 일기장에 환자 정보(information)를 기록한다.
Memory card를 사용할 경우 – 일기장에 환자 정보(information)을 기록한다.

(2) Tape를 사용할 경우 – Tape와 건전지를 Recorder에 삽입한다(건전지는 24시간마다 교환)

(3) Memory card를 사용할 경우 – Memory card와 건전지를 Recorder에 삽입한다(건전지는 24시간마다 교환)

(4) 환자에게 검사에 대해 간략하게 설명 후 상의를 탈의하게 한다.

(5) 전극을 부착할 부위를 알코올스펀지(alcohol sponge)로 닦아 땀이나 지방, 노폐물 등을 제거하고 전극을 부착한다.

(6) 부착된 전극이 떨어지지 않게 surgical tape로 고정시킨다.

(7) 주의사항과 일기장 기록방법을 설명 후 Recorder를 휴대시키고 다음날 제거하여 분석한다.

1) 의료장비 및 준비물

(1) Medical analysis research station computer

(2) Color VGA monitor

(3) Laser printer

(4) Pacer 3CH analysis recorder

(5) Patient lead wire

(6) Alkaline battery

(7) Accessory(환자 검사시 필요한 소모품): recording tape, electrode, surgical tape, 일기장, recorder 가방, 벨트, 알코올스펀지(alcohol sponge) 등

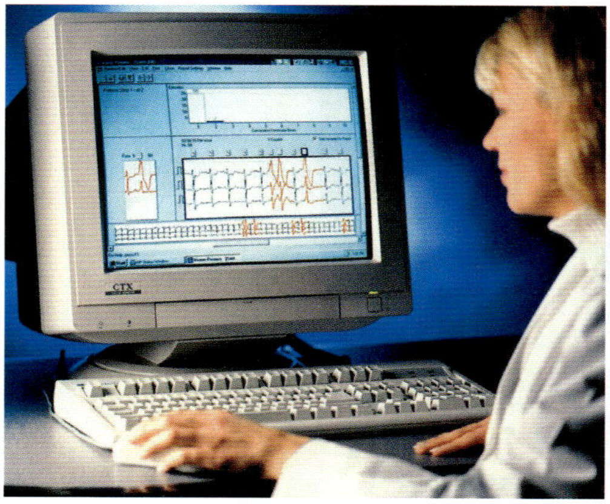

Holter systems

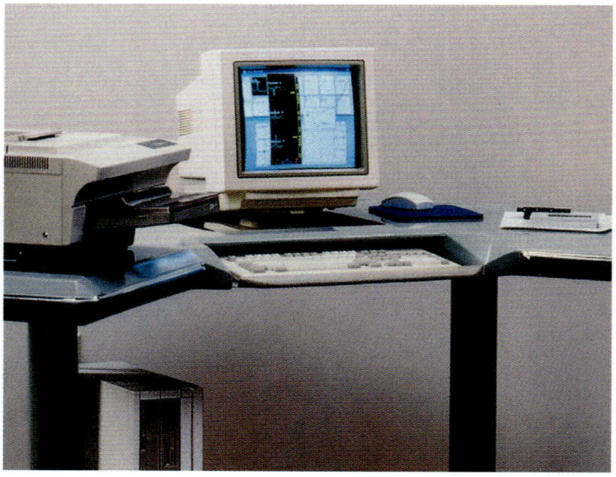

Holter 의료장비

2) 검사시 주의사항

(1) 전기장판, 자석요 사용을 금한다.

(2) 샤워를 금하고 세수로 인한 물의 침입을 금한다.

(3) 부착된 전극을 만지지 않도록 한다.

(4) Recorder에 물이 들어가지 않도록 하며 다른 물체에 부딪히지 않도록 한다.

(5) 일상생활과 같이 생활하도록 하고 이 검사는 환자의 자각 증상에 영향을 주지 않는다고 설명한다.

(6) 환자에게 일기장 기록하는 방법을 자세하게 설명해준다

(7) Recorder는 임의로 분해하거나 파손시키지 않도록 당부한다.

4. 결과 판독

(1) 환자가 기입해 온 일기장의 시간, 행동, 증상을 심전도와 대조해서 판독에 이용한다.

(2) 1회의 홀터(Holter) 심전도 검사만으로 목적의 증상, 발작을 포착할 수 없는 일도 많다. 하지만, 그러한 한계성을 인식한 뒤에 실천하면 유용한 심전도 검사법이다.

(3) Arrhythmic syncope가 의심될 때 시행하게 된다. 대부분의 실신이 그 임상 경과를 예측하기 어려우며 재현성이 낮아서 활동중 심전도에서 증상(실신)과 연관된 이상소견을 발견할 확률은 4% 정도이다. 이러한 결과는 검사시간을 24시간에서 72시간으로 연장하여도 호전되지 않는다.

(4) 24시간동안 기록된 data를 분석기가 일차적으로 분석하고 제대로 읽지 못한 나머지 부분은 하나하나 다시 읽어주고 24시간 중 최대심장박동수(maximum heart rate), 최소심장박동수(minimum heart rate), 심방조기수축(premature atrial contraction), 심실조기수축(premature ventricular contraction), 휴지기(pause), ST 분절의 변화, 기타 부정맥들을 분석하고 환자가 자각증상이 있었을 경우를 분석하고 전체적으로 data를 판독하고 정리 후 인쇄한다.

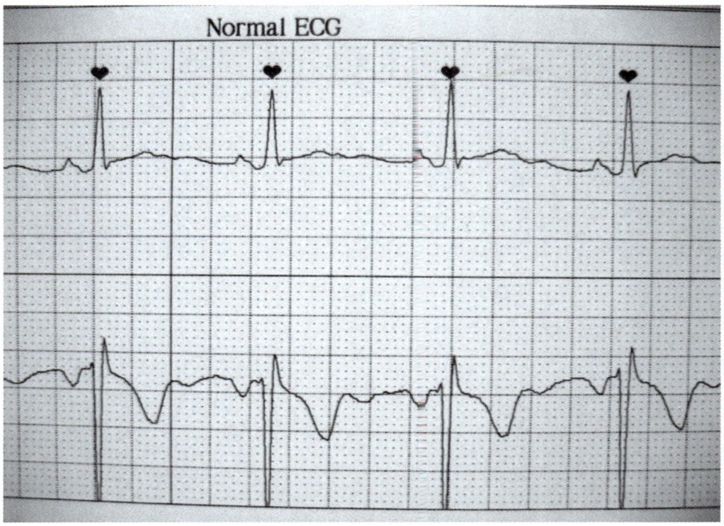

그림 1. Normal ECG

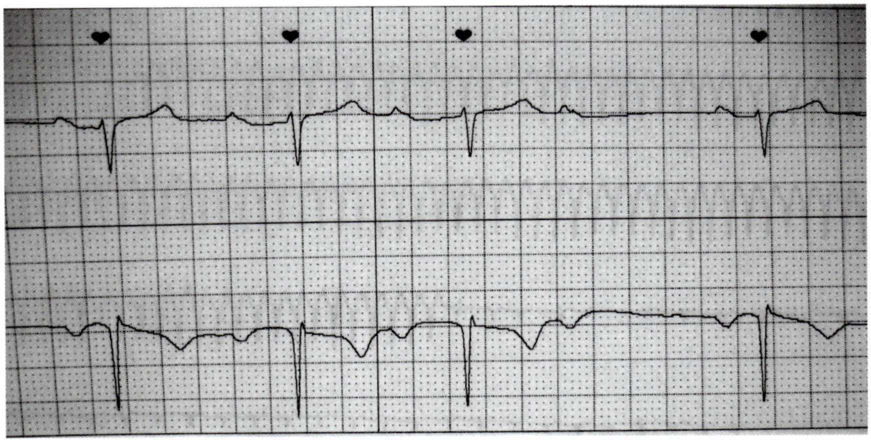

그림 2. 제2도 방실차단(2nd dgree AV block)

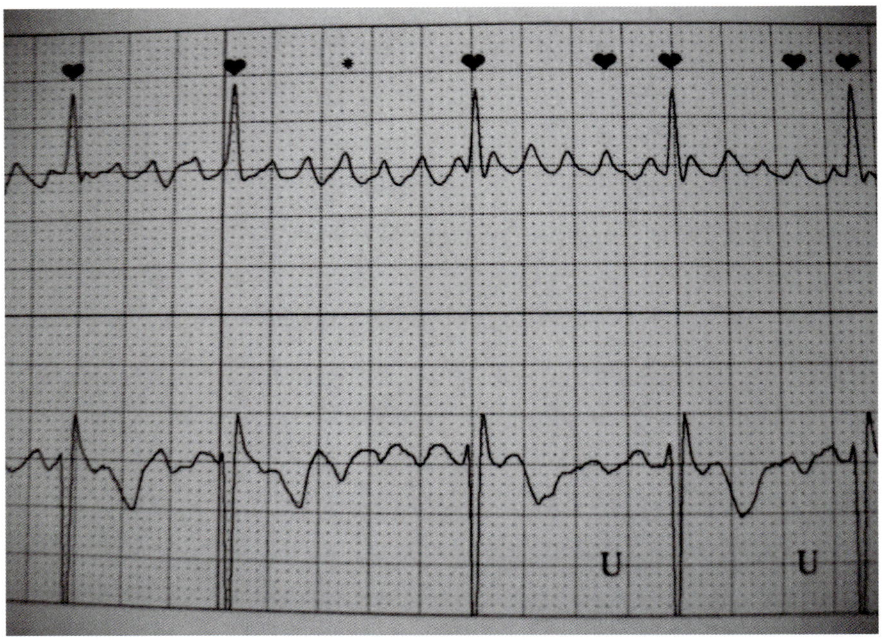

그림 3. 심방잔떨림(Atrial fibrillation)

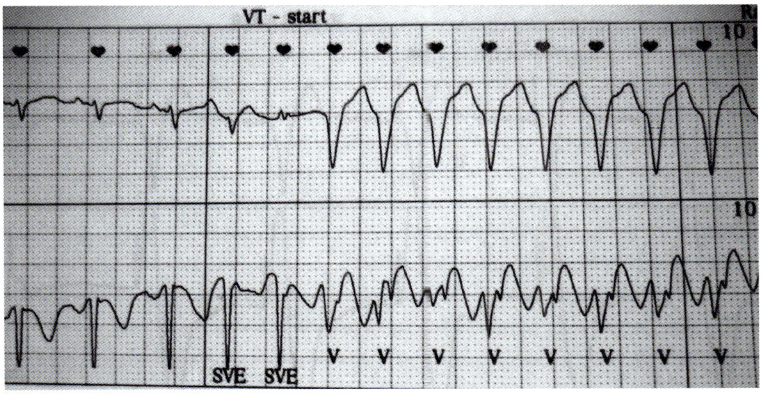

그림 4. 심실 빠른맥(Ventricular tachycardia)

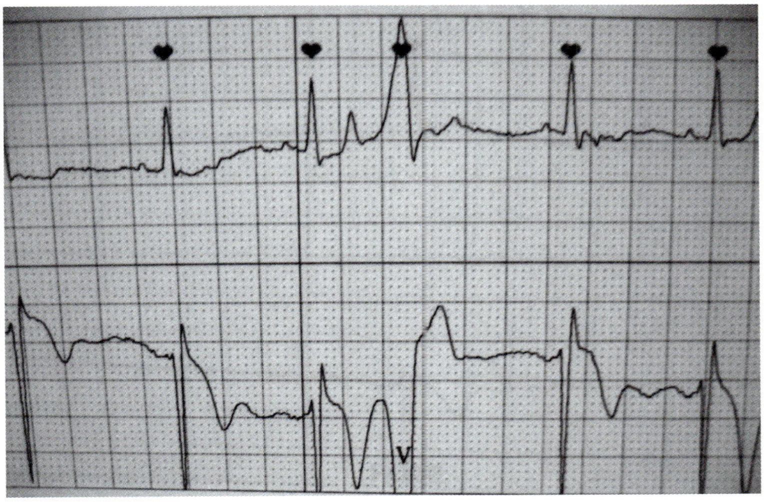

그림 5. 심실조기수축(Premature ventricular contraction)

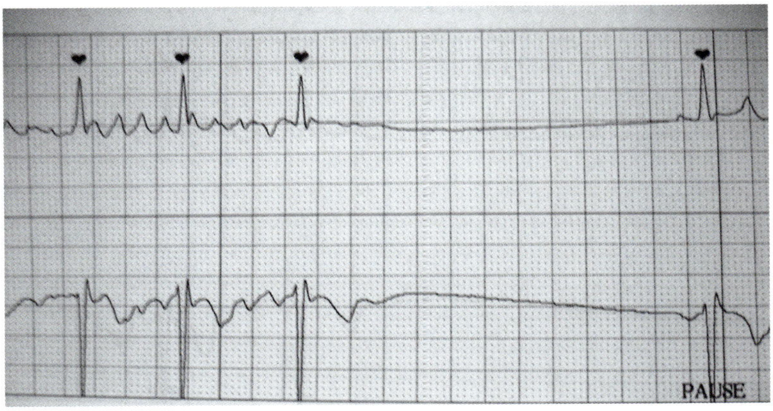

그림 6. 심장정지 (Pause)

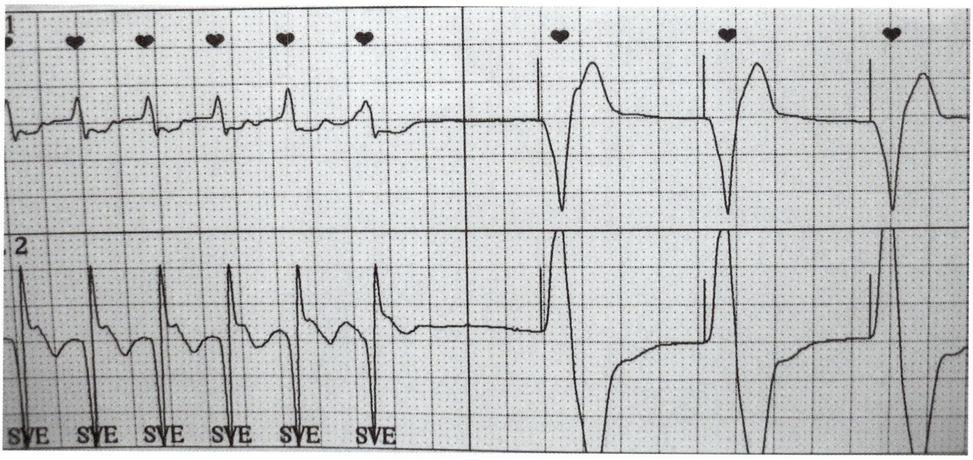

그림 7. 인공심장박동기 삽입(Pacemaker insertion)

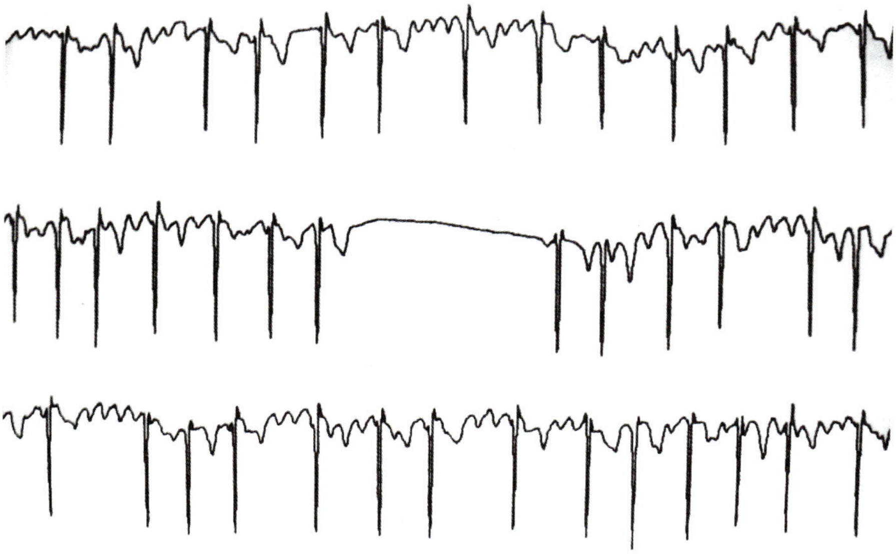

그림 8. 부정맥(Pause)

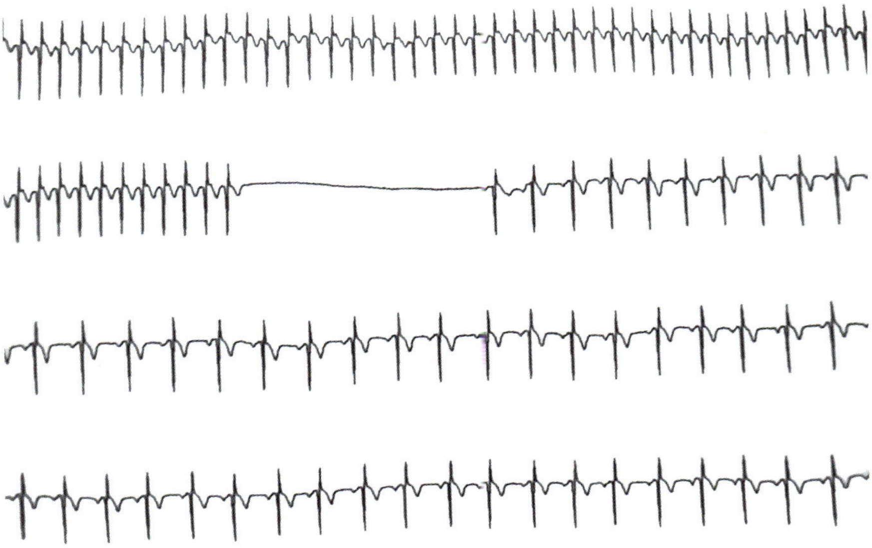

그림 9. 부정맥(PSV¯ & Pause)

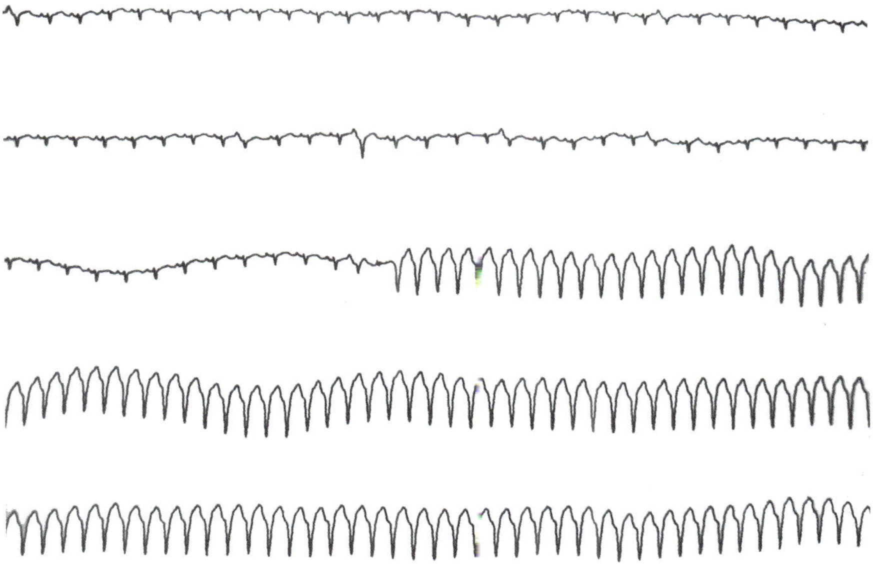

그림 10. 부정맥(Ventricular tachycardia attact)

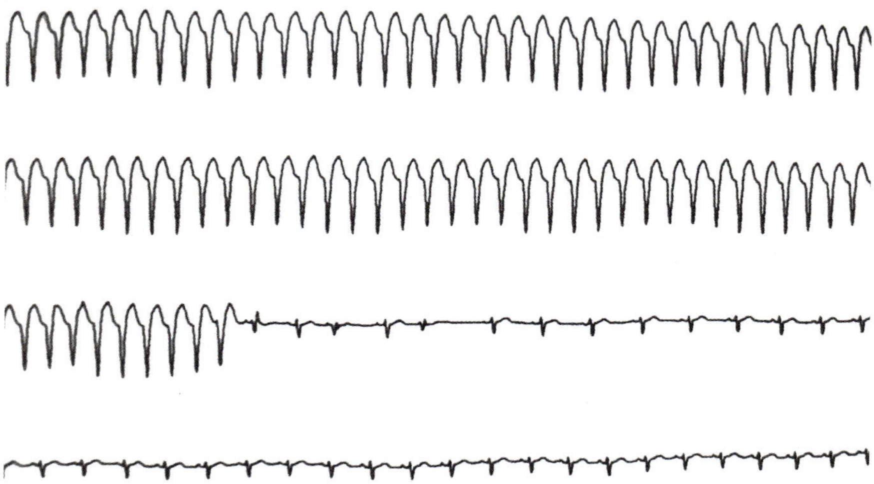

그림 11. 부정맥(Ventricular tachycardia subside)

II. 24시간 활동혈압 검사(ABPM, Ambulatory blood pressure monitoring)

1. 검사개요

1) 혈압의 정의

혈압은 심장에서 피를 뿜어낼 때 동맥의 가쪽벽에서 받은 압력을 말하며, 1회 심장박출량과 말초혈관 저항에 의하여 결정된다. 임상적으로 말하는 혈압은 동맥압으로서 대개 외래 진찰실에서 5분간 안정한 후에 위팔동맥(상완동맥)에서 잰 임상혈압(clinic blood pressure)을 말한다. 입원 환자의 경우 주기적으로 점검하는 항목이며, 혈압은 수시로 변하므로 측정할 때마다 다르다.

2) 혈압 측정치의 변동요인과 24시간 활동혈압

혈압은 많은 요인에 따라 변화를 한다. 특히 체위, 측정부위, 기온, 신체활동, 알코올, 스트레스 등에 영향을 받는다. 또한 이들 조건들을 최대한 객관적으로 적용하더라도 환자 고유의 일중변동(circadian variation)의 영향을 받아서 하루에 30mmHg의 차이를 보일 수 있다. 대체로 아침에 기상 직후부터 혈압이 상승하여 오전 10~12시까지 높고, 점심식사 후부터 조금씩 떨어졌다가 취침 후에 혈압이 계속 떨어져서 새벽 2~3시경에 가장 낮아진다. 그러므로 이러한 오차를 줄이기 위해서는 최대한 많은 횟수의 측정이 요구되나 실제 임상에서는 진료시에 2~3회 정도로 측정하는 것과 1~2주의 간격으로 관찰하는 수준이 고작이다. 이를 바탕으로 혈압 이상으로 진단되어서 투약 처방을 한다면 환자에게 불필요한 부담을 안겨줄 가능성이 크다. 따라서 일반적으로 측정하는 임상혈압보다는 하루 24시간 동안 여러 번 측정하여 결과를 얻는 24시간 활동혈압 검사(ambulatory blood pressure monitoring, ABPM)가 더 의의가 있다.

24시간 활동혈압은 주간에 30분, 야간에 60분 간격으로 혈압을 자동적으로 측정하여 기록하는 소형 모듈을 환자가 24시간 동안 착용하고 혈압을 측정 받게 되며 하루 동안 생활하면서 특이사항 등을 기록하는 일기장이 추가되어있는 혈압 측정 방식이다. 이러한 24시간 활동혈압 검사로 고혈압 환자를 판정하거나 기존에 복용하고 있는 혈압 약의 효과 여부를 알아볼 수 있으며 약물의 증감여부도 결정한다. 이와 같은 검사는 매년 1회씩 반복적으로 실시하는 것이 바람직 하다.

3) 24시간 활동혈압 측정의 의의

많은 환자들은 병원에 가서 의사 앞에서 앉아 혈압을 재려고 하면 혈압이 올라간다고 한다. 연구결과에 따르면 경증 고혈압이라고 진단을 받은 환자의 21%가 각성 시 활동 혈압은 정상이었다고 한다. 이러한 증상을 백의 고혈압(white coat hypertension)이라고 한다. 대체로 이들은 병력이 짧고 체중이 적은 젊은 여자환자인 경우가 많은데, 이런 백의 고혈압인 경우, 임상혈압보다는 24시간 활동혈압이 보다 정확한 실제 혈압을 반영한다고 할 수 있는 것이다. 24시간 활동혈압은 고혈압 치료 중에 환자의 예후를 평가하는 부분에 있어서 보다 민감한 것으로 나타나 있다.

또한 24시간 활동혈압은 측정자의 편견이 개입되지 않으며 표적장기의 손상과 심혈관계 위험에 보다 밀접한 영향이 있는 것으로 보고되었다.

2. 검사준비 및 방법

1) 의료장비 및 준비물

① Computer system for medical analysis
② Laser printer
③ ABP device
④ Alkaline battery
⑤ Diary

2) 검사 방법

① 환자를 조용한 방에서 안정시키고 ID와 기타 인적 사항을 확인하고 기록한다.
② 양팔의 혈압을 측정하여 두 혈압의 차이를 관찰한다.
③ 두 팔의 혈압 차이가 10 mmHg 이하이면 평상시에 잘 쓰지 않는 팔을 측정 부위로 정한다.
④ 두 팔의 혈압 차이가 10 mmHg을 초과하면 수치가 높은 쪽의 팔을 측정 부위로 정한다.
⑤ 적당한 크기의 커프(cuff, 어린이는 18 cm, 어른은 26 cm)를 선택하여 위팔동맥에 감는다.
⑥ 측정 주기를 설정한다(보통 낮에는 30분, 밤에는 1시간).
⑦ 환자가 산만해질 수 있으므로, 화면은 끄고 지시사항과 주의사항을 일러준다.

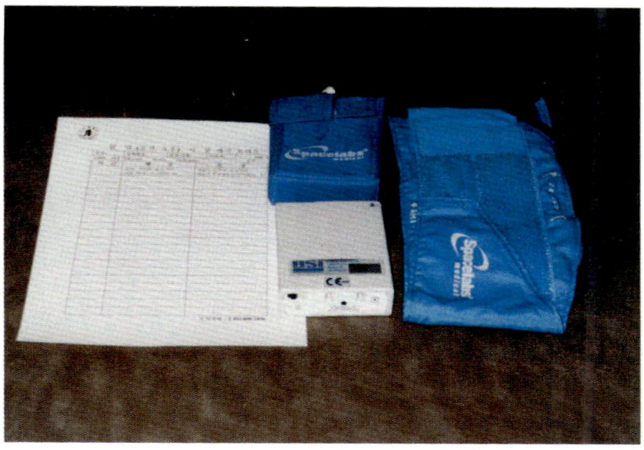

24시간 혈압측정 Recorder 및 부품

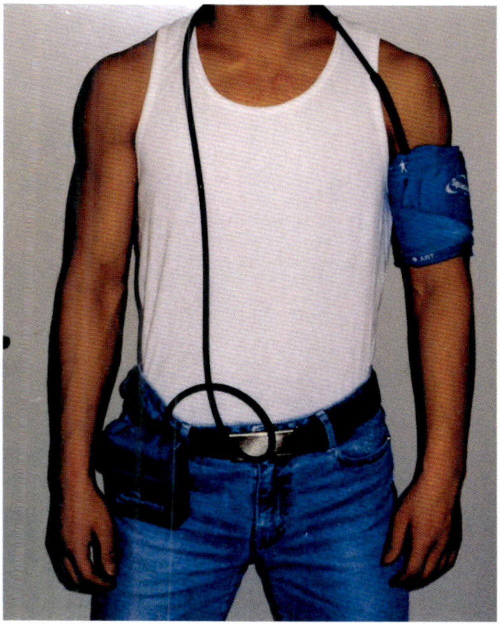

24시간 혈압 측정기기 부착모습

3) 지시 사항

① 측정의 진행과정을 환자에게 설명한다.

② 커프의 공기를 수동으로 제거하는 방법을 설명한다.

③ 측정이 실패한 경우 재측정하는 방법을 알려준다.

④ 일기장에 다음 사항을 작성하도록 한다.

- 측정할 때 활동의 정도
- 잠든 시각과 일어난 시각
- 약물을 섭취한 시간과 약물명

4) 주의 사항

① 측정 중에는 팔을 가만히 둔다.

② 측정할 때 팔을 심장 높이 정도로 유지한다.

③ 측정 간에는 평상시 활동을 유지한다.

④ 야간에는 모니터를 부착한다.

⑤ 야간에는 모니터를 베개 밑이나 침대 위에 둔다.

3. 결과판독

주간에는 14회 이상, 야간에는 7회 이상 측정된 기록치가 필요하다.
기록된 자료를 바탕으로 다음과 같은 결과물을 출력한다.
① 주간의 수축기 혈압과 확장기 혈압, 심장박동수의 평균치
② 야간의 수축기 혈압과 확장기 혈압, 심장박동수의 평균치
③ 24시간 전체의 수축기 혈압과 확장기 혈압, 심장박동수의 평균치
④ 그 외의 그래프 데이터

24시간 활동혈압검사 결과 낮 시간에 135/85 mmHg 이상, 밤 시간은 120/75 mmHg 이상인 경우를 고혈압으로 정의하며, 그 정도에 따라서 고혈압 I, II, III기로 분류한다 (the Joint National Committee on Prevention, Detection, Evaluation, and Treatment of High Blood Pressure).

고혈압 I기: 수축기 혈압 135~149 mmHg, 확장기 혈압 85~94 mmHg
고혈압 II기: 수축기 혈압 150~169 mmHg, 확장기 혈압 95~104 mmHg
고혈압 III기: 그 이상의 수축기 및 이완기 혈압

임상혈압 측정에서는 정상으로 나타나지만 24시간 활동혈압에서 고혈압으로 측정이 되는 경우를 활동성 단독 고혈압(isolated ambulatory hypertension)이라고 하고, 임상혈압과 24시간 활동혈압이 모두 고혈압인 경우는 지속적 고혈압(sustained hypertension)이라 한다.

Work sheet

Work sheet

Work sheet

Work sheet

Chapter 04

심초음파 검사법

1. 초음파의 정의

초음파는 진동하는 물체에 의하여 발생한다.

초음파와 같이 높은 진동수의 음파는 빛과 마찬가지로 매질 내를 직진한다.

정현파(sine curve)와 같이 음파가 통과하는 매체의 입자들은 압축(compression)과 희박(rarefaction)의 연속으로 이루어져 있다. 초음파란 인간이 들을 수 있는 소리의 한계를 넘어선 음파를 말하며 주파수가 초당 20,000cycle(20,000 Hertz or cycle per second) 이상의 음파를 말한다. 초음파는 음파의 일종으로 우리가 청취할 수 있는 음과 공통된 성질을 갖고 있다. 고주파 초음파의 장점은 초음파가 음속(beam)으로서 방향을 가지고 움직일 수 있다는 것과 또한 미세한 구조에 의해서 반사될 수 있고, 소리가 통과하는 조직의 밀도와 탄성에 의해서 좌우되며, 신체조직에서 초음파를 반사하는 것을 이용하여 반사된 메아리(echo)를 탐지하고 영상화함으로서 시각화하여 그 안의 내용물의 성상을 알아내는 것을 말한다.

임상에서 진단 목적으로 사용되는 초음파의 주파수는 보통 2~10MHz에 해당하며, 성인에서는 2.5~3.5MHz, 소아에서는 5MHz 그리고 식도초음파에서는 5~7MHz, non-imaging continuous wave Doppler 측정에서는 1.9MHz(Hertz는 독일의 물리학자 Heinrich Hertz의 이름을 딴 것이다)로 사용된다.

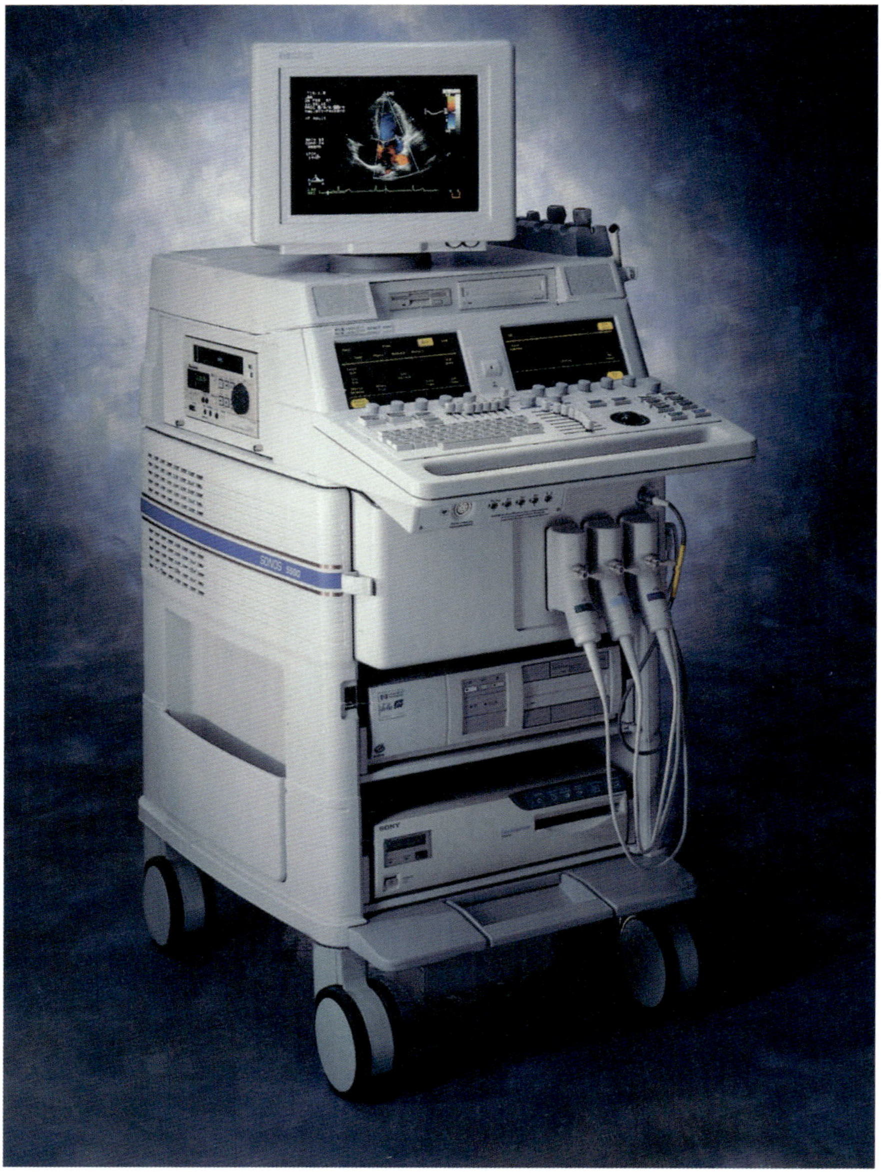

Some Frequency Ranges	Frequency
Human voice	85~1100Hz
Audible range(humans)	20Hz~20KHz
Ultrasound	above 20KHz
Diagnostic medical ultrasound	2~10MHZ

2. 초음파의 성질

1) 소리저항과 초음파의 반사

소리저항(acoustic impedance)이란 소리가 통과하는 매체의 밀도(density)와 그 매체를 통과하는 소리의 속도를 곱한 값을 말하는데, 실질적으로 소리 저항은 매체의 밀도로 생각하면 간편하다. 초음파는 비교적 동질성의 매체(homogeneous media)를 통과할 때 일직선으로 전진하지만 서로 다른 소리 저항을 지닌 매체의 접촉면에 도달하면 빛과 유사한 반사(reflection)와 굴절(refraction)을 보인다. 반사되는 초음파의 양은 두 매체간의 소리저항의 정도차이에 따라 좌우되며 소리저항의 차이가 클수록 반사의 정도가 심하다.

2) 파장

일반적으로 초음파의 파장은 진동수와 속도에 의해 결정된다.

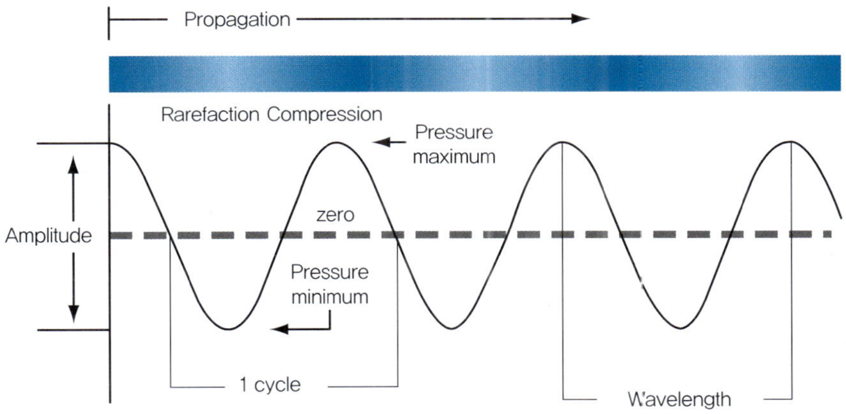

즉 λ는 c/f의 관계가 있다(λ=파장, c=음파속도, f=진동수).

초음파의 속도는 매질이 같을 때는 거의 일정하므로 진동수가 클수록 파장이 짧다. 2.5MHz의 파장은 약 0.6 mm, 5MHz의 파장은 약 0.3 mm이다.

초음파의 파장은 거리 분해능과 밀접한 관계가 있다. 긴 파장에서는 두 점간의 거리를 식별할 수 없고, 짧은 파장에서 두 점간의 거리의 식별이 가능하므로, 파장이 짧고 주파수가 클수록 거리 분해능이 양호하다.

예를 들어 2MHz의 초음파를 인체의 연부조직에 적용해서 파장을 구해보면

$\lambda = c/f \;\; 1,540 \text{ m}/2 = 0.77 \text{ mm}$이다.

3) 강도

음파의 강도라는 것은 단위 면적당 평균 어느 정도의 음압이 걸리는지를 표시하는 것으로 W/cm2 또는 mW/cm^{2}로 표현된다. 음압이 크면 물체를 통과할 때 열을 발생하고, 강력한 경우에는 물체를 파괴한다. 생체에서 열로 느끼는 것은 0.5~1W/cm^{2}이며, 조직을 파괴하는 데에는 4W/cm^{2}이상이 필요하다. 의학진단용에 이용되는 초음파강도는 최대출력 0.04W/cm2정도이다.

4) 속도

초음파는 보통 음과 마찬가지로 매질이 있는 곳이면 어디에서도 전파한다. 신체조직에서 초음파의 속도는 약 1,540m/sec로서 거의 일정하며 소리가 통과하는 조직의 밀도와 탄성에 의해서 좌우된다.

Common velocity in medical ultrasound

Material	Velocity(m/s)
Air	330
Fat	1,450
Water	1,480
Brain	1,510
Soft tissue	1,540
Kidney	1,560
Liver	1,560
Muscle	1,570
Bone	3,500

5) 초음파 beam

압전물질 또는 압전결정체라고 하는 piezoelectric crystal에서 생성된 에너지는 매체를 통과할 때 음속(beam) 형태로 퍼져나간다.

압전물질(Piezoelectric crystal)이 내장되어 있는 탐촉자(probe, transducer)에서 직접 접해 있는 부분의 초음파 음속(ultrasonic beam)은 원주형으로서 탐촉자의 직경과 같은 직경을 가지고 있으나 탐촉자로부터 점점 더 멀어질 때 초음파 음속은 점점 더 퍼지면서 넓어져 원뿔형(원추형)처럼 된다. 탐촉자에 가까운 부위에 있는 원주형의 초음파 음속을 근거리 음장(near field, Fresnel zone)라고 하며, 확산되어 원뿔형처럼 퍼진 부위를 원거리 음장(far field, Fraunhofer zone)라고 한다.

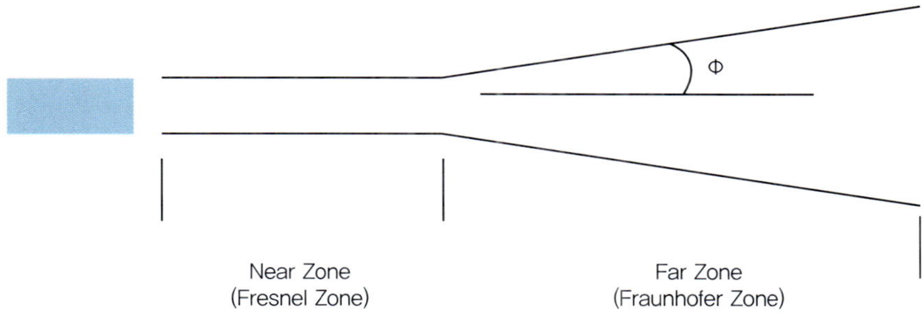

6) 주파수와 분해능

고주파를 지닌 초음파는 더 작은 물체에서 초음파를 반사시킬 수 있으며 따라서 더 좋은 분해능을 지니고 있다. 분해능(해상력)이란 연접해있는 물체를 분간해낼 수 있는 능력을 말한다.

7) 주파수와 침투력

고주파수의 초음파는 매우 작은 물체나 접촉면(interface)들에 의해 잘 반사되므로 많은 양의 초음파 에너지가 반사되고 매우 적은 양이 신체 깊숙하게 침투하게 된다. 따라서 주파수가 높으면 높을수록 초음파의 침투력은 저하된다

8) 흡수와 감약

초음파는 생체 내를 통과하는 도중에 흡수되며 점차로 감쇠한다. 음의 강도는 주파수가 높을수록 또한 파장이 짧을수록 흡수되어 작아지며, 전파거리가 길어질수록 음의 강도는 작아진다.

9) 전파와 산란

초음파는 균일한 물체내의 일정한 거리를 직진한 다음 어느 각도를 가지고 산란한다

10) 근거리 음장

Fresnel영역이라고 하며, 근거리 음장은 다음 식으로 표시할 수 있다.

$I = r^2/\lambda = r^2 f/c$ (f=주파수, r=탐촉자의 반경, c=속도, λ=파장)

$$\text{근거리음장} = \frac{\text{탐촉자의반경}^2}{\text{초음파의파장}} = \frac{\text{탐촉자의반경}^2 \times \text{주파수}}{\text{음속}}$$

탐촉자의 반경이 일정하면, 주파수가 높을수록 산란하지 않고 긴거리를 통과한다.

탐촉자의 반경이 커지면 근거리 음장은 커지게 되지만 근거리 음장 내에서의 두 점간의 식별하는 능력인 방향 분해능은 약해진다.

11) 원거리 음장

Fraunhofer영역이라고 하며 근거리영역을 지나면서 초음파빔의 직경이 증대된 영역이다. 초음파가 근거리 음장에서 원거리 음장으로 들어가면 θ 각으로 산란한다.

이때 산란되는 각도는 다음 식으로 표시할 수 있다.

$$\sin\theta = \frac{0.61 \times \text{파장}}{\text{탐촉자의 반경}} \quad \sin\theta = 0.61\lambda / r(\lambda = \text{파장, } r = \text{탐촉자의 반경})$$

파장이 짧을수록 주파수가 높을수록 θ 가 작고 산란이 적고 직진성이 양호하다.

탐촉자의 반경이 클수록 θ 가 작고, 두 점간의 식별하는 능력인 방향분해능이 좋아진다.

탐촉자가 작아질수록 근거리 음장이 더 짧아지고 발산은 상당히 더 커진다. 탐촉자 반경이 작을수록 근거리 음장의 방향 분해능이 좋아지고 원거리 음장의 방향분해능은 나빠진다. 탐촉자의 반경이 커질수록 근거리 음장의 방향분해능은 나빠지나, 원거리 음장의 방향 분해능은 좋아진다.

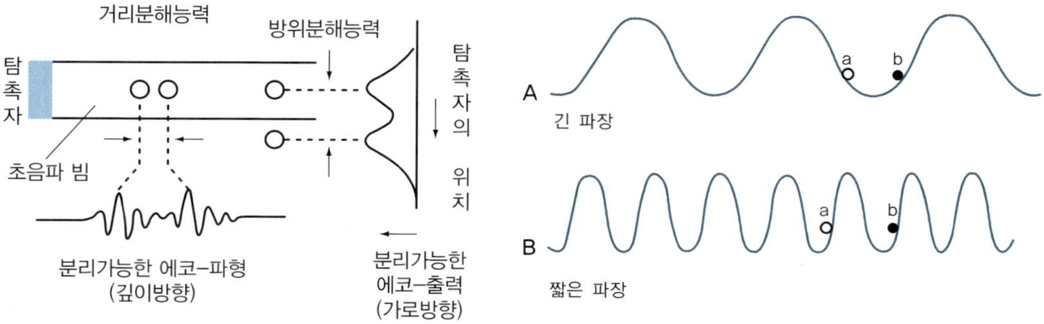

거리 분해능력

긴 파장(A)에서는 이 파장보다 짧은 a, b 2점 사이의 거리를 식별할 수 없으나, 짧은 파장(B)에서는 이러한 것을 식별 할 수 있다

3. 탐촉자(Probe, transducer)

탐촉자는 초음파를 발사하는 역할과 그 초음파가 반사해서 돌아오는 초음파를 포착하는 역할을 한다. 탐촉자에서 발사한 초음파는 어떤 물체에 도달하면 일부는 그대로 통과하고 일부는 반사한다. 그 반사파의 정도는 밀도의 차가 클수록 크다. 탐촉자의 기본구조는 진동하는 결정체(crystal)가 사용된다. 결정체는 초음파를 발생하거나 수신하는 압전물질(piezoelectric crystal)을 진동시키거나 진동된 결정체로부터 발생되는 전압을 측정하기 위한 전극(electrode), 전극적인 자극을 준 후 결정체가 진동하는 시간을 조절하는 뒷받침물질(후면흡음층, backing material), 그리고 초음파 에너지가 탐촉자를 둘러싸고 있는 물질에 전달되지 않도록 방지하는 방음제(초음파 절연체, acoustic insulator) 등으로 이루어져 있다. 탐촉자에서 가장 중요한 것은 주파수, 압전물질(piezoelectric crystal)이 전기적 자극을 받은 후에 진동하는 시간(pulse length), 그리고 탐촉자의 크기인데 주파수는 압전물질의 두께와 관계가 있어 두께가 얇을수록 고주파의 초음파를 발생한다. 이는 얇은 막이 고음의 소리를 내는 이치와 같다고 말할 수 있다. 심장은 쉴새 없이 움직이고 있는 기관이므로 초음파 음속(ultrasonic beam)이 매우 빠르게 움직임으로서 빠른 frame rate를 가지고 충분히 영상정보를 얻을 수 있어야 한다. 심장은 가슴우리(흉곽) 안에 위치해 있고 초음파 창문(echo window)은 갈비사이(늑간)를 이용하기 때문에 주로 부채형 주사장치(sector scanner)를 이용한다.

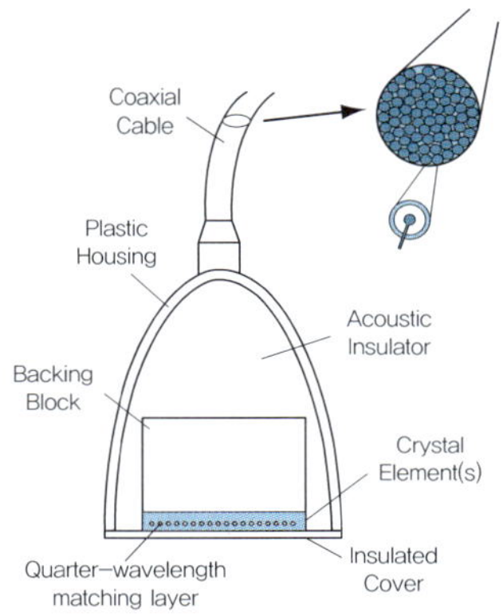

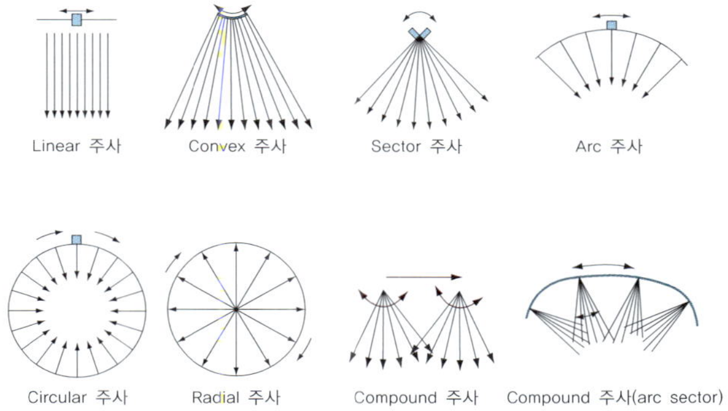

주사방식

a)

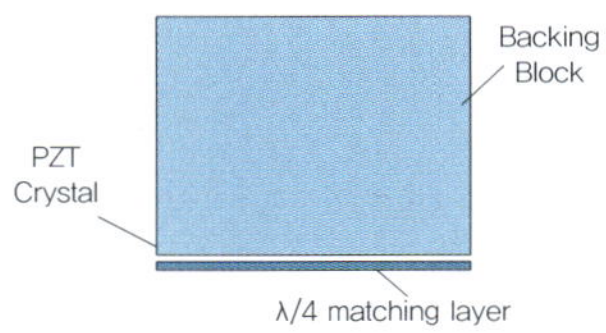

탐촉자의 내부구조

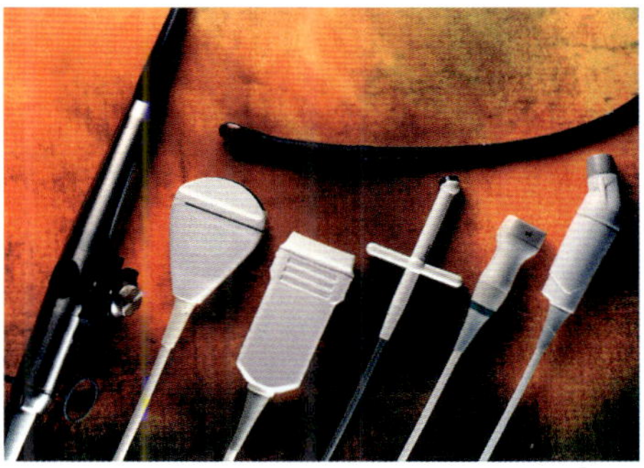

탐촉자의 종류

1) 압전자(piezoelectric)

초음파의 이용은 압전탐촉자(piezoelectric transducer)의 발전으로 가능하게 되었는데 압전(piezoelectric)이란 압력전기(pressure electric)란 뜻을 나타낸다. 압전의 특징을 가진 물체는 전압에 의해 그 모양이 변화하면서, 즉 물체가 확장과 수축을 하면서 음파를 발생한다. 반대로 이 물체가 음파에 부딪히게 되면 전압을 생성하게 된다. 압전물질의 변형정도는 결정체(crystal)에 가해지는 전압에 직접 관계가 있으며 반대로 결정체에 가해지는 물리적인 스트레스가 크면 클수록 높은 전압을 보이게 된다. 현재 널리 쓰이는 압전물질은 세라믹으로서 성분은 barium titanate나 lead zinconate titanate으로 이루어져있다.

2) 접촉면(face plate)

모든 탐촉자는 피부와의 저항(임피던스) 차를 감소시키는 결합층(matching layers)이 있어 약한 에너지의 반사음도 감지할 수 있도록 감도를 높이고 있다. 초음파 검사시 피부와 탐촉자 사이에 초음파 전극 풀(ultrasoinc paste)을 바른 후 검사하는 것도 피부와 탐촉자 사이의 저항의 차를 감소시켜 음파에 대한 감도를 높이는 효과를 얻을 수 있기 때문이다. 즉 잡음(noise)을 줄이고 허상(artifact)도 감소하도록 해준다.

3) 제동(damping)

초음파 결정체(crystal)는 초음파 펄스(pulse)를 한번 가하여도 일정기간 동안 계속 진동하는 것이 보통인데 초음파 영상(image)의 축 해상력(axial resolution)을 높이기 위해서는 결정체 뒷면에 음파를 흡수하는 물질(backing material)을 넣어 결정체가 한 사이클(cycle)만 진동하도록 한다. 과제동(over damping)되거나 부적절한 제동(damping)은 축 해상력에 큰 영향을 준다.

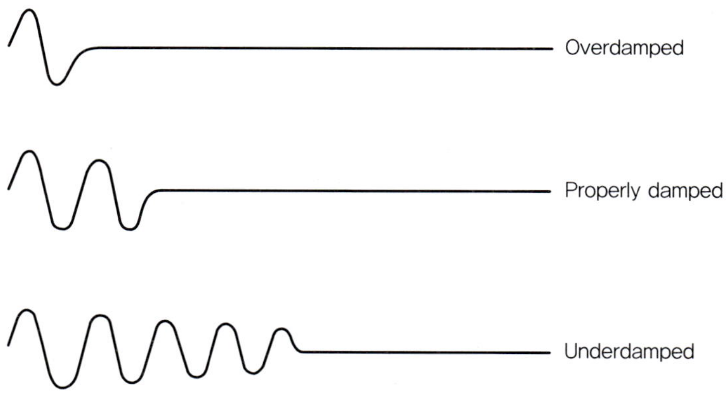

DAMPING 효과

4. 측정방법에 의한 분류

1) 펄스반사법(pulse-echo method)

초음파 진단장치는 통상 연속파를 사용하지 않고 펄스반사법을 이용한다.

진동자는 펄스파를 0.1%의 시간동안만 진동시키고 99.9%의 나머지 시간에는 반사된 에코를 받는다. 반사된 에코의 방위와 시간(거리)으로 반사체의 위치와 형태를 알아내는 것이 바로 펄스반사법이다. 깊숙한 부분을 관찰하기 위해서는 1MHz 전후로 하며, 체표면의 기록에는 5MHz 등이 사용된다. 탐촉자의 직경은 작을수록 지향성이 좋으며, 근거리의 방향분해능도 양호하나 너무 가는 것을 사용할 경우에는 물체를 잡는데 어려움이 있어서 실제로 2㎝ 전후의 직경인 것이 이용되고 있다.

(1) A-mode(amplitude)

세로축의 높이(amplitude)는 반사파의 세기(intensity)에 비례한다.

반사되는 에코(echo)는 초음파 음속(beam)이 지나가는 선상에 날카로운 스파이크(spike) 모양으로 나타나게 되는데 이 스파이크들의 크기는 반사되는 에코 강도를 나타내고 스파이크들 간의 거리는 에코를 반사시키는 물체들의 거리를 나타낸다.

예를 들어 움직이는 물체(판막)가 있을 때는 여기에서 반사되는 에코들은 초음파 빔이 지나가는 선상에서 그 물체가 움직이는 방향을 따라서 위 아래로 움직이는 것을 관찰 할 수 있는데, 불행하게도 이 A-mode에서는 물체들이 가깝게 위치해 있든지 또는 에코를 잘 반사하지 않는 경우에는 물체들을 서로 분간하기가 어렵고 공간적인 연관관계(spatial relationship)를 구분하기가 힘들어 현재는 별로 쓰이지 않는 방법이 되었다.

(2) B-mode(brightness)

반사되는 에코는 밝기(휘도, brightness)로 나타낼 수 있기 때문에 강한 에코는 그만큼 밝은 점으로 나타나게 된다.

B-mode와 같이 반사파의 세기(intensity)를 밝기(brightness)로 나타낸게 되면 에코를 반사하는 반사물체의 강도가 강할수록 더 밝게 나타난다. 그리고 초음파 빔을 따라 배열되는 점들의 거리는 에코를 반사하는 물체들의 거리를 나타낸다.

(3) M-mode(motion)

움직이는 심장에서 하나의 B-mode line에 놓여 있는 B-mode line을 오실로스코우프(osciloscope)에서 일정한 속도로 움직이거나 혹은 기록용지(strip chart)를 일정한 속도로 움직여서 기록할 때 B-mode line상의 점들(심장 각 구조물에 반사되는 에코 강도를 나타내는 점들)이 시간에 따라 파형을 보이면서 움직이는 모습을 나타내게 된다. M-mode 심초음파 검사는 특히 분해능이 뛰어나고 표본 추출율(sampling rate)이 높아서 심장의 국소적인 부위의 영상을 얻거나 특히 시간에 관계되는 심장구조물의 움직임(예를 들어 승모판막의 움직임, 심실사이막(심실중격의 움직임 등)과 각 구조물의 깊이(depth)를 측정하는데 매우 유리하지만, 초음파 빔에서 벗어난 가쪽방향(측방)의 구조물에 대한 입체적인 정보를 얻을 수 없기 때문에 제한적 요소가 많다.

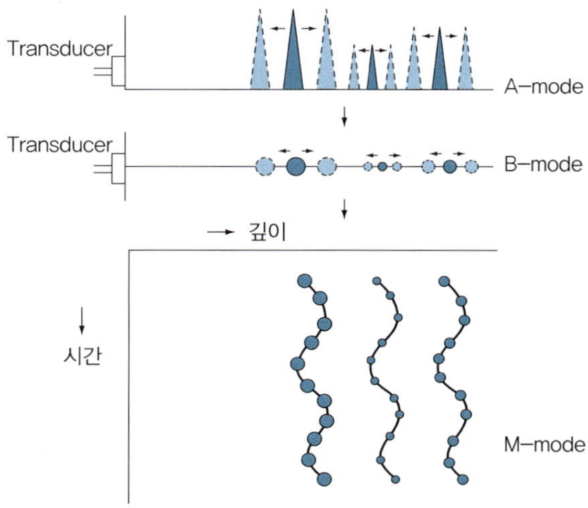

A-mode, B-mod 및 M-mode의 관계

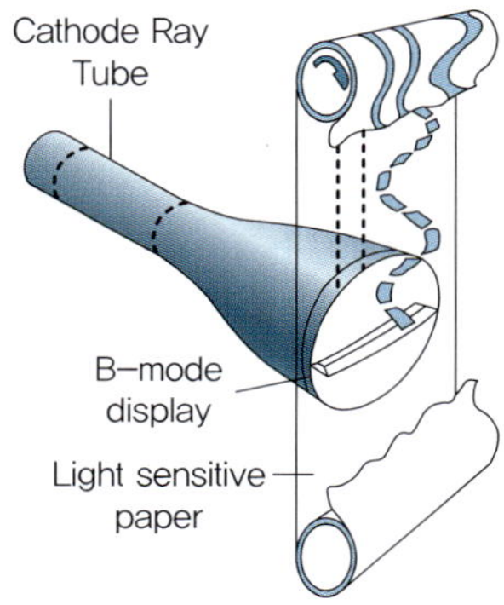

감광선이 움직이면서 B-mode의 점이 감광지에 곡선으로 그려진다.

2) 도플러 효과(Doppler effect)

오스트리아의 과학자 Christian Doppler는 1843년 그의 관찰에서 모든 별은 원래 흰색의 빛을 내지만 그 별빛에서 멀리 움직일 때는 붉은빛, 그리고 지구 가까이 다가올 때는 푸른빛으로 변한다고 하였는데 그 이유를 빛의 파장의 이동(frequency shift)이라 하였으며 이를 "Doppler effect"라고 명명하였다.

도플러 효과를 인체에 비유한다면, 달리는 물체는 혈관내의 적혈구들이고 소리를 내는 물체는 탐촉자가 된다. 혈관내의 혈류는 혈관벽의 특성과 혈관용적에 따라 다르다. 혈류가 층상(laminar)이면(혈관벽이 평활하고 충분히 클 때), 그 혈류의 모양(profile)은 포물선모양(prorabolic)이 되어 혈관 중심부의 혈류 속도는 최고로 빠르고, 혈관벽에 가까울수록 속도가 떨어진다. 이러한 변화는 거의 포물선에 가깝다. 혈관내에 장애물(plaque, branching등)이 있으면 그 모양이 포물선형에서 일탈하여 난류가 된다.

일반적으로 분광분석된 신호(spectral signal)를 표시하는 방법은 주파수 이동값이 양의 값(양수)일 때는 바닥선(기저선, baseline)의 위방향(상방)에, 음의 값(음수)일 때는 바닥선의 아랫방향(하방)에 표시된다.

즉 탐촉자를 향해서 가까이 오는 혈류의 움직임(혈행)은 바닥선 위바향에, 멀어져가는 혈행은 아랫방향에 표시하게 된다. 적혈구들이 움직이는 속도를 분광 분석법(spectral analysis)에 의해서 알 수 있다. 표시된 곡선을 포물선(envelope)이라고 부르며, 포물선 밴드(envelope band)가 그림처럼 좁은 경우에는 비교적 적혈구들의 움직이는 속도가 일정하다고 말할 수 있는데, 적혈구들의 움직이는 속도가 매우 다양하고 다를 때에는 밴드가 더 넓어지게 된다.

포물선은 시간에 따른 적혈구의 움직이는 속도의 정도와 방향을 나타내는데 대부분은 기계에서 컴퓨터의 도움으로 gray scale로 표시될 수 있으며, 이때 진하게 표시되는 것은 그 주파수 이동을 지닌 적혈구가 더 많이 있다는 의미가 되며 약하게 표시되는 것은 그 주파수 이동을 지닌 적혈구가 적다는 의미를 지닌다.

(1) 간헐파형 도플러검사(pulsed wave Doppler)

탐촉자로부터 나간 초음파 신호가 반사되어 돌아온 후, 그 다음 초음파 신호를 내보내는 방식으로 탐촉자로부터 원하는 거리에 위치한 특정지점의 혈류 속도를 측정할 수 있다. 단점으로는 측정 가능한 최대속도의 제한이 있고, 이를 초과할 경우에는 뒤바뀜 현상(aliasing)으로 인하여 혈류 속도를 측정할 수 없게 된다.

(2) 연속파형 도플러검사(continuous wave Doppler)

탐촉자의 일부에서는 계속해서 초음파신호를 내보내고, 다른 부분에서는 계속해서 돌아오는 초음파신호를 받는 방식으로, 혈류 속도의 측정에는 제한점이 없다. 그러나 초음파 신호가 통과하는 선상의 모든 속도가 중첩되어 표현되므로 간헐파형 도플러 검사와는 달리 특정지점의 속도만을 구할 수는 없다.

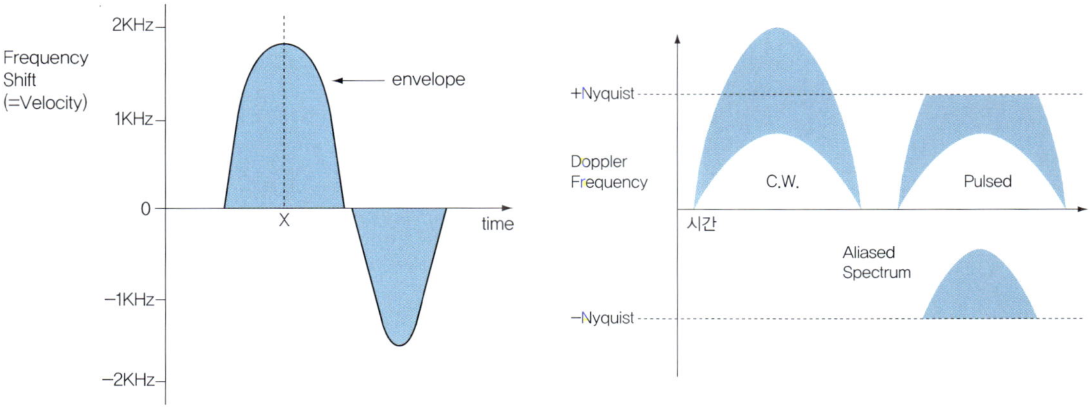

간헐파형(pw)과 연속파형(cw) 도플러 검사의 차이

5. 초음파 진단장치의 각종 조절장치

초음파 진단장치에는 여러 가지 방식이 있으며, 그 목적하고 있는 장기에 따라 기종도 다르지만 이들 장치에서 공통적인 부분의 취급 방법과 주의해야할 점에 대해 정리해보기로 한다. 초음파 기기의 패널(panel)에는 많은 조절용 단추(knob)가 배열되어 있으며 이것을 잘 조절함으로서 좋은 영상을 얻는 것이 정확한 진단을 내리는데 도움이 된다. 초음파 진단 장치의 조정판에는 화상을 조절하는 여러 가지 조정 스위치가 있다.

1) System gain

System gain은 검사부위의 모든 에코의 강도를 증가시킨다.

System gain을 증가시키면 약하고 불분명한 에코를 표현할 수 있는 능력은 커지지만 beam width를 증강시킴으로서 측방 분해능을 감쇠시키거나 혹은 거리분해능을 감쇠시킬 수 있다.

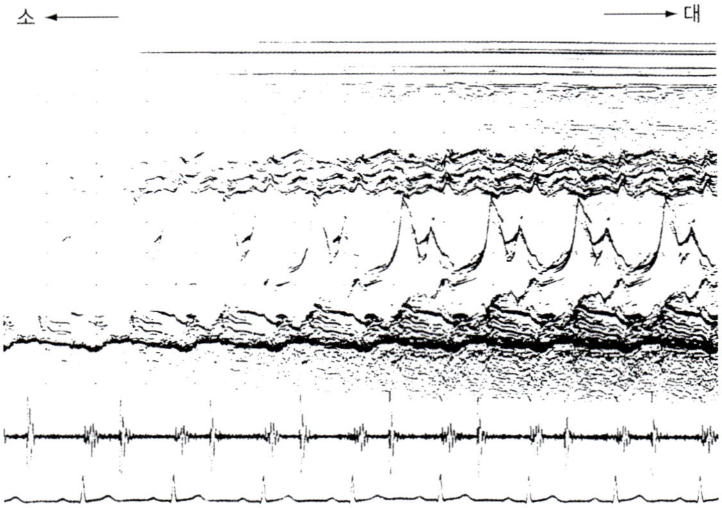

Gain의 조절
Gain이 작을수록 약한 에코가 소실해 버리며 클수록 잡음이 많게 되므로 적당하게 되도록 조절한다.

2) Out put

초음파의 출력을 조절하는 장치

3) FTC(Fast time control)

변화율이 빠른 강한 에코를 자동적으로 조절하여 그 경계면을 선명하게 하는 장치이다.

4) TGC(Time gain compensation)

초음파 빔이 가슴우리(흉곽) 안쪽으로 깊이 들어갈 때 자연적으로 초음파의 강도가 감쇠하는 현상을 보완하기 위해서 만들어진 회로다. 즉 이는 증폭회로의 일종으로 선택적으로 원거리 음장(far field) 에코를 보상적으로 증폭시킴으로서 원거리 음장에 있는 영상을 잘 나타내도록 도와준다. 임상에서는 실제로 탐촉자에서 멀리 떨어져 있는 왼심실(좌심실) 뒷벽(후벽)이나 왼심방(좌심방)이 초음파 감쇠 현상 때문에 잘 보이지 않게 되는데 TGC를 이용하여 원거리 음장 부위의 에코 강도를 선택 보완하여 증폭시킴으로서 좋은 영상을 얻을 수 있는 경우가 있다.

5) Near gain

탐촉자로부터 가까이 있는 근거리 음장(near field)의 초음파 빔이 가장 강력하므로 탐촉자에 가까이 있는 물체에서 반사되는 에코의 강도도 가장 높게 마련이다. 이런 경우에 탐촉자의 근위부에 있는 강한 에코에 의해서 생기는 영상은 탐촉자의 원위부에 있는 약한 에코에 의해서 생기는 영상과 균형을 이루지 못하게 된다. 따라서 근거리 음장에 있는 물체의 구조와 모양 그리고 움직임을 더 잘 분석하기 위해서 TGC의 기능과 반대로 근거리 음장의 에코를 감쇠시킬 필요가 있다. 대부분의 심초음파 장비에는 이러한 선택적인 near gain 조절장치가 부착되어 있으며, 이 장치는 탐촉자로부터 TGC가 작동하는 부위 이전까지의 근거리 음장(near field)의 에코 강도를 조절한다.

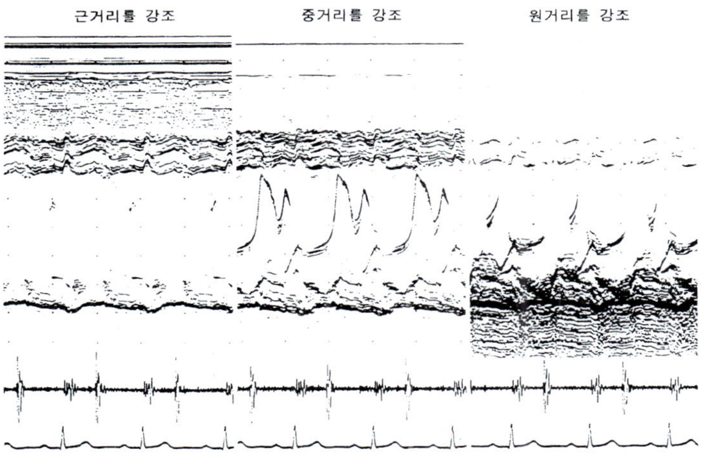

각각의 깊이의 에코가 명료하게 그려지도록 조절한다.

6) Reject

어떠한 일정한 강도에 미치지 못하는 약한 에코나 배경잡음(background noise)을 제거시킴으로서 높은 강도를 지닌 신호들이 대조적으로 더 잘 보이도록 하는 회로이다.

예를 들어 초음파 빔의 축에서 벗어난 반사체나 약한 반사체, 그리고 산란반사에 의해서 생성되는 매우 낮은 강도의 에코 신호들을 그대로 여과시키지 않고 보이도록 하면 관찰하고자 하는 중요한 심장구조물에서 반사되는 높은 강도의 에코 신호들을 이들이 압도하여 원하는 영상을 얻을 수가 없기 때문이다.

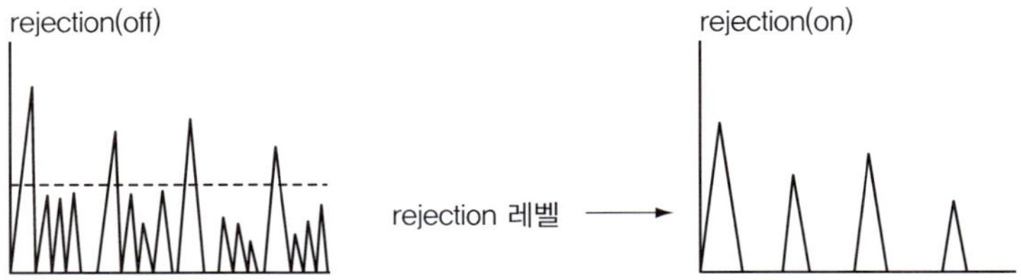

7) Gain control

감도가 너무 크면 모니터가 너무 밝아서 단계적 조정이 없어지고, 너무 작아도 밝은 부분이 없어져 마찬가지로 단계적 조정이 없어진다(근거리가 강한 반사파를 감쇠시키기 위해 near gain으로 조절하고, 원거리의 약한 반사파를 증가시키기 위해 far gain으로 조절한다.)

8) Dynamic range

Dynamic range는 에코 강약의 폭을 나타낸다.

넓은 dynamic range를 사용하면 그 화상이 매우 부드럽게 보여 병소와 정상조직 간의 구별을 어렵게 할 수 있고 반면 좁은 dynamic range를 사용하면 그 화상이 많이 과장되어 거칠게 나타난다. 그러므로 정상조직과 비정상 조직과의 대비가 뚜렷할 수 있는 적당한 dynamic range의 사용을 하여야 한다.

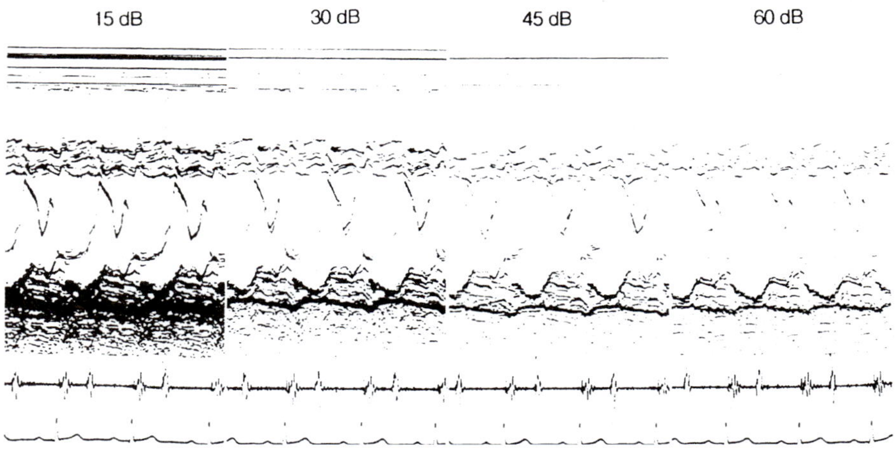

Dynamic range

9) Display mode

B−Mode(2−D)

M−Mode

Color flow mode

Continuous wave doppler mode

Pulse wave doppler mode

Physiological signal: ECG, PCG, Respirometer

Selection of transducer: 2.5, 3.5, 4, 5, 7, 8MHz

2−D gain controls: LGC, TGC(compression : 돌아오는 초음파들의 세기의 관계는 유지시키면서 최대신호와 최소신호의 폭을 줄이는 것)

Depth : sets the maximum tissue depth to be scanned
모니터에서 눈금으로 거리 표시(4, 8, 12, 16, 20, 24cm)

Frame : played−back image

Speed : sets 25, 50, 100, 150, 200mm/sec

Black and white printer recorder

Color printer recorder

Video tape recorder

10) Doppler controls

Baseline : The zero baseline on the spectrum

Scale : changes the range of velocities displayed

Filter : The selected frequency threshold

Compress : The range of brightness

Reject : signal("Noise") are removed

Angle : Flow direction

Volume : doppler sounds

Gate : sample volume Length

Spectral doppler : PW(low velocity), CW(high velocity)

Color MAP : Red/ Blue
Velocity/Direction
Forward flowed(red) bright
Backward flow(blue) dark

11) Quantitative analysis controls

Key board : 환자의 이름과 정보를 입력. 각종 analysis button이 있다.

Track bal l: 모니터에서 cursor를 움직여 측정.

Select : 각종 측정값을 one click(선택)과 double click(종료)한다

Point : 모니터에서 linear measurement

Trace : area 측정

Delete : 지우기

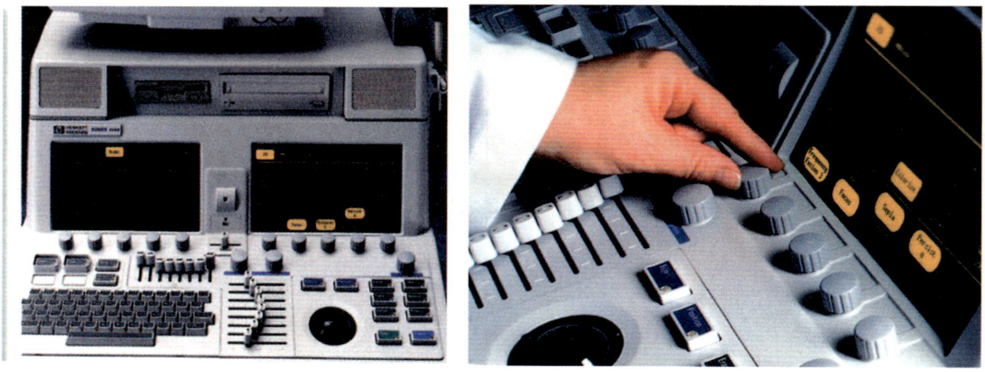

초음파 진단 장치의 각종 조절장치

Work sheet

6. 심장 초음파검사

심장 초음파 검사법에는 2-D 검사, M-mode검사, 도플러 검사법이 있다.

2-D법(이면성 초음파)은 원하는 모든 방향에서 단면상을 얻을 수 있고 실시간 실현으로 심장의 움직임을 관찰할 수 있다. M-mode 법은 탐촉자를 고정시키고 움직이는 반사체의 거리를 시간적 진행으로 표시하는 방법이다. 도플러 방법은 어떤 움직이고 있는 물체가 가까이 올 때는 실제의 주파수 보다 높고, 멀어져 갈 때는 낮게 들린다는 도플러효과를 이용한 방법이다.

1) 환자에 대한 준비

복장뼈왼쪽(좌흉골) 단면도에서의 환자자세는 침대에 바로 눕히고, 오른쪽 등의 중앙에 베게를 넣어 가볍게 왼쪽으로 눕게 한다. 복장뼈위오목(흉골상와)에서의 기록은 양쪽어깨 아래에 베게를 넣어 머리를 뒤로 젖히고 무릎을 세운 다음 검사한다.

갈비활아래(늑골궁하) 위치에서의 기록은 바로 누운 자세(supine position)에서 양쪽 무릎을 굽히고 복부에 힘을 뺀 편한 자세에서 검사한다.

2) 심초음파 검사의 장점

심초음파 검사는 비관혈적으로 환자에게 고통을 주지 않으면서 심장을 관찰할 수 있고 심장의 혈류학적 검사 및 심장질환에 대한 여러 정보를 얻을 수 있고 몇 번이고 반복 검사할 수 있는 편리한 방법이다.

3) 심초음파 검사의 단점

초음파는 공기, 지방, 뼈 등은 잘 투과하지 못하는 특수성 때문에 비만환자나 폐질환이 있는 환자는 좋은 영상을 얻을 수 없으므로 탐촉자의 위치를 변경하거나 환자의 위치를 조정하여 좋은 영상을 얻도록 해야 한다.

4) 심초음파를 시행하는데 요구되는 기술

초음파 기계 작동 및 바람직한 단면상, 심초음파 검사의 기록, 정상표준 심초음파 검사를 할 수 있는 능력과 진단적 요구에 맞추기 위해 해부학적 및 혈류의 이상을 인지하여 검사의 양적 분석과 검사결과 및 보고서를 산출할 수 있어야한다.

5) 기록준비

① 전원 스위치를 넣는다.

② 오른손, 오른발, 왼발에 심전도 전극을 붙이고 심전도 신호가 잘 기록되는지 확인한다.

③ 관찰용 모니터에 환자의 ID를 입력한다. 관찰용 모니터에서 밝기(brightness)와 명암(contrast)를 미세하게 조정하여 흑백(gray scale) 패턴을 식별할 수 있도록 한다. 음향 결합제(전파물질)는 탐촉자와 피부사이에 공기가 있으면 초음파가 반사되어 입사하지 않으므로 그 사이에 공기가 들어가지 않도록 피부와 탐촉자 사이에 바르고 접촉 저항을 줄인다. 음향결합제로 초음파젤리, 유동파라핀, 글리세린, 올리브유 등을 사용할 수 있다. 가스나 폐 등이 있으면 초음파는 투과하지 않으므로 늑간에 탐촉자를 두고, 탐촉자를 천천히 움직이거나 기울여서 측정부위를 찾는다.

6) 단층상의 인공산물(image artifacts)

조직 중에서 초음파의 반사, 굴절, 탐촉자의 지향성 등에 의해 단층사이가 비뚤어 질 수 있다. 허상은 원하지 않는 기계적 오류로 인하여 비정상적인 해부구조가 정상 해부구조 사이에 나타나는 것을 말한다.

(1) 부극(side lobes, side ropes)

부극(side lobes)은 탐촉자를 구성하는 결정체(crystal)의 가장 자리에서 생성되는 초음파 빔(main ultrasonic beam)의 방향에 있지 않고 가장 자리에 있게 된다. 대부분의 탐촉자가 부극을 만들어 내는데 특히 위상정열 탐촉자(phase array transducer)에서 그 정도가 심하다.

부극은 주초음파 빔보다 훨씬 약하며 반사되는 에코도 훨씬 약하기 마련이다. 따라서 일반적으로 부극에 의해서 만들어지는 영상은 주초음파 빔에 의해서 만들어지는 영상에 의해 압도되지만 부극이 주초음파 빔과 마찰을 일으키지 않을 때 부극에 의해서 생성되는 인공산물(artifacts) 영상이 뚜렷이 나타나게 된다. 즉 탐촉자로부터 발사된 초음파는 어떤 각도를 갖고 분산하는데, 주극의 가쪽(외측)으로 분산하는 것을 부극이라고 하며 심장바깥막(심외막)이나 석회화된 판막, 인공판막 등에서 생기기 쉽다.

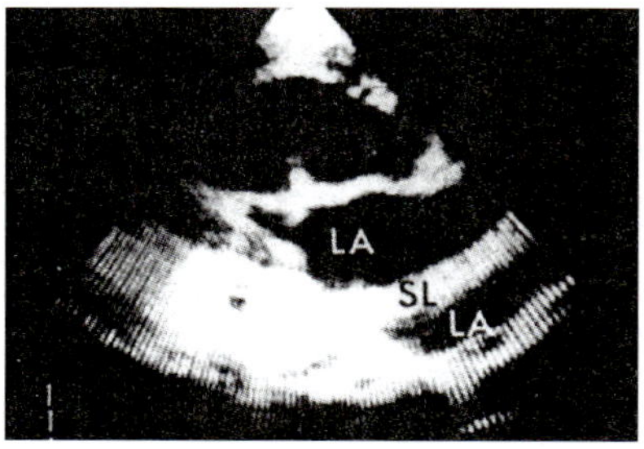

확장된 왼심방안(LA)에서 부극(SL)을 보여주는 2-D 심장초음파 사진

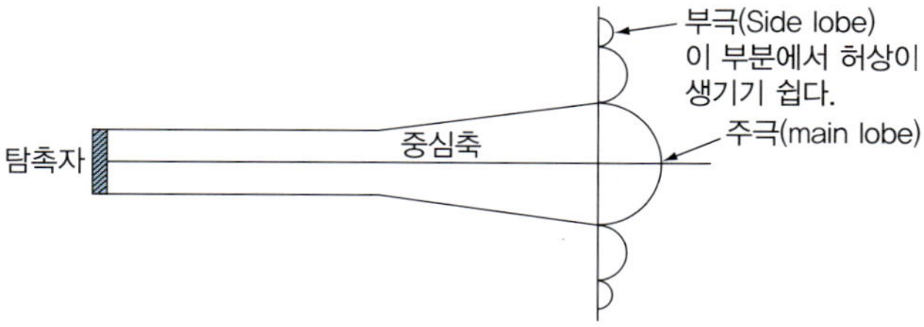

부극(side rope)

(2) 다중반사(reverberation)

디중반사는 강력한 반사체가 있을 때, 이 반사체에서 반사되어 나오는 에코가 탐촉자에 부딪쳐서 다시 반사체로 되돌아가면 이 되돌아온 초음파가 다시 반사체에 부딪쳐서 또 다시 탐촉자에 돌아감으로서 탐촉자와 반사체의 2배되는 거리에 허상을 만들게 되는 것을 말한다.

이러한 형식의 에코에 의해 형성되는 인공산물 영상을 다중반사(reverberation)라고 하며, 이들은 심장 안쪽과와 가슴우리 안쪽의 강력한 반사체(예를 들면 인공기계판막, Swan-Ganz 도자)에 의해서 형성된다.

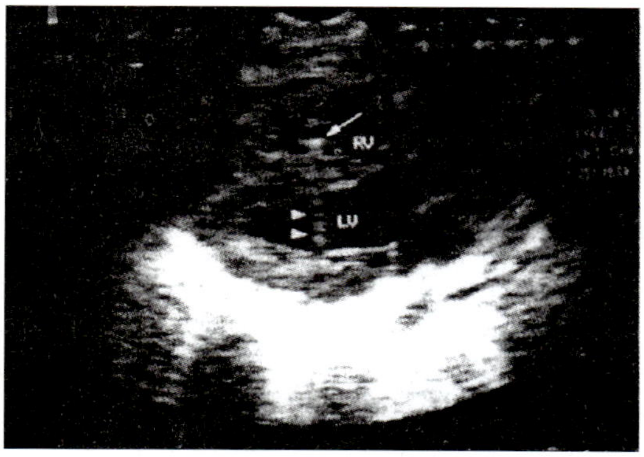

오른심실에서 카테터(화살표)로부터 다중반사(화살표 머리)를 보여주는 심장 초음파 사진

(3) 몰입현상(immersion phenomenon)

수신기가 송신 펄스를 반사한 후 짧은 시간동안 감도의 저하가 생기는 현상을 말한다. 초음파가 인공판막이나 석회회한 조직에서 거의 반사되어 버리면 그 뒤쪽에는 초음파가 도달하지 않아 초음파가 탈락해 버리게 된다.

Work sheet

7. 심장초음파 검사를 위한 해부생리

심장은 끊임없이 박동하여 혈액을 온몸으로 순환시키는 순환계의 중심장기이다.

심장은 가슴안(흉강) 안의 중간세로칸(종격중부)에 있으며 2겹의 심장막으로 쌓여 있다. 심장은 몸의 정중선에서 약간 왼쪽으로 치우쳐 있으며, 무게는 300g 정도이고, 허파(폐)와 가로막(횡격막), 갈비뼈(늑골)에 의해 둘러싸여 있다.

심장꼭대기(심첨부)는 왼쪽아래방향(좌하방)의 뾰족한 부분을 말하며, 제5 갈비사이(늑간)에서 겨드랑이 안쪽(전액와선)부근에 위치한다. 심장바닥부(심기부)는 왼쪽 제2-3갈비사이에 위치하며, 대혈관이 심장으로 출입하는 곳이다. 오른심실(우심실)은 오른쪽앞방향(우측전방)에, 왼심실(좌심실)은 왼쪽뒤방향(좌측후방)에 위치한다. 왼심방(좌심방)과 오른심방(우심방) 사이에는 심방사이막(심방중격), 왼심실과 오른심실 사이에는 심실사이막(심실중격)이 존재한다.

심장의 내부에는 원주상 돌기인 꼭지근(유두근, papillary muscle)이 있으며, 그 끝은 가늘고 강한 섬유인 힘줄끈(건삭, chordae tendineae)으로 연결되어 방실판막에 부착되어 있다. 꼭지근과 힘줄끈은 방실판막이 뒤집히지 않도록 판막을 받쳐주어 혈액의 역류를 방지하고 있다. 판막은 2개의 방실판막과 2개의 반달판막(반월판)으로 구성된다.. 승모판막(이첨판막, mitral valve)은 앞첨판(전첨, anterior mitral leaflet)과 뒤첨판(후첨, posterior mitral leaflet)으로 구성된다..

삼첨판막(tricuspid valve)은 앞첨판(전첨, anterior tricuspid leaflet), 뒤첨판(후첨, posterior tricuspid laflet), 사이막첨판(중격첨, septal tricuspid leaflet) 또는 안쪽첨판(내측첨, medial leaflet)으로 구성되어 있다. 대동맥판막(aortic valve)은 오른반달판(우관첨, right coronary cuspid), 뒤반달판(무관첨, non coronary cuspid), 왼반달판(좌관첨, left coronary cuspid)으로 구성되어 있다. 폐동맥판막(pulmonary valve)은 앞반달판막(전반월판, anterior semilunar valve), 오른반달판막(우반월판, right semilunar valve), 왼반달판막(좌반월판, left semilunar valve)으로 구성되어 있다.

승모판막은 최대로 열릴 때 흉벽으로부터 발사된 초음파빔을 거의 직각으로 받을 수 있다는 해부학적 이점이 있어 심장내 각 부위의 위치를 결정할 때 기준점으로 사용된다.

심장은 심근에 접하고 있는 안쪽으로부터 심장내의 혈액과 접촉하고 있는 심장속막(심내막, endocardium)층, 심장근육(심근, myocardium)층, 심장바깥막(심외막, epicardium)층, 심막(pericardium)층으로 되어 있으며, 심장바깥막의 가쪽(외측)은 심막으로 덮여있다. 심장바깥막과 심막 사이에는 적은 양(20ml 이하)의 심막액이 존재하여 수축과 확장을 할 때 심낭마찰을 막아준다. 다량의 심낭삼출이 있는 경우 이를 심낭압전이라 하며, 심낭내의 삼출액이 증가하여 심낭내의 압력이 증가하여 이 압력이 심장내부의 확장기 압력을 능가하여 심장의 확장기 충만 장해를 일으켜 확장기 오른심실 전벽의 함몰(후방이동), 오른심방의 함몰과 진자 심장(swinging heart)가 관찰된다. 몸 전체에서 모아진 정맥혈은 위대정맥(상대정맥, superior vena cava, SVC)과 아래대정맥(하대정맥, inferior vena cava, IVC)을 통해 오른심방으로 들어가서 삼첨판막, 오른심실, 허파동맥(pulmonary artery, PA)을 거쳐 허파로 보내진다. 허파에서 가스 교환이 이루어지고, 동맥혈이 된 혈액은 허파정맥을 통해 왼심방으로 들어가서 승모판막, 왼심실, 대동맥(aorta, Ao)을 거쳐 온몸으로 보내진다.

1) 여러 단면에서의 해부와 2D 단면상

(1) 복장뼈왼쪽(좌흉골) 장축단면도(left parasternal long axis view)

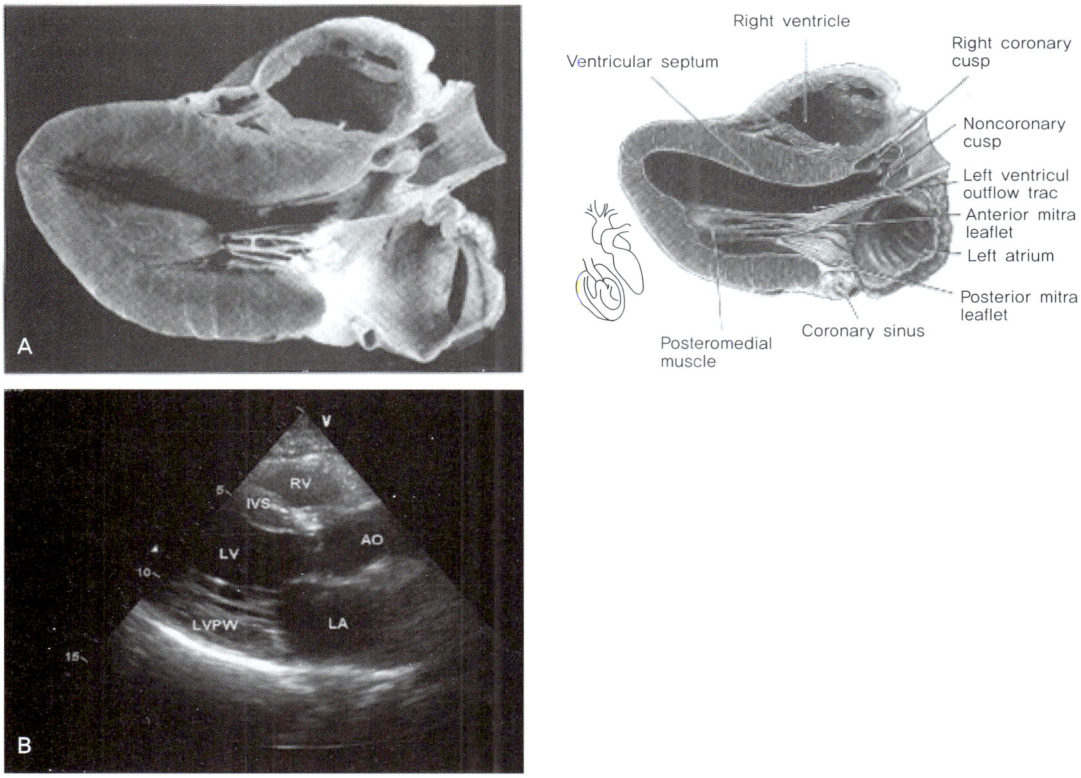

(2) 복장뼈왼쪽(좌흉골) 단축단면도(left parasternal short axis view)

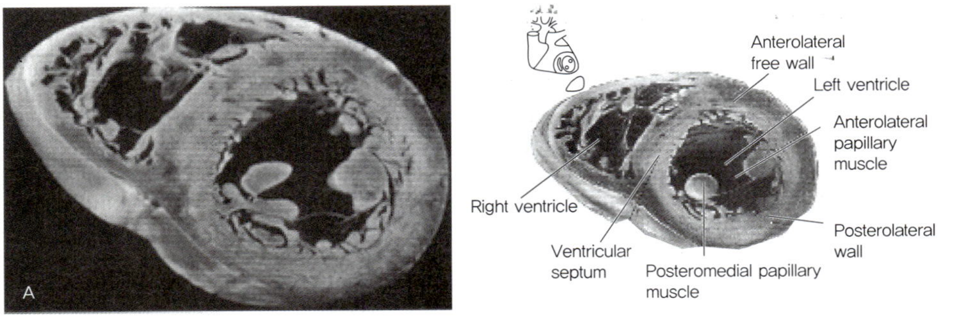

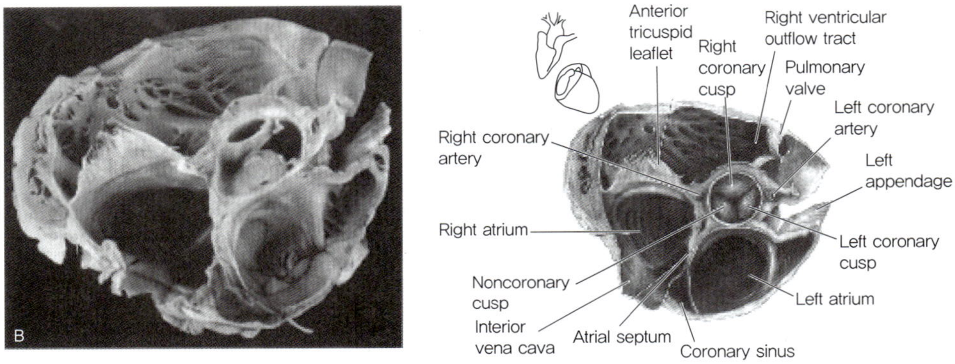

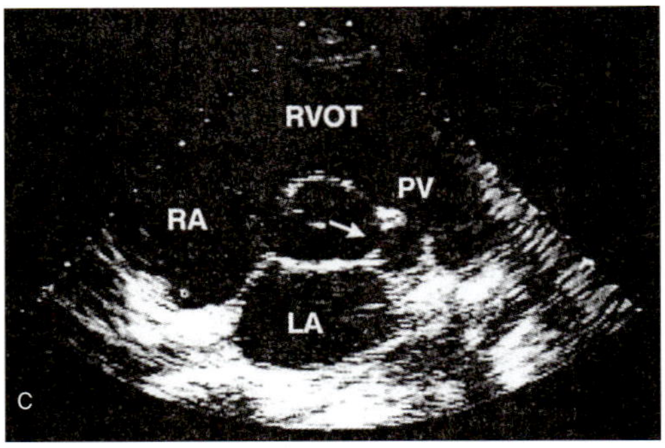

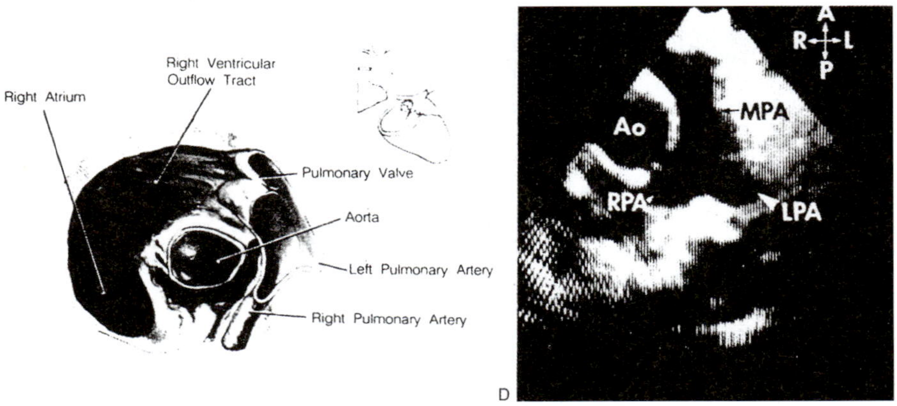

(3) 심장꼭대기(심첨) 단면도(apical view)

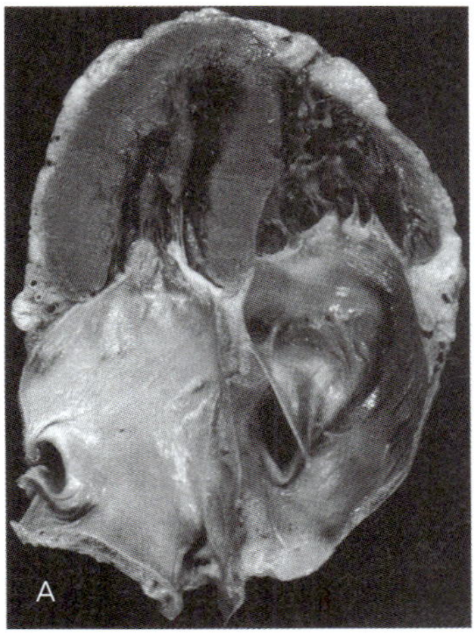

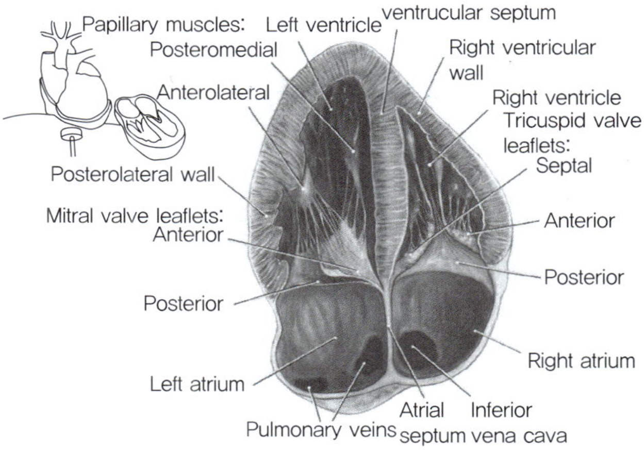

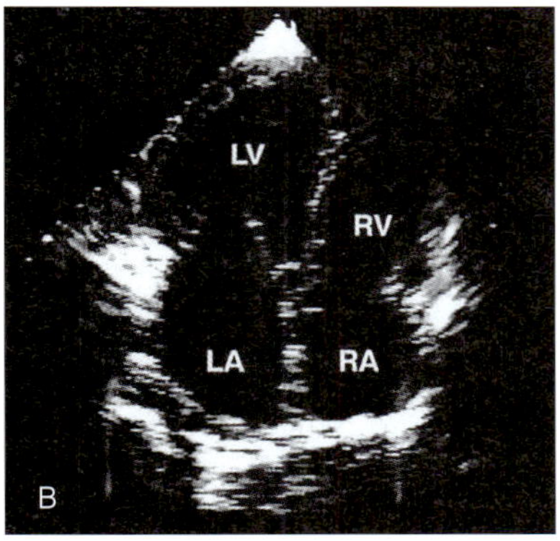

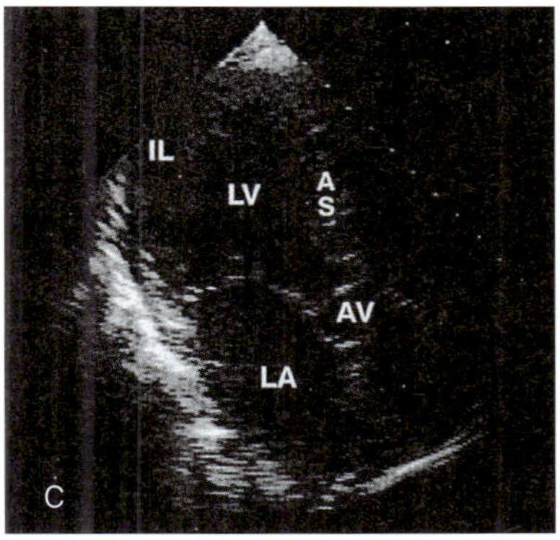

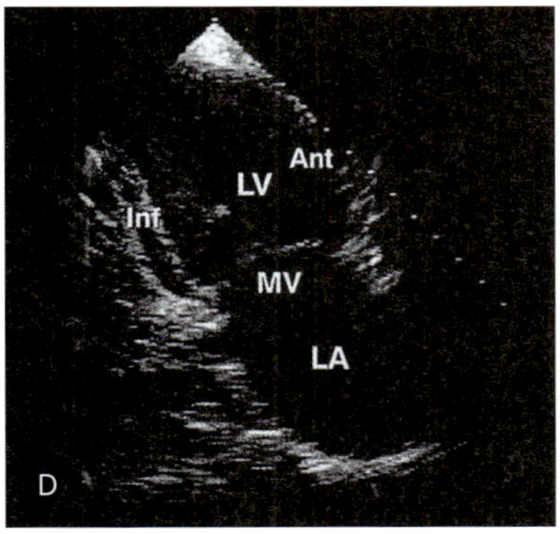

(4) 갈비활아래(늑골궁하) 단면도(subcostal view)

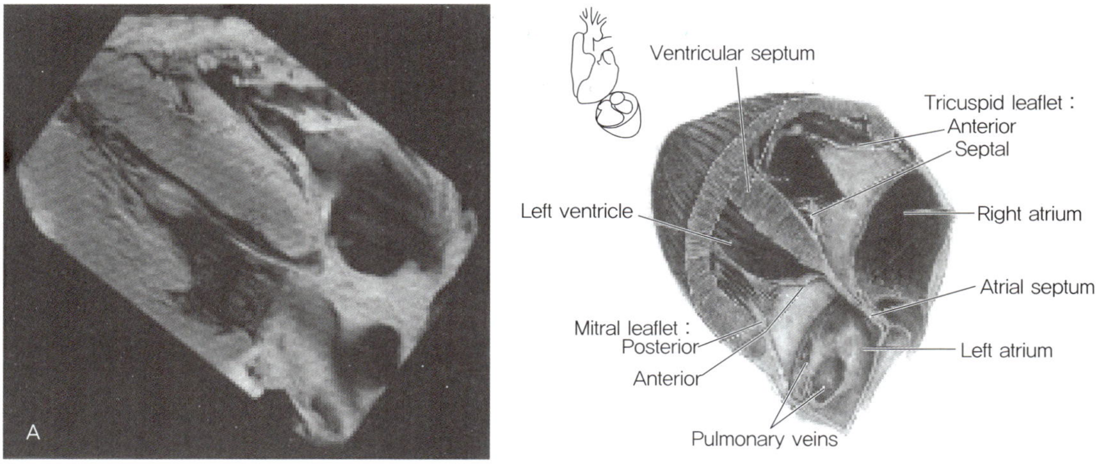

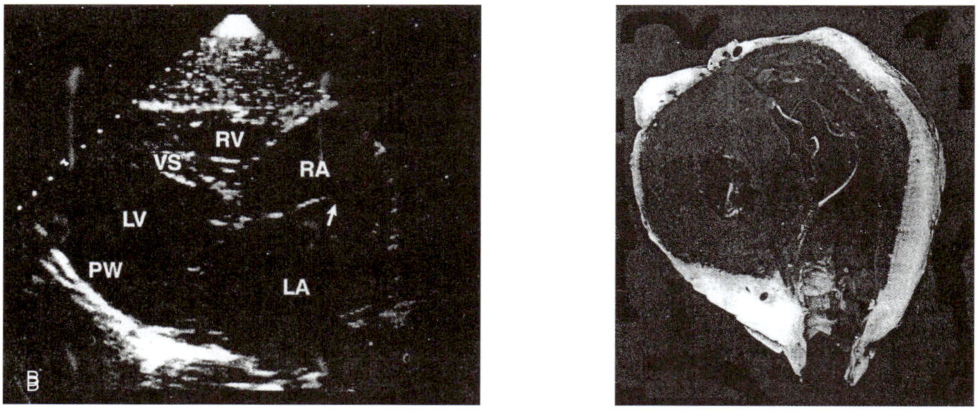

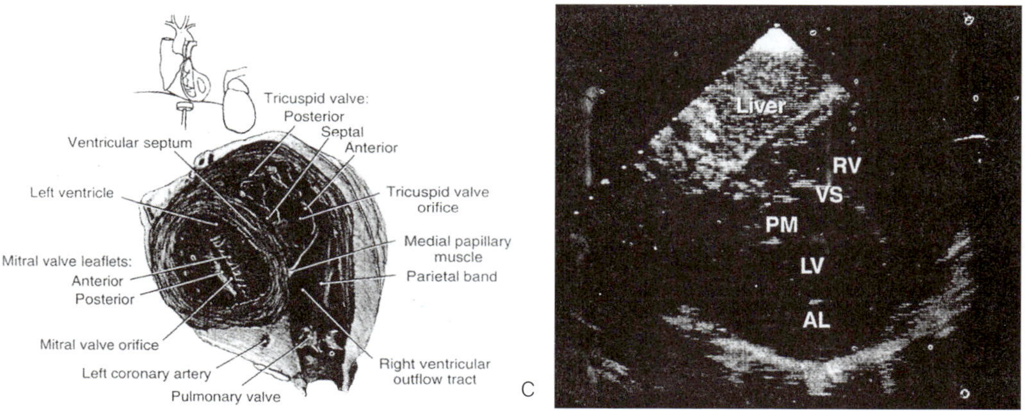

(5) 복장뼈위오목(흉골상와) 단면도(suprasternal view)

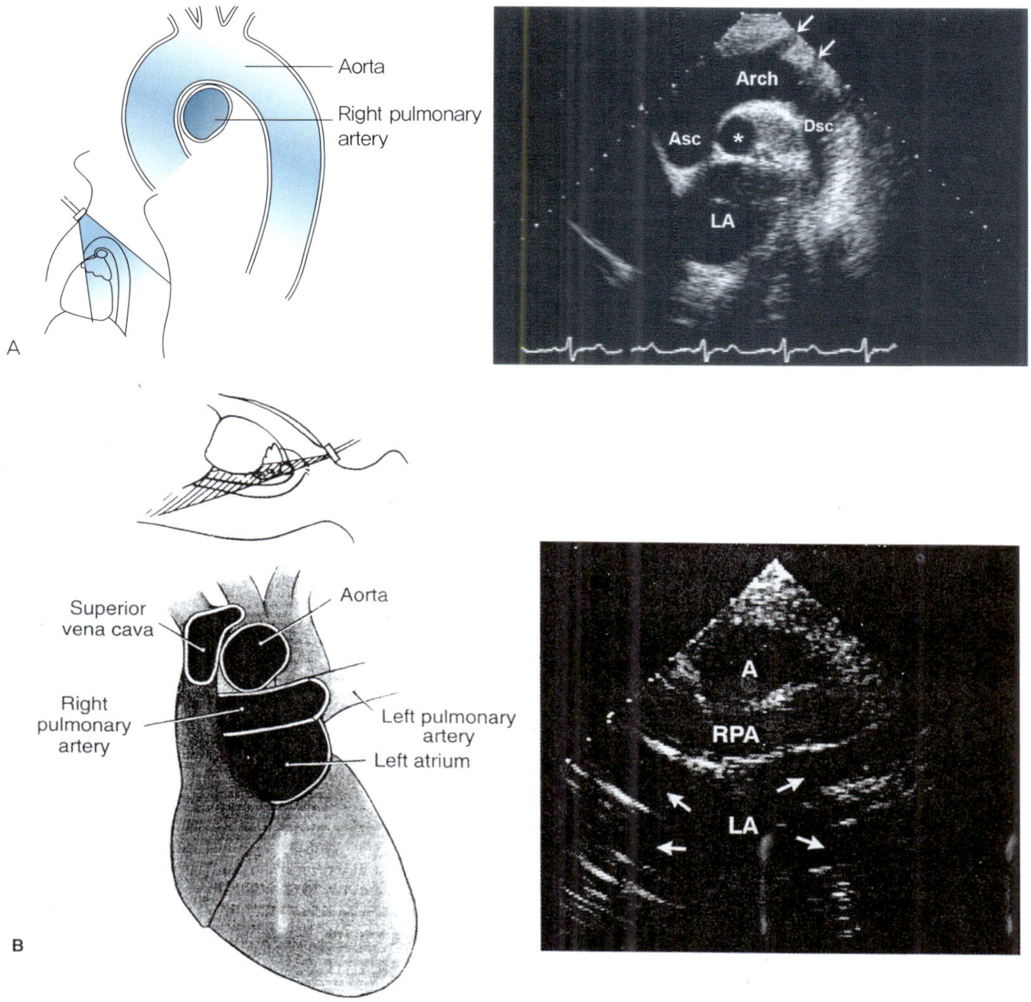

2) 탐촉자의 위치

탐촉자의 위치는 기본적으로 다음과 같은 4가지로 나눈다.

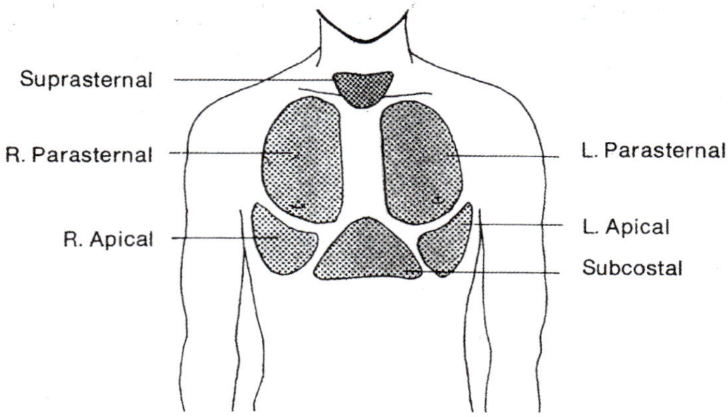

- Parasternal(복장뼈가장자리, 흉골연)
- Apical(심장꼭대기, 심첨)
- Suprasternal(복장뼈위오목, 흉골상와)
- Subcostal(갈비활아래, 늑골궁하, 계늑부)

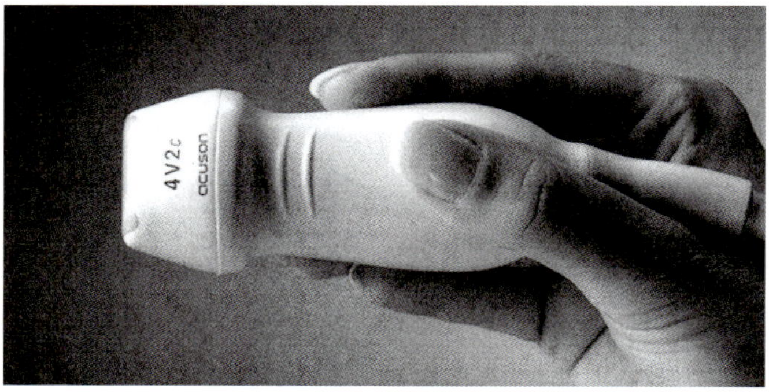

탐촉자 잡는법

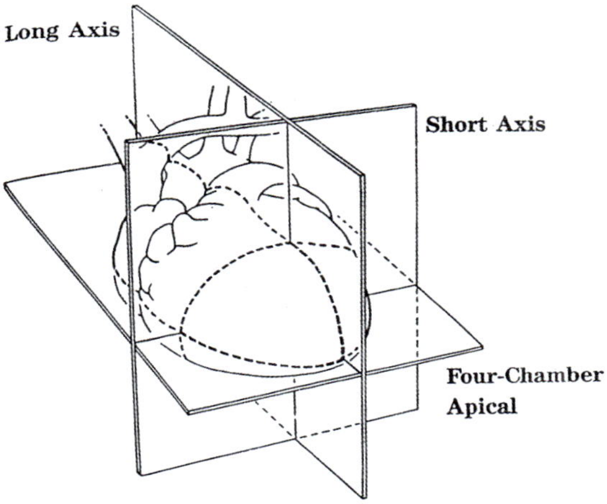

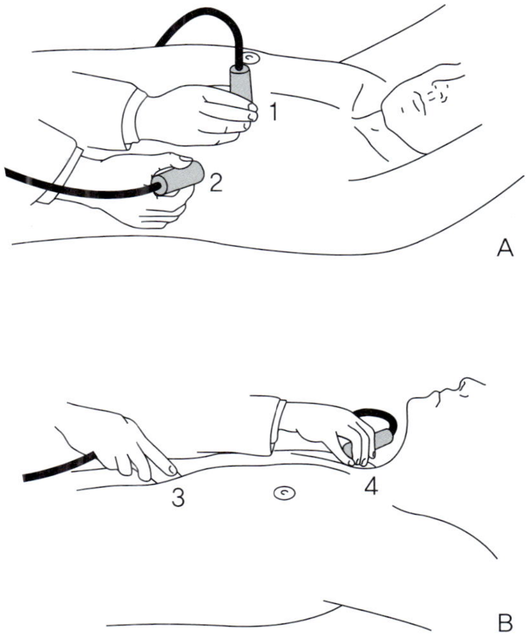

(1) 복장뼈왼쪽(좌흉골) 단면도

① 복장뼈(흉골) 장축 단면도(parasternal long axis view)

왼심실 장축 단면도는 제3 또는 제4 갈비사이(늑간)의 복장뼈 가장자리 위치에서 탐촉자에 표시된 좌우를 가리키는 marker를 환자의 오른쪽 어깨와 왼쪽 옆구리로 향하게 오른쪽위 방향에서 왼쪽아랫방향(심장바닥부~심장꼭대기부)을 연결한 선상에 탐촉자를 고정한다. 왼심실, 왼심실유출로, 승모판막, 대동맥판막, 왼심방, 심실사이막, 오른심실을 볼 수 있으며, 특히 심실중격결손, 대동맥판막환중격부접합, 심막삼출액 등을 보는데 중요한 단면도이다.

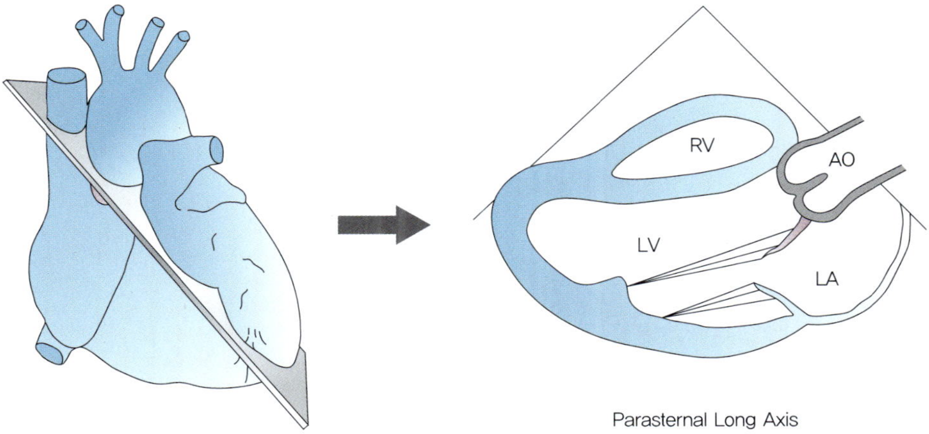

Parasternal Long Axis

② 복장뼈(흉골) 단축 단면도(parasternal short axis view)

왼심실 단축 단면도는 왼심실 장축방향에서 탐촉자를 시계방향으로 90도로 회전시켜 탐촉자를 기울여 관찰한다. 대동맥판막 레벨에서는 왼심방, 오른심방, 오른심실, 삼첨판막, 오른심실유출로, 허파동맥(주 및 분지), 허파동맥판막, 대동맥판막(왼반달판, 오른반달판, 뒤반달판) 등을 볼 수 있으며 특히 동맥관개존증, 심방중격결손증, 심실중격결손증 등을 보는데 중요한 단면도이다. 승모판막 레벨에서는 승모판막의 간극(cleft), 대동맥분지의 협착증(subaortic stenosis) 등을 보는 단면도이다. 꼭지근(유두근) 레벨에서는 왼심실의 크기, 펌프의 기능, 사이막(중격)의 모양 등을 보는 단면도이다. 심장꼭대기(심첨) 레벨에서는 왼심실의 펌프 기능, 사이막의 모양을 보는 단면도이다.

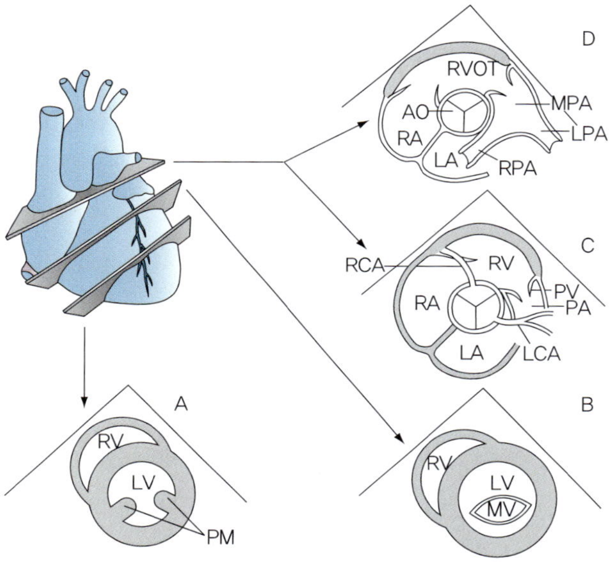

A: Papillary muscle level
B: Mitral valve level
C, D: Aortic valve level

Parasternal short-axis views
PM = papillary muscle
MV = mitral valve
RCA = right coronary artery
LCA = left coronary artery
RVOT = right ventrucular outflow tract

(2) 심장꼭대기(심첨) 단면도

① 심장꼭대기 4강 단면도(apical four-chamber view): 심장꼭대기 4강 단면도는 탐촉자를 심장꼭대기보다 시계방향으로 90도 회전시키면 얻을 수 있다. 오른심실, 왼심실, 오른심방, 왼심방의 방실을 동시에 볼 수 있는 단면도로서 심실사이막 및 심방사이막, 허파정맥 유입 등을 보는데 중요한 단면도이다.

② 심장꼭대기 5강 단면도(apical five-chamber view): 심장꼭대기 5강 단면도는 4강 단면도에서 탐촉자를 앞쪽으로 들어 올리듯이 하면서 가운데 겨드랑선(액와선) 위치로 움직이면서 관찰한다. 대동맥판막, 막양부결손(perimembraneous VSD)가 잘 보이는 단면도이다.

③ 심장꼭대기 2강 단면도(apical two-chamber view): 심장꼭대기 2강 단면도는 탐촉자를 심장꼭대기부에서 반시계방향으로 90도 회전시켜 관찰한다. 왼심방, 승모판막과 왼심실기능을 보는 단면도이다.

④ 심장꼭대기 3강 단면도(apical three-chamber view): 심장꼭대기 4강 단면도 위치에서 탐촉자를 90도 회전시키면서 초음파 빔이 심실사이막을 따라서 전벽 사이막(anterior septum)이 보이게 왼심실유출로, 대동맥판막, 대동맥, 왼심방, 승모판막, 왼심실 기능을 보는 단면도이다..

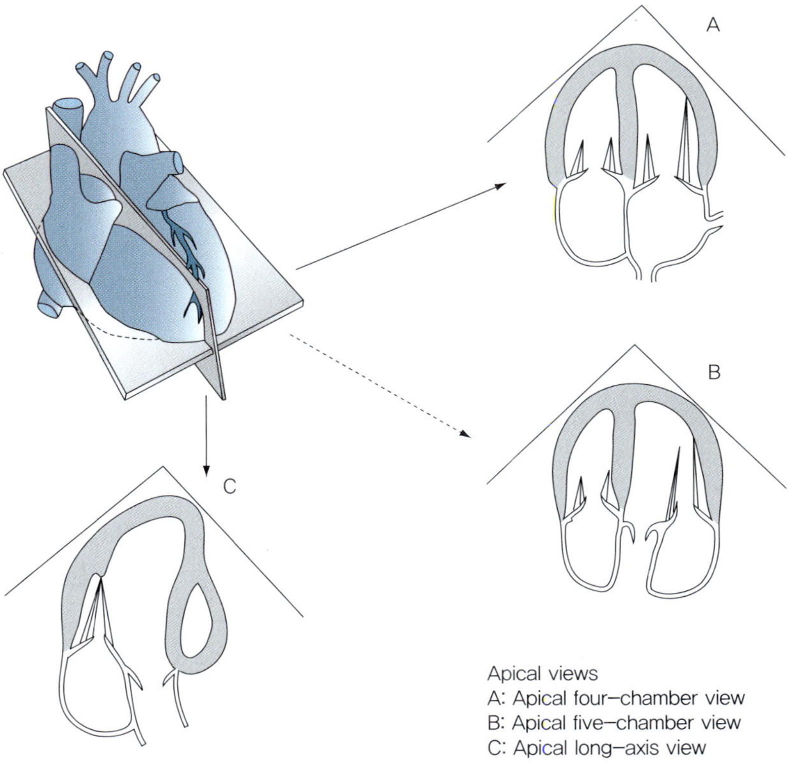

Apical views
A: Apical four-chamber view
B: Apical five-chamber view
C: Apical long-axis view

(3) 복장뼈위오목(흉골상와) 단면도(suprasternal notch view)

탐촉자를 왼.오른쪽 쇄골의 중간인 복장뼈위오목에서 뼈가 없는 부분의 정중 방향에 두어 아래 대동맥활(대동맥궁)과 평행하게 하여 심장바닥부 방향으로 향하게 하여 관찰한다. 오름대동맥(상행대동맥), 대동맥바퀴(대동맥륜), 내림대동맥(하행대동맥), 허파동맥(폐동맥) 등을 보는 단면도이다.

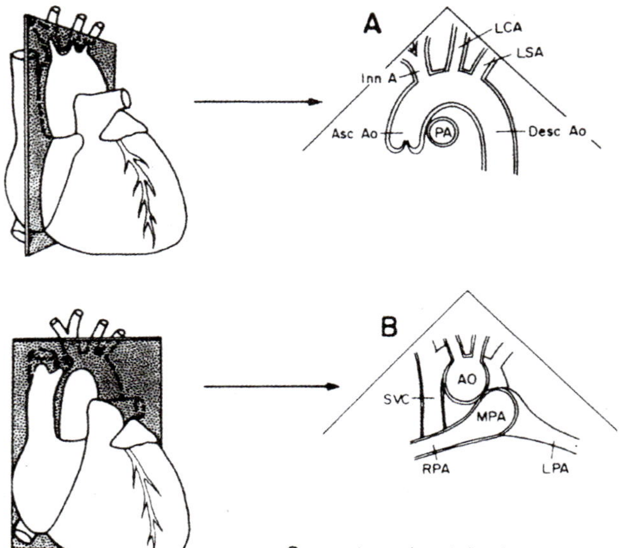

Suprasternal notch views

Suprasternal notch views
Asc. Ao = ascending aorta,
LCA = left carotid artery,
SVC = superior vena cava,
RPA = right pulmonary artery,
LPA = left pulmonary artery
Inn. A = innominate artery
LSA = left subclavian artery
PA = pulmonary artery
MPA = main pulmonary artery

(4) 갈비활아래(늑골궁하) 단면도(subcostal view)

이 단면도는 복장뼈왼쪽가장자리(좌흉골연, parasternal) 또는 심장꼭대기(심첨, apical) 단면도가 적절치 못한 경우나 폐기종 환자와 같은 경우에 많은 도움을 받을 수 있다. 관찰할 때는 일반적으로 환자가 숨을 들이마신 후 정지한 상태에서 검사를 하면 더 좋은 영상을 얻을 수 있으며, 탐촉자를 칼돌기(검상돌기, 명치)에 두어 심실 및 심방 사이막, 대동맥판막, 심방중격결손 등을 관찰하는 단면도이다.

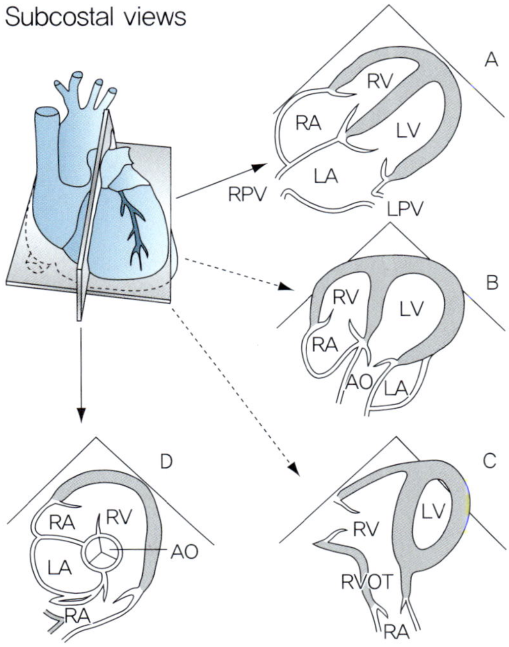

S. bcostal views
A: Subcostal four-chamber view
B: Subcostal five-chamber view
C: R V outflow tract * view
D: Subcostal short-axis view

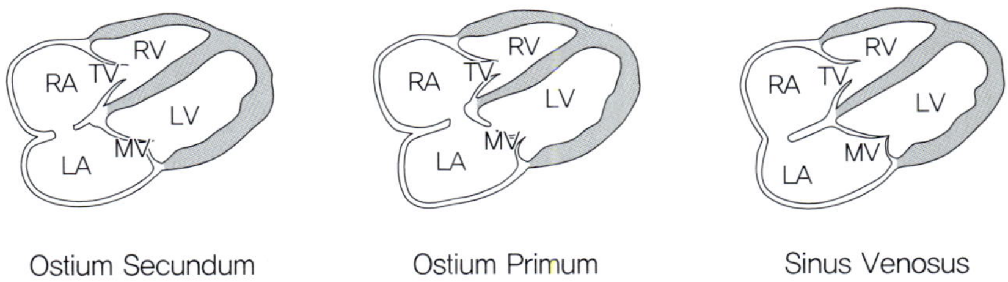

Subcostal four chamber view에서 보이는 여러 형의 ASD

2) 심에코도의 측정법과 정상파형

(1) M-mode 측정방법

M-mode 심장초음파 검사방법은 2-D(이면성) 심장초음파 검사법에 가로선(횡선)의 주사(scan)를 통해서 커서(cursor)를 위치시켜 M-mode 기록을 얻는 방법이다. 수직축은 거리나 깊이고, 수평축은 시간이다. M-mode 검사의 주요한 특징은 표본 추출하는 비율(frame rate)이 빠르고, 심장의 크기나 두께, 판막운동의 변화를 볼 수 있는 능력이 있다.

① 왼심실확장기말직경(left ventricular internal dimension at end-diastole) 측정
왼심실 직경이 최고로 되는 위치로 심전도의 QRS군의 정점에 일치한 심실사이막 왼심실쪽 앞면에서 왼심실의 뒷벽쪽 심장속막(심내막)까지의 거리를 측정한다.

② 왼심실수축기말직경(left ventricular internal dimension at end-systole) 측정
왼심실직경이 최소로 되는 위치로 심전도 T파의 정점에 일치한 시점에서 심실사이막 왼심실 앞면에서 왼심실 뒷벽쪽 심장속막까지의 거리를 측정한다.

③ 왼심실사이막의 최대두께(left ventricular septal thickness at end-diastole) 측정
심실사이막은 2개의 선으로 그려지는데 가슴벽(흉벽) 쪽은 오른심실쪽 표면, 뒤쪽은 왼심실쪽 표면에 해당되고, 이 2선의 간격이 심실사이막의 두께를 나타내고 심전도 QRS군의 정점에서 측정한다.

④ 왼심실사이막의 최소두께(left ventricular septal thickness at end-systole) 측정
심실사이막은 2개의 선으로 그려지는데 가슴벽쪽은 오른심실쪽 표면, 뒤쪽은 왼심실쪽 표면에 해당되고, 이 2선의 간격이 심실사이막의 두께를 나타내고 심전도 T파의 정점에서 측정한다

⑤ 왼심실 뒷벽 최대두께 측정(left ventricular posterobasal free wall thickness at end-diastole) 측정
심전도 QRS군의 정점에서 심장속막~심장바깥막까지의 거리를 측정한다.

⑥ 왼심실 뒷벽 최소두께(left ventricular posterobasal freewall thickness at end-systole) 측정
심전도 T파의 정점에서 심장속막~심장바깥막까지의 거리를 측정한다.

⑦ 오른심실 최대직경(right ventricular internal dimension at end-diastole) 측정
심전도 QRS군의 정점에서 오른심실 앞벽에서 심실사이막 오른심실 앞면까지 거리를 측정한다.

⑧ 왼심방 직경(left atrial dimension at end-systole) 측정
심전도 T파의 정점에서 대동맥 뒷벽에서 왼심방 뒷벽까지의 거리를 측정한다.

⑨ 대동맥 직경(Aortic dimension at end-diastole) 측정
심전도 QRS군의 정점에서 대동맥 앞벽~뒷벽(왼심방 앞벽)까지의 거리를 측정한다.

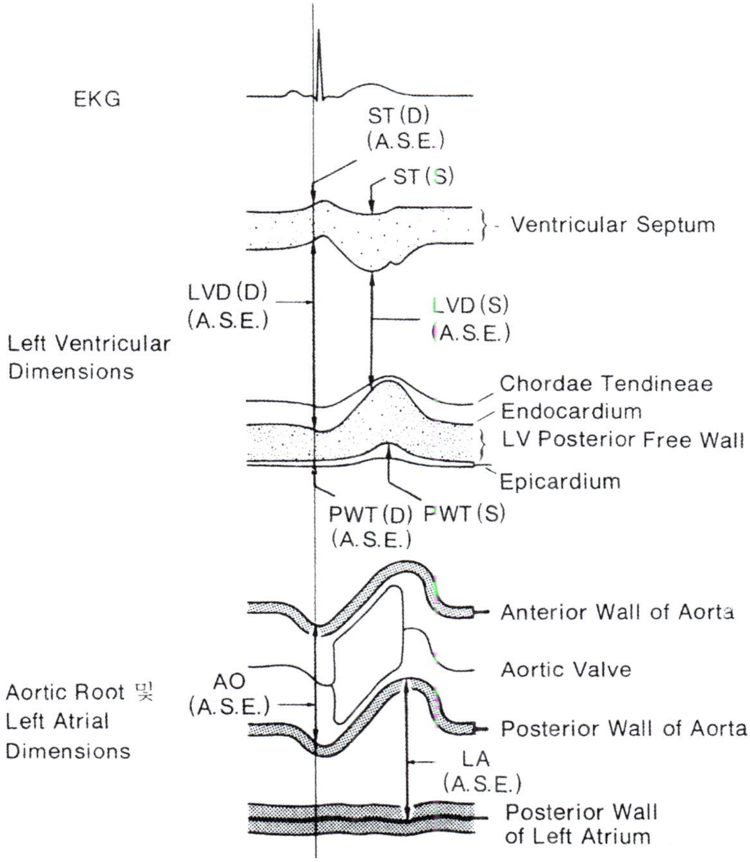

M-mode 계측방법

(2) M-mode에서의 승모판막 파형

① 승모판막 앞첨판(전첨)의 에코는 2봉성(M형)

② 승모판막 뒷첨판(후첨)의 에코는 앞첨판과 거의 대칭적인 W형

③ A파: 심방의 수축, 왼심실의 확장기말(A파의 소실은 심방세동, 빈박동, 승모판협착)

④ B파: 왼심실의 폐쇄의 시작

⑤ C파: 왼심실의 수축(폐쇄)

⑥ D파: 왼심실의 수축기말

⑦ E파: 최대개방, 급속 유입

⑧ F파: 최대개방에서 반폐쇄 위치

⑨ C-D: 심실의 수축기

⑩ D에서 다음 C까지: 심실 확장기

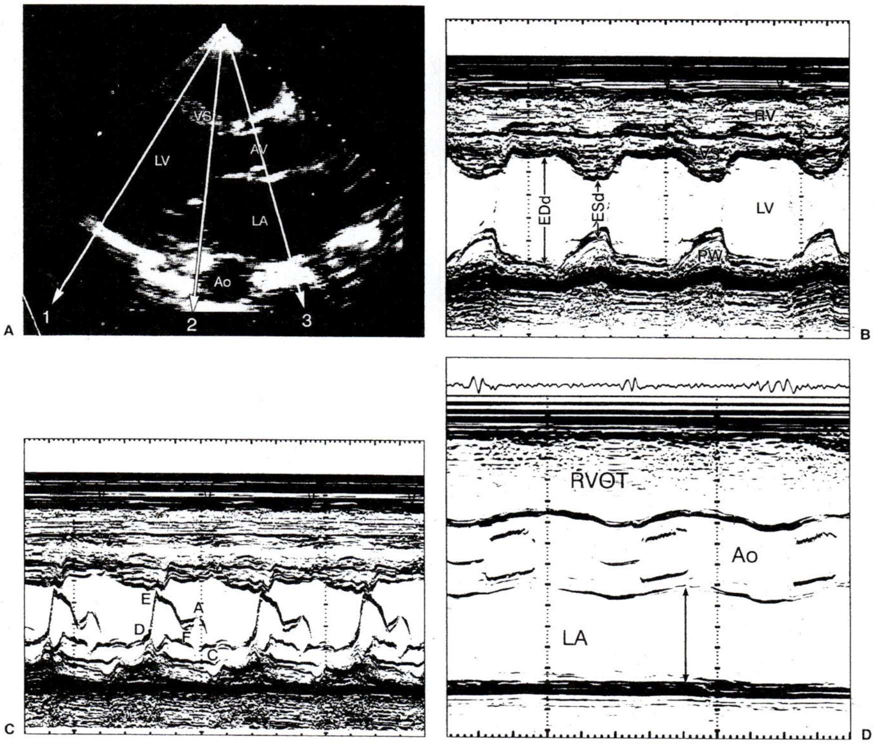

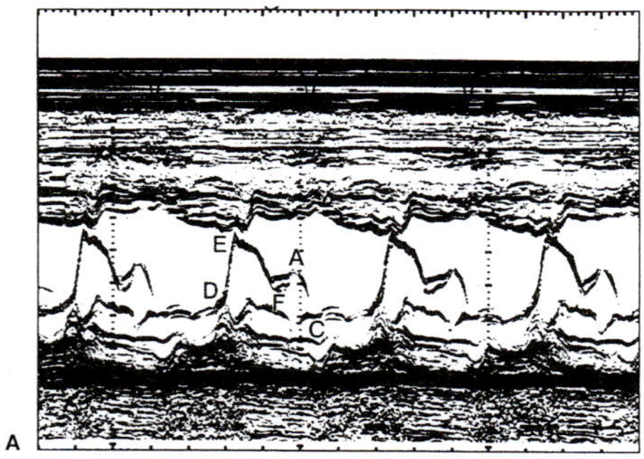

정상 M-mode(승모판)

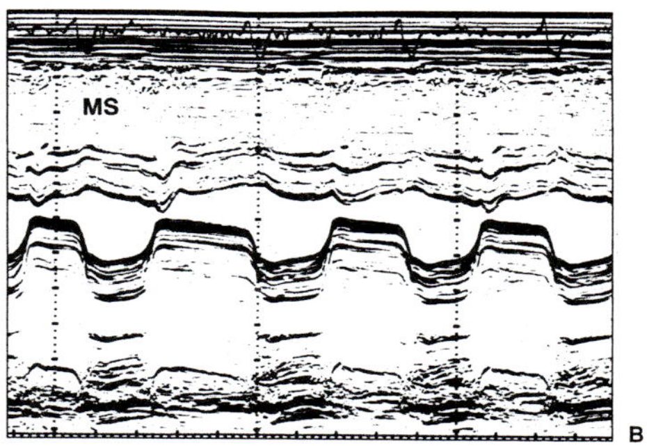

승포판 협착 M-mode

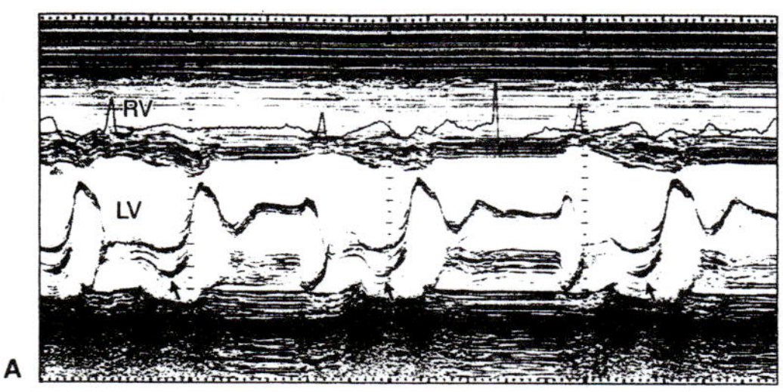

승모판 일탈증 M-mode

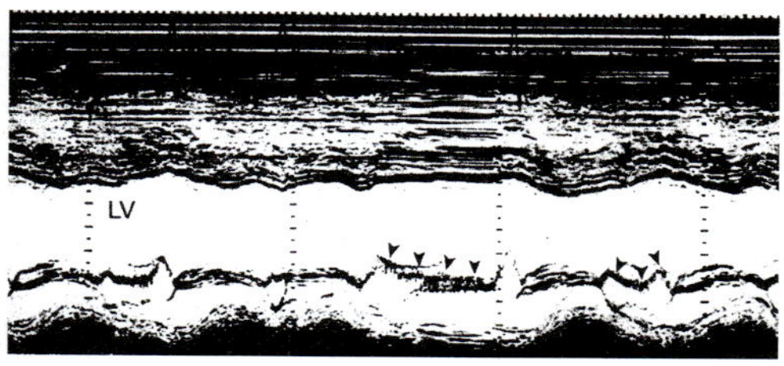

대동맥 역류(MV의 fluttering)

(3) M-mode에서 삼첨판막 파형

삼첨판막 앞첨판의 정상 파형은 승모판막 에코와 유사한 2봉성 파형이며, 움직임은 승모판막과 같으며 승모판막을 근거로 하여 그 각점은 TA, TB, TC, TD, TE, TF 파형으로 명명된다.

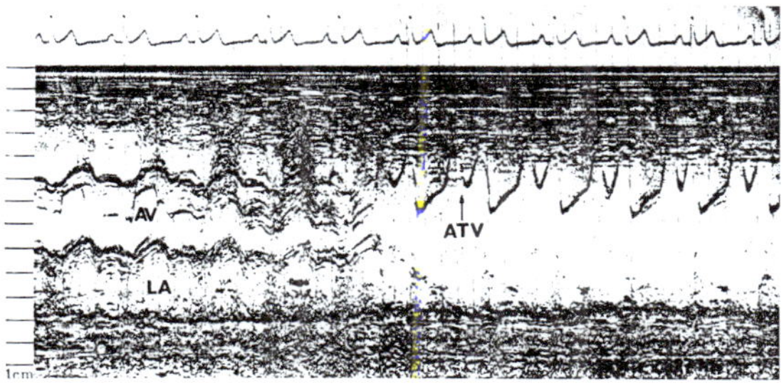

(4) M-mode에서 허파동맥판막의 파형

M형 심초음파 소견에서 가장 잘 나타나는 허파동맥판막은 뒷엽(후엽, posterior leaflet)으로서 심장주기에 따라 a, b, c, d, e, f 의 명칭을 붙이는데 "a"파는 심전도의 P파 다음에 나타나며 이는 심방 수축에 따라 허파동맥판막이 움직여서 나타나는 것으로 설명하고 있다.

① "a"파는 심방세동이 있는 경우에는 나타나지 않는다.
② a 모서리각(dip)의 정상치: 3 mm전후
③ a dip의 증고: 폐동맥협착 때 관찰
④ a dip의 감소: 폐고혈압 때 관찰
⑤ a파는 심방수축에 따른 허파동맥판막의 움직임
⑥ b파는 오른심실 수축직전의 허파동맥판막의 위치
⑦ b-c파는 오른심실 수축시에 허파동맥판막이 열려 있는 모습
⑧ d-e파는 허파동맥판막이 닫히는 모습
⑨ e-파는 확장기 때 허파동맥판막이 닫혀 있는 모습

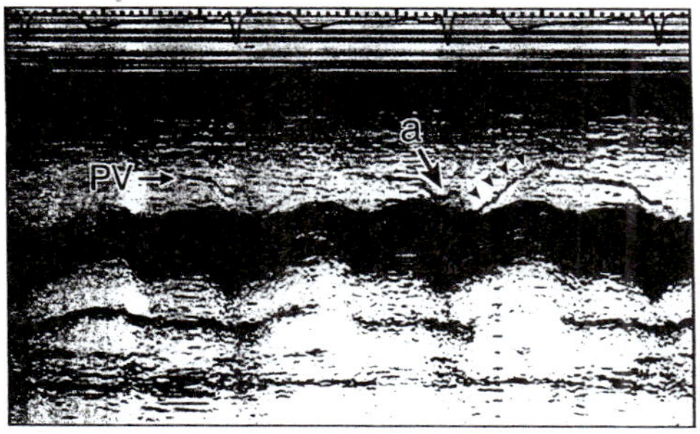

A

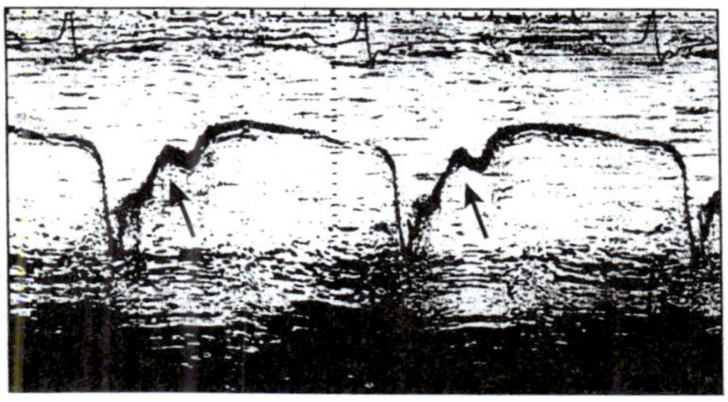
B

정상 허파동맥 M-mode

폐고혈압 M-mode

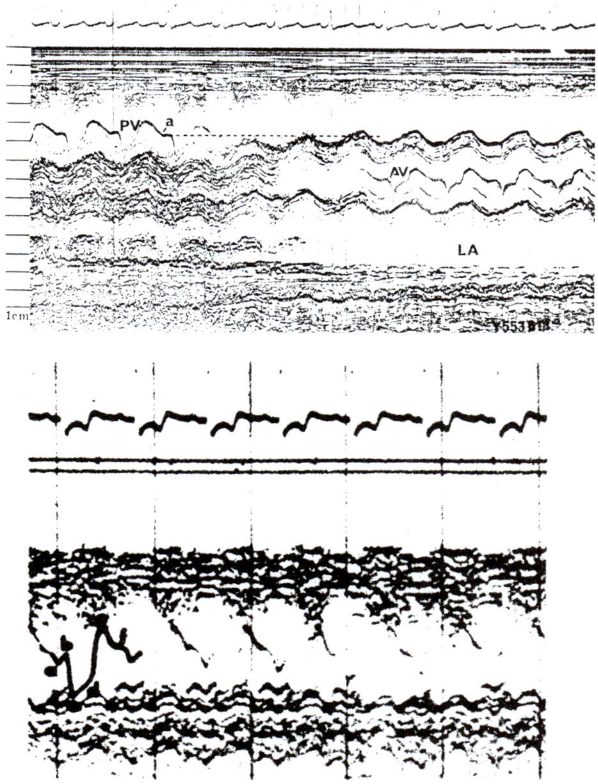

정상허파동맥 M-mode

(5) M-mode dimension의 정상치

LVIDd(left ventricular internal dimension at end-diastole):	34~52 mm
LVIDs(left ventricular internal dimension at end-systole):	23~38 mm
IVSd(left ventricular septal thickness at end-diastole):	7~11 mm
LVPWd(left ventricular posterobasal free wall thickness at end-diastole):	7~11 mm
LA(left atrial dimension at end-systole):	23~38 mm
AO(aortic dimension at end-diastole):	22~33 mm
RVIDd(right ventricular internal dimension at end-diastole):	10~23 mm

① Normal EF(박출률, 구출율): 55~70 %

$$\text{Ejection fraction} = \frac{LVIDd^2 - LVIDs^2}{LVIDd^2} \times 100(\%)$$

ex) LV Ejection Fraction

$$= \frac{48^2 - 29^2}{48^2} \times 100 = 63\%$$

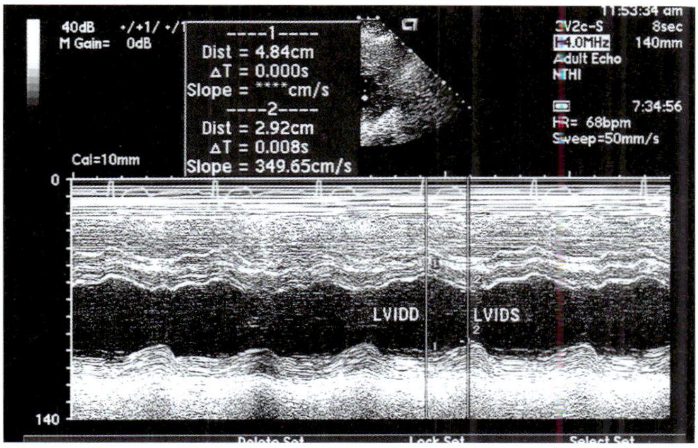

② Fractional shortening(왼심실 직경단축율, % FS) = $\frac{Dd-Ds}{Dd} \times 100(\%)$

FS 정상치: 25%이상

(6) 왼심실 심근 용량(left ventricular wall volume)

① LV mass(g) = 1.04 〔(LVEDd + PWT + LVST)^3 − LVEDd^3〕× 0.8 + 0.6

1.047 : 심근의 비중

② 단층에코에서 LV mass

= 1.05 ×〔심장바깥막에 둘러싼 용량 − 심장속막에 둘러싼 용량〕

③ 왼심실 확장기기말 용적 정상치: 90~140ml

④ 왼심실 수축기말 용적 정상치: 40~90ml

⑤ 1회 심박동량(stroke volume): 50~100 ml/ beat

SV =LVEDV − LVESV

⑥ 1분간 심박출량(cardiac output): 4~9 L/분

CO = SV × HR / 분

3) 심장동맥증(관상동맥증, coronary artery disese)

① 16개의 분절 운동(segment movement): 벽운동 지수(wall motion score index : WMSI)

② WMSI $= \dfrac{\text{total score}}{\text{wall segments}}$

③ Wall motion abnormality

1 = Normal	2 = Hypokinesia
3 = Akinesia	4 = Dyskinesia
5 = Aneurysm	

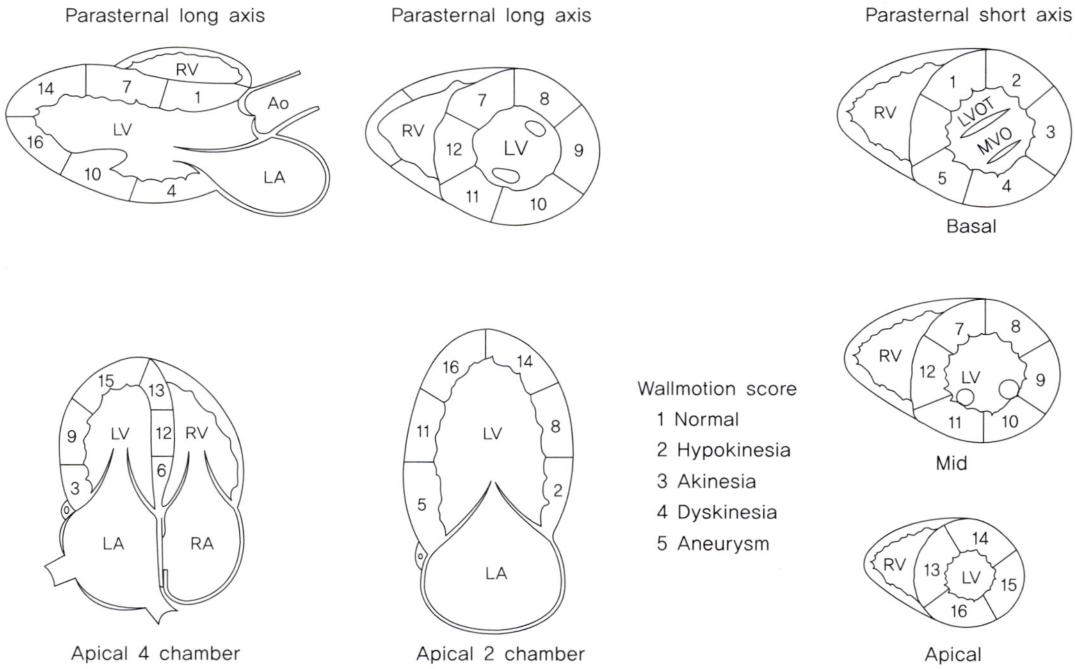

4) 심장 도플러의 측정과 파형

도플러 파형을 기록할 때 가장 중요한 것은 표본 용량(sample volume)의 위치를 초음파빔 방향과 혈류 방향이 될 수 있는 한 평행한 각도로 선택해야 한다. 각도가 증가할수록 측정하는 유속의 정확성은 크게 떨어진다. 예를 들어, 적혈구와 초음파 빔의 각도가 90도를 이룰 때, 초음파 신호는 0까지 떨어진다. .

Pulse wave	Continuous wave
1. Sample volume을 측정하고자 하는 가까운 곳에 놓고 혈류속도를 측정한다.	1. 전초음파 beam의 각도에 따라서 혈류 속도를 측정한다.
2. 최대로 측정할 수 있는 속도는 (aliasing 없이) 보통 2m/sec 미만이다.	2. 최대로 측정할 수 있는 속도는 9m/sec이다.
3. Duplex transducer로 시행한다. (2D and Doppler)	3. Duplex transducer, non imaging transducer로 시행한다.
4. Low velocity를 측정하는데 알맞다.	4. Peak velocity를 측정하는데 알맞다.
5. Clinical application: a. LVOT velocity and TVI b. volum 측정 c. diastolic filling parameters d. mitral flow velocity e. pulmonary and hepatic vein 속도 측정	5. Clinical application: a. peak flow velocity 측정 b. valvular TVI pressure gradient c. pressure half time d. dynamic LVOT gradient e. pulmonary pressure f. dp/dt

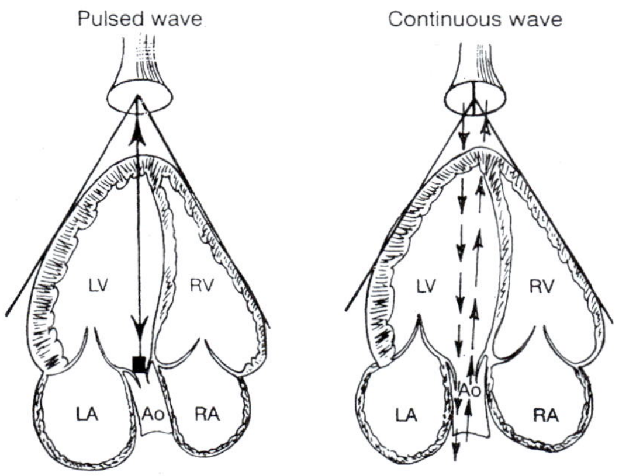

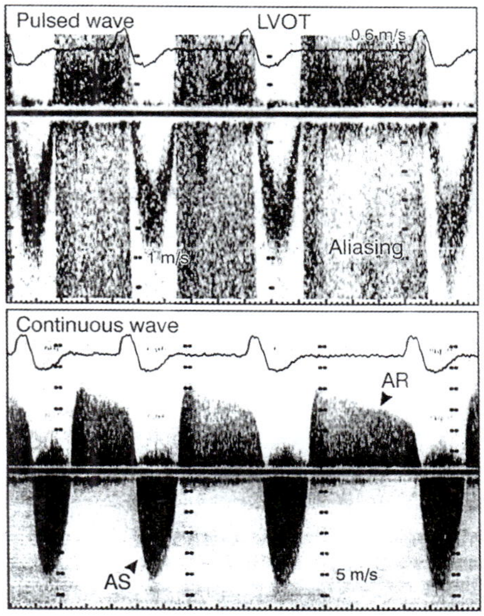

(1) 왼심실 유입혈류의 도플러

왼심실 확장기능의 지표로서 임상적으로 사용되고 있다.

심장꼭대기 4강 부위에서 승모판막 바로 아래에서 sampling한다.

확장기의 이봉성 파형을 나타낸다(M-mode에서의 승모판 앞첨판과 같은 M파형이다).

선행하는 파형은 왼심실 급속 유입에 의해 생기는 파형이며 대문자 E(early diastolic rapid filling, 조기확장 급속 유입파)로 표시한다. E다음에 나타나는 파형은 심방수축과 일치하며 확장기 끝(late diastolic)이라고 하며 대문자 A로 표시한다. 정상인은 E파가 A파보다 강대하며 E/A ratio는 1.6±0.5 전후인데, 연령과 함께 E파는 감소하고 A파는 높아지기도 한다. 심방세동에서는 A파는 소실된다.

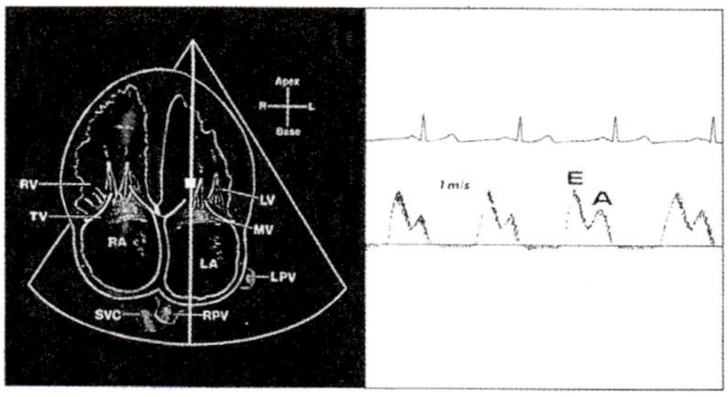

Apical four-chamber view에서 기록한 mitral velocity.
확장기에서 transducer를 향한 blood flow가 있다.
LA = left atrium LV = left ventricle
E = early diastolic filling, A = atrial systole

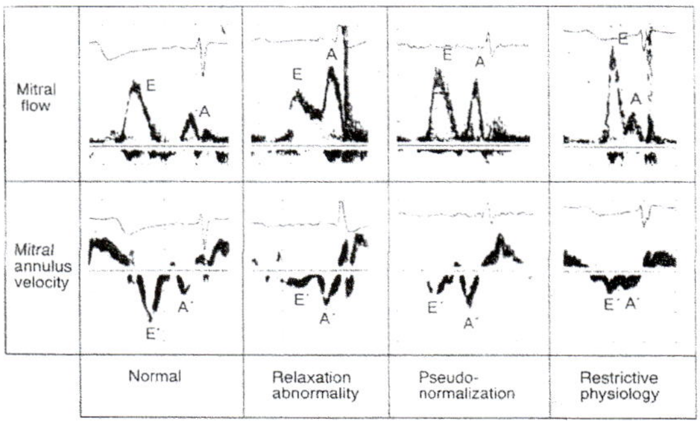

Variables	Abnormal relaxation	Normal	Restrictive
IVRT(m/sec)	≥110	73±13	≤60
E(m/sec)	≤0.5	0.86±0.16	≥1.2
A(m/sec)	≥0.8	0.56±0.13	≤0.3
E/A ratio	〈1.0	1.6±0.5	≥2.0
DT(m/sec)	≥240	199±32	≤150

(2) 대동맥 시작부의 도플러

심장꼭대기 5강 위치에서 대동맥판막 위치에서 기록하며, 바닥선(base line) 아래로 향한 1봉성 파형이 기록된다.

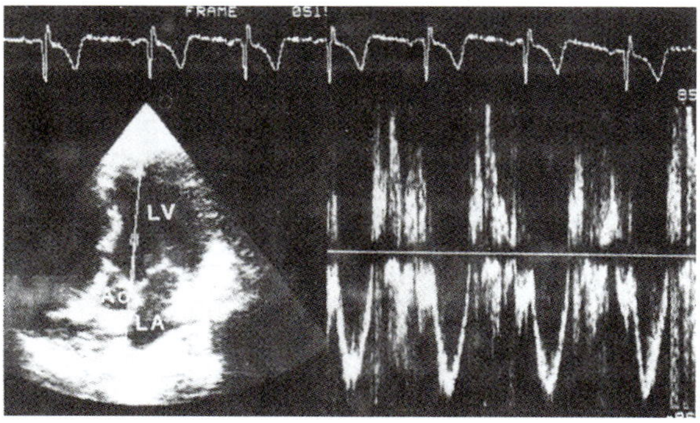

(3) 허파동맥 시작부의 도플러

복장뼈왼쪽가장자리(좌흉골연) 단축면에서 대동맥판막 위치에서 허파동맥이 잘 보이도록 하고 허파동맥판막 바로 위에서 기록하며, 바닥선 아래로 향한 1봉성 파형이 기록된다.

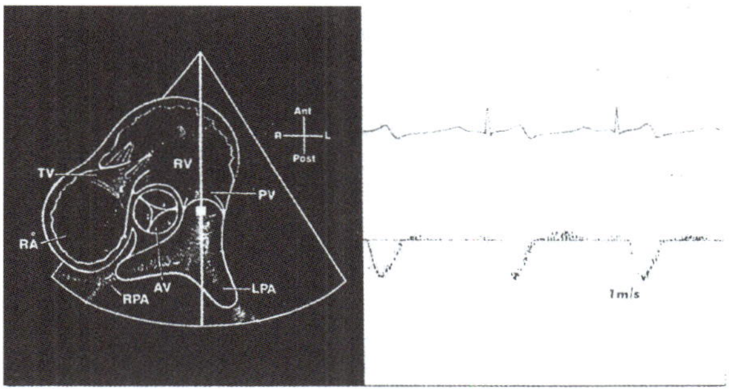

Parasternal short-axis view에서 기록한 **pulmonary velocity.**
AV = aortic valve, PV = pulmonary valve

(4) 오름대동맥(상행대동맥) 시작부의 도플러

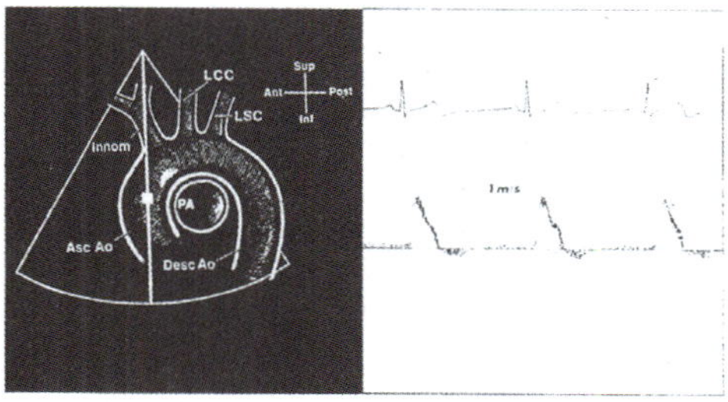

Suprasternal notch view.
Blood flow velocity가 base line 위로 transducer를 향해 수축기에 기록되고 있다. Peak에 이르는 시간이 pulmonary artery 때보다 빠르다.
PA = pulmonary artery; Asc. Ao = ascending aorta

(5) 내림대동맥(하행대동맥) 시작부의 도플러

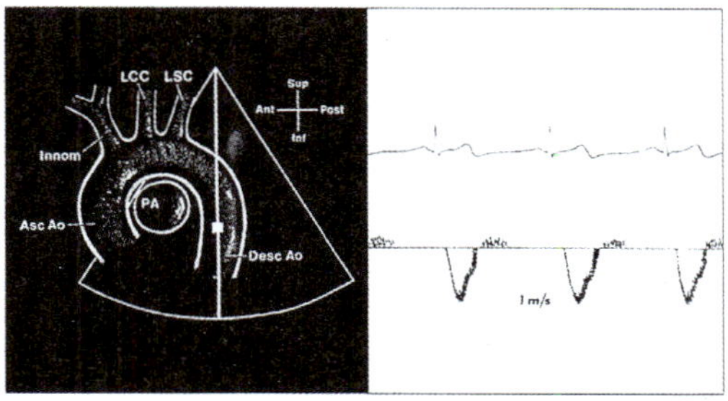

Suprasternal long-axis view.
Spectral dispersion이 ascending aorta보다 심하다.
특히 diastolic phase 때.
Desc Ao = descending aorta

(6) 오른심실 유입혈류의 도플러

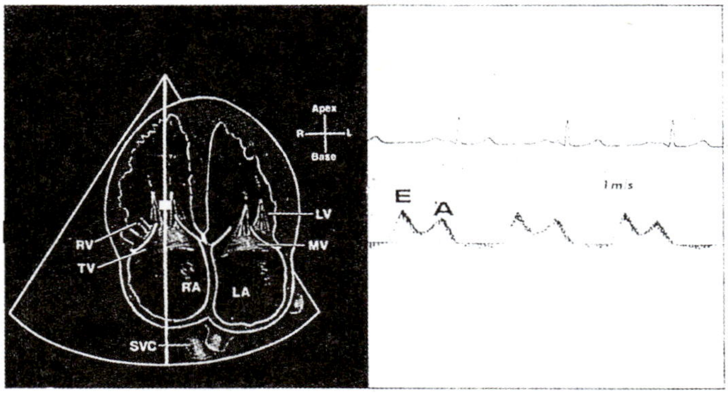

Apical four-chamber view에서 기록한 tricuspid velocity
M-mode echo와 유사하다.

RA = right atrium　　　RV = right ventricle
E = early diastolic filling　　　A = atrial systole

(7) 승모판막역류 혈류의 도플러

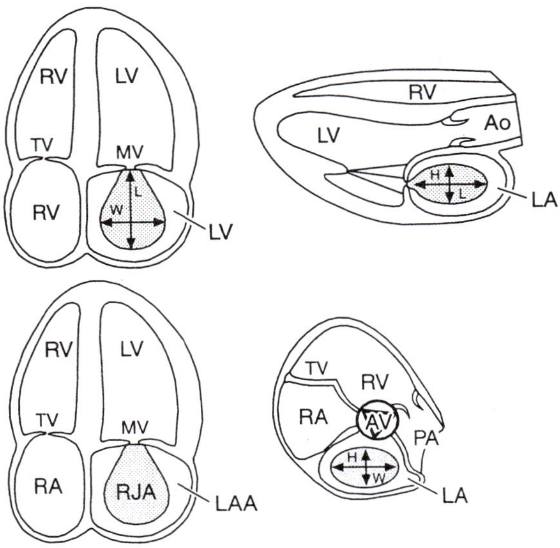

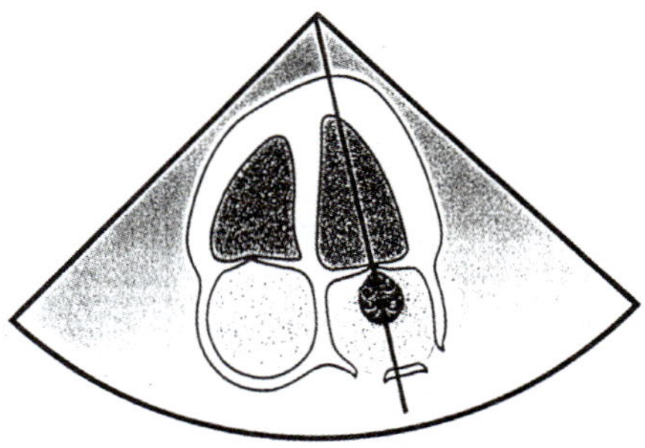

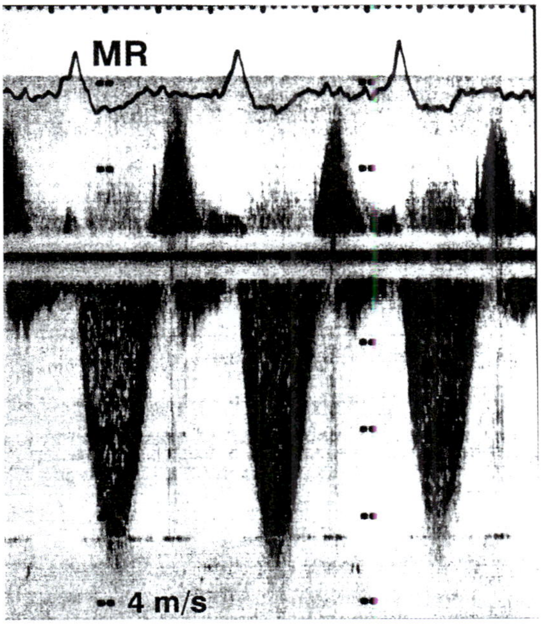

(8) 대동맥판막역류 혈류의 도플러

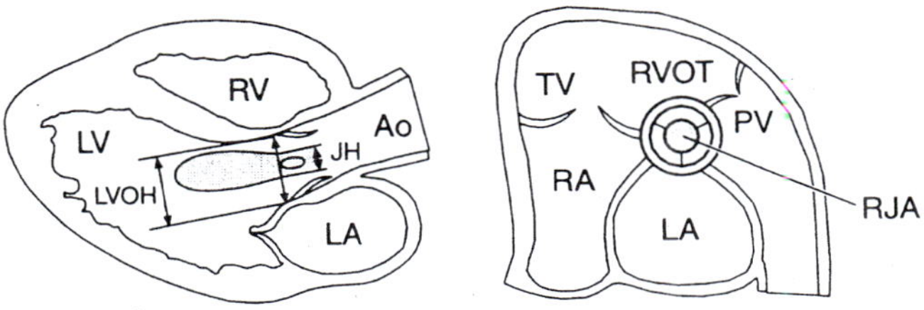

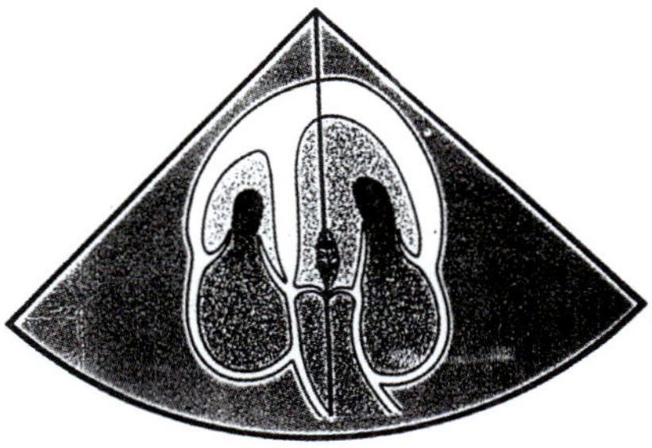

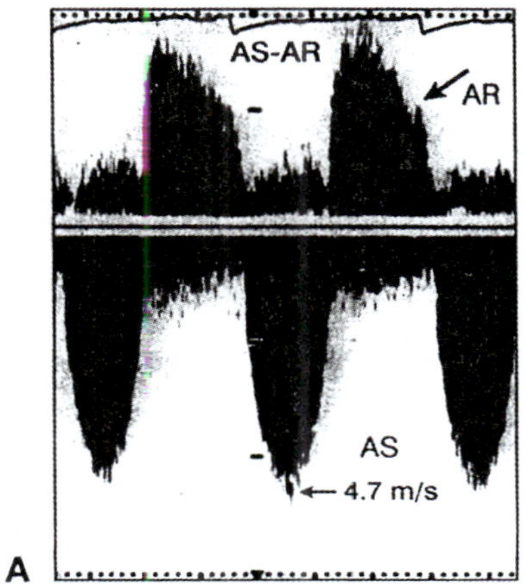

(9) 대동맥협착 혈류의 도플러

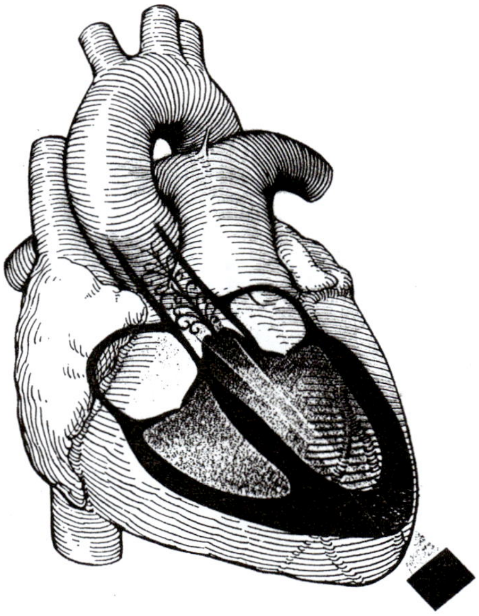

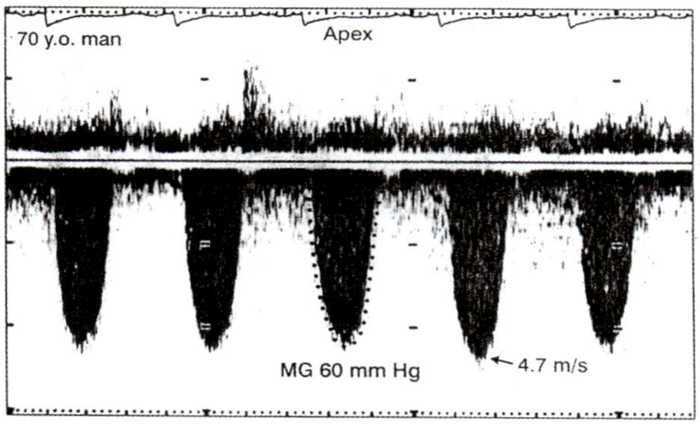

5) 정상 혈류속도(m/sec)

Mitral flow	0.6~1.3(m/s)
Tricuspid flow	0.3~0.7(m/s)
Aorta	1.0~1.7(m/s)
Pulmonary artery	0.6~0.9(m/s)
Left ventricle	0.7~1.1(m/s)

8. 이면성심초음파의 도해

Normal

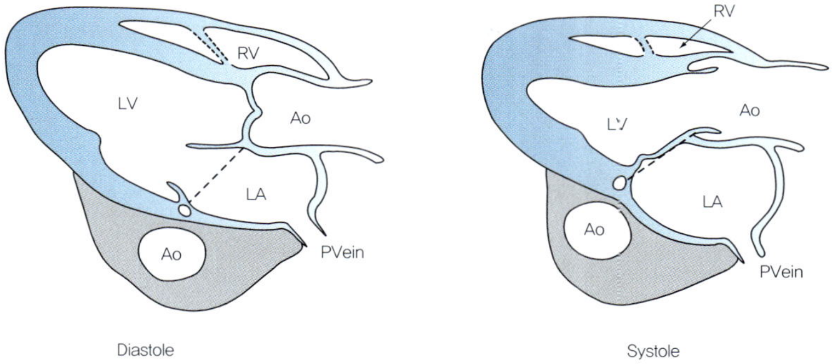

Mitral Stenosis

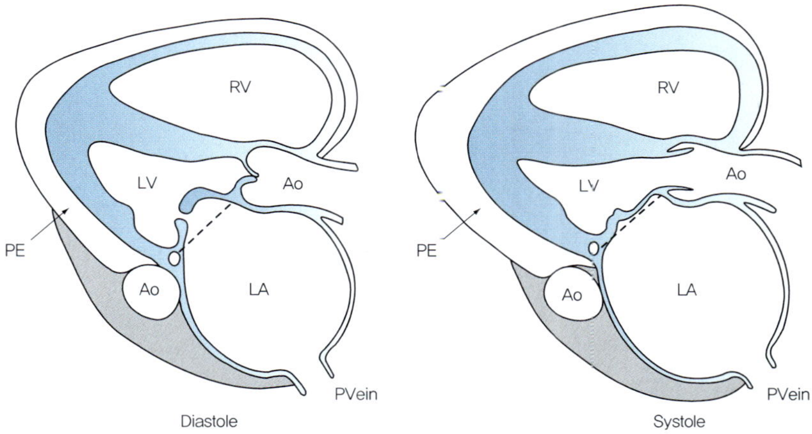

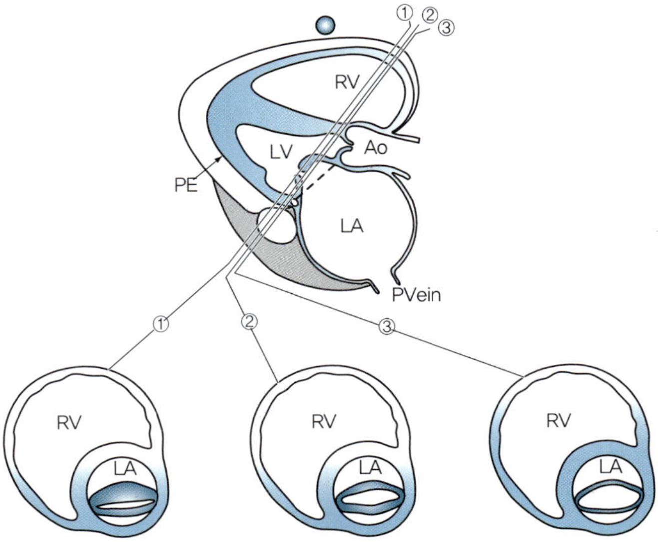

Variable Orifice Size in Mitral Stenosis

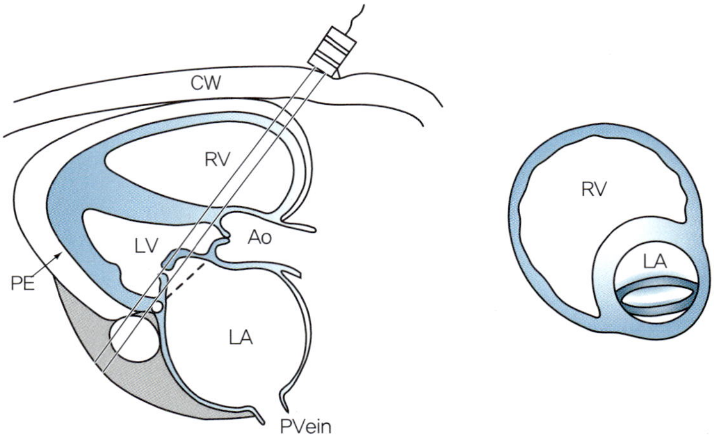

Variable Orifice Size in Mitral Stenosis

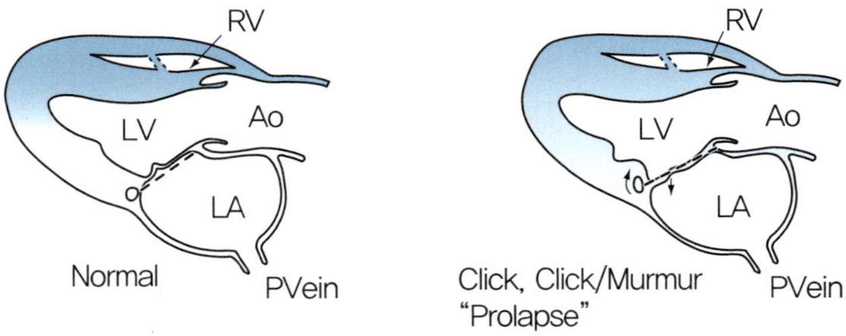

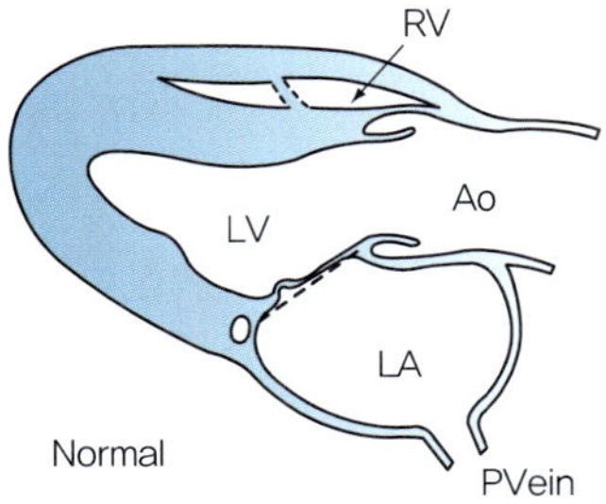

Normal

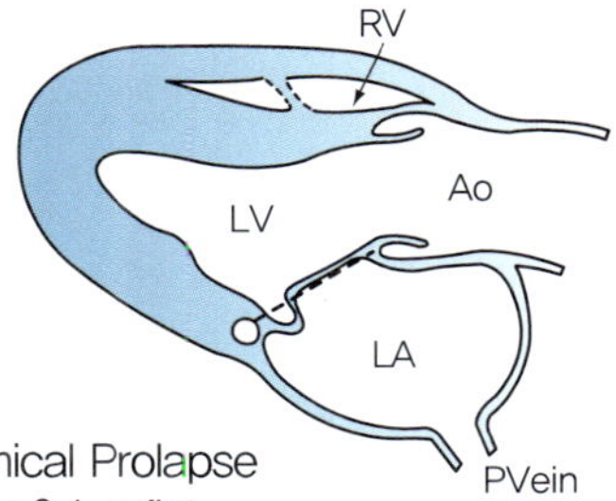

Anatomical Prolapse
Anterior & Leaflet

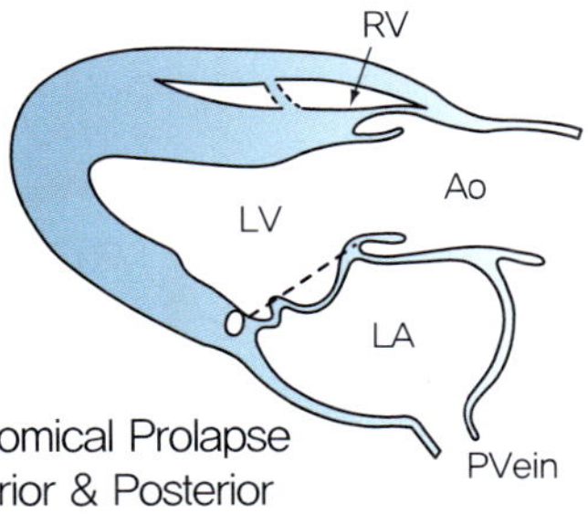

Anatomical Prolapse
Anterior & Posterior

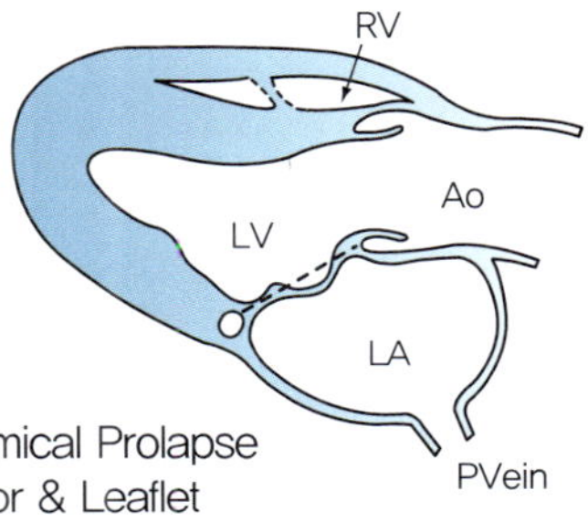

Anatomical Prolapse
Anterior & Leaflet

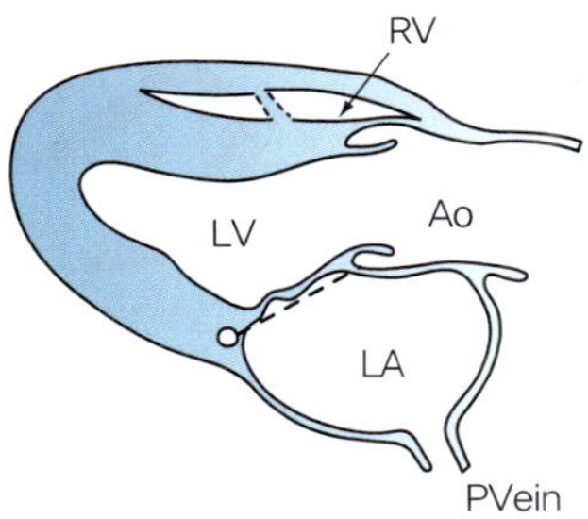

Normal

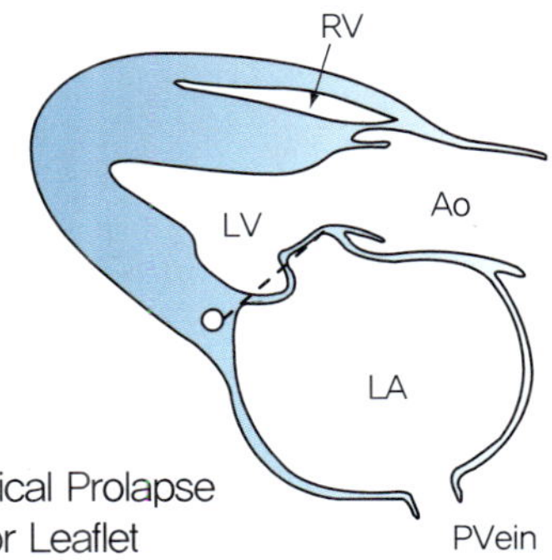

Anatomical Prolapse
Posterior Leaflet
with Redundancy

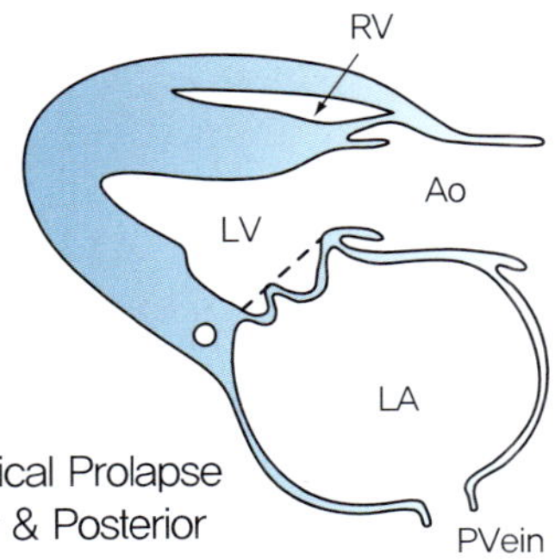

Anatomical Prolapse
Anterior & Posterior
Leaflets
with Redundancy

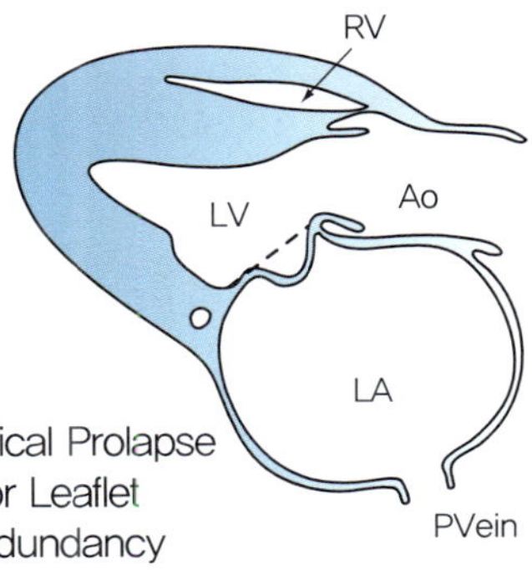

Anatomical Prolapse
Posterior Leaflet
with Redundancy

Left Atrial Mass
Four Chamber View

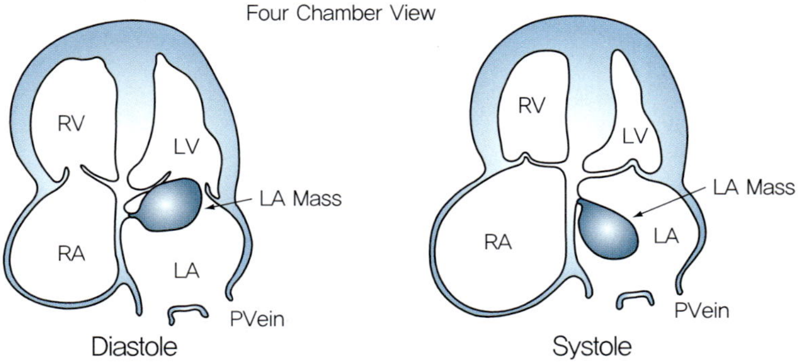

Left Atrial Mass
Long Axis View

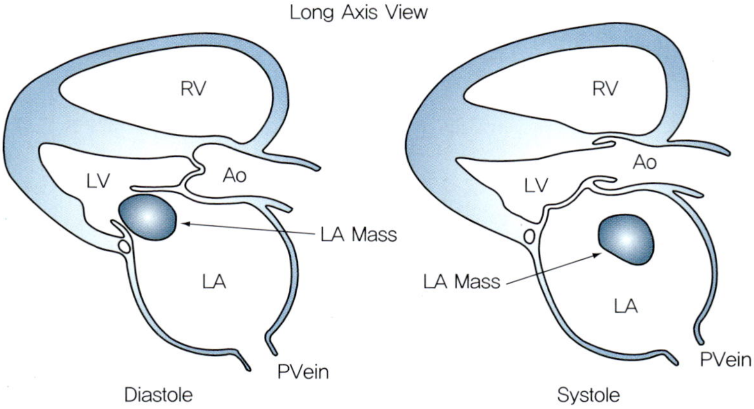

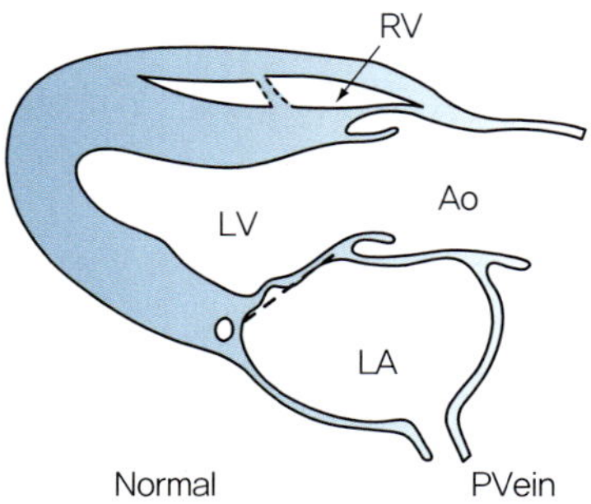

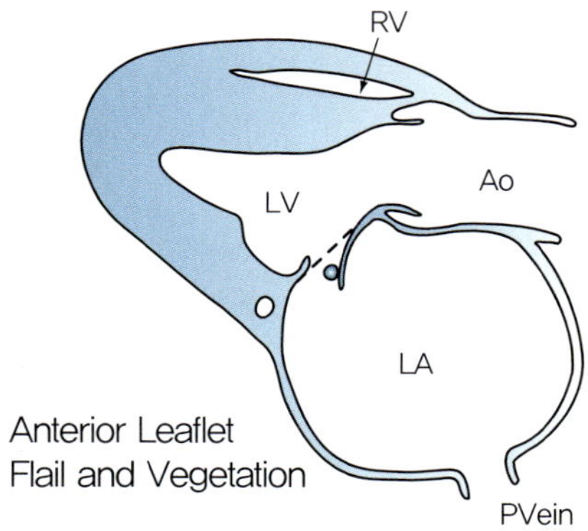

Idiopathic Hypertrophic Subaortic Stenosis

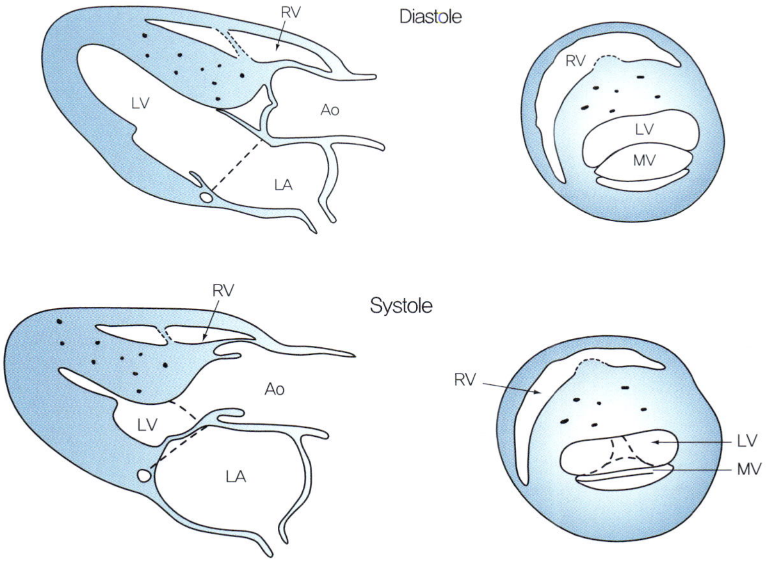

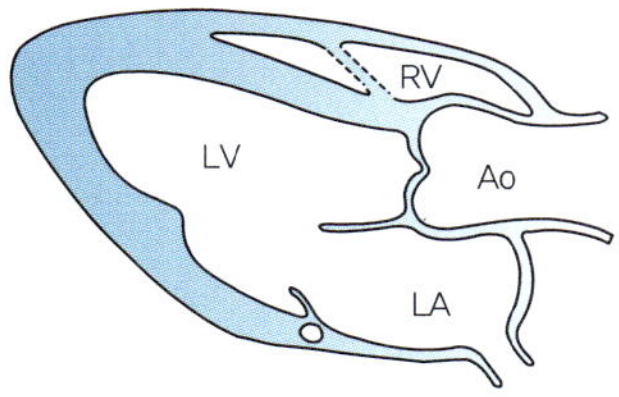

Normal

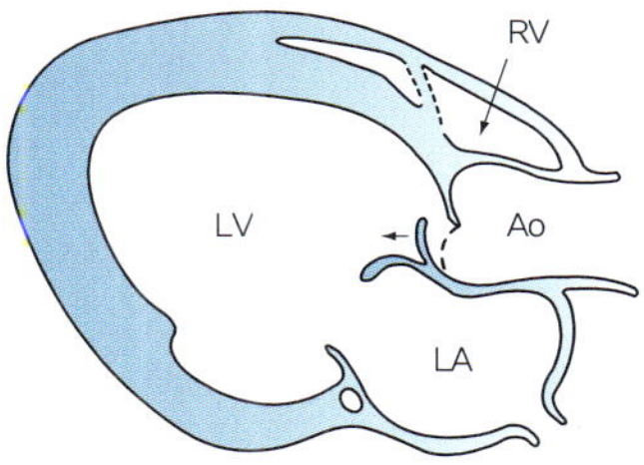

Aortic Valve Prolapse
(or Flail)

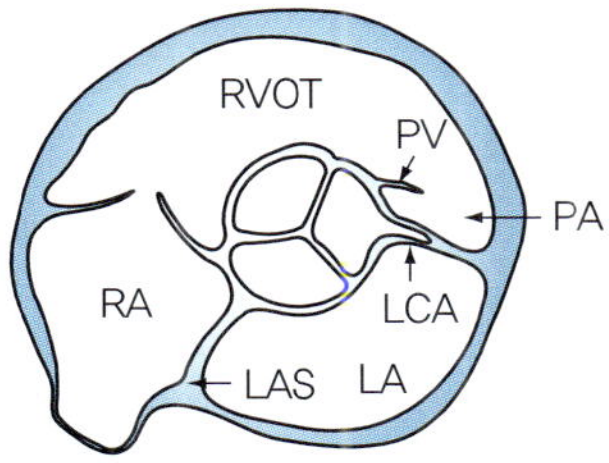

Normal

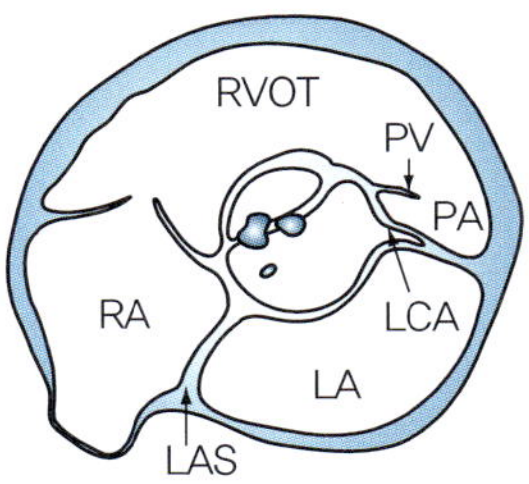

Congenital

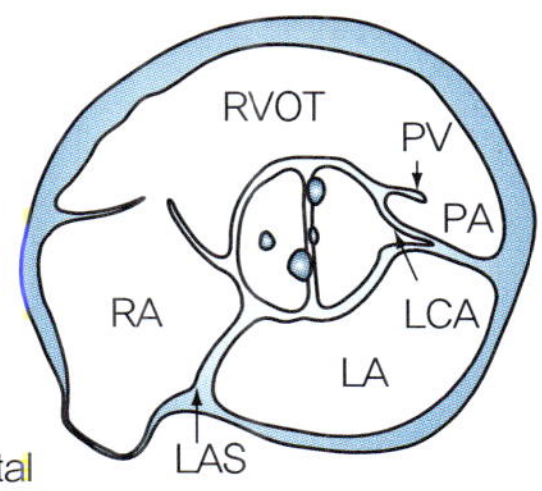

Pericardial Effusion
Small(30–100cc)

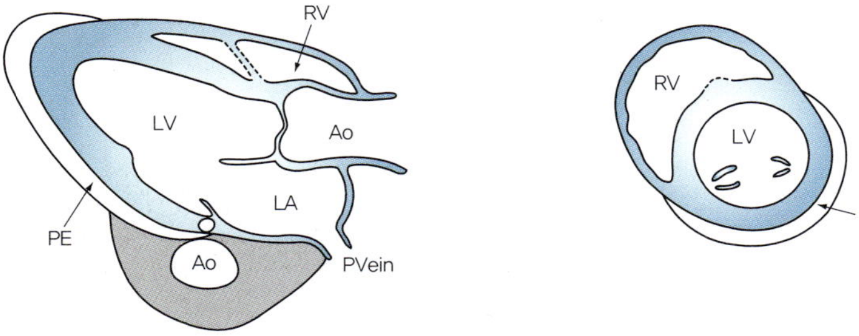

Pericardial Effusion
Low Moderate (100–300cc)

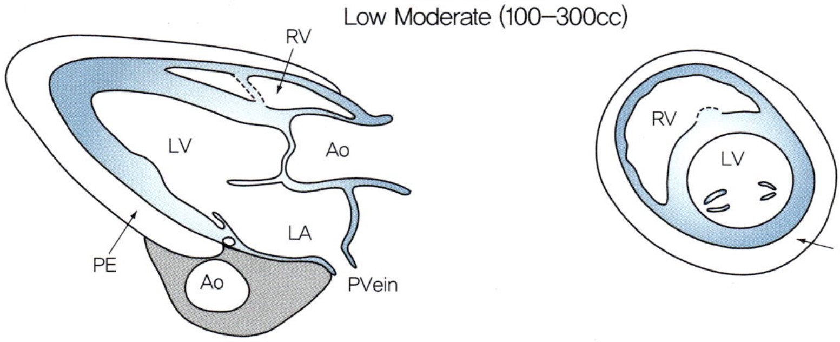

Pericardial Effusion
High Moderate (300–500cc)

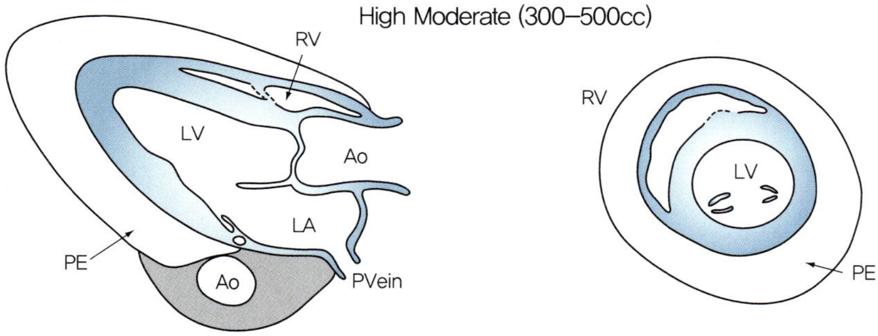

Pericardial Effusion
Large (>500cc)

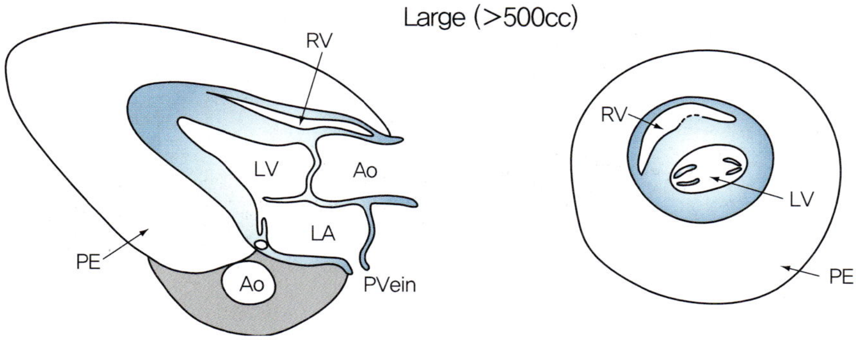

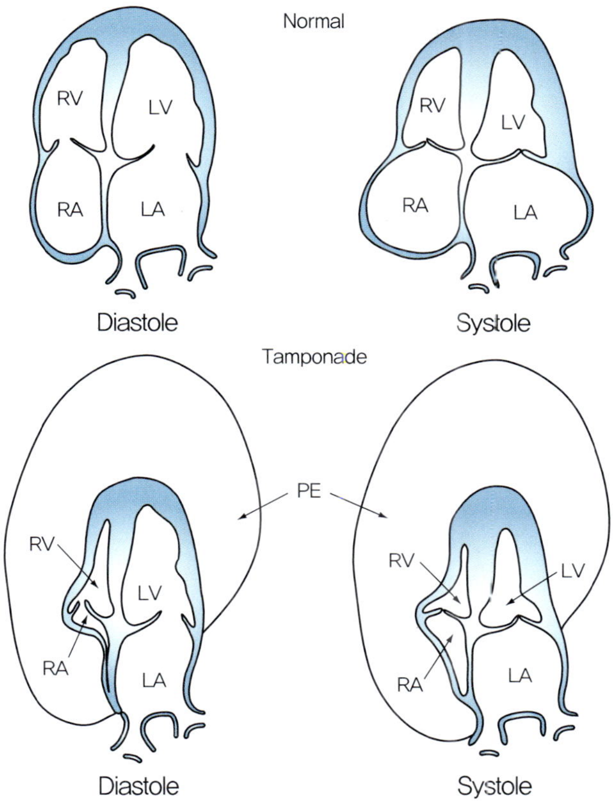

Pericardial and Pleural Effusion

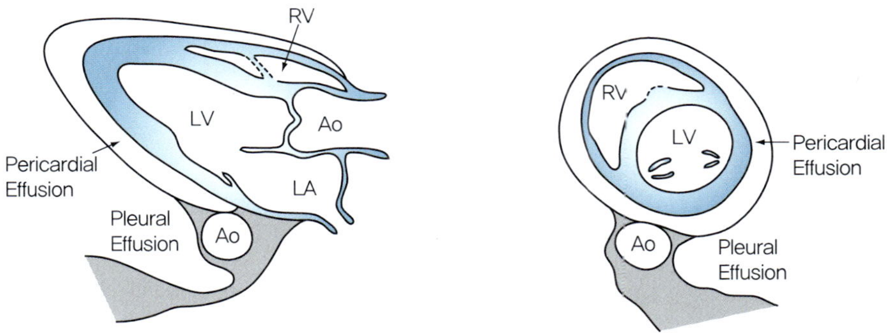

Work sheet

Work sheet

Work sheet

Work sheet

9. 심초음파 검사의 종류

1) 경흉부 초음파도(Transthorasic echocardiograpy)

심장의 형태 이상: 심장비대, 심장확장, 선천성심기형, 심장내종양, 심장근육내의 이상 물질 침착, 심장내 혈전 침착, 심낭의 염증을 관찰할 수 있다.

심장운동 기능의 이상: 심근경색, 부정맥 심장내 혈액 이동의 이상, 선천성 심장질환(심실중격결손증, 심방중격결손증, Fallot's tetralogy, 폐동맥개존증, Ebstein형, 대동맥축삭증), 후천성 심장질환(승모판막협착증, 승모판막폐쇄부전증, 대동맥판막협착증, 대동맥판막폐쇄부전증, 삼첨판막질환, 폐동맥판막질환, 인공판막기능) 등을 진단할 수 있다.

2) 경식도 초음파도(Transesophageal echocardiography)

경흉부 심초음파의 경우 비만하거나, 폐기종 및 가슴우리(흉곽)에 변형을 동반한 환자 등에서는 적절한 영상을 얻을 수 없다. 또한 심장구조물 중 왼심방귀(좌심방이, left atrial appendage)나 대동맥 등은 관찰이 용이하지 않다. 심장에 인공판막이 있는 경우에서도 인공판막으로 인하여 인공판막 후위에 위치한 구조물에 대한 평가는 경흉부심 초음파로 가능하지 않다.

식도는 심장과 대동맥사이에 위치하기 때문에 식도를 통하여 심초음파 검사를 시행할 경우 심장구조물과 대동맥에 대한 높은 주파수를 이용한 고해상도의 영상을 거의 대부분 환자에서 얻을 수 있다.

(1) 경식도 심초음파도의 적응증

① Source of embolism
② Endocarditis
③ Native valvular disease
④ Congenital heart disease
⑤ Aortic pathology
⑥ Tumor/mass
⑦ Critically ill patients

(2) 환자 준비

① 4~6시간 금식
② 약물 알레르기, 혈액응고 이상, 삼키기(연하) 곤란 등에 대한 병력 청취(항응고 요법

이 경식도 초음파의 금기는 아니나 검사도중 타액에 소량의 피가 섞이는 경우가 있다.)

③ 틀니 등 구강내 이물질 제거

(3) 국소마취

① Viscous lidocaine gargle for 10minutes and swallowing(마취가 되면 환자는 목에 무엇인가 걸린 듯한 느낌이 있다.)

② Lidocaine or xylocaine spray

③ 정맥주사에 의한 마취는 midazolam HCl(versed)을 필요에 따라 사용한다.

(4) 검사 후 처치

① 검사 후 2시간 동안은 국소 마취로 인하여 기도로 음식물 또는 이물질이 넘어가는 것을 막기 위하여 부득이한 경우를 제외하고는 입으로 삼키는 모든 것을 금한다.

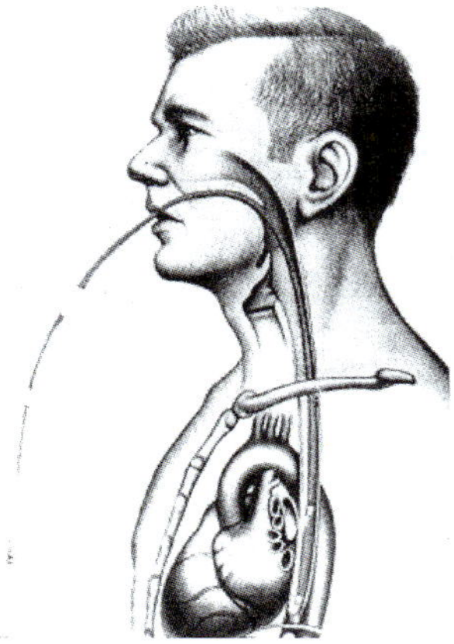

식도와 심장, 대동맥과의 관계

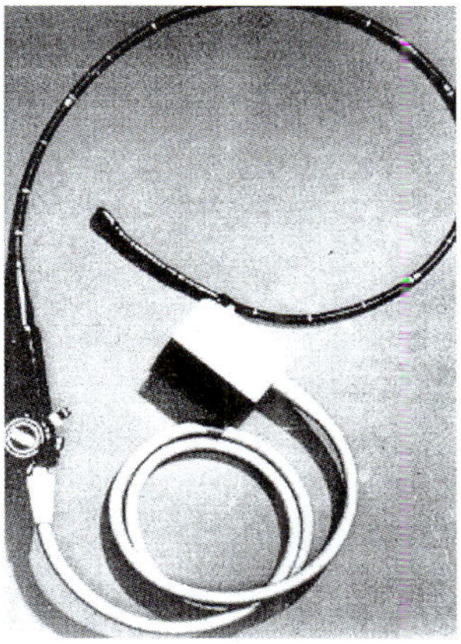

경식도심초음파도에 이용되는 transducer

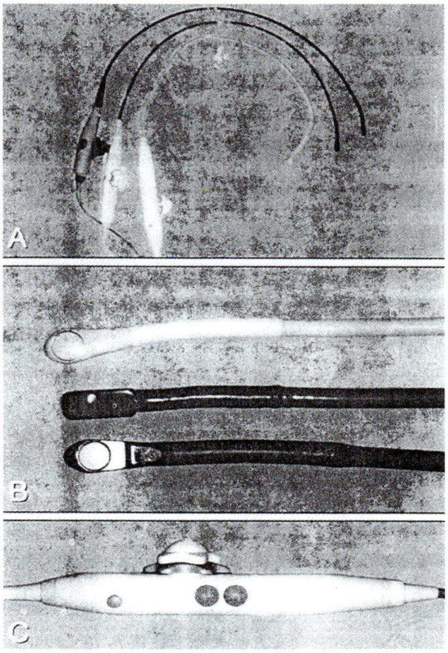

② Midazolam HCI(versed)을 사용한 경우 12시간 정도 운전을 금한다.

3) 조영 심초음파도(Contrast echocardiography)

조영 심초음파 검사법은 혈액 속에서 형성된 미세 기포가 초음파 에너지를 강하게 반사시키는 것을 이용하여 시행하는 특수 심초음파 검사로서 초음파 검사상 조영 증강하는 것이 보이며 미세 기포의 형성은 3면 콕마개를 이용하여 수동식으로 만들거나, 초음파 분쇄기를 이용하여 만들 수 있다. 수동식은 심초음파 검사실에서 간단히 만들 수 있다는 장점이 있어 현재 널리 쓰이고 있다.

그러나 초음파 분쇄기는 조영제가 제한적이고, 고가의 장비가 필요하다. 이러한 조영제로는 사람의 혈청알부민, 갈락토즈 등을 기초한 상품들이 있으나 국내에서는 아직 널리 쓰이지는 않고 있다. 일반 심초음파 검사로는 확인하기 힘든 상대정맥 혈류와 같이 도플러 신호가 낮은 혈류의 도플러 신호를 증강시켜 혈류 속도를 측정 할 수 있도록 도와주거나, 난원공 개존의 확인 등에 이용할 수 있고, 이밖에 복잡한 심기형의 수술전후로 상대정맥이나 하대정맥의 혈류가 제대로 폐순환으로 들어가는지 여부를 확인하거나 폐동정맥루의 확인에도 사용할 수 있다. 최근에는 이러한 조영제의 정맥주사를 통해 허혈성 심질환에서 심근의 관류여부를 관찰하는 검사이다.

4) 부하 심초음파검사법(Stress echocardiography)

심초음파 검사로 심장벽 운동을 관찰하여 심근 허혈의 유무를 판단하는 것이 부하 심초음파 검사의 기본원리이다. 심장에 부하를 가하는 방법에 따라 운동부하 심초음파 검사와 약물부하 심초음파 검사법으로 나뉜다.

(1) 운동부하 심초음파 검사법(Exercise echocardiography)

심장에 가하는 부하를 답차 검사나 자전거와 같이 운동검사를 이용하는 것으로, 운동전과 운동직후에 심근벽 운동을 비교하여 허혈 유무를 관찰한다.

약물부하 검사법에 비하여 생리적 현상에 가깝고, 검사시간이 상대적으로 짧아서 흔히 쓰인다. 그러나 운동직후 빠른 시간내에 검사를 끝마쳐야 하고(보통 1분 30초 이내), 운동 후 생리적인 빈호흡으로 인하여 심초음파 영상의 질이 떨어져 정확한 검사가 어려울 수 있다.

(2) 약물부하 심초음파도(Dobutamine stress echocardiography)

심장에 가하는 부하를 dobutamine이나 dipyridamole 등의 약물로 대신하는 것으로, 운동부하 방식에 비해 깨끗한 영상을 얻을 수 있고, 약물의 양을 조절함으로써 강심제를 정맥으로 투여하는 동안 심초음파를 시행하여 심장벽 운동의 이상을 관찰함으로써 관상동맥질환(협심증, 심근경색증 등)에서 국소적인 심근 허혈을 효과적으로 진단하는 검사이다.

그러나 부하의 종류가 생리적 현상과는 다르며, dobutamine을 이용할 경우 검사시간이 길어지는 단점도 있다.

5) 수술중 심초음파 검사법(Intraoperative echocardiography)

수술중 심초음파 검사법은 수술실에서 심장수술의 처치를 돕는 진단적, 감시적 역할을 한다.

〈적응증〉

경흉부 초음파로서 진단하지 못했던 병변을 발견하고자 할 때

심장수술의 적절한 처치 여부를 판정하기 위해

심장수술 및 기타 다른 장기의 수술시 심혈관 합병증을 최소화시키기 위해 감시적 역할을 원할 때 수술실에서 혈역학적으로 불안정한 환자의 원인을 찾고자 할 때 등이다. 가장 빈도가 많은 적응증은 승모판역류증에 대한 승모판 수선술을 할 때이다.

6) 맥관내 심초음파도(Intravascular ultrasound sonography)

관상동맥질환자에서 동맥경화에 대한 동맥내의 병변을 직접적으로 평가하고자 할 때 사용되나 국내에서는 아직 널리 쓰이지는 않고 있다.

〈적응증〉

관상동맥 성형술을 하기전 주병변의 심한 정도와 죽상반의 특성을 파악하고자 할 때 관상동맥 성형술후 이의 합병증 치료의 적절성 여부를 평가하기 위해서이다.

10. 검사실의 설치조건

① 최적온도: 25±3℃

② 최적습도: 60±5%

③ 물로부터 격리된 장소

④ X선 전자유도나 정전유도 등의 교류 장해의 영향이 적은 장소

⑤ 화학물질 또는 유해 가스 발생 없는 장소

⑥ 직사광선이 차단된 장소

⑦ 건조하고 이온, 염분 등이 없는 청결한 곳

⑧ 정도관리가 쉬운 장소

	등록번호
	환 자 명
	생년월일

S－20

심 장 검 사

발행의사 ㉑

검사일자 20 . . . 오전 오후

발 행 처	발 행 일 자

과거검사	유·무	20 . . .
검사종류		

임상소견 및 기타

※ 병명기호(A00～Z99)

체중 Kg
신장 Cm
체표면적 m^2

코드	검 사 항 목	코드	검 사 항 목
종별	92 심 에코도 검사	60	☐ Balloon septostomy
04	☐ Exercise echocardiogram	90	☐ 심내막심근생검(첫회)
05	☐ 이면성(2－D)	91	☐ 〃 (2회부터)
06	☐ 2D Echo＋Doppler		
31	☐ TE Echo	종별	93 심전도 검사
32	☐ Dobutamine stress Echo	11	☐ Electrocardiogram(EKG)
종별	92 심도자 검사	12	☐ 〃 (portable)
11	☐ Heart catheterization	24	☐ 지연전위분석 측정
12	☐ O_2 saturation	25	☐ 심전도＋지연전위분석
13	☐ Pressure measurement		
16	☐ Temporary pacemaker(기본)	종별	93 24시간 심전도
17	☐ 〃 〃 (유지)	15	☐ Holter monitoring
20	☐ His bundle recording	33	☐ Intermittent holter monitoring
21	☐ Pacemaker implantation		
30	☐ Cardiac output	종별	93 운동부하 심전도
	☐ Fick	22	☐ Treadmill Test
	☐ Thermodilution		
40	☐ E.P.S. (A)		
41	☐ 〃 (B)		
	Catheter ablation		
45	☐ (A) EPS＋Catheter ablation		
46	☐ (B) Catheter ablation		

환 자 구 분				지정교수	조 정 인	수 납 인	수 가		조정액	
							검사료		지정료	
일반	보험	보호					가산액		수납액	

1995. 5. (검사실용)

등록번호
환 자 명
생년월일

특 수 검 사 부

S-20 심 장 검 사

발행의사 ㊞

발 행 처		발 행 일 자

검사일자 20 . . . 오전 오후

보고일자 20 . . . 보고자 ㊞

진 단 :

※ 병명기호 (A00~T.98)

임상소견 :

체 중 ______ Kg

신 장 ______ Cm

체표면적 ______ m^2

진료구분	L	종별	92		진료구분	L	종별	92	

코드	검 사 항 목	분 류 기 호	코드	검 사 항 목	분 류 기 호
03	☐ Portable Echocardiogram	비급여		☐ Angiography	
04	☐ Exercise Echocardiogram	비급여		☐ Left Ventricle	
	☐ Echocardiogram			☐ Aorta	
05	☐ 이면성(2-D)	비급여		☐ Right Ventricle	
06	☐ Doppler	비급여		☐ Others	
07	☐ Transesophageal Echo	비급여	18	☐ Defibrillator	비보험
08	☐ Intraoperative TEE	비급여	20	☐ His Bundle Recording	비급여
09	☐ 혈관 Doppler	비보험	21	☐ Pacemaker Implantation	자-201-나-(1)
10	☐ Arterial Function Test	비보험	22	☐ Dobutamine Stress Echocardiogram	비급여
11	☐ Heart Catheterization	나-653-나	30	☐ Cardiac Output	나-653-다
	☐ Right			☐ Fick	
	☐ Left			☐ Thermodilution	
16	☐ Temporary Pacemaker Insertion	자-201-가(1)			
17	☐ Temporary Pacemaker Maintenance	자-201-가(2)	40	☐ Electrophysiologic Study	비급여
	☐ Swan-Ganz Catheter Insertion		60	☐ Balloon Septostomy	비보험
	☐ Swan-Ganz Catheter Maintenance		90	☐ 심장생검재료비	비급여
	☐ Coronary Angiography		96	☐ Aspiration Biopsy	비보험

REMARKS

환 자 구 분							조 정 인	수 납 인	수 가		조정액	
									검사료		특진료	
일반	보험	1종	2종	부조	득유	행려			가산액		수납액	

(검사실용)

Work sheet

Work sheet

Work sheet

Work sheet

Work sheet

Chapter 05

뇌파학 실습

1. 뇌파의 발생

1) 뇌파의 정의

뇌파란 뇌세포 집단의 미세한 전기활동을 머리덮개(두피, scalp)에 전극을 부착하여 유도하고 이를 증폭시켜 기록하는 것이다. 뇌파는 다양하게 변화하는 뇌의 활동상태를 반영한 것으로 어떤 종류의 뇌질환에 있어서 건강한 정상성인의 뇌파 파형과는 다르므로 뇌파에서 얻은 정보를 해독하여 각종 질환의 진단, 치료효과 및 판정 등에 도움을 줄 수 있다. 뇌파는 어떠한 질병명을 찾아내는 것이 아니며, 뇌의 기능적 변화를 나타내는 것이다. 뇌파검사는 환자에게 주는 고통이 없고, 간단하며, 반복하여 실시 할 수 있는 이점이 있기 때문에 신경과 정신과 소아과 등 현재 다양한 진료과목 영역에서 널리 이용하고 있다.

2) 뇌파검사의 목적

뇌파검사 한가지만 가지고도 어느 정도의 진단이 가능한 것은, 경련성 질환이다.

뇌파는 뇌의 율동적 전기활동을 뇌파계(electroencephalograph)로 증폭하여 기록한 것으로 수시로 변화하는 뇌의 기능상태를 잘 나타냄으로서 오늘날 뇌파의 기초적, 임상적 연구는 신경과, 정신과, 뇌외과, 신경생리학, 심리학은 물론 내과, 소아과, 정형외과 등에서도 폭넓게 응용되고 있다. 그러나 보통 임상에서는 뇌전증(간질, Epilepsy)의 진단, 뇌혈관 장해, 뇌종양, 뇌염, 두부외상과 두통, 현기증의 예후판정, 정신과 영역에 있어서 뇌의 발달 장해로 인한 정신질환은 물론, 이상성격 등의 연구에도 이용되며 이를 판독하여 질병의 진단과 치료에 도움을 주는 것이 목적이다.

3) 뇌파의 기록원리

뇌파는 서로 다른 두 부위간의 전위차로서 기록되어지는데 활성 또는 첫 번째 전극을 Grid 1, 기준 또는 두번째 전극을 Grid 2라고 한다. 뇌파는 Grid 1이 Grid 2(input 1과 input 2) 에 대하여 음성일 때 그 차이만큼 펜이 상향하게 구성되어 있다.

뇌파의 출력방향은 G1에 입력된 전위가, G2에 입력된 전위에 비하여 상대적으로 Pen이 위쪽으로(상향으로) 나타나는 파를 음성파(negative wave), Pen이 아래쪽으로(하향으로) 나타나는 파를 양성파(positive wave)라고 한다.

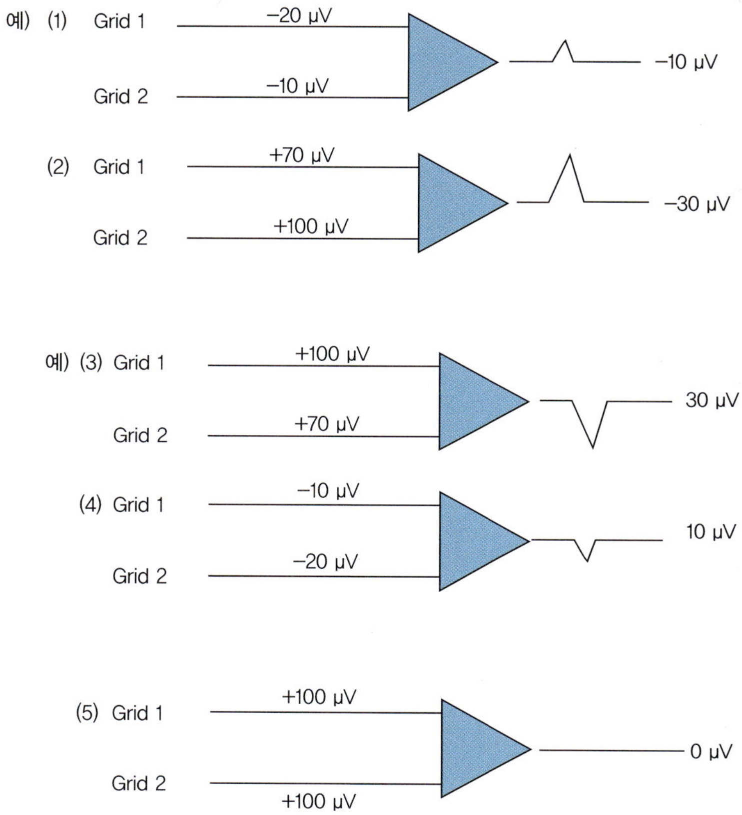

그림 1. 전위차에 따른 뇌파의 기록 원리

(1) 뇌파의 기록과정 : 머리덮개→전극→입력상자→전극선택기→증폭기(차동증폭기)→기록기

- 입력단자 : Grid 1과 Grid2 두 개의 입력단자.
  - 생체 신호인 전위의 차를 증폭하여 기록
- 차동증폭기 : 외부에서 들어 온 교류잡음 등을 여과하고, 순수한 뇌파만을 증폭하여 기록장치로 보내진다.

- 뇌파활동이 있는 부분에 부착하는 전극을 활성전극(active electrode)
- 뇌파활동이 없는 부분에 부착하는 전극을 비활성전극(inactive electrode)

(2) 비활성전극과 활성전극 사이의 전위차를 기록하는 것은 기준전극유도 기록 혹은 단극도출 기록(monopolar derivative recording, MP)이라 하고, 2개의 활동전극 사이의 전위차를 기록하는 것을 쌍극도출 기록(bipolar derivative recording, BP)이라 한다.

이와 같이 도출된 뇌파는 전극상자(electrode box)를 통하여 증폭기에 연결되어 일정한 속도로 기록지에 기록된다. 기록지의 속도는 통상 30 mm(3 cm)/sec 기록되며, 파형의 진폭은 50 ㎶/5 mm의 높이로 교정되는 것이 보통이나, Gibbs 등의 방법에서는 종종 50 ㎶를 7 mm로 교정하여 시행하는 경우도 있다.

4) 뇌파기록순서

뇌파검사기록 순서는 각 검사실마다 차이가 있으나 처음에는 자연상태에서 기록하는 것이 바람직하며, 각성-수면(수면의 각 단계를 포함)-재각성의 순서로 기록하는 것이 원칙이다.

각성안정시에는 눈의 개폐(eye open & close)에 의한 뇌파의 변화, 섬광자극(Photic stimulation), 3~4분간의 과호흡(hyperventilation) 등의 부활뇌파를 기록한 후 수면뇌파를 기록한 다음 재각성(re-arousal)하여 기록한다. 각성시 기록에서는 기초파와 뇌파발달에 주목하는 것이 중요하지만 발작파의 검출률은 1/2 이하의 가치뿐이므로 수면뇌파는 반드시 기록하여야 한다. 수면뇌파만의 기록으로는 뇌발달 단계의 과정을 알 수 없으므로 이상의 순서를 모두 기록하여 관찰하는 것이 좋다. 뇌파기록 속도는 국제적으로 30 mm(3 cm)/sec로 기록한다.

5) 뇌파의 구성

뇌파는 여러 형태의 파형을 기록한 것으로, 뇌파를 구성하는 요소로는 주파수(frequency), 주기(period), 진폭(amplitude), 전압(voltage), 위상관계(phase relation), 분포(distribution), 출현양식(patten), 및 파형(wave form) 등이다.

(1) 주파수(frequency), 주기(period)

뇌파의 기본파의 주파수는 크게 δ파, θ파, α파, β파, γ파로 분류된다.

δ파(delta wave) : 0.5~3 ㎐ ⎫
θ파(theta wave) : 4~7 ㎐ ⎭ 느린파(서파, slow wave)

α파(alpha wave) : 8~13 ㎐ — 기본파

β 파(beta wave) : 14~30㎐ } 빠른파(속파, fast wave)
γ 파(gamma wave) : 30㎐이상

α 파를 기준으로 해서 α 파보다 주파수가 늦은 δ 파와 θ 파영역을 느린파(서파, ,slow wave)라고 하고, α 파보다 주파수가 빠른 β 파와 γ 파영역을 빠른파(속파, fast wave)라고 한다.

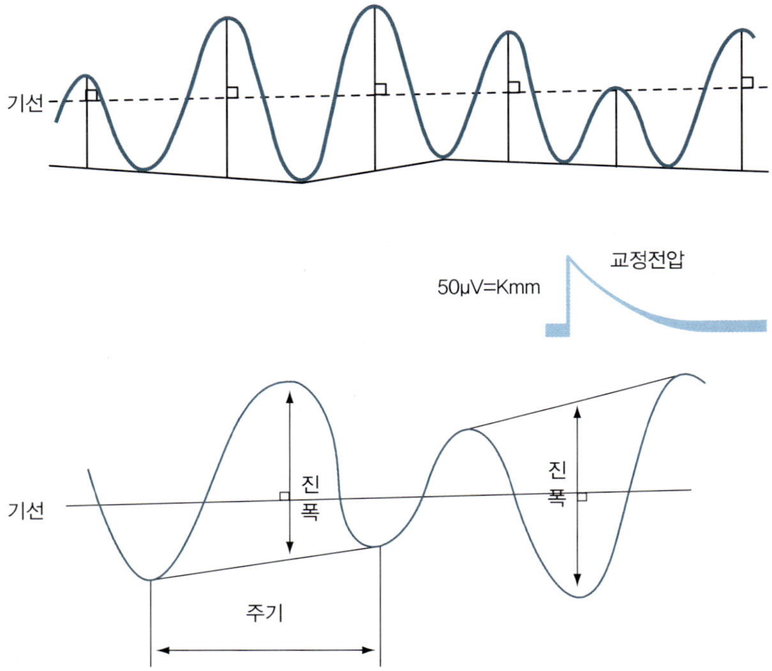

그림 2. 주기와 진폭의 계측법

(2) 진폭(amplitude), 전압(voltage)

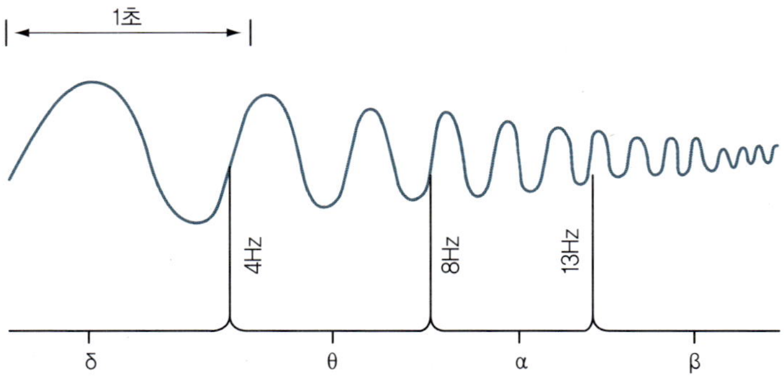

그림 3. 주파수에 따른 뇌파 파형 비교

(3) 위상관계(phase relation)

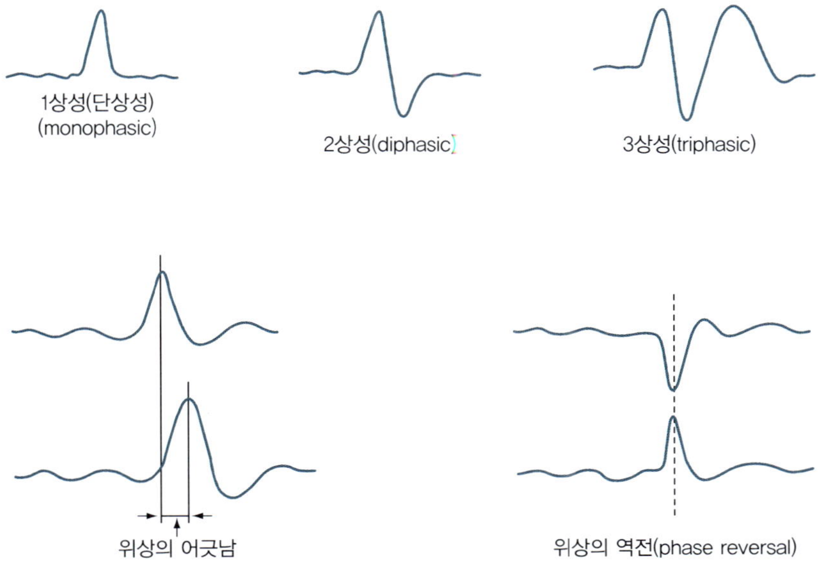

그림 4. 파의 위치적 관계에 따른 위상의 분류

(4) 분포(distribution), 국재(localization)

어떤 이상파가 머리덮개상의 어느 부분에 나타나는가를 파악한다는 것은 중요하다. 출연 부위가 전유도에서 출현하는 상태를 전반성(generalized) 혹은 광범성(diffuse)이라 하며, 제한된 부위에 출현하는 것을 국재성(localized)이라 한다.

6) 뇌파검사가 필요한 질환 및 증상

(1) 지속되는 증상

두통, 구토, 의식장애의 유무, 현기증, 지능저하, 발육장애, 지각장애, 운동장애, 두부외상에 의한 뇌기능의 이상 유무, 기질적 병변의 이상 유무 및 정도.

(2) 발작성(돌발성)증상

실신, 무반응, 경련, 이상운동, 호흡곤란, 수면발작, 히스테리

(3) 질환

뇌전증, 뇌대사 이상, 감염증성 뇌질환, 두부외상, 선천성기형, 수면 이상, 공간점유성병변(space occupying lesion).

(4) 기타

수술중, ICU에서 감시

(5) 뇌전증의 진단 및 발작형태의 감별

- 뇌전증과 정신병의 감별진단 (측두엽 뇌전증)
- 항 경련제의 선택, 효능의 판정
- 뇌막의 혈종 및 뇌 종양등의 국소판정
- 뇌의 변성질환의 판정 (혈관성, 감염성, 대사성 등)
- 증후성 뇌전증의 관찰 (뇌손상, 뇌외상후성)
- 마취학적 응용 (마취의 심도 등)
- 외과적 수술전 피질 또는 심부뇌파기록
- 시각 및 청각장애력의 진단
- 두개강내 병변의 진단감별 등
- 발작성 질환의 감별
- 뇌사감별
- 뇌염의 감별진단
- 원인불명의 혼수의 진단 등

Work sheet

2. 전극(Electrode)

1) 뇌파의 의미

뇌의 전기적 전위변동의 변화를 의미하며, 19~21개의 표면전극(surface electrode)사용하고, 활동부위 및 비활동부위의 뇌파를 유도한다. 필요에 따라 몽타주를 조합 기록한다.

2) 장비의 종류 및 전극의 종류(모양)

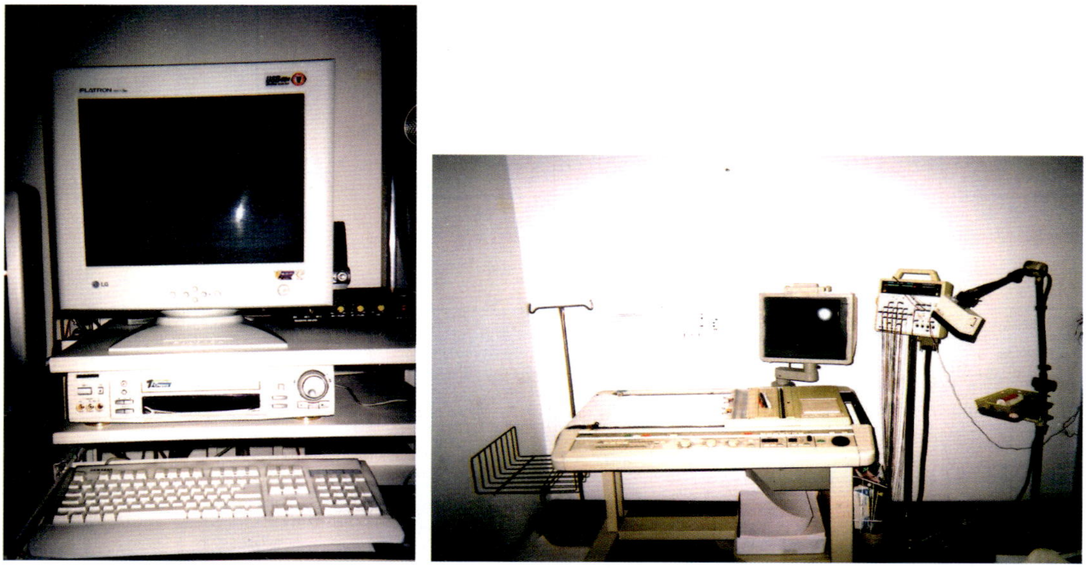

그림 5. Digital EEG, Analog EEG

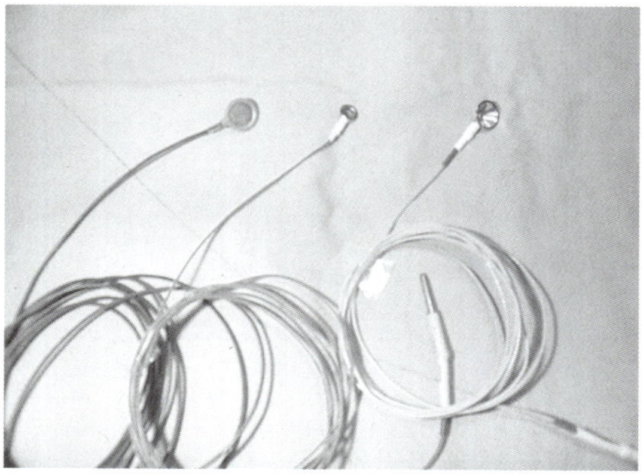

그림 6. 평판전극

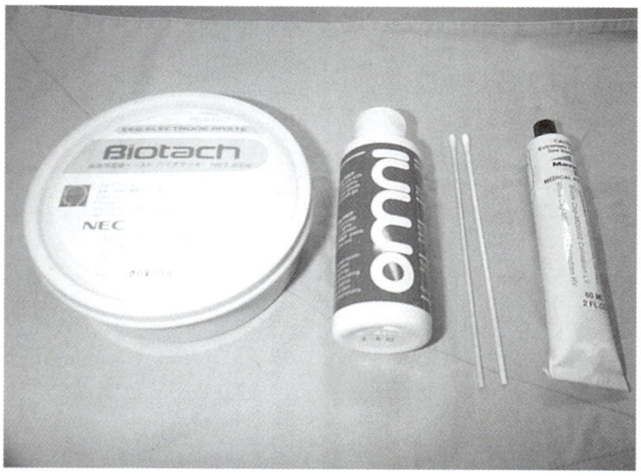

그림 7. 전극풀

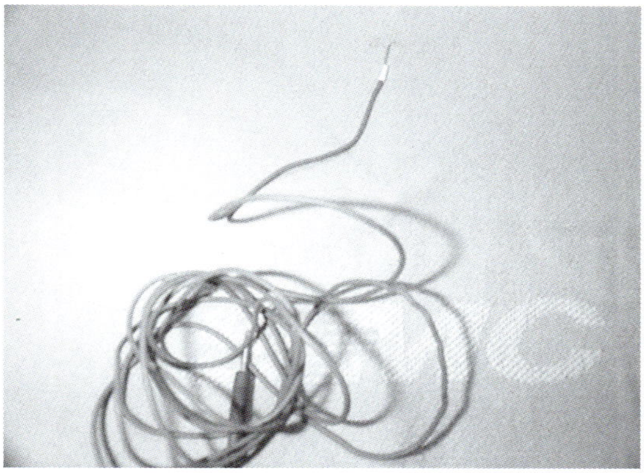

그림 8. 바늘전극

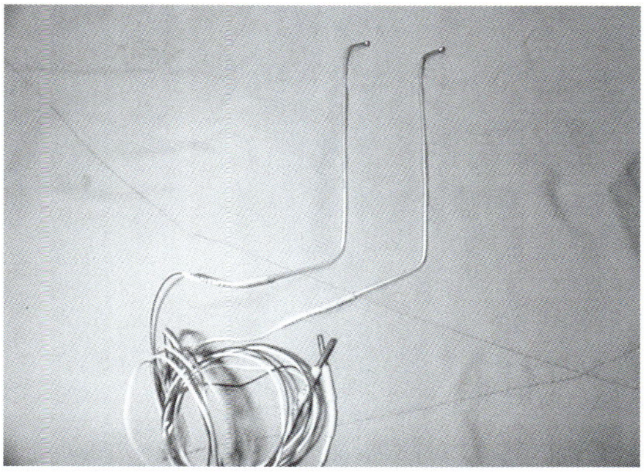

그림 9. 코인두전극

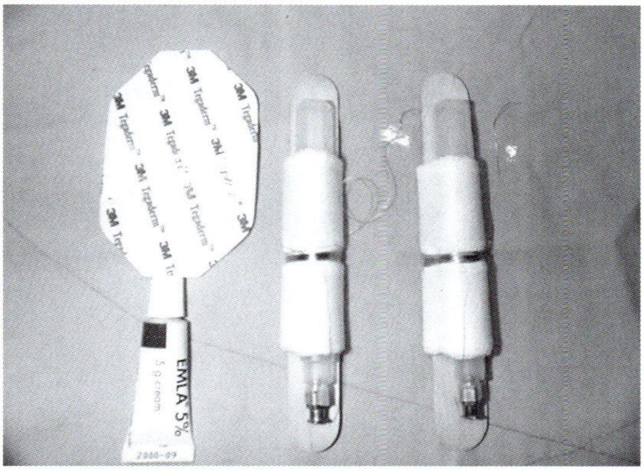

그림 10. 나비뼈전극 (sphenoidal electrode)

3) 전극 배치전 준비물

- 전극(Electrode) : 뇌파검사에 사용되는 전극은 양도체로서 접착 고정이 용이하고 고통이나 불편함을 주지 않는 것이 좋다. 소아에서는 협조가 잘 안 되는 경우가 많고, 몸움직임(체동) 혹은 발작 때문에 전극이 쉽게 벗겨질 수 있으므로 벗겨지지 않게 접착 고정하는 것이 좋다.
  - 표면전극(Surface electrode)
  - 피부밑전극(피하전극, Subdermal electrode)
  - 특수전극(Special electrode) : nasopharyngeal, sphenoidal, tympanic
- 줄자(Measuring tape)
- 표시용 연필(Marking pencil) : 피부에 독성이 없는 것. 형광펜, 색연필(전극위치표시)
- 아세톤, 알코올, omni크림 : 아세톤은 collodin을 제거할 때 쓰이고, 알코올과 omni크림은 머리덮개의 지방이나 피부지방(Atifact)을 제거 할 때 사용한다.

- 전극풀, 스킨테입 또는 거즈, 가위, 기록지 등
- 빗 : 머리가 긴 사람, 전극위치를 선택, 접착

4) 전극 접착시 주의 사항

- 전극표면의 청결상태
- 전극의 단선상태 확인
- 입력상자와 접속상태
- 전극접촉저항측정(5–10㏀)
- 전기적 차폐상태
- 머리덮개표면의 청결상태

5) 전극 부착법

- 10–20전극법(ten–twenty electrode system)

전극 부착 부위는 국제적으로 통일 되어 있는 10–20전극법(ten–twenty법)을 사용한다.

10/20 (ten–twenty electrode system)법에 따라 머리덮개의 활성전극 19개와 양쪽 귓불(ear lobe)의 비활성전극 2개를 포함한 21개의 전극을 사용한다.

코뿌리점(비근, nasion), 뒤통수점(후두극, inion)과 양 외이구의 4점을 기준으로 하여 코뿌리점과 뒤통수점을 연결하는 좌우 대칭성으로 정중선을 결정하고(선의 중심점을 Cz 혹은 Co라 함.), 그 선상에 이마극(전두극, frontal pole; fp), 이마부(전두부, frontal; F), 중심부(central; C), 마루부(두정부, pariental; P), 뒤통수부(후두부, occipital; O)로 정하여, 최초의 점 fp는 코뿌리점–뒤통수점상의 10%되는 부위에, 그 후 20%되는 후방에 F, C, P, O의 위치를 정한다. 또한 Cz와 양외이구를 연결하고 양외이구로부터 10% 되는 부위가 관자부(측두부, temporal)가 되며, 그 후 20%씩 Cz를 중심으로 이 분할점을 잇는 동심원을 그려 배치한다.

- 전극 부위

– Frontal pole	: Fp (이마극)	– Frontal	: F (이마부)
– Central	: C (중심부)	– Parieta	: P (마루부)
– Occipital	: O (뒤통수부)	– Temporal	: T (관자부)
– Auricular	: A (이개부)		

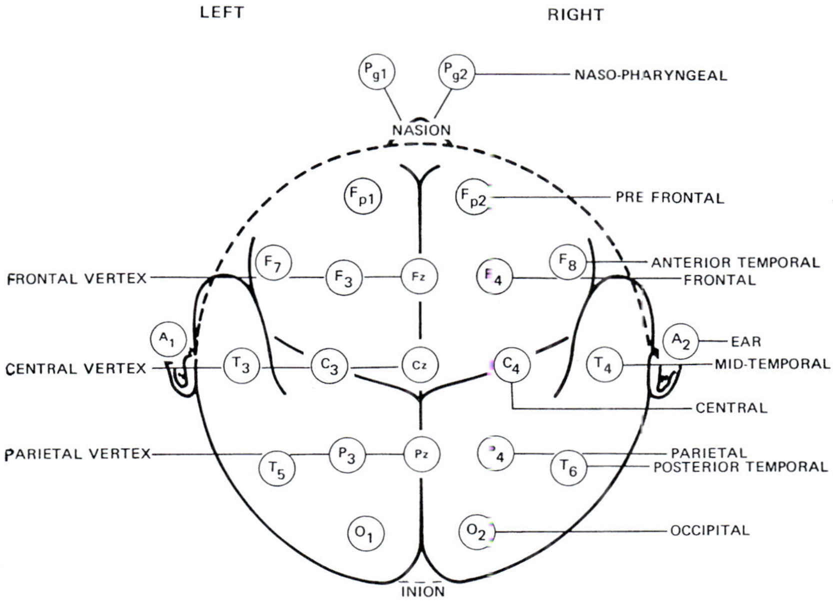

그림 11. 전극배치 (International 10–20 system)

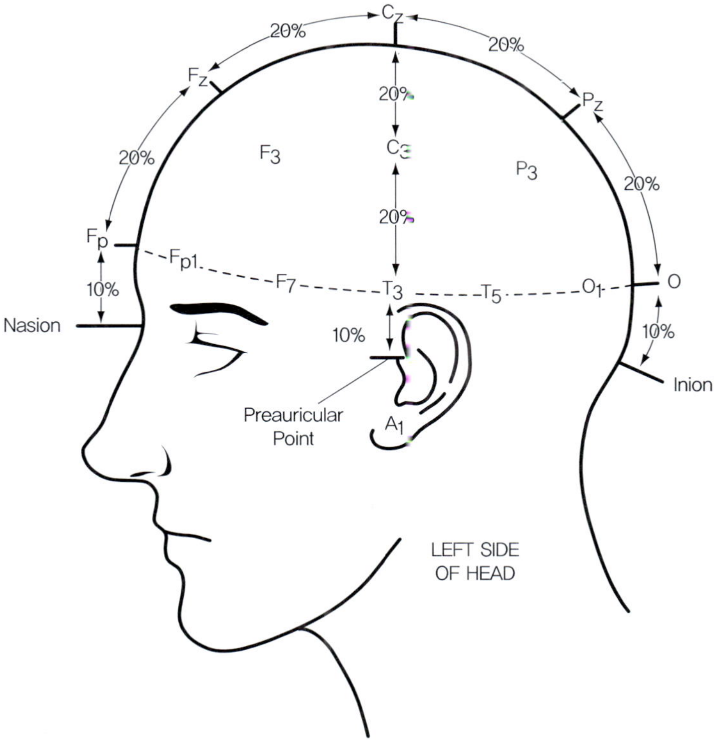

그림 12. 전극배치의 좌측단면도

(1) 코뿌리점(Nasion)에서 후두결절(Inion) 까지의 길이를 10%−20%−20%−20%−20%−10% 으로 분할한다.

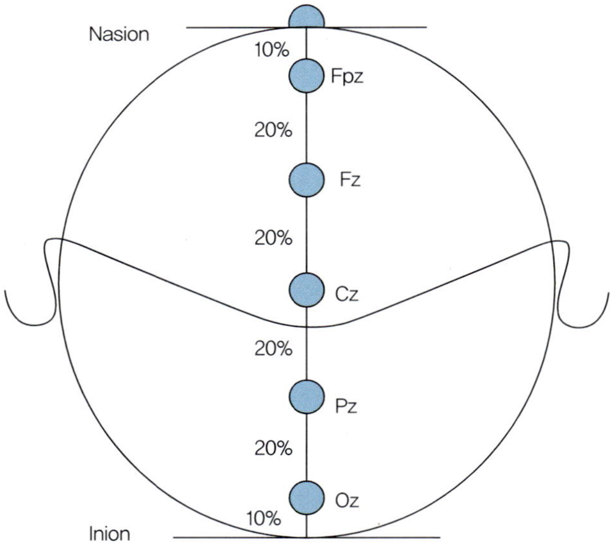

그림 13. 10−20 분할 (좌~우)

(2) 좌, 우의 귓바퀴앞(이개전점, pre−auricular) 또는, 좌, 우 귀엽(이엽, Ear lobe) 사이의 길이를 Nasion과 Inion을 잇는 Central zone을 지나면서, 10%−20%−20%−20%−20%−10% 으로 분할한다.

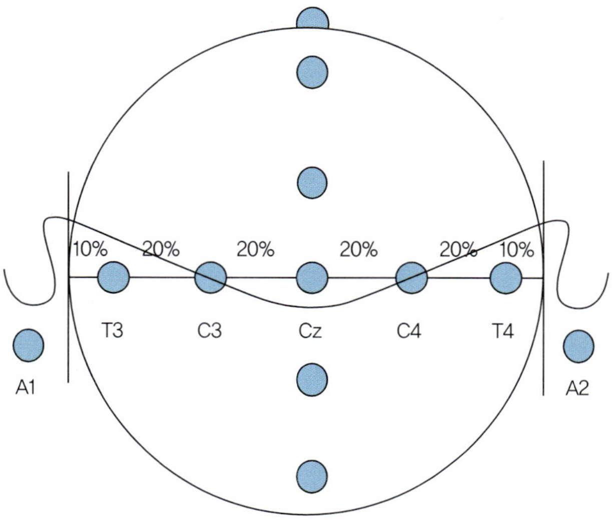

그림 14. 10−20 분할 (앞~뒤)

(3) Fpz에서 Oz까지의 길이를 측정하여 10%–20%–20%–20%–20%–10%가 되도록 분할한다.

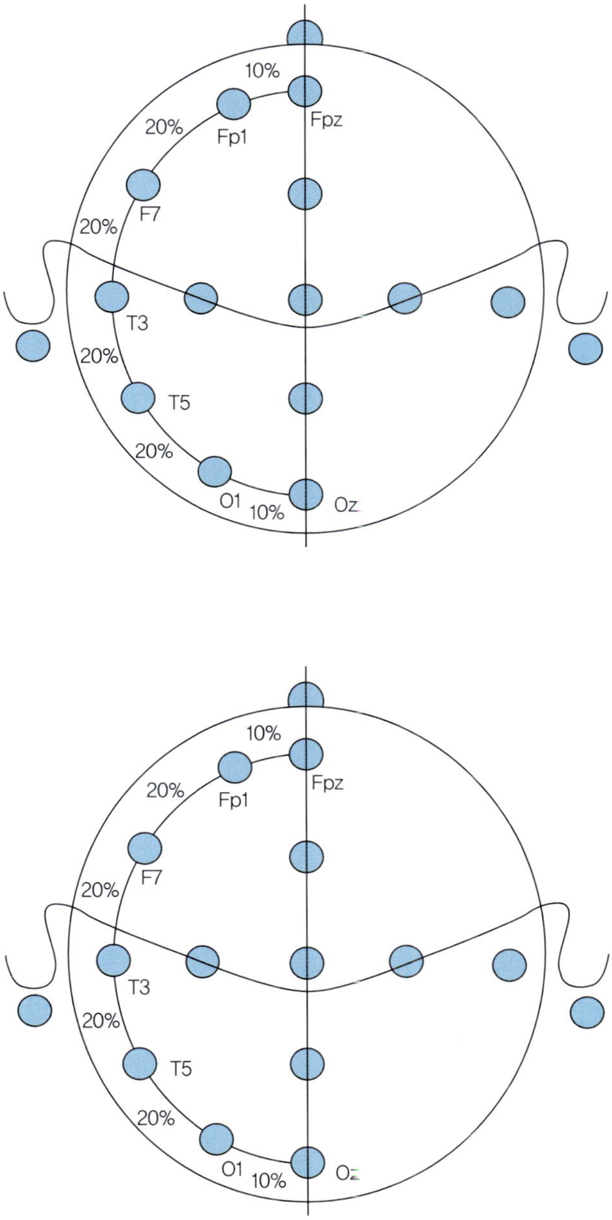

그림 15. 10–20 분할 (양측반구)

(4) F3과 P3는 각각 Fp1, C3, F7, Fz와 C3, O1, T5, Pz의 중간(교차점)이고 우측 F4, P4의 위치도 동일하다.

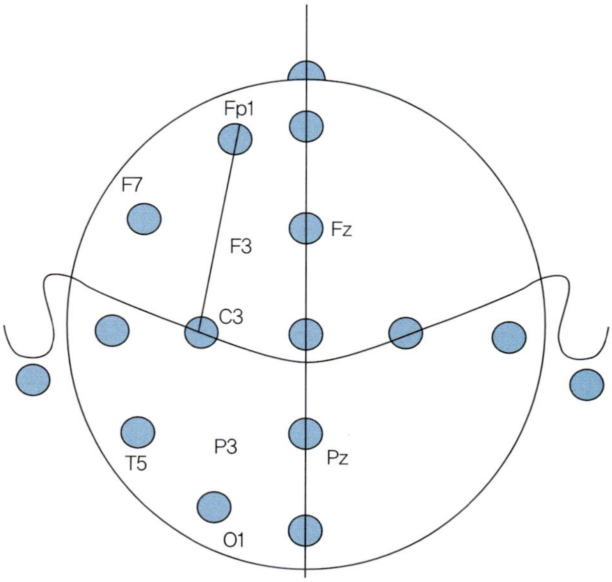

그림 16. 교차점 분할 (F3, F4, P3, P4)

좌측은 홀수, 우측은 짝수의 번호를 중앙부위는 O 혹은 Z를 부여하며, 귓불(이개, auricle, A)는 전기 활동이 없는 부분이므로 기준전극(reference electrode)이라 하며, 다른 부위는 활성전극(active electrode)이라 한다.

Work sheet

3. 뇌파계(기능)

1) Calibration

뇌파의 교정곡선은 뇌파계를 조작해서 시정수(T.C) 0.1(0.3)초 고영역 차단필터 off, 기록속도 30㎜/sec에 맞춘 다음 뇌파의 모든 채널이 같은 방법으로 신호가 증폭되는지를 확인하는 것이다. 뇌파검사기록시 시작과 끝 모든 체널에 교정곡선을 그려주는 것이 좋다.

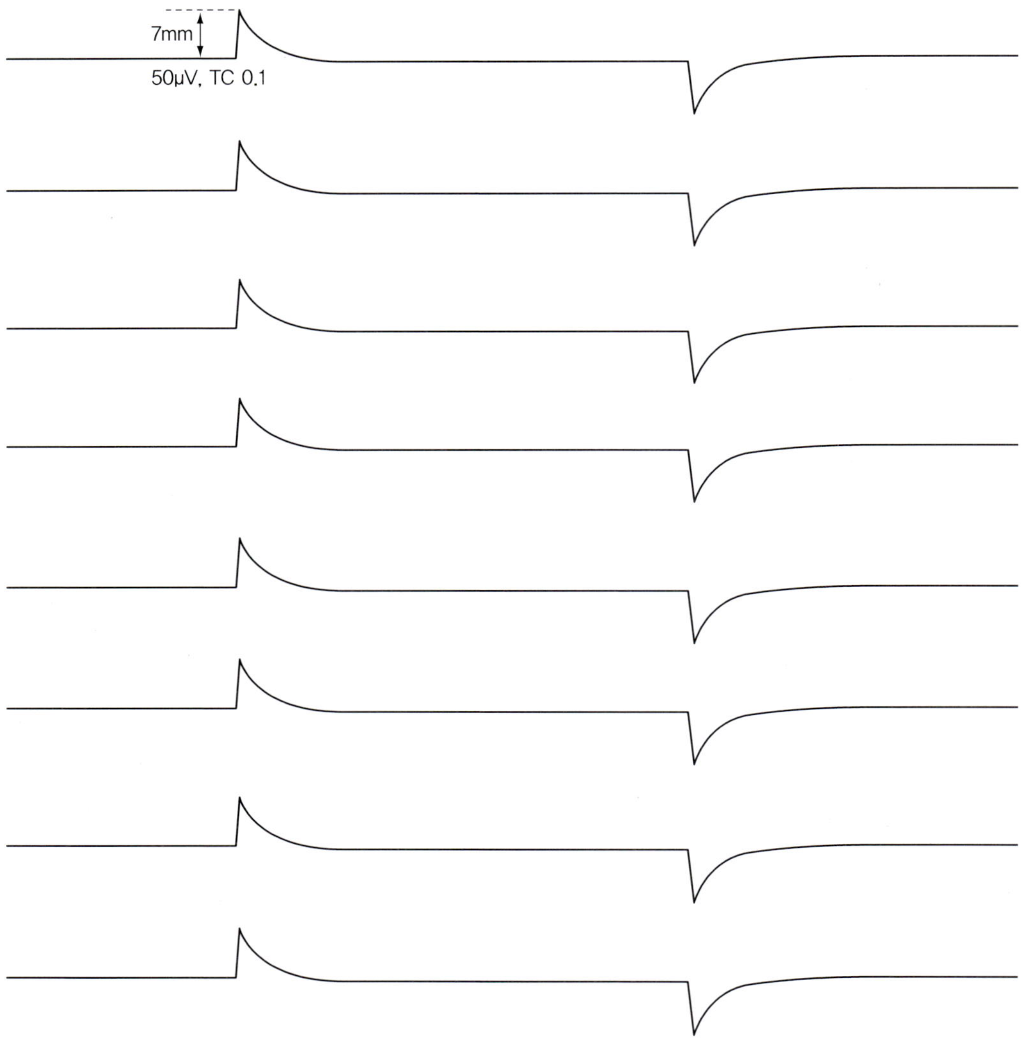

그림 17. 교정곡선 (calibration)

2) Amplifiers

뇌파 기계의 각각의 증폭기에는 Grid 1과 Grid 2(input 1과 input 2)라는 두 개의 입력 단자가 있다. 이 입력 단자가 차동증폭 되는데 차동증폭은 외부에서 들어온 교류잡음 등을 여과하고, 순수한 뇌파만을 증폭하여 기록장치로 보내진다. 이러한 것은 뇌로부터 나온 것이 아닌 전기적 전위를 제거하는데 주목적이 있다.

3) Amplification(증폭)

입력된 전압을 증폭시키는 증폭기의 작용은 Sensitivity와 Gain이라는 용어로 사용한다. 민감도(Sensitivity)는 펜 경사도에 대한 입력 전압의 비이다.

단위는 ㎶/mm(microvolts per millimeter)로 쓰며 일반적으로 사용하는 민감도(Sensitivity)는 7㎶/mm이며 이것은 50㎶의 교정 신호에 약 7 mm의 펜 경사도를 일으킨다. 민감도의 숫자가 증가하면 증폭도는 낮아진다. 즉 10㎶/mm는 7㎶/mm보다 교정신호가 더 작다. Gain은 입력전압에 대한 증폭기의 출력에서 얻어진 비율을 말한다.

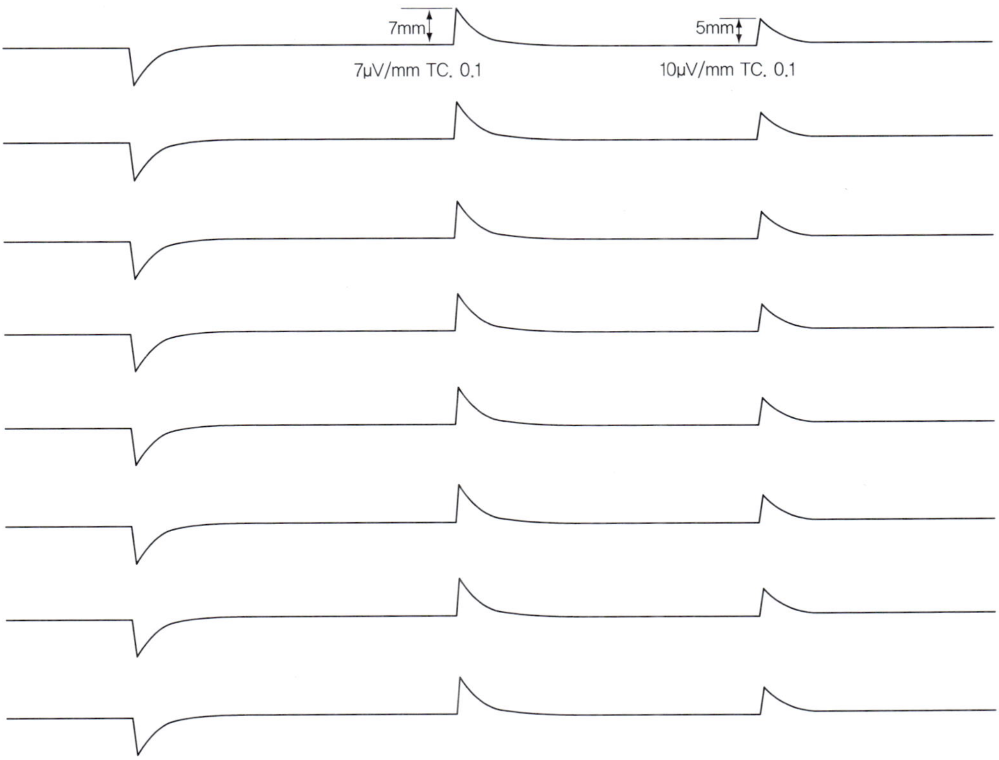

그림 18. 교정곡선과 민감도

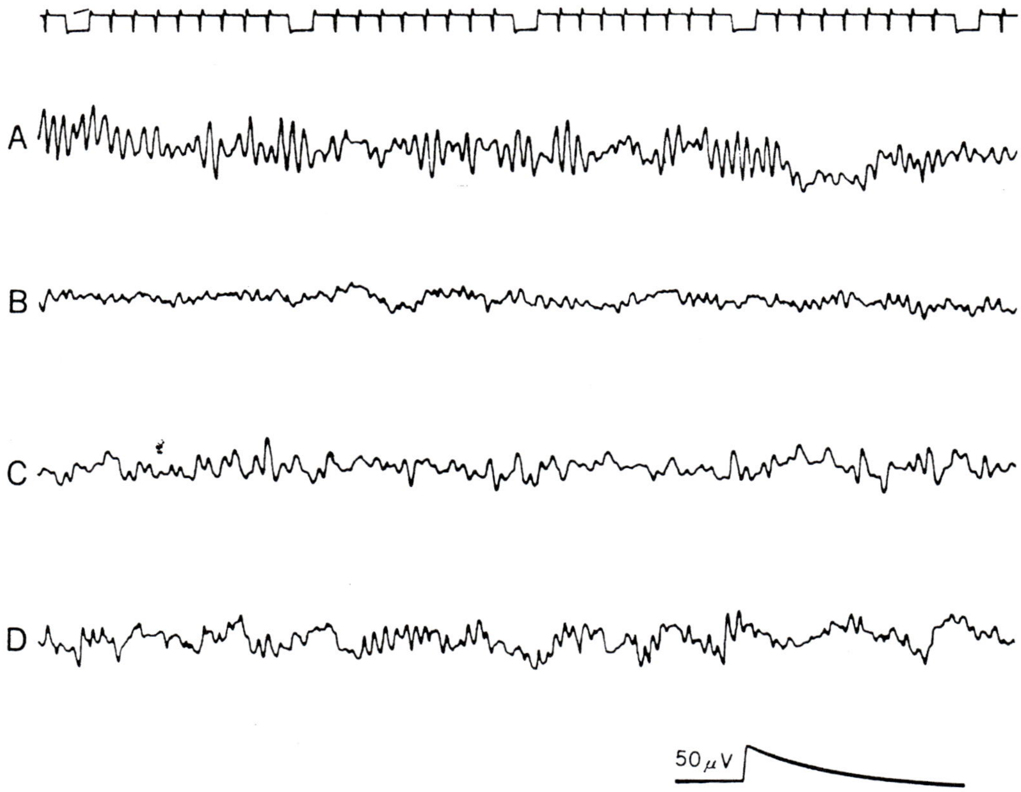

그림 19. 뇌파의 출현 양상

A : fast waves의 amplitude가 높고 연속적으로 출현
B : fast waves의 amplitude가 낮고 연속적으로 출현
C : fast waves에 다른 wave가 섞여서 출현
D : fast waves가 다른 slow wave의 위에 겹쳐서 출현

4) filter

필터는 뇌파로부터 비교적 높거나 낮은 주파수의 전파를 제거하는데 사용한다. 대부분의 뇌파 기계는 3가지의 필터를 가지고 있다.

① Low frequency filter(느린파의 진폭을 감소시킴)
  −time constant라고도 한다.

② High frequency filter(빠른파의 진폭을 감소시킴)

③ 60 Hz filter(약 60 Hz파의 진폭을 선택적으로 감소시킴)

Work sheet

4. 뇌파의 유도법

1) 뇌파의 유도 방법 : 전극의 조합법

(1) 단극유도법(monopolar derivation, MP)

Grid 1 – 활성전극, Grid 2 – 비활성전극

Grid 1 – 활성전극, Grid 2 – 기준전극

- 뇌파계의 입력전극 G_1에 뇌파활동이 있는 부위(활성전극)에 붙인 전극코드를 연결하여 G_2에 뇌파활동이 없는 부위(비활성전극)에 붙인 전극과 결합하는 유도법이다.
- 뇌파의 활동이 있는 부위와 활동이 없는 부위와의 전위차를 유도.
- Grid 1에 활성전극을 연결하고, Grid 2에 비활성전극을 연결하여 전위차를 도출.
- 일반적으로 기준전극은 같은 측의 전극과 연결하는 것이 원칙이나 경우에 따라서 반대측 기준전극을 이용할 수도 있다.
- 주파수와 진폭을 주로 관찰하고 좌우 동기성을 관찰한다.
- 생체 내외부에서 발생하는 잡파의 유입이 많은 것이 단점이다.

(2) 쌍극유도법(bipolar derivation, BP)

Grid 1 – 활성전극, Grid 2 – 활성전극

- 기준전극을 사용하지 않고, 머리덮개상에 두 개의 활성전극을 G_1과 G_2로 입력해서 전위차를 기록하는 방법이다.
- 두개의 활성전극을 차동증폭기의 G_1과 G_2에 입력
- 두개의 활성전극 사이의 전위차를 도출한다.
- 위상역전(Phase reversal)을 주로 관찰한다.
- 주파수와 진폭, 위상의 상태를 관찰한다.
- 전극간 거리 전극의 크기에 따라 진폭은 비례한다.
- 삼각유도법, Aird법 등이 있다.

※ 뇌파기록시에는 단극유도와 쌍극유도의 각각의 장점과 단점을 고려하여 1회의 기록 중에 반드시 2가지 방법을 병용하는 것이 바람직하다.

5. 몽타주

머리덮개상에 여러 개의 전극을 부착시켜 도출의 조합을 만든 것을 montage라 하며, 이런 montage는 각 병원에서 각자 편리하게 고안하여 간들어 사용하게 된다.

이때 기본적으로 포함되어야 하는 것은 주요 전극에 대해서는 단극도출 기록과 쌍극도출 기록에서는 세로(종단, longitudinal), 가로(횡단, horizontal)로 연결된 쌍극도출을 반드시 포함하여야 한다.

단극도출 기록에서는 비교적 광범위한 정보를 얻을 수 있고, 각 부위에서는 뇌파형의 진폭 등을 비교할 수 있으며, 이에 얻어지는 이상파의 초점은 이상파의 진폭이 가장 큰 부위에 존재하고 있다.

쌍극도출 기록은 활동전극이 인접하는 부위의 국재성의 이상을 알아보는데 적합하며, 위상의 역전(phase reversal)으로 병소의 부위가 기록된다.

1) 아날로그(Analog) 뇌파기와 디지털(Digital) 뇌파기의 몽타주(montage)

- 아날로그(Analog) 뇌파기

– 판독, 비교가 쉽도록 10/20 system에 따라 전극을 적절히 엮어 구성한 유도형태.

– 우리나라에는 통일된 montage가 없고, 일부 병원에서만이 공통된 montage를 이용한다.

- 디지털(Digital) 뇌파기

– 디지털 뇌파기는 대개가 다채널(24, 32, 64)이라 몽타지 조합이 어렵다.

– 판독자가 마음대로 몸타주를 조합해 가며 판독을 할 수 있다.

– 검사자가 몽타주를 조합할 필요가 없다.

– 검사자는 한 개의 몽타주로 기록만 하면 된다.

– 기록 중 뇌파의 변화를 구분하기 어렵다.

2) 기본 몽타주(EEG montage)

Ⅰ. Ref.–Montage

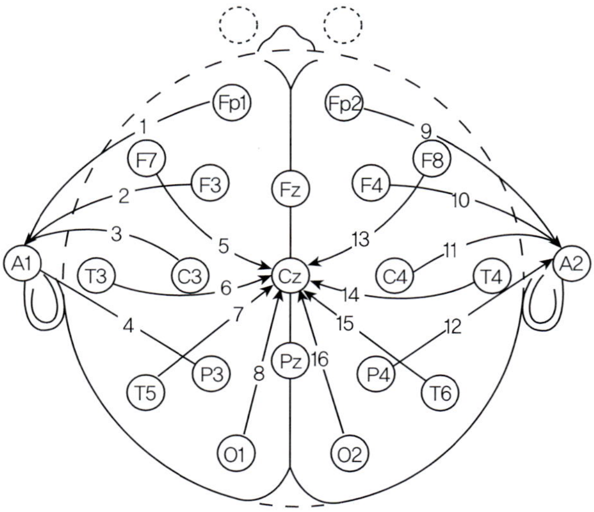

Channel No.	입력1	입력2
1	Fp1	A1
2	F3	A1
3	C3	A1
4	P3	A1
5	F7	Cz
6	T3	Cz
7	T5	Cz
8	O1	Cz
9	Fp2	A2
10	F4	A2
11	C4	A2
12	P4	A2
13	F8	Cz
14	T4	Cz
15	T6	Cz
16	O2	Cz
17	EKG	
18	Fz	A1
19	Cz	A1
20	Pz	A1
21	Resp.	

그림 20. Ref.–Montage

II. Bipolar Montage(Double banana)

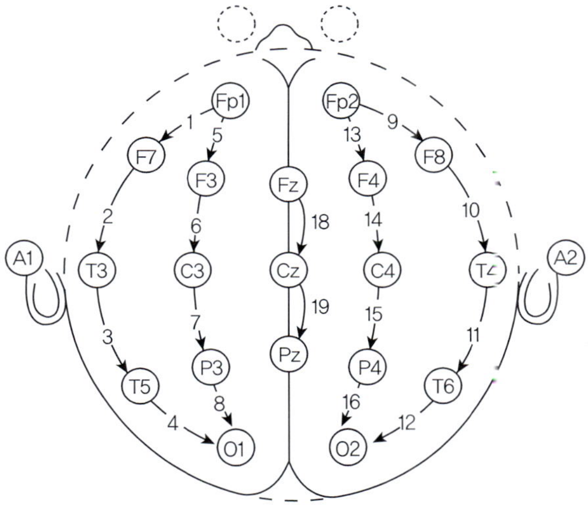

Channel No.	입력1	입력2
1	Fp1	F7
2	F7	T3
3	T3	T5
4	T5	O1
5	Fp1	F3
6	F3	C3
7	C3	P3
8	P3	O1
9	Fp2	F8
10	F8	T4
11	T4	T6
12	T6	O2
13	Fp2	F4
14	F4	C4
15	C4	P4
16	P4	O2
17	A1	A2
18	Fz	Cz
19	Cz	Pz
20	EKG	
21	Resp.	

그림 21. Double banana

Ⅲ. T_1, T_2Longitudinal Bipolar Montage

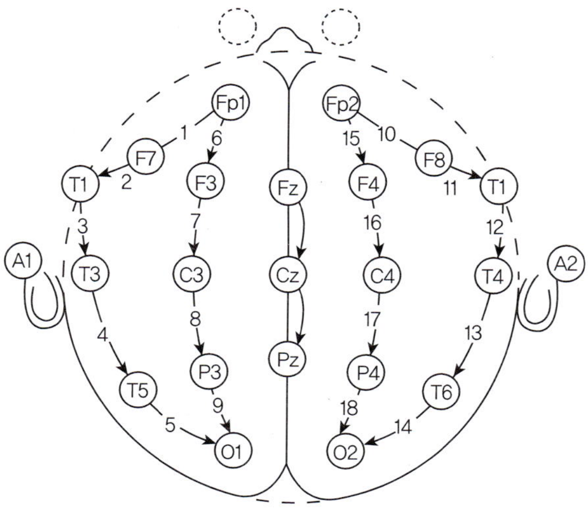

Channel No.	입력1	입력2
1	Fp1	F7
2	F7	T1
3	T1	T3
4	T3	T5
5	T5	O1
6	Fp1	F3
7	F3	C3
8	C3	P3
9	P3	O1
10	Fp2	F8
11	F8	T2
12	T2	T4
13	T4	T6
14	T6	O1
15	Fp2	F4
16	F4	C4
17	C4	P4
18	P4	O2
19	EKG	
20	T1	T2
21	Resp.	

그림 22. T_1, T_2Longitudinal Bipolar Montage

Ⅳ. Anterior Transverse

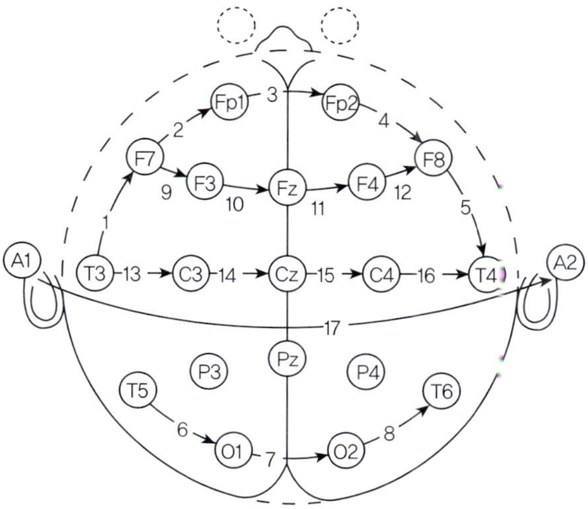

Channel No.	입력1	입력2
1	T3	F7
2	F7	Fp1
3	Fp1	Fp2
4	Fp2	F8
5	F8	T4
6	T5	O1
7	O1	O2
8	O2	T6
9	F7	F3
10	F3	Fz
11	Fz	F4
12	F4	F8
13	T3	C3
14	C3	Cz
15	Cz	C4
16	C4	T4
17	A1	A2
18	EOG	
19	EMG	
20	EKG	
21	Resp.	

그림 23. Anterior Transverse

Ⅴ. Posterior Transverse

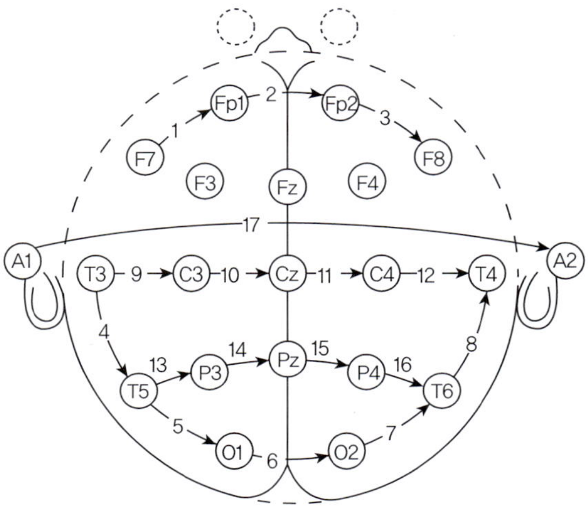

Channel No.	입력1	입력2
1	F7	Fp1
2	Fp1	Fp2
3	Fp2	F8
4	T3	T5
5	T5	O1
6	O1	O2
7	O2	T6
8	T6	T4
9	T3	C3
10	C3	Cz
11	Cz	C4
12	C4	T4
13	T5	P3
14	P3	Pz
15	Pz	P4
16	P4	T6
17	A1	A2
18	EOG	
19	Chin EMG	
20	EKG	
21	Resp.	

그림 24. Posterior Transverse

Ⅵ. nasopharyngeal Montage

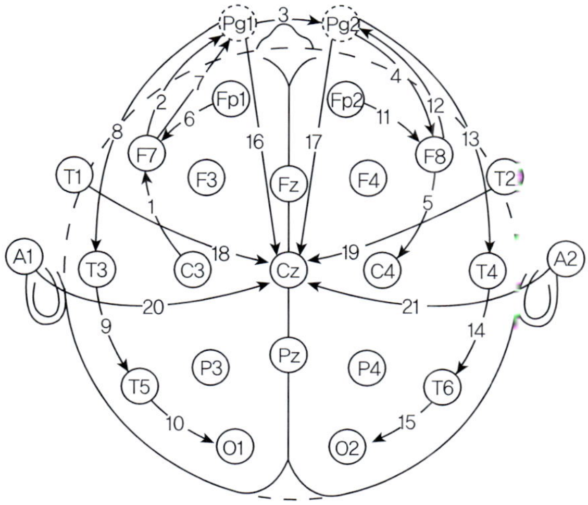

Channel No.	입력1	입력2
1	C3	F7
2	F7	Pg1
3	Pg1	Pg2
4	Pg2	F8
5	F8	C4
6	Fp1	F7
7	F7	Pg1
8	Pg1	T3
9	T3	T5
10	T5	O1
11	Fp2	F8
12	F8	Pg2
13	Pg2	T4
14	T4	T6
15	T6	O2
16	Pg1	Cz
17	Pg2	Cz
18	T1	Cz
19	T2	Cz
20	A1	Cz
21	A2	Cz

그림 25. Nasopharyngeal Montage

Work sheet

Work sheet

6. 뇌파검사시 이상뇌파의 부활법(유발법)

- 부활법(Activation) : 어떤 특정한 자극을 주었을 때 정상 또는 비정상적으로 나타나는 뇌파의 변화는 뇌파 판독의 중요한 부분이며, 또한 안정시에 나타나지 않는 이상 소견을 유발시키거나 불확실한 소견을 발견하기 위해 적용하는 방법이다.

– 개, 폐안(Eye open–close)
– 광자극(Photic stimulation)
– 과호흡(Hyperventilation)
– 수면유도(Sleep) : 자연수면, 약물수면
– 기타

1) 개, 폐안(Eye open–close)

개, 폐안(Eye open, EO/Eye close, EC)은 일종의 자극에 의한 상태의 변화이며 간편한 방법이므로 이상파 부활법의 하나로 임상검사에서 반드시 실시한다.

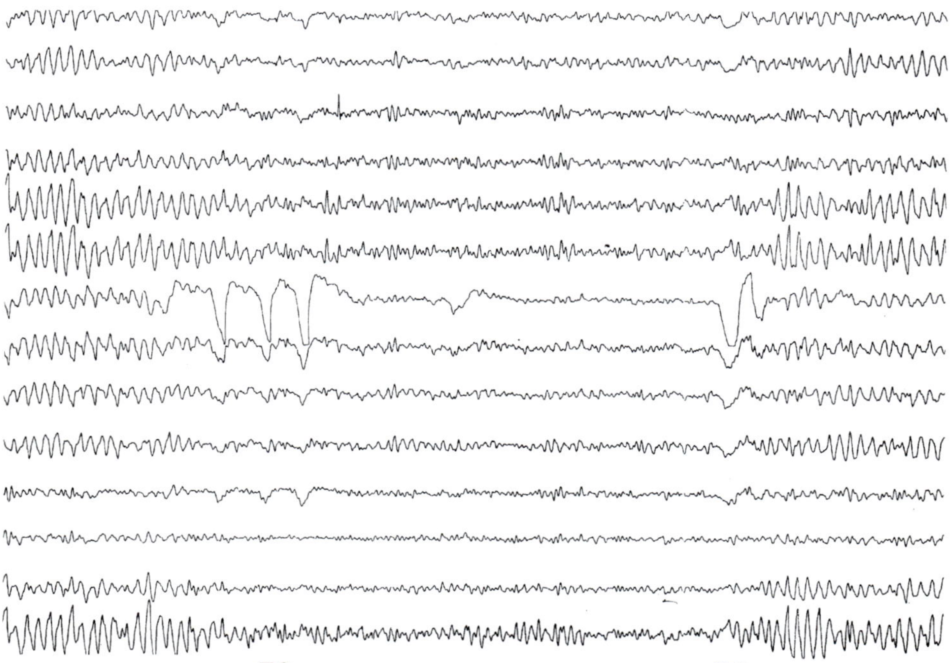

그림 26. 개, 폐안법

안정 폐안 상태에서 뇌파를 기록하고 있는 동안 5~10초간의 개.폐안을 몇 회 실시하고, 개안에 의한 α 파의 억제 상태를 관찰하지만, 폐안노다 개안상태로 옮겨진 직후에 비정상파가 돌발되는 결핍 발작에서는 3Hz의 전반적, 대칭성인 극.서파 복합이 출현하거나 극파군이나 돌발성 서파군도 나타나기 쉽다. 이것은 또한 의식 상태를 확인하는 의미도 있으며, 뇌파의 반응성을 조사하는 하나의 검사방법이기도 하다.

2) 과호흡(Hyperventilation)

뇌파가 임상적으로 응용되기 전부터 뇌전증발작이 과호흡에 의해 야기된다는 것은 잘 알려져 있었다. 각성안정시 가볍게 눈을 감은 상태에서 1분 동안에 20~30회 정도의 과호흡을 시키며, 이를 3분정도 시행한다.

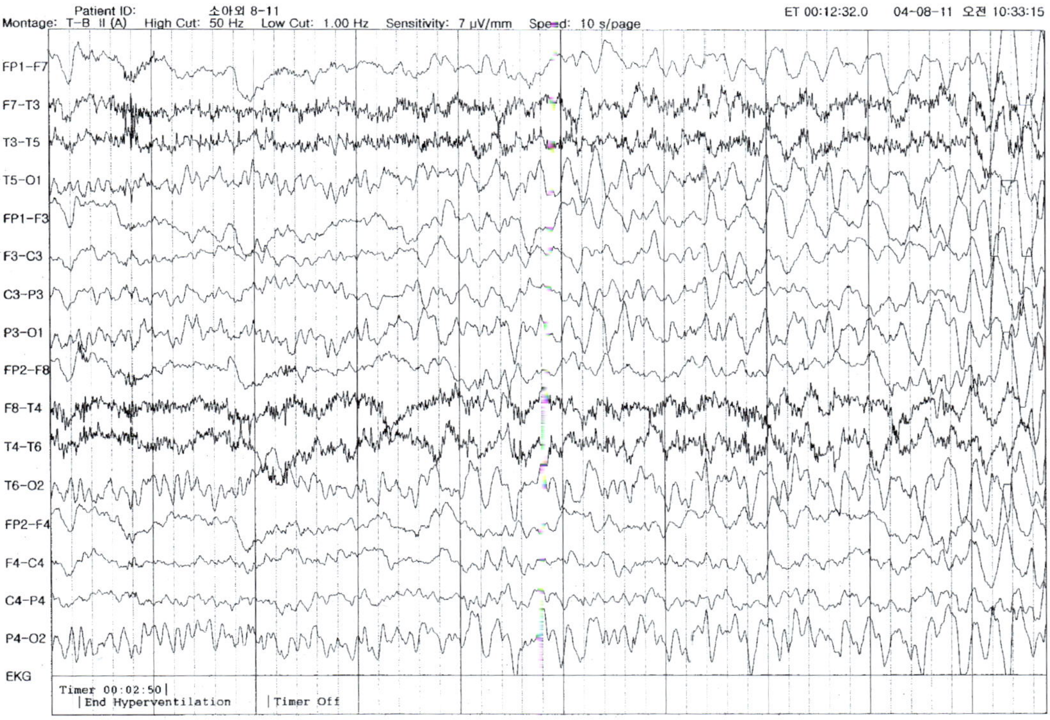

그림 27. 과호흡(Hyperventilation)후 build-up 현상

이와 같은 과호흡에 의해 혈중 CO_2의 분압이 저하되고, 이로 인해 말초혈관이 수축되어 신경세포의 산소공급이 감소되고, 그로인해 뇌파의 변화가 발생하는 것으로 생각되고 있다. 소아에서는 통상 4~5세부터 과호흡이 가능하며 과호흡에 의한 뇌파의 변화로는 발작성 이상파가 출현하거나 증강이 나타나거나, 비발작성 서파가 좌우동기성으로 출현 혹은 증강되기도 하는데, 이를 build-up이라 한다. 정상적인 환자의 build-up은 과호흡을 멈춘 후 대개 1분 안에 끝난다. 과호흡으로 인한 발작파의 출현은 뇌전증 중 정형결신발작(typical absence)에서 현저하며 치료하지 않은 예에서는 대부분의 환자에서 과호흡에 의해 전반성 좌우동기성인 3㎐ spike and wave(극서파복합)이 출현하고, 많은 경우에는 임상발작도 볼 수 있으며, 복합부분발작(complex partial seizure), 측두엽 뇌전증에서는 관자부 중심에 θ 파가 출현한다. Build-up은 대개 정상소아나 청소년에게서 흔하게 볼 수 있고, 출현율은 연령에 따라 적당한 차이가 있으며 보통 어릴수록 강하게 나타나며, 특히 소아의 경우에는 고진폭 서파가 군발(burst)하는 경우가 많다.

3) 광자극(Photic stimulation)

단속적인 빛을 계속해서 주면 이상파가 유발되는 경우가 있다. 자극광으로는 주기적으로 발광하는 백색 섬광용 램프(stroboscope)를 이용한다.

눈 앞 15~30 cm의 곳에 섬광용 램프를 두고 빛의 빈도를 바꾸어 3~30㎐ 빈도의 빛을 5~10초 동안 연속하여 준다. 광자극의 빈도에 동기하는 기간에 뒤통수부 우위에 나타나는 특이한 파형은 광구동(photic driving)이라고 하며 정상인에서도 어느 정도 인지된다.

광원성 뇌전증, 신경결핍 발작, 간대성 근경련 발작 등에서 돌발성 비정상파가 나타나기 쉽고 이런 자극에 의해 다음과 같은 3가지 변화를 볼 수 있다.

(1) 광-구동반응(photic driving response)
(2) 광-근대성반응(photic-myoclonic response)
(3) 광-경련반응(photic-convulsive response):광자극에 의해 뇌전증성 발작파(epileptiform) 출현

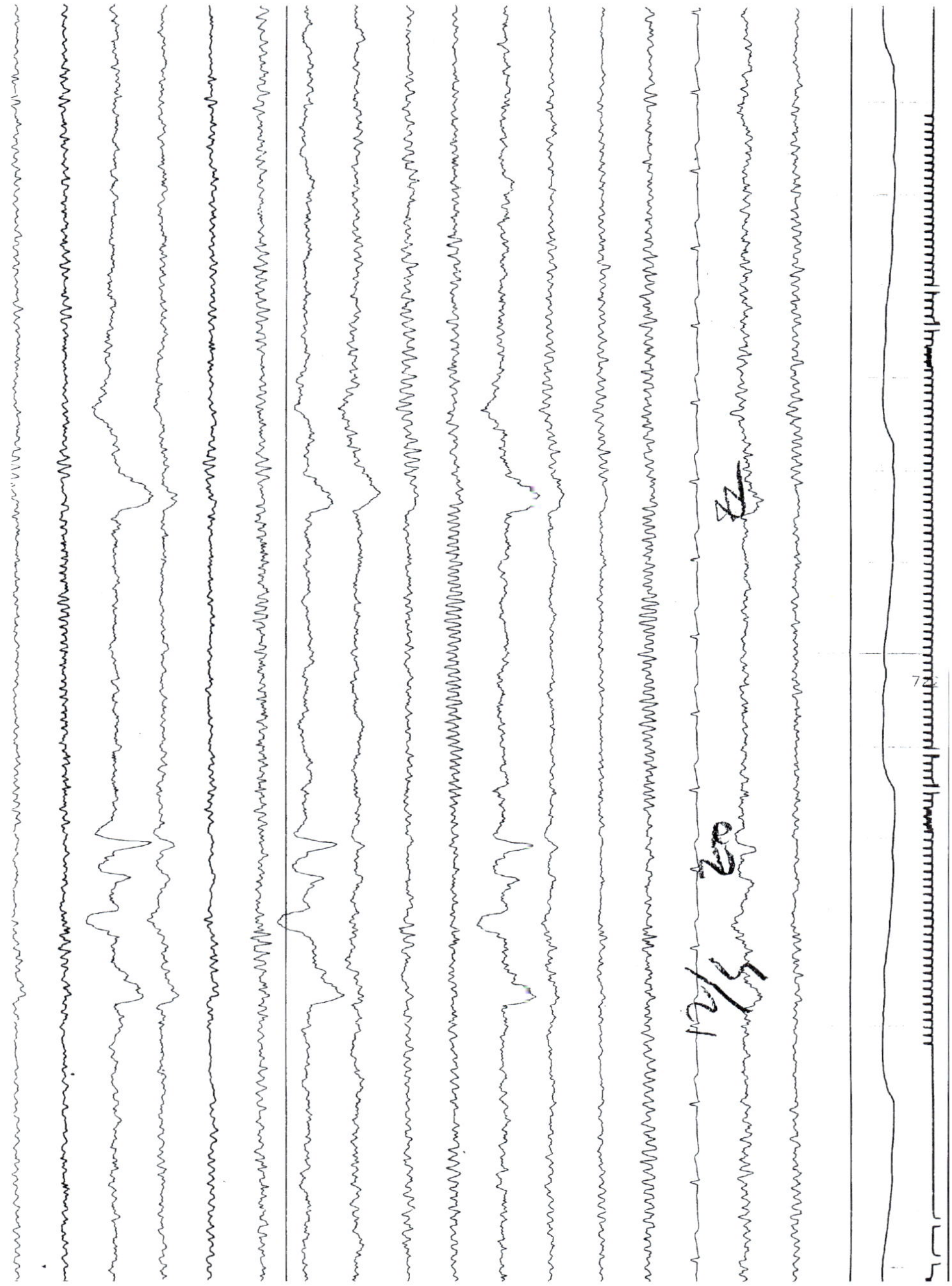

그림 28. 광-구동반응(photic drive 광자극과 같은 Hz의 파형이 보인다).

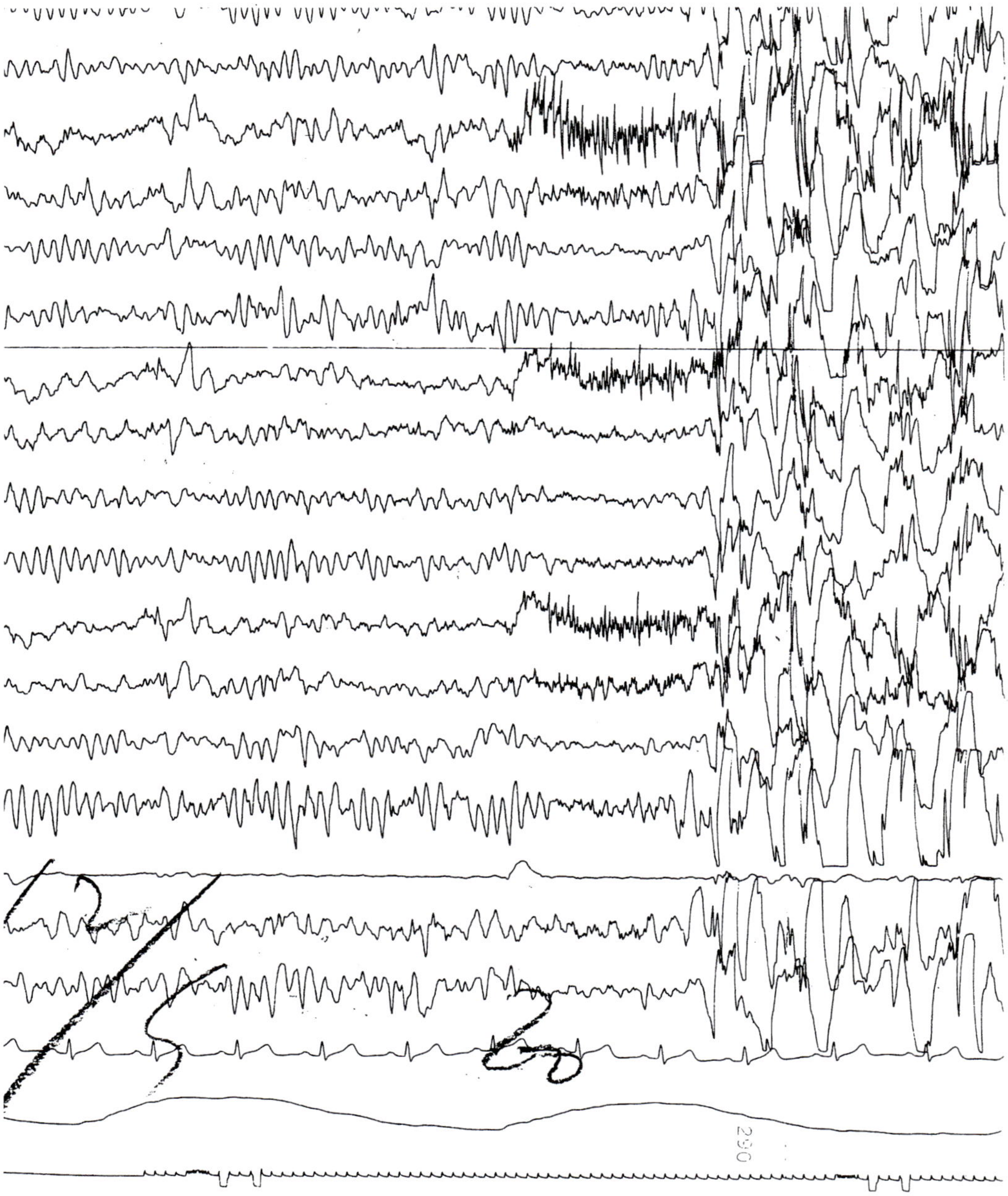

그림 29. 광-경련반응(불빛에 의한 자극으로 극파가 나타나고 있다).

4) 수면부활(Sleep activation)

수면 중에 경련 발작이 일어나기 쉬운 것은 잘 알려져 있고, 또 각성 중에 나타나지 않았던 이상파가 수면 중의 뇌파에 나타나기 쉬우므르, 비정상파의 부활법으로서 수면 중의 뇌파가 기록되어 진다. 전신 운동 발작을 일으키는 뇌전증 환자의 수면 중의 뇌파에서 관자부에 국한하는 극파가 나타나기 쉬운 것이 보고된 이래, 수면은 비정상파의 부활법의 하나로써 중시되고 있다.

(1) 약물주입(sedation)

자연스럽게 잠을 자는 것을 기다리는 시간이 너무 오래 걸리고 일상의 검사로서는 실제로 불가능한 경우도 있다. 비정상파는 입면기에서부터 경면기에 나타나기 쉬우므로 이 시기가 긴 수면제가 좋다.

(2) 수면박탈(sleep deprivation)

수면박탈은 검사하기 전날 잠을 거의 재우지 않고 검사당일 검사 중에 잠을 잘 수 있게 하는 것이다.

(3) 자연수면부활법

저절로 입면해 가는 과정을 기록하는 것이 가장 좋다. 비정상파는 일반적으로 수면 초기에 α 파가 감소하여 저진폭의 θ 파나 빠른파가 나타나는 억제기로부터 두정예파, 수면 방추파가 나타나는 stage1~2에 나타나기 쉽고, 심면기가 되면 오히려 출현하기 어렵게 된다.

수면 부활법을 위해서는 경면기를 길게 기록할 수 있도록 한다. 대서파가 나타나고, 심면기에 들어가게 되면 소리를 내거나 하여 경면기로 다시 돌아오게 하여, 비정상파가 나타나기 쉬운 상태를 오래 보존하도록 한다.

- 입면기, 경수면초기(stage 1), 경수면기(stage 2)
- 자연수면 : 입면기, 경수면초기
- 약물수면 : 중등도, 심수면기

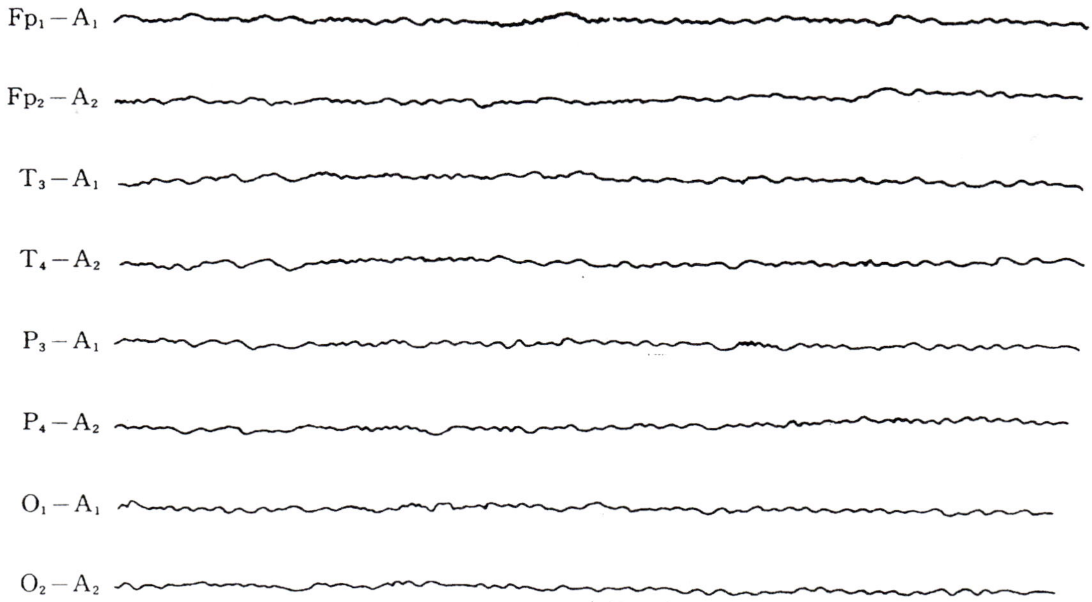

그림 30. 입면기(Stage of ripple wave → Stage I)

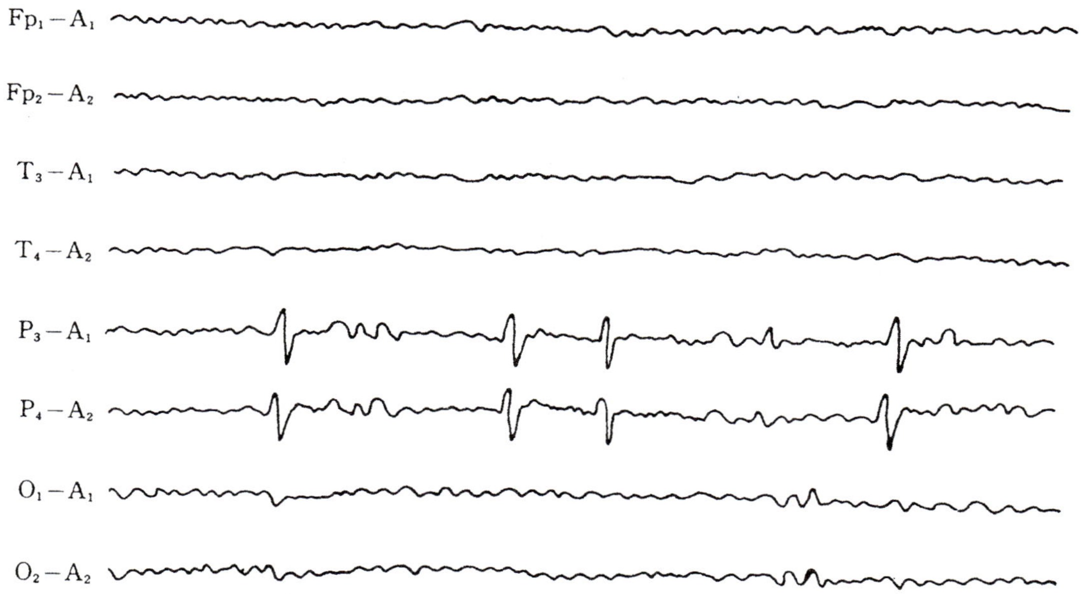

그림 31. 수면기 초기(유파기, Stage of hump wave → Stage II)

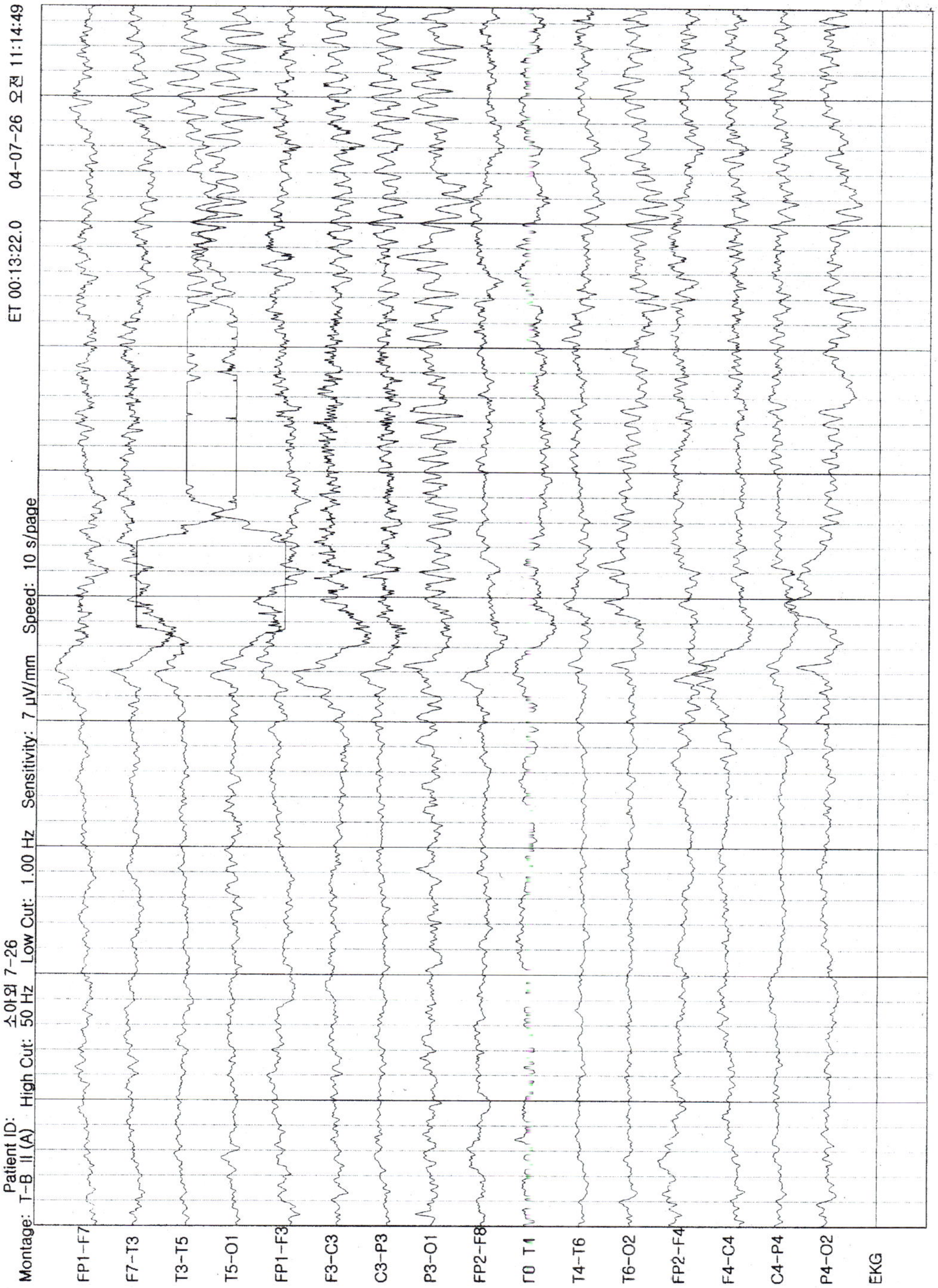

그림 32. 수면 중 개어날 때.

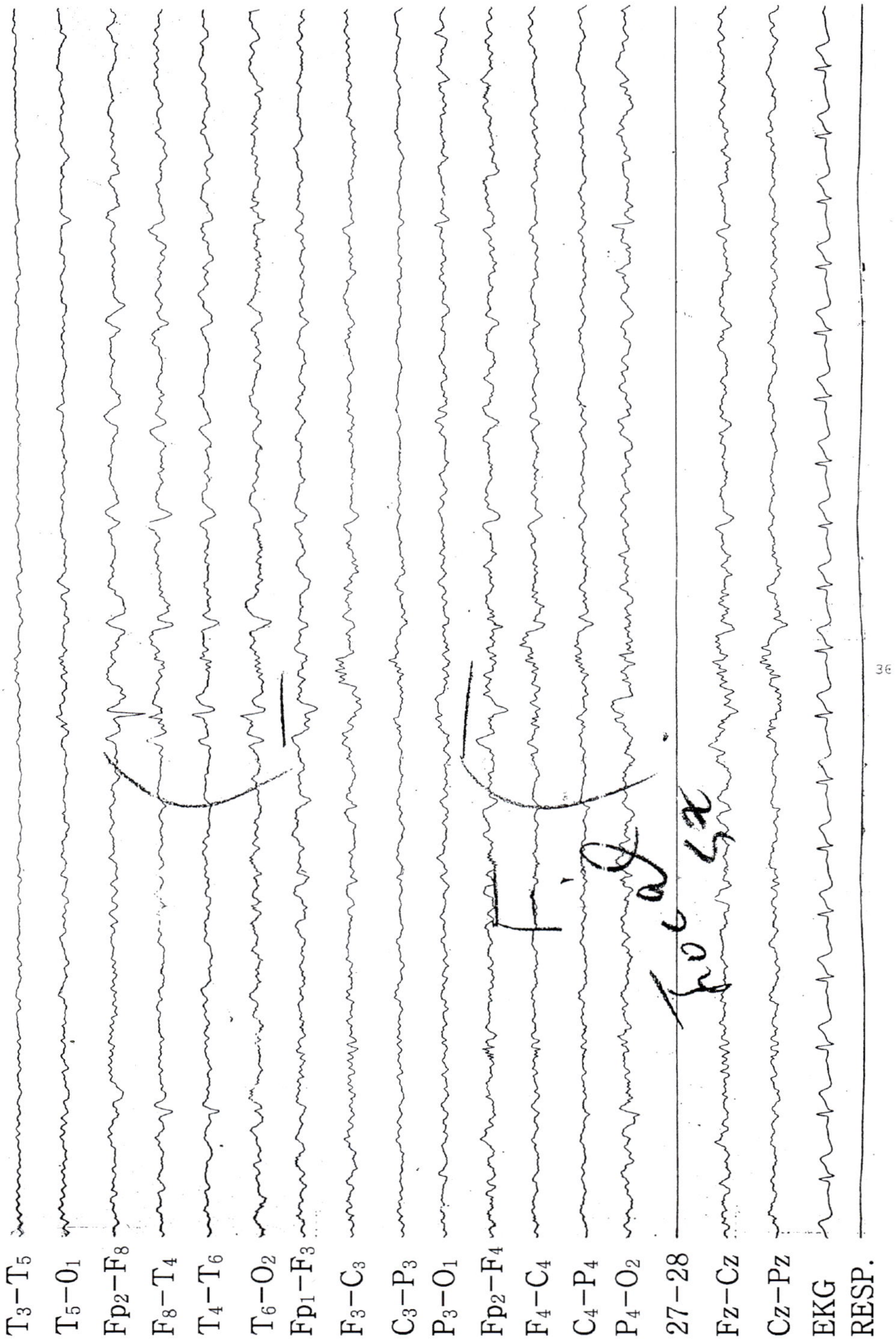

그림 33. 수면 중 focal seizure

Work sheet

7. 수면기 뇌파

수면뇌파도 뇌의 성숙에 따라 변화하기도 하지만 각성시의 뇌 성숙도에 따른 변화보다는 상대적으로 덜 복잡하다.

수면은 생리적 의식수준의 저하로서 수면 깊이의 정도에 따라 뇌파소견도 변하게 된다. 즉, 겉질(피질, cortex)책수준에서의 기능저하로 α 율동이 감퇴되거나, 봉우리파(유파, hump, 마루부 예파, vertex sharp wave)가 출현하면서 좌우 동기성(synchrous)의 서파를 보이게 된다.

수면 깊이의 각단계에 따라 특징적인 소견을 나타내며 각성기 뇌파는 개인차가 있지만 수면뇌파에서는 개인차가 감소하며 모든 사람이 유사한 수면뇌파를 보인다. 이런 수면단계에 따른 수면뇌파의 분류는 여러 학자들에 의하여 분류되고 있으나 최근에는 Rechtsaffen와 Kales(1968)의 분류를 기초로 한 APSS(association for the psychological study of sleep)의 분류가 일반적으로 널리 사용되고 있다.

표 5-1. 뇌파 수면단계의 분류

뇌파의 특징		Gibbs & Gibbs	국제분류 Rechtschaffen & Kales(1968)	Dement & Kleitman –1957
저진폭 빠른파(흥분) α 파(안정)	각성기		stage W	
α 파 소실, 평탄파형, 저진폭θ 파, 빠른파	입면기	drowsiness	stage 1	1
마루부 예파	(경수면 초기)	very light sleep		
방추파와 K복합파, 배경은 중등도 진폭 느린파	경수면기	light sleep	stage 2	2
방추파와 고진폭느린파	중등도 수면기	moderately deep sleep	stage 3	3
고진폭느린파의 연속, 방추파(–)	심수면기	deep sleep	stage 4	4
저진폭 θ 파, 빠른파의 급속안구운동의 출현	REM 수면기	early morning sleep	stage REM	1 rem

1) 수면의 생리(Physiology)

수면에는 두가지 상태, 즉 빠른 안구운동(rapid eye movement, REM)을 동반하는 REM수면과 빠른 안구운동을 동반하지 않는 non–REM 수면이 있으며, 전체 수면 기간중 non–REM 수면과 REM 수면이 3~4회 교차된다. REM 수면과 non–REM 수면의 비율은 나이에 따라 차이가 있으며 신생아 시기에는 REM 수면이 성인에 비해 상대적으로 많은 부분을 차지한다. REM 수면과 non-REM 수면의 특성을 요약하면 **표 5-2**와 같다. 뿐만 아니라 REM 수면과 non-REM 수면은 각각 상태에 따라 비교적 특징적인 뇌파소견을 보이게 된다.

예를 들어 non-REM 수면의 초기에는 전위가 매우 낮으며 비교적 주파수가 적은 느린파(slow rhythm)가 나타나며, 수면이 점차 깊어짐에 따라 전위가 높은 느린파가 많아지면서 V-wave 등이 관찰되고, 수면이 아주 깊은 상태에 도달하면 갑자기 전체적으로 전위가 매우 뚜렷해지게 된다. 그러다가 REM 수면 상태에 도달하면 갑자기 전체적으로 전위가 매우 낮은 베타 파형(beta wave)으로 바뀌면서 안구에 가까운 이마엽(전두엽, frontal lobe) 부위 기록에서는 안구 운동에 따른 인공산물이 섞여 나온다.

표 5-2. REM 수면과 non-REM 수면의 임상특성

REM 수면	non-REM 수면
– 임상양상 수면중 빠른 공액(conjugate) 안구운동이 있다. 체온, 혈압, 맥박, 호흡의 변화가 있다. 근단일수축(근연축, muscle twitching)이 있다. 꿈(dream)이 있다. – 해부학적 위치 다리뇌그물체형성(pontine reticular formation) – 관계되는 신경전달물질 노르아드레날린(noradrenaline)	– 임상양상 수면중 안구운동이 없다. 체온, 혈압, 맥박, 호흡 등의 상태가 안정적이다. 근수축 등 움직임이 없다. 꿈을 꾸지 않는다. –해부학적 위치 다리뇌및 숨뇌 중앙부위에 위치(midine pontine & medullary raphe nucleus) – 관계되는 신경전달물질 세로토닌(serotonin)

2) 수면 분석(sleep stage)

sleep :
- Non-REM
  - stage 1 : α 율동 소실(Ripple wave phase)
    중심부(C3, C4) 고진폭느린파
  - stage 2 : 마루부 Spindle, K-complex
  - stage 3 : 고진폭느린파(2~3㎐, 75㎶)
  - stage 4 : 고진폭느린파(page당 50% 이상)
- REM : 급속안구운동(Rapid eye movement)
  심박수, 호흡수 증가
  근전도 감소
  음경, 음핵의 발기

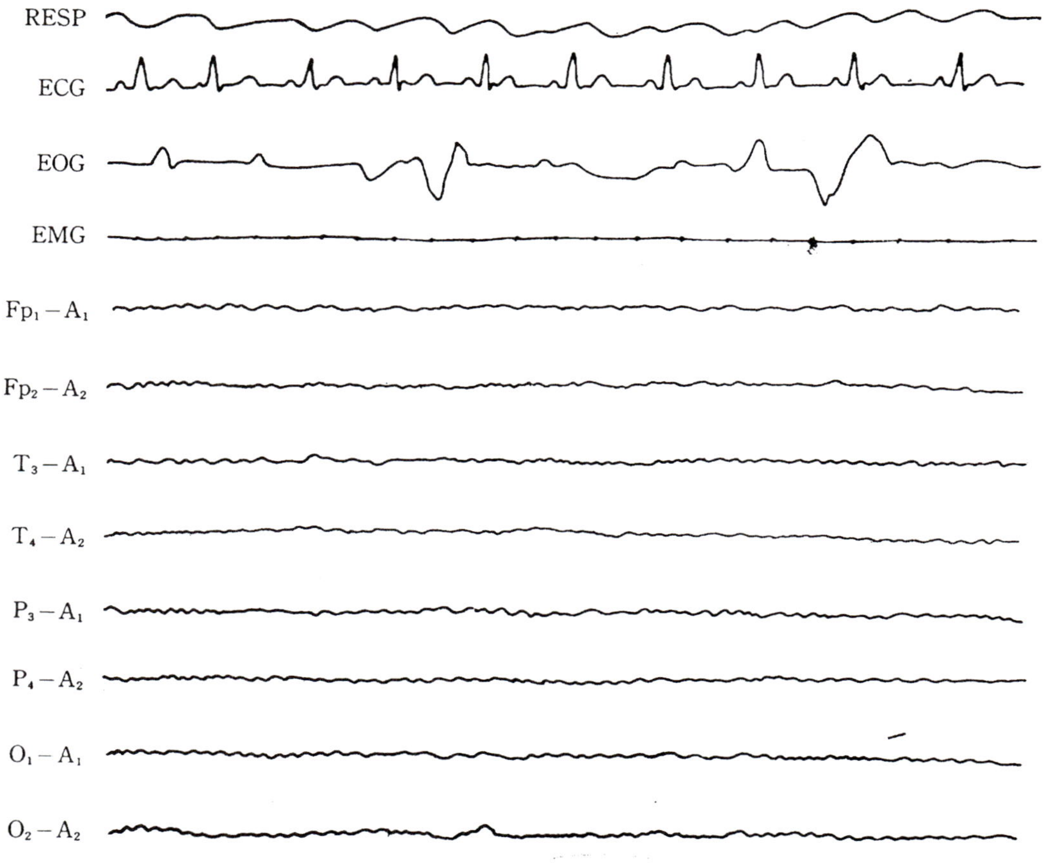

그림 34. REM 수면기 : 급속안구운동(Rapid eye movement)

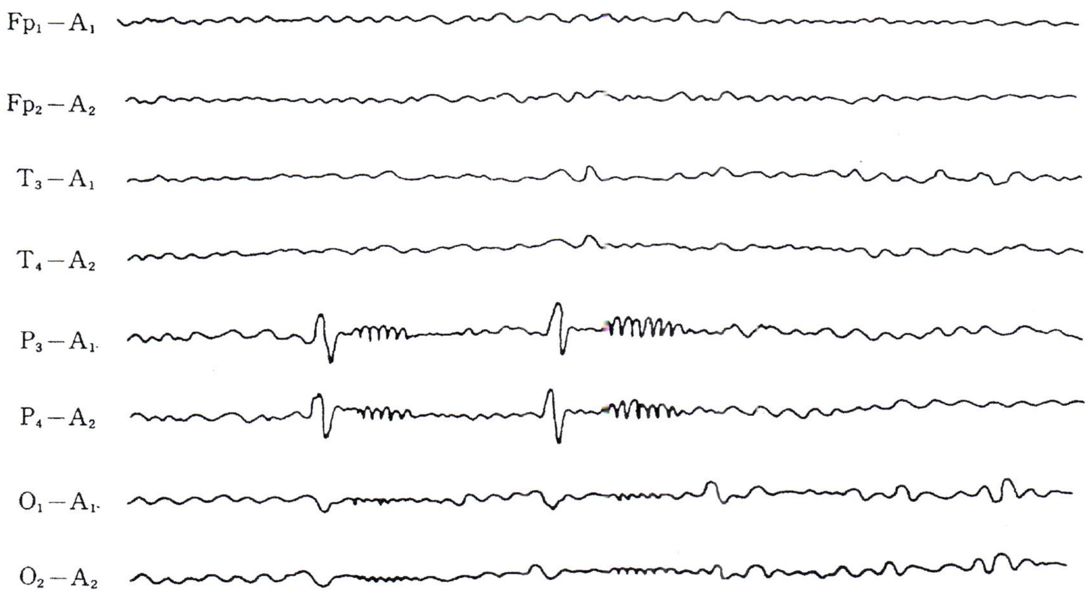

그림 35. 경수면기(유–방추 혼합기, Stage of mixture humps and spindles → Stage II)

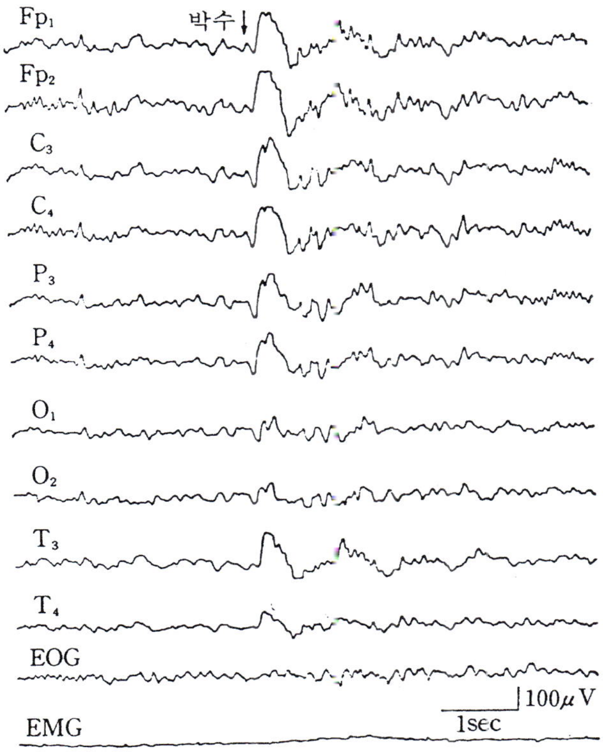

그림 36. 음자극에 의한 K–복합파 → Stage II

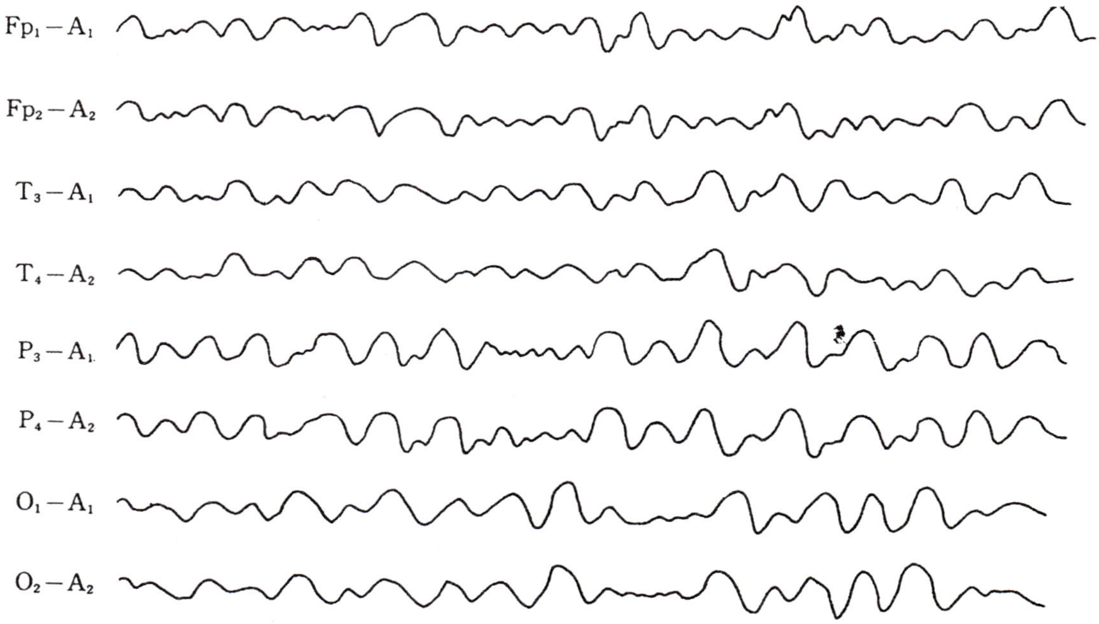

그림 37. 중등도 수면기 Moderately deep sleep, stage 3(hill waves 20~50%, 구파) → 심수면기 Deep sleep, stage 4 Stage of hill wave(hill wave 50% 이상)

Work sheet

8. 인공산물(Artifact)

인공산물이란 뇌파기록시 혼입되어 나타나는 뇌파 이외의 전기적인 잡파형을 말한다. 소아에서는 성인에 비해 인공산물이 많으며, 특히 각성시 뇌파에서는 더욱 현저하게 많이 발생하여 판독에 어려움을 주는 경우도 있어, 이상파, 특히 발작파의 국재소견과의 구별이 곤란한 경우도 있다.

일반적으로 사용하는 뇌파의 기록법은 뇌 실질로부터 연막, 거미막(지주막, Arachnoid), 경막, 머리뼈(두개골, skull)과 머리덮개를 통과하여 나오는 파를 증폭기를 통해 기록하는데, 이때 각종의 인공산물들이 혼입되기 쉽다.

이러한 잡파형은 판독에 어려움를 주기도 하고 이상파와의 구별에 곤란한 경우도 있다.

잡파를 구별해 내는 것은 판독의 중요한 요소이다.

1) 인체 내에서 발생되는 인공산물

① EMG(근전도) : 근육의 움직임

② ECG(심전도)

③ Pulse(맥파) : 심장뛰는게 피부에서 느껴지는 것

④ Eye blinking(Eye open−Eye close) : 눈 뜨고 감기

⑤ Eye ball rolling : 안구의 움직임

⑥ Sweating(발한) : 땀

⑦ Respiration(호흡)

⑧ Body Movement(체동) : 몸의 움직임

⑨ 의치

⑩ 삼키기(Swallowing)

⑪ 흐느낌(Sobs)

⑫ 빨기(Sucking)

⑬ 씹다(Chewing)

⑭ Coughing and hiccough (기침, 딸꾹질)

⑮ Speaking

⑯ 운동전위(Motor potentials)

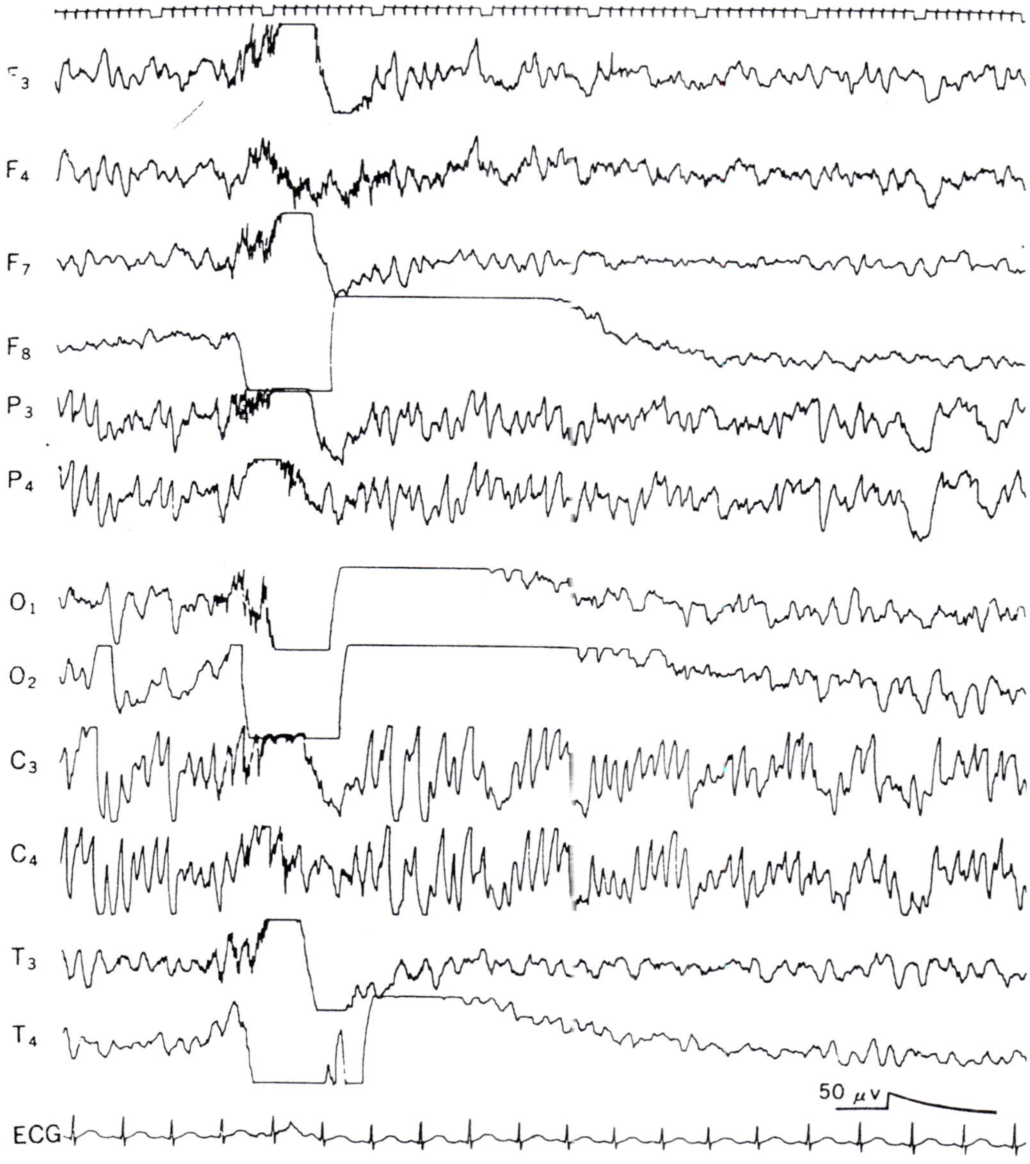

그림 38. 몸움직임(체동, body movement)

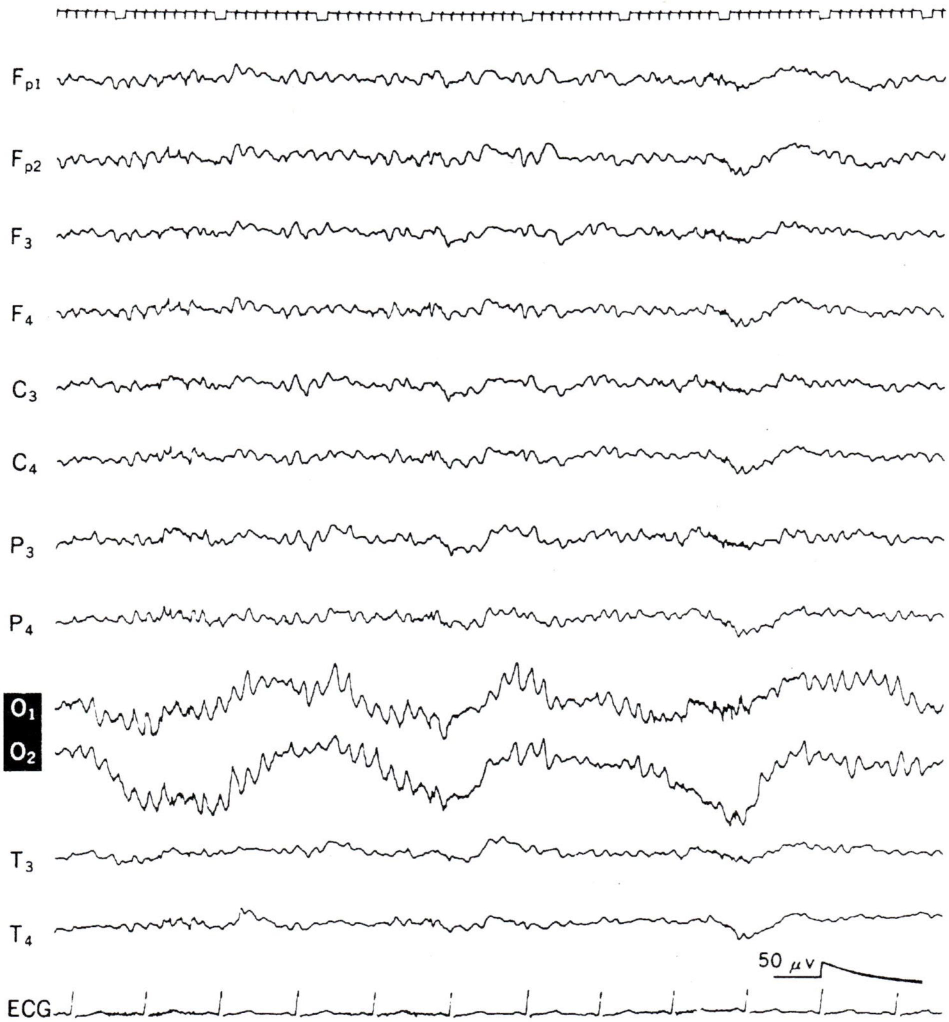

그림 39. 호흡운동(Respiration movement)

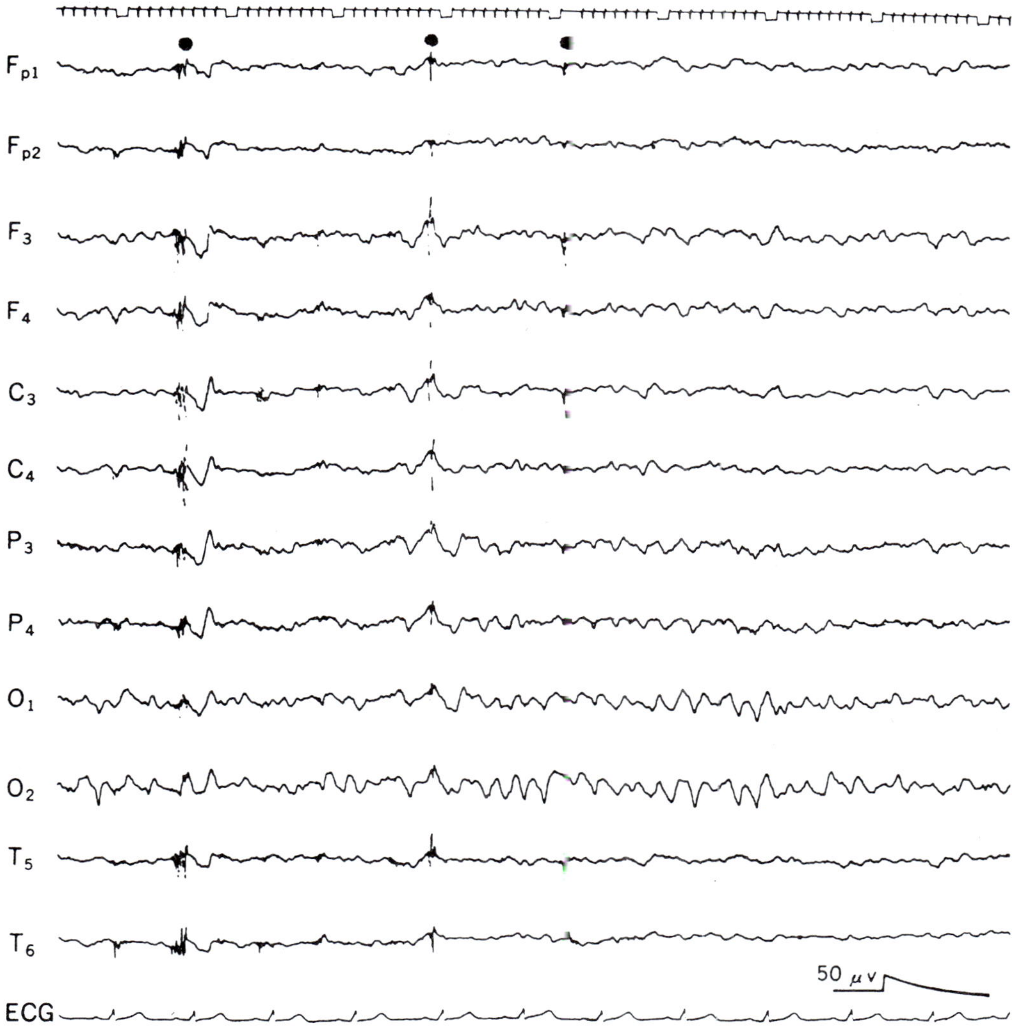

그림 40. 금속 의치로부터 발생한 artifact

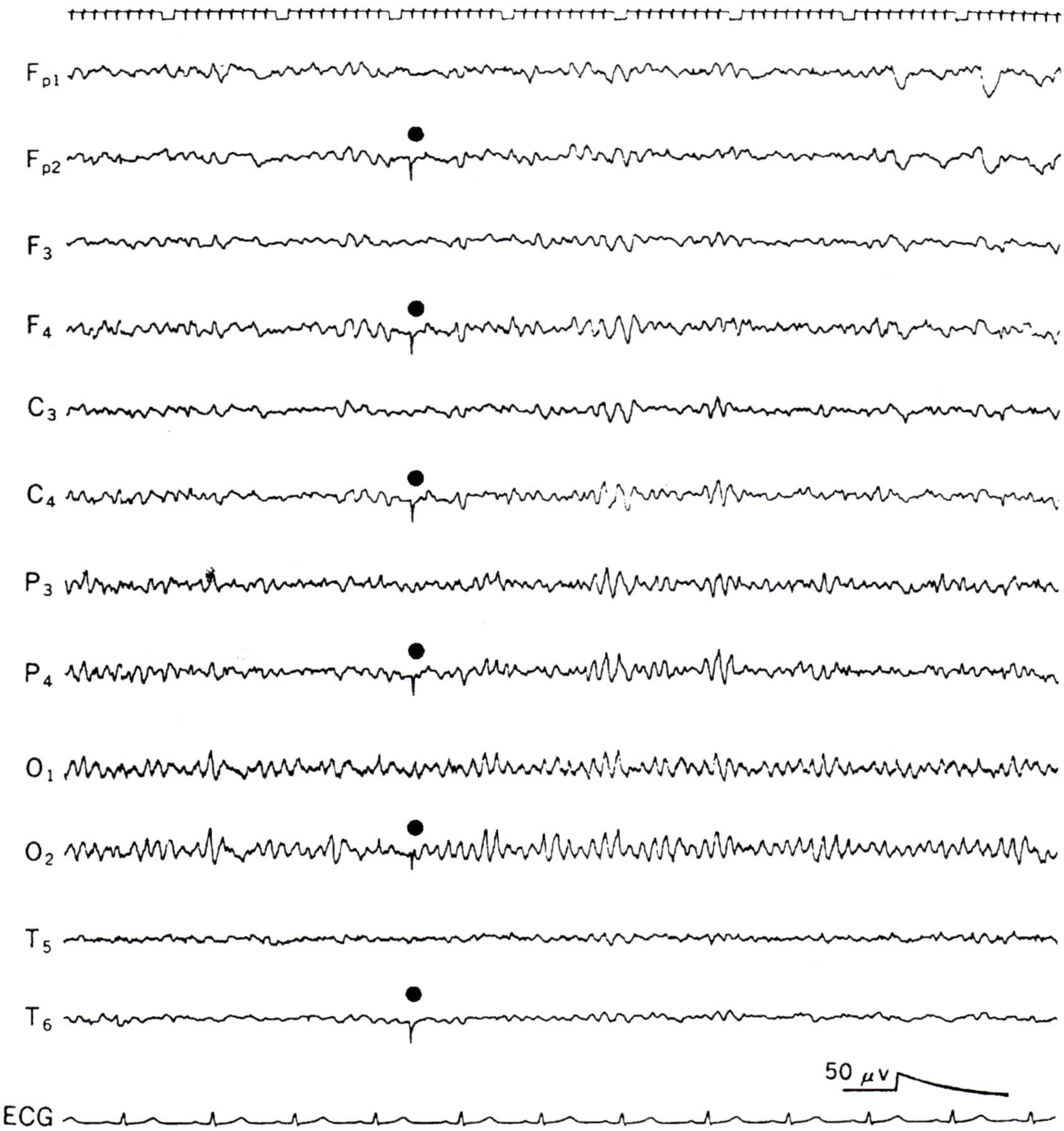

그림 41. 우측 귓불의 전극이 움직여 모든 unipolar montage에 Spike 모양의 artifact가 나타나고 있다.

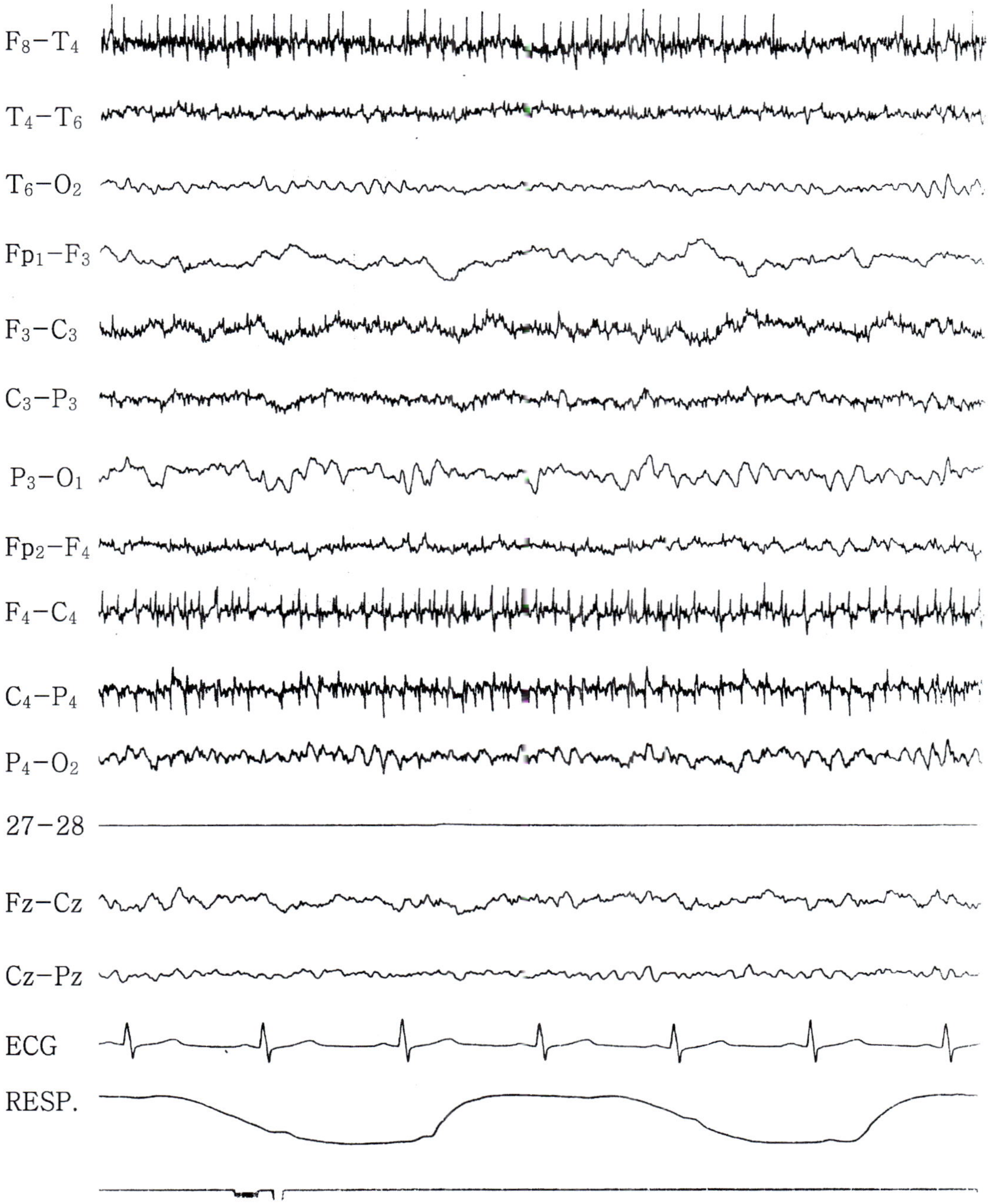

그림 42. Motor potentials

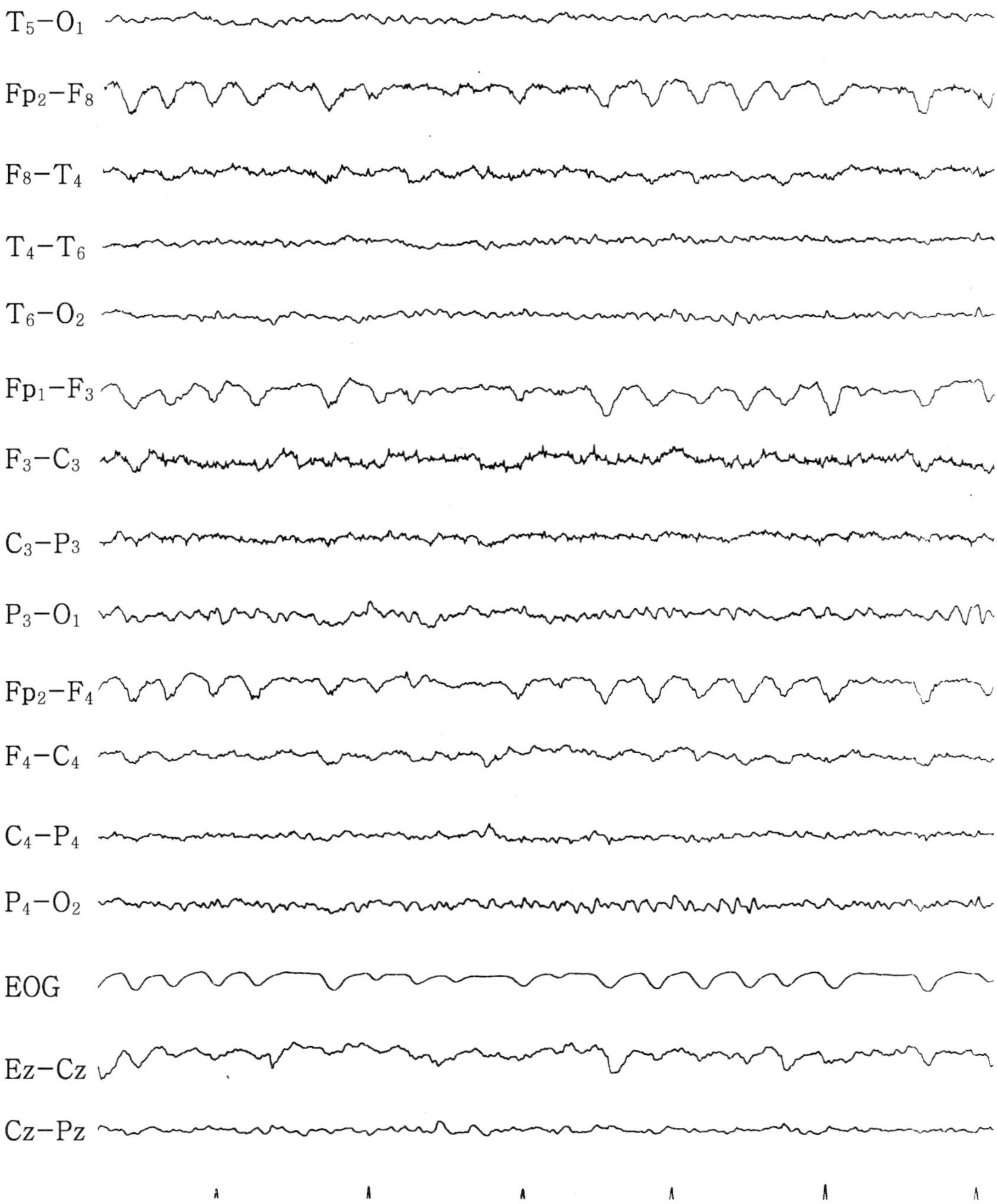

그림 43. 눈 깜박임(Eye Blinking).

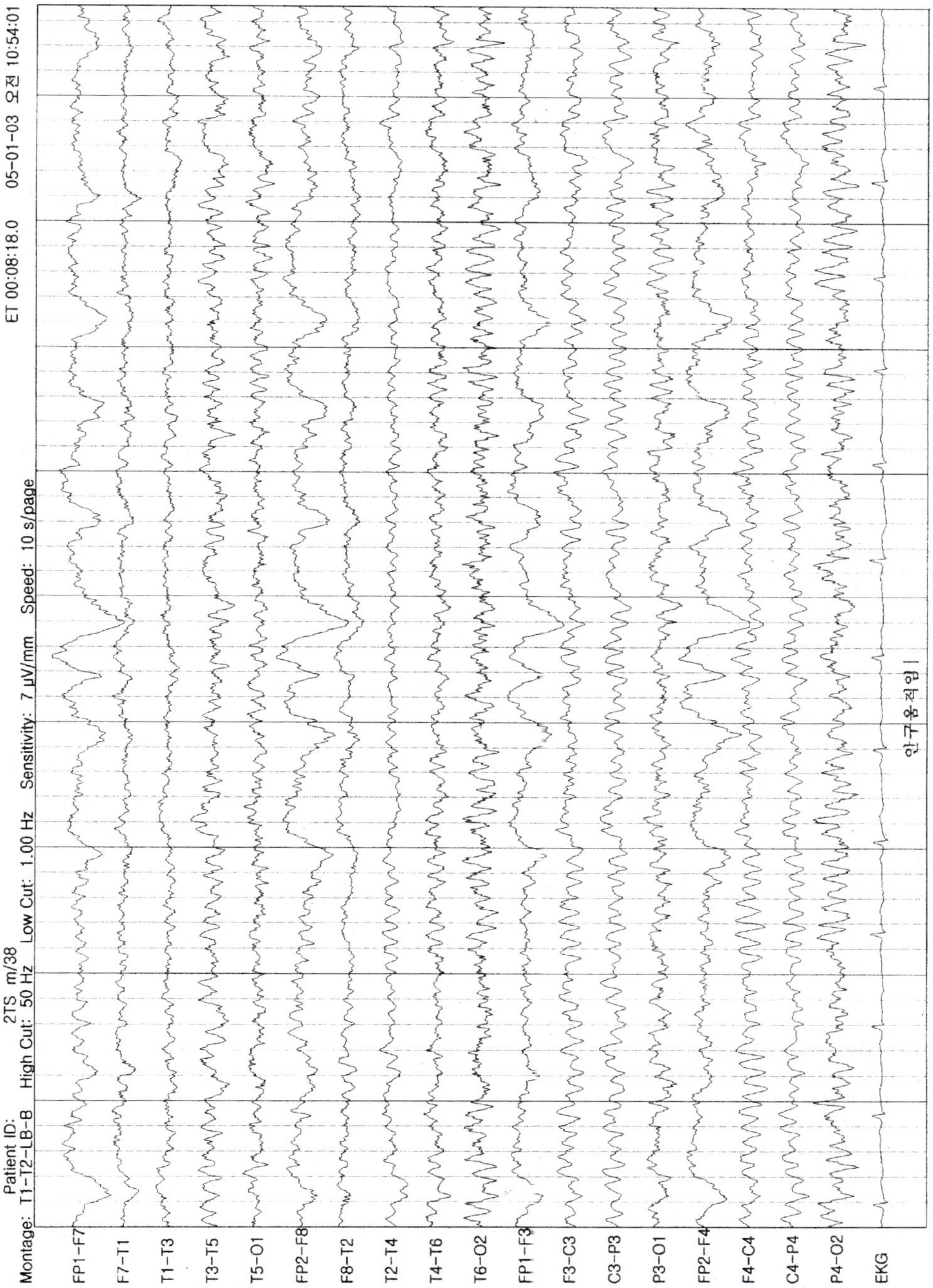

그림 44. 안구움직임 (Eye ball movement).

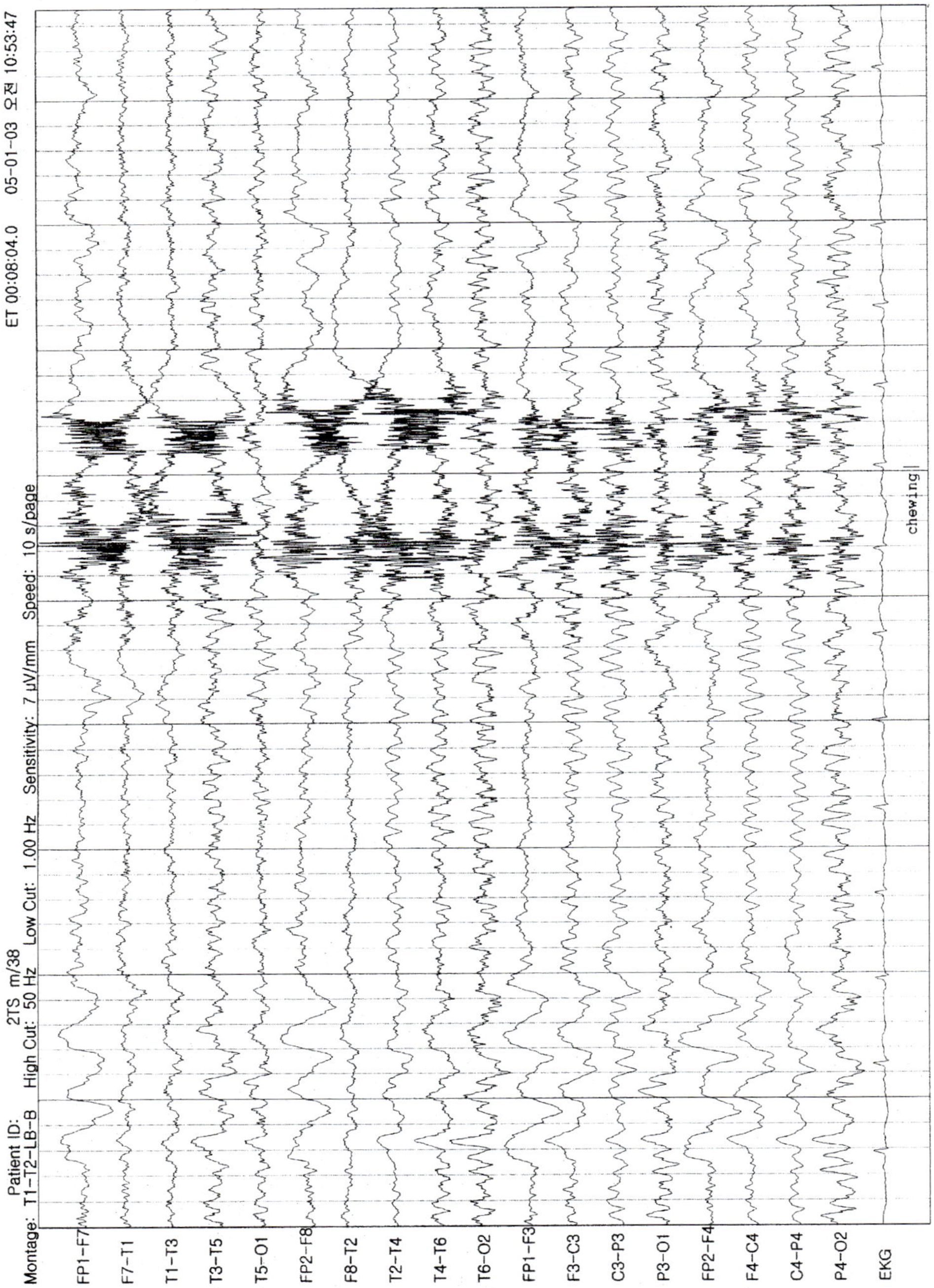

그림 45. 저작 (Chewing).

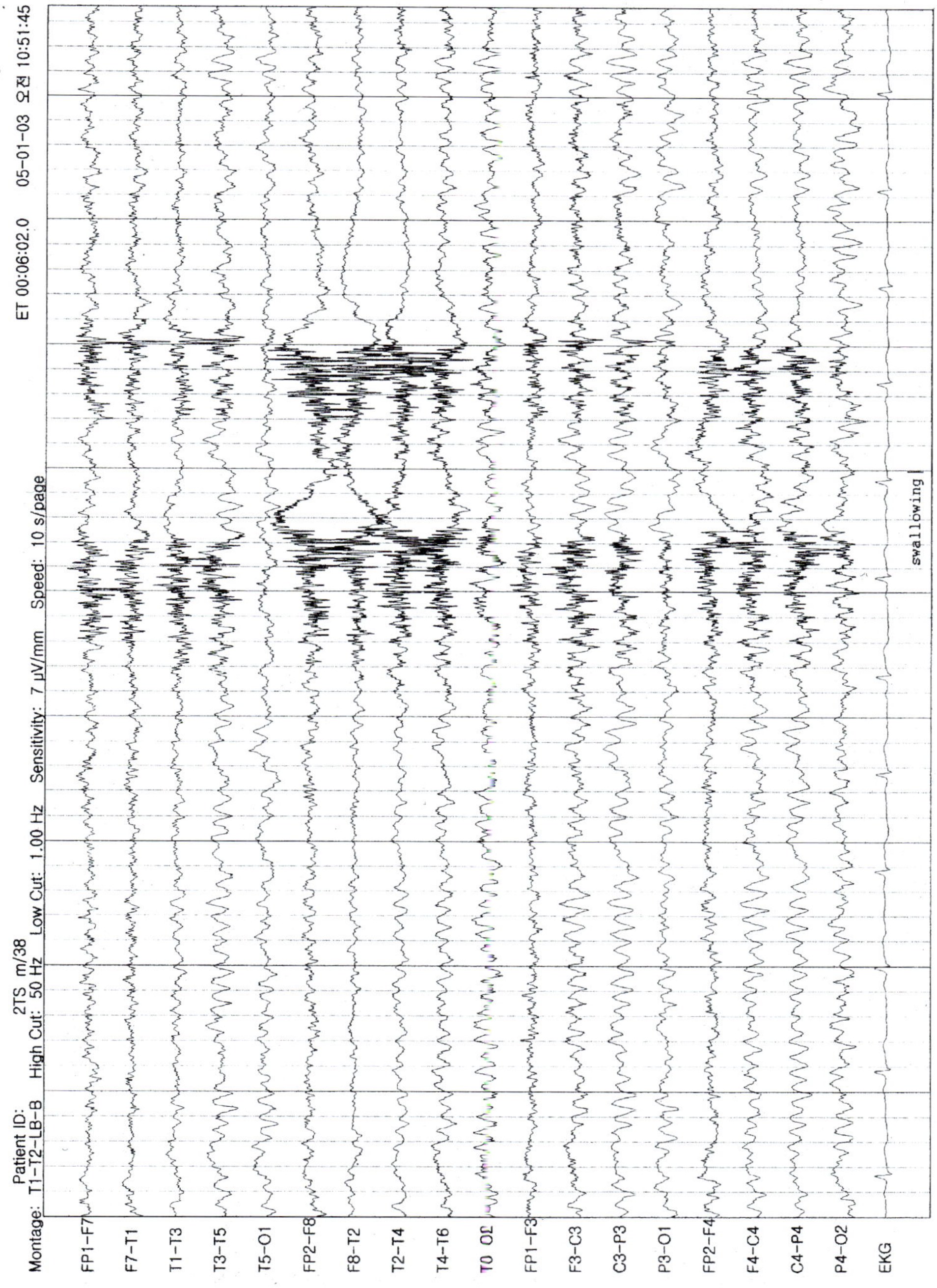

그림 46. 연하 (Swallowing).

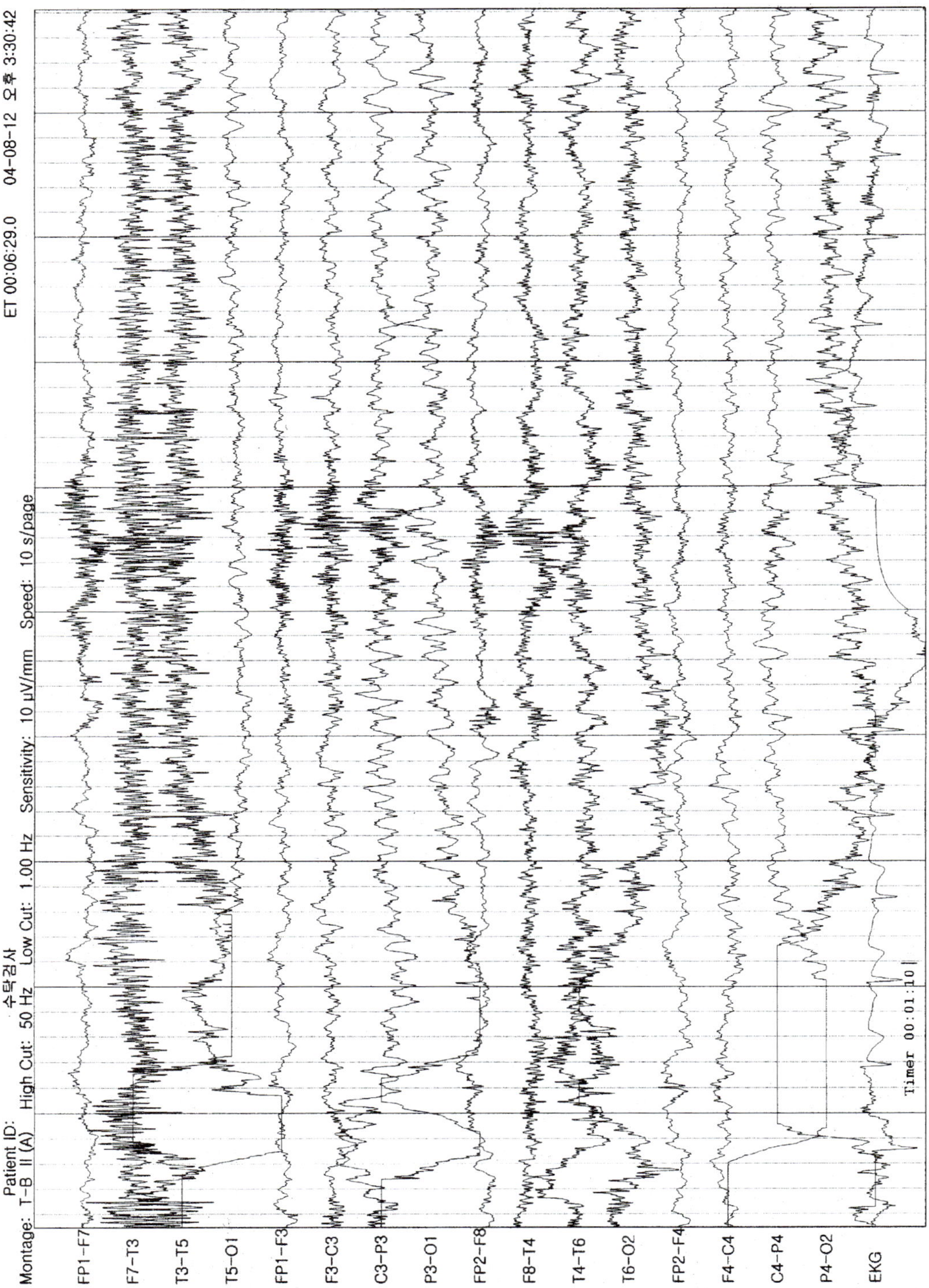

그림 47. 몸움직임(체동, body movement)과 motor Potentials.

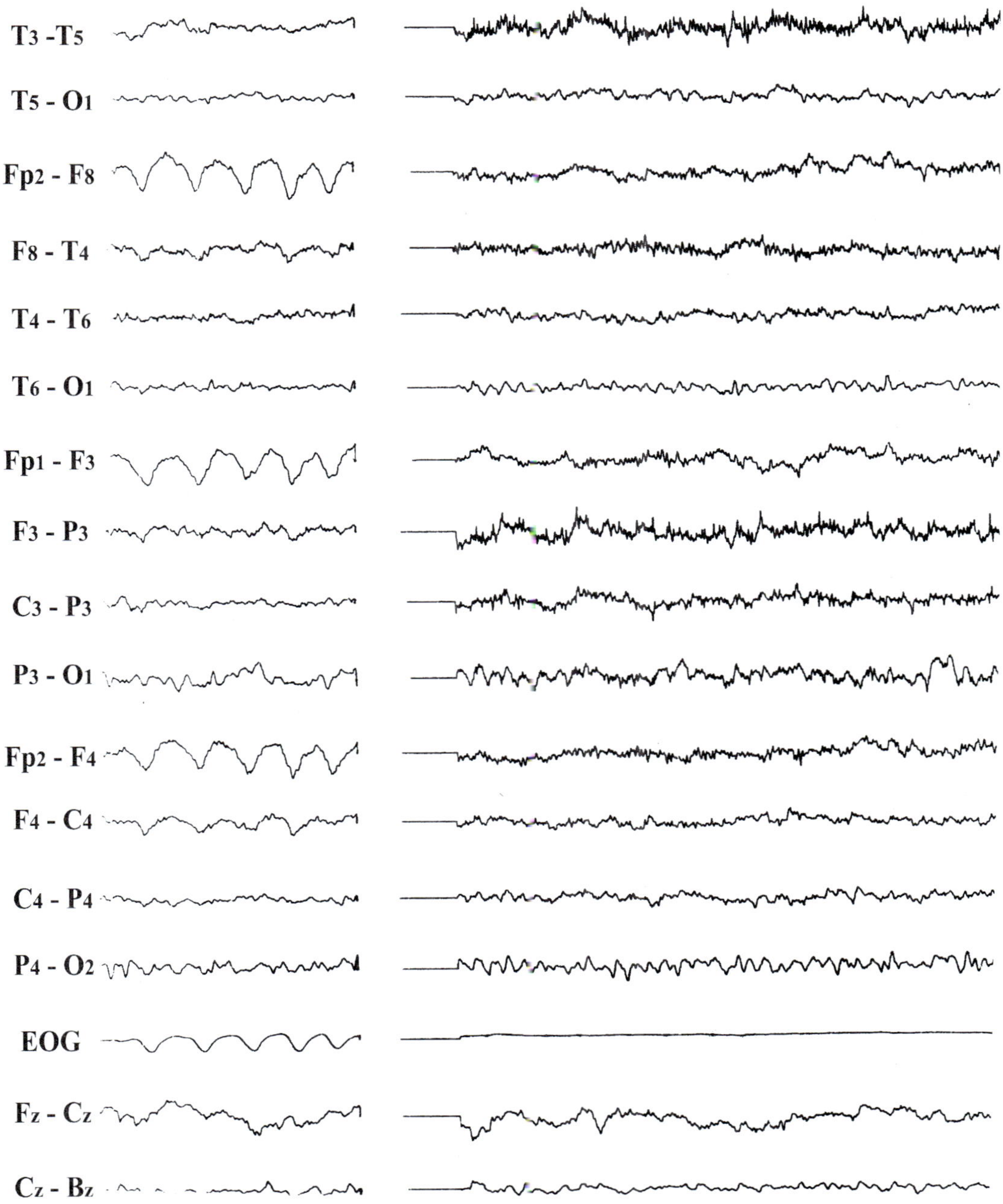

그림 48. 안대 사용 후 eye blinking 소멸.

2) 인체 외에서 발생되는 인공산물

① electrodes(접촉불량) : 머리에 이물질이 있거나 접촉이 되지 않았을 때.

② 단선

③ 정전유도 : 검사도중 보호자가 환자에게 걸어가는 상황에서 발생가능.

④ Earth 불완전(접지 불완전) : 과도한 전류를 땅으로 보내는 기능 불완전.

⑤ 뇌파기의 고장

⑥ Telephone sound

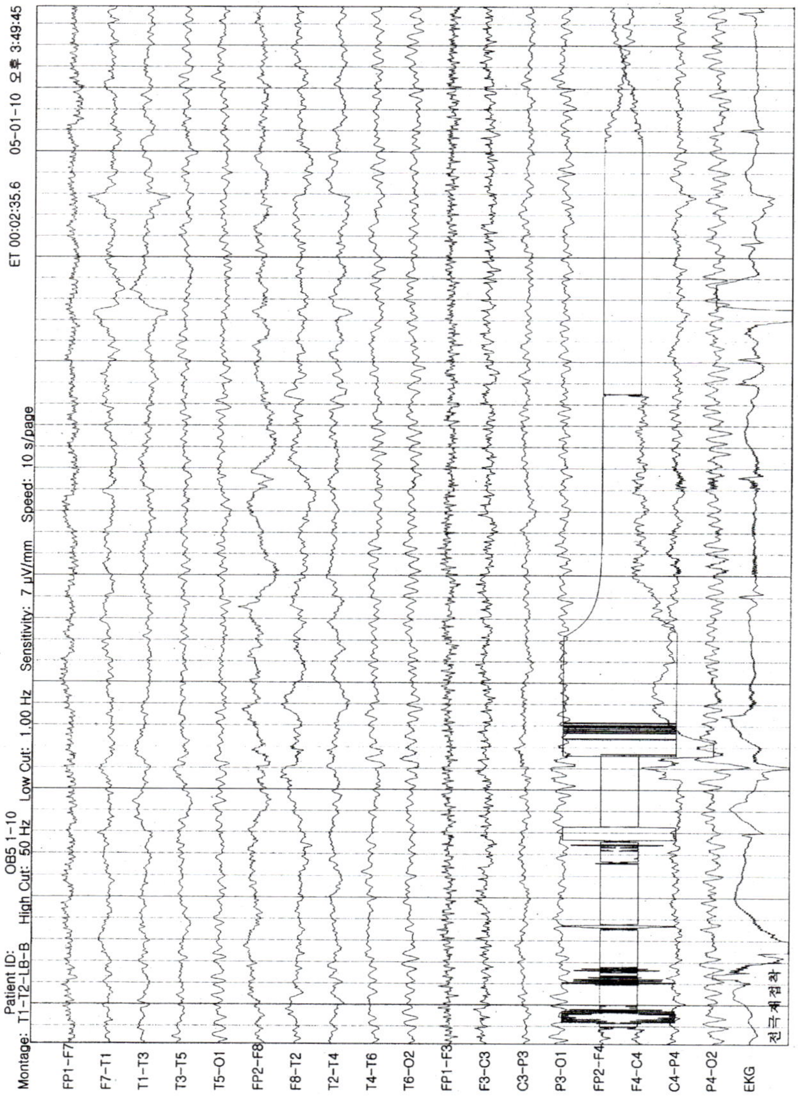

그림 49. 전극 접촉불량.

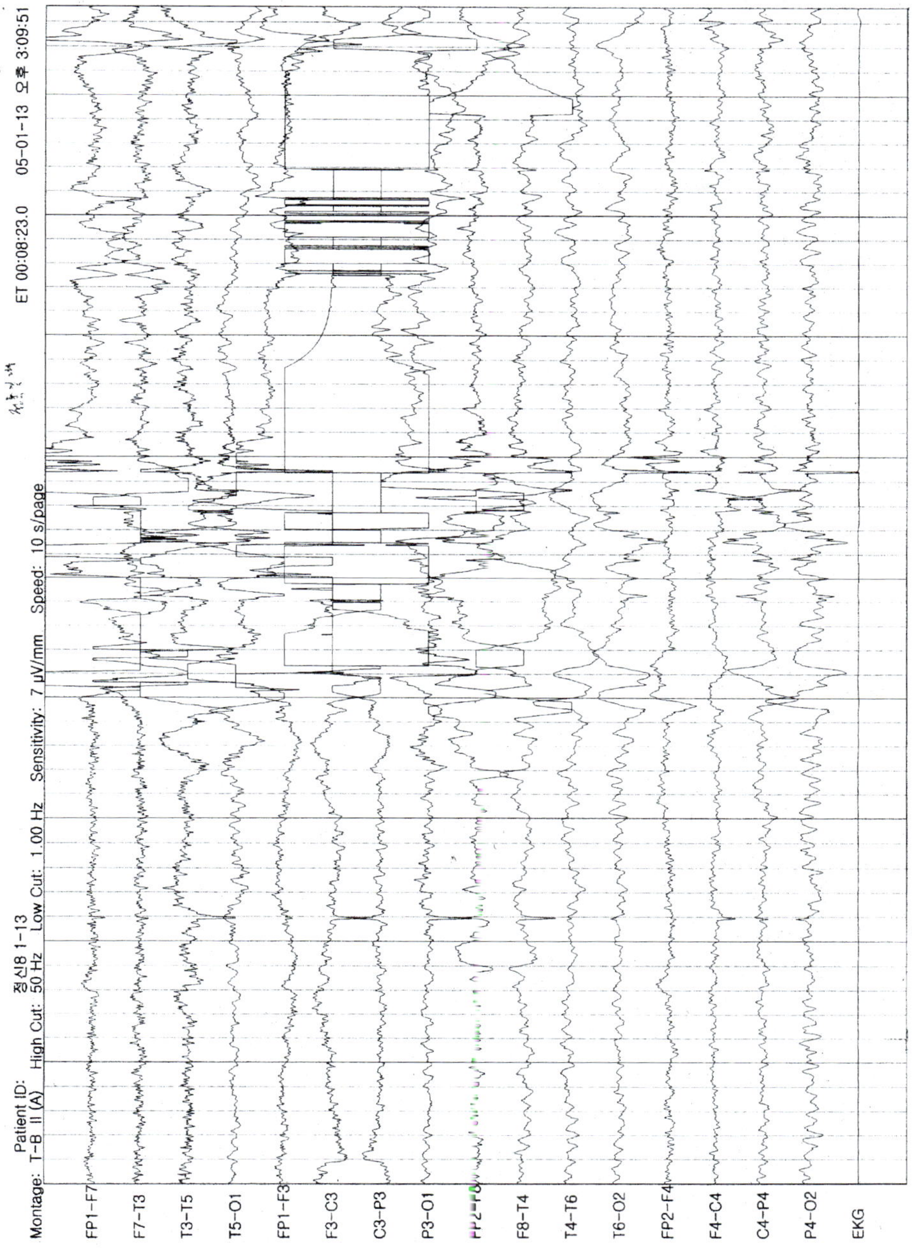

그림 50. 머리움직임 후 전극 접촉 불량.

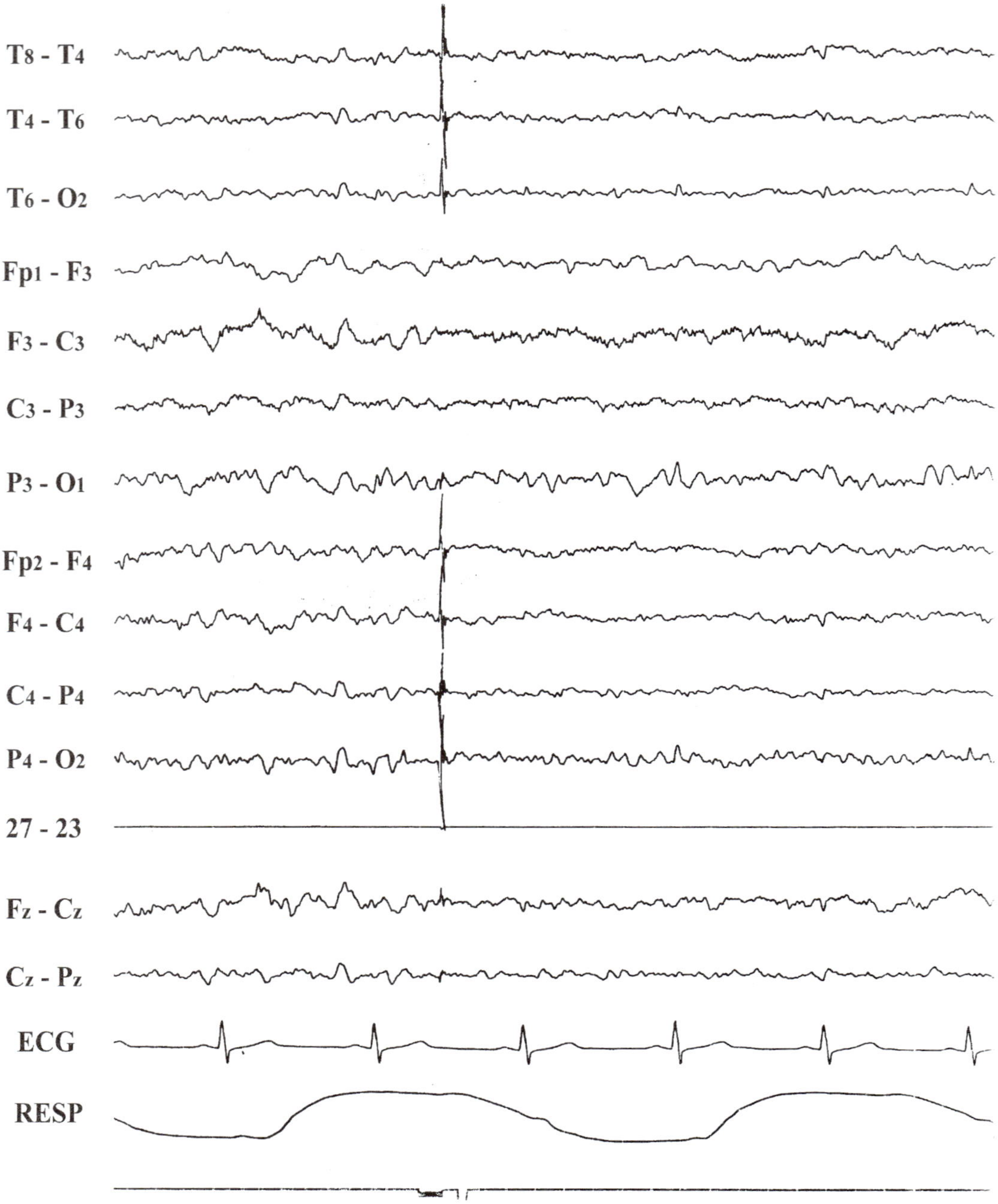
T8 - T4
T4 - T6
T6 - O2
Fp1 - F3
F3 - C3
C3 - P3
P3 - O1
Fp2 - F4
F4 - C4
C4 - P4
P4 - O2
27 - 23
Fz - Cz
Cz - Pz
ECG
RESP

그림 51. 정전기

Work sheet

9. 정상뇌파

■ 소아의 뇌파

1) 소아뇌파의 특징

소아뇌파는 성인 뇌파 소견과는 차이가 많아 임상뇌파 중에서도 특수한 영역을 형성하고 있다. 그러므로 소아 뇌파의 정확한 판독을 위해서는 소아 뇌파의 여러 특징을 이해하는 것이 필요하다. 특히, 소아기에 있어서 뇌의 발달과 뇌파와의 관계는 밀접한 연관이 있으므로 이런 뇌파발달현상은 임상 및 기초의학 분야에서 모두 중요시되고 있다.

소아 뇌파의 변화에 관계되는 요인에는 1) 연령, 2) 의식의 상태, 3) 뇌대사에 따른 화학적 환경, 4) 뇌기능장애 등이 있다.

소아 뇌파의 특징을 요약하면 다음과 같다.

1. 소아 뇌파의 가장 중요한 특징은 연령에 따른 뇌의 발달현상을 뇌파를 통해 관찰할 수 있고 뇌파발달에 따른, 즉 연령에 따라 뇌파의 정상 소견의 범위가 각각 다르다는 점이다.
2. 소아에서는 위에서 언급한 여러 가지 내외적인 요인에 의해 뇌파소견이 영향을 받기 쉽다.
3. 외적인 자극에 의한 반응 양식이 성인에 비해 현저하여 고도의 광범위한 이상소견으로 나타나기 쉬운 반면에 그 소실도 비교적 급하다.
4. 이상파의 파형의 출현은 연령의존성이 있어 특히 점두경련의 뇌파(hypsarrhythmia)나 극서파복합(spilke and slow wave complex) 등과 같은 발작파에서는 이런 특징이 더욱 현저하다.
5. 이상소견의 검출률도 높으며 변화도 풍부하다.
6. 임상의학과의 관련성이 밀접하여 임상뇌파 중에서도 가장 흥미 있는 영역이 되고 있는 점 등이다.

이상과 같은 특징들을 미루어 보아 뇌파가 뇌의 해부학적, 생화학적 성숙과 발달을 기초로 하는 뇌기능발달의 지표로 될 수 있다는 것을 의미하고 있다.

2) 뇌파의 발달

뇌의 성숙발달에 따라 뇌파소견도 변화하므로 각 연령에 따른 정상 뇌파가 존재한다.

뇌의 중량은 신생아에서는 약 359g이지만 1세에 800g, 3세에 1,100g, 7~8세에는 성인의 무게에 도달하고 두위도 커지게 된다.

즉 연령이 증가함에 따라 뇌의 중량도 증가하면서 주파수도 증가하여 δ 에서 α 파로 점점 발달하는 것을 보여 준다. 이런 과정 중 신경세포의 증가는 없지만 가지돌기(수상돌기, dendrite)의 확장(신전, extension), 말이집(수초, myelin sheath)의 성숙화과정이 진행하면서, 이와 관련된 각종의 효소활성이 완성되어 생화학적 발달도 같이 되게 된다.

신경조직의 발달에 동반되는 뇌파의 변화는 느린파(slow wave) 성분이 감소하면서 배경활동(background activity)이 α파에 가깝게 근접해 가는 것이고 진폭도 감소화되는 과정을 거쳐 율동성을 얻어 안정을 유지하는 것이다. α파라고 하는 것은 정상 성인의 성숙된 뇌파율동을 말한다.

뇌발달단계인 소아에서의 뇌파는 성인에 비해 과도하게 서파성분이 많아 이를 이상이라고 판단하는 경우가 많으므로 뇌의 발달단계, 즉 연령변화에 따른 뇌파를 잘 이해하는 것이 소아뇌파의 판독에 중요한 것이다.

3) 신생아기

이 시기에는 δ파가 광범위하게 지속적으로 출현하고, 비율동적이며 불규칙한 활동을 나타낸다.

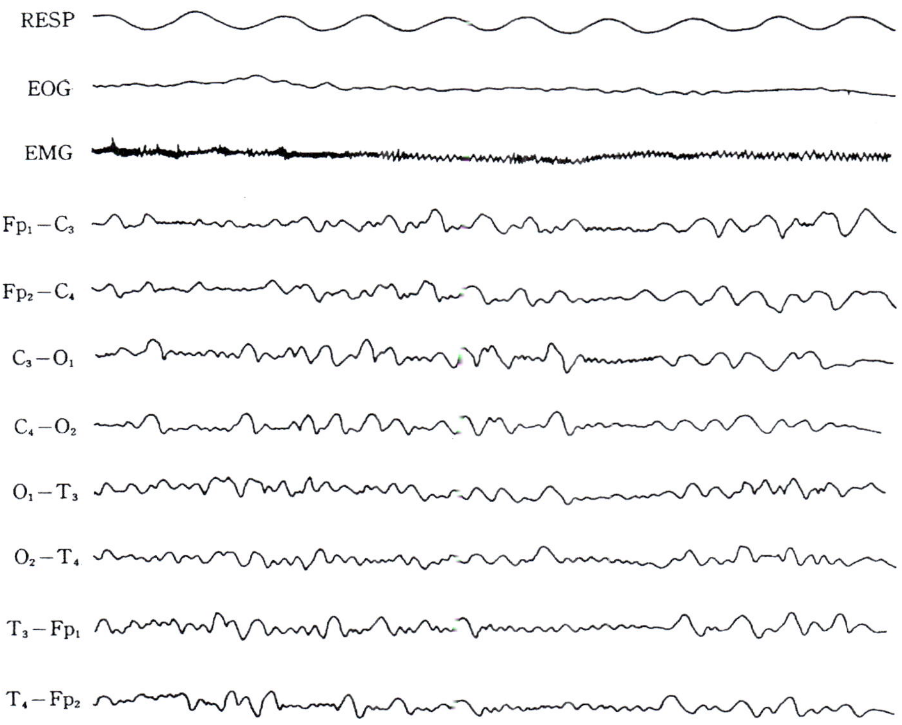

그림 52. 신생아, 느린파 수면기(Non-REM sleep)

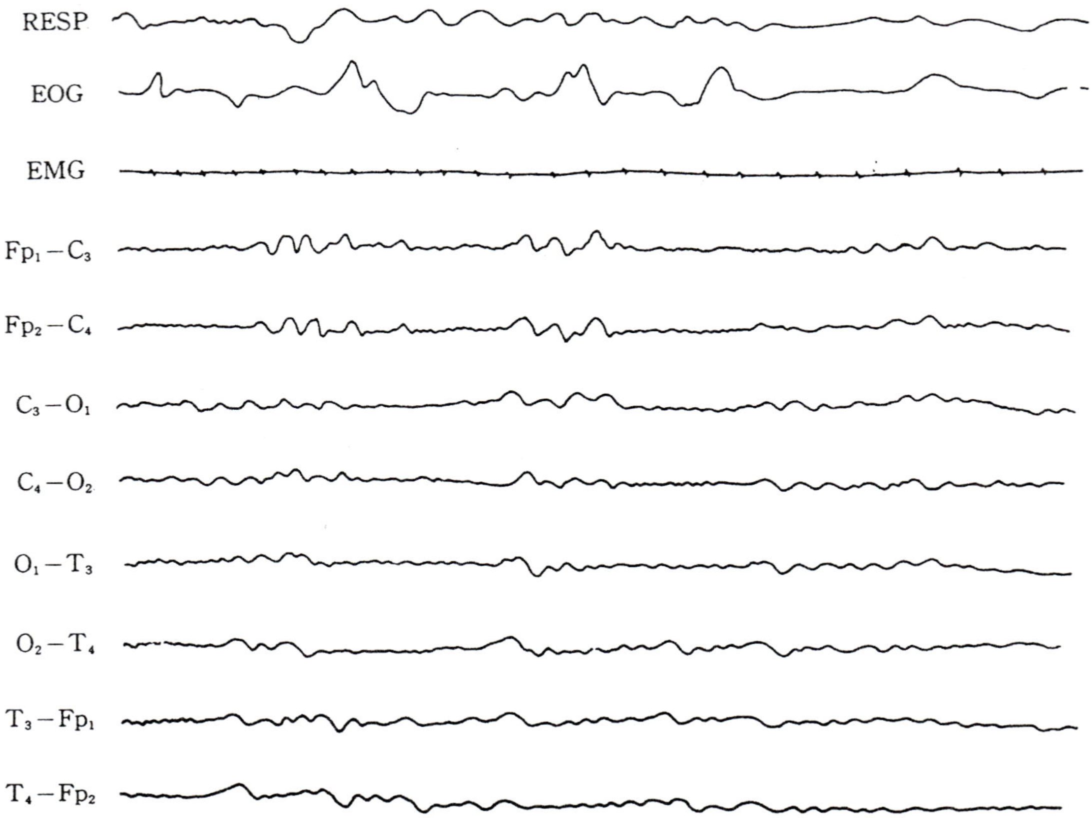

그림 53. 신생아, REM 수면기(REM sleep)

4) 영아기

2~3개월까지는 주파수가 불규칙하며, 규칙적인 율동성은 없지만 느린파, 특히 δ파가 많은 것이 특징이다. 이 시기에 중심-마루부의 대칭성이 형성되어 간다.

진폭은 3개월 정도에서 전반적으로 높아지며, 그 후 고진폭은 후두로 이행되고 δ파는 율동성을 점차 갖게 된다. 또한 수면방추파도 출현하기 시작하며 주로 마루부위에서 많이 볼 수 있다.

6개월이 경과하면서 주파수는 빨라져 θ와 δ파가 혼합되면서 주로 3~5Hz의 주파수로 되며 중심부에 θ파가 주로 출현하기 시작하며 연령이 증가함에 따라 중심-마루부 우위의 율동성을 갖고 전압도 50㎶에 도달하게 되며 점차 대칭성을 보인다.

6~12개월 사이에는 주로 4~6Hz의 주파수이며 5~8Hz의 파가 증가하면서 마루부의 우위가 있고 이마부에서는 점차 대칭성을 갖게 된다.

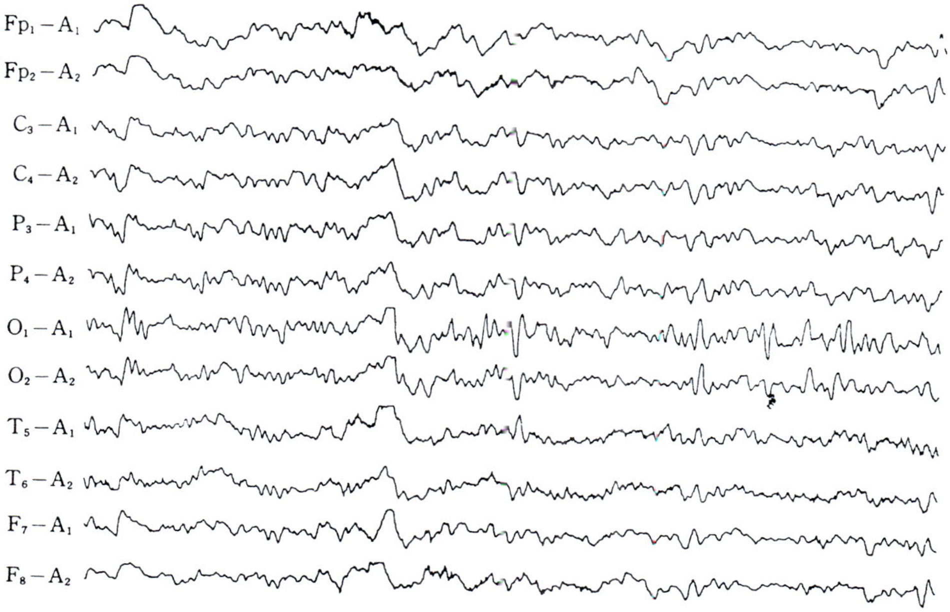

그림 54. 생후 8개월, 각성폐안.

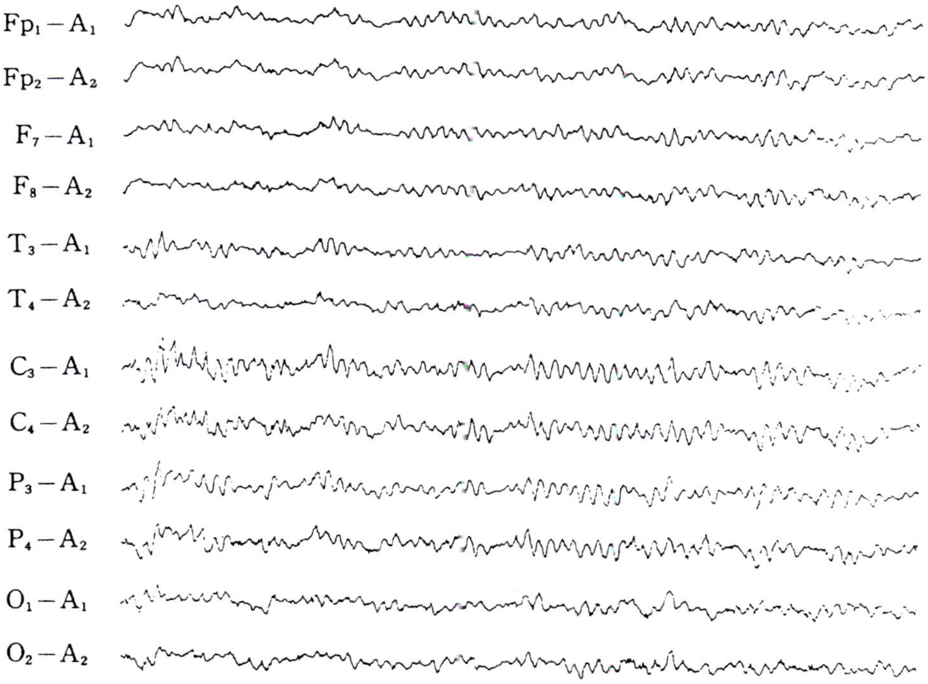

그림 55. 1세, 각성폐안.

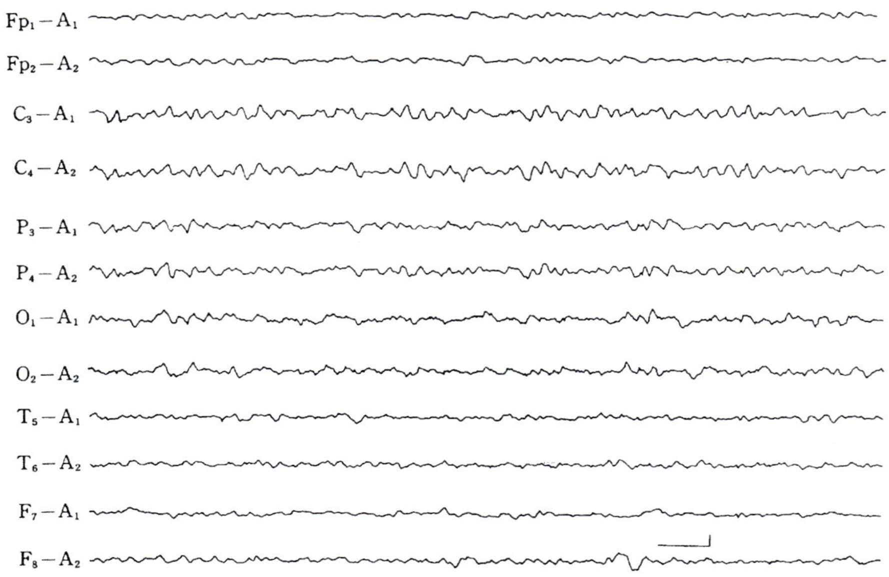

그림 56. 생후 10개월, 입면기.

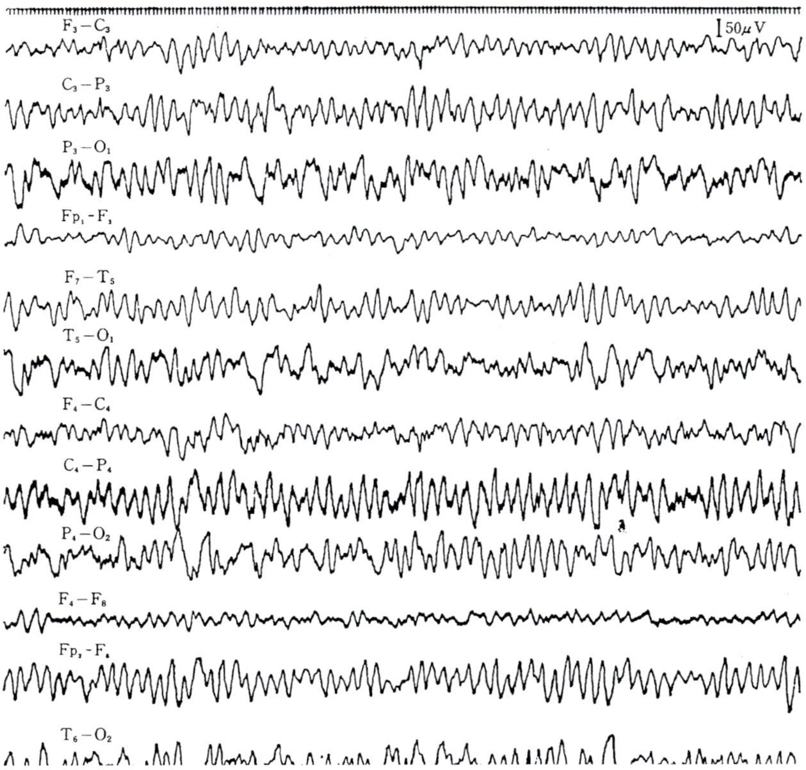

그림 57. 생후 10개월, 정상 각성 뇌파.

5) 유아기

유아기에는 다른 어떤 시기보다도 고진폭이며 이마부와 마루부 우위이며, 주파수는 δ 와 θ 파가 감소되고 α 파의 출현이 증가하기 시작한다. 전체적으로 불규칙한 θ 나 δ 파활동이 보이지만 이는 두정-관자부에 한정되어 나타난다. 3~4세에서는 점차 뒤통수부 우위가 분명해지며 대칭성도 환성된다.

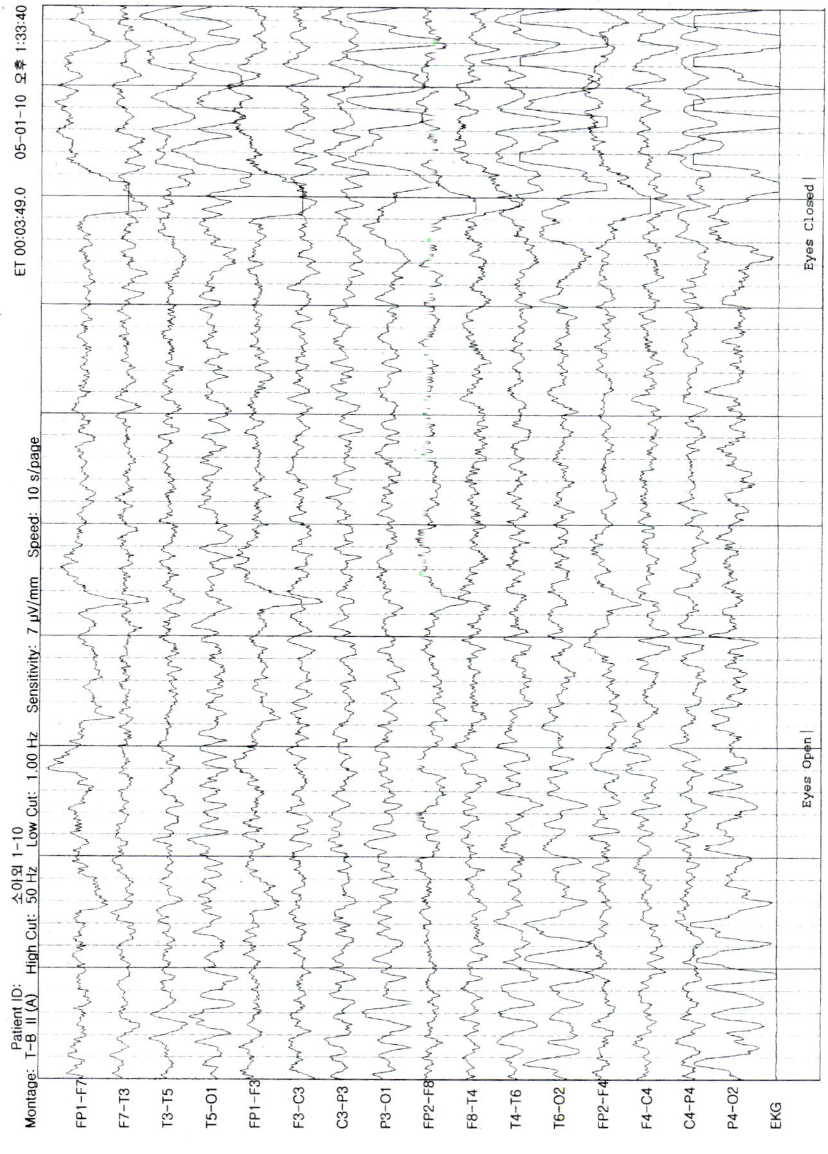

그림 58. 4세, 각성뇌파.

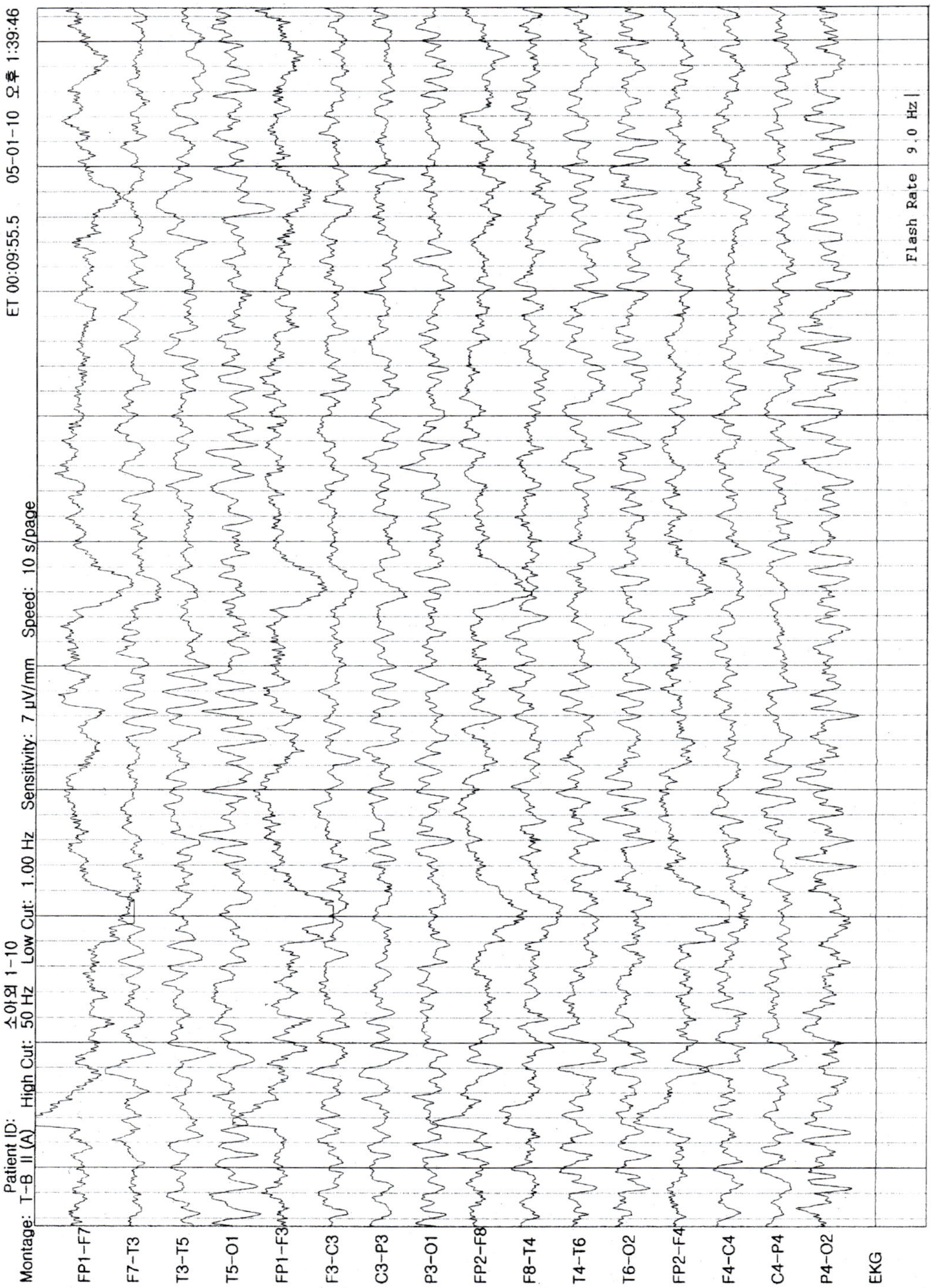
Montage: T-B II (A)
Patient ID: 소아외 1-10
High Cut: 50 Hz Low Cut: 1.00 Hz Sensitivity: 7 µV/mm Speed: 10 s/page ET 00:09:55.5 05-01-10 오후 1:39:46
Flash Rate 9.0 Hz
FP1-F7
F7-T3
T3-T5
T5-O1
FP1-F3
F3-C3
C3-P3
P3-O1
FP2-F8
F8-T4
T4-T6
T6-O2
FP2-F4
F4-C4
C4-P4
P4-O2
EKG

그림 59. 4세, 각성뇌파.

6) 학동기

이시기는 기초파가 완성되는 시기로서 진폭은 유아기보다 낮아지지만 성인보다는 높아 뒤통수부에 가장 높게 나타난다. 주파수는 δ 파는 소실되고 θ 파가 점차 소실되면서 α 파로 이행되어 느린파는 약간만이 국한되어 나타난다. α 파는 규칙적으로 되고 주파수와 진폭도 증가하게 된다.

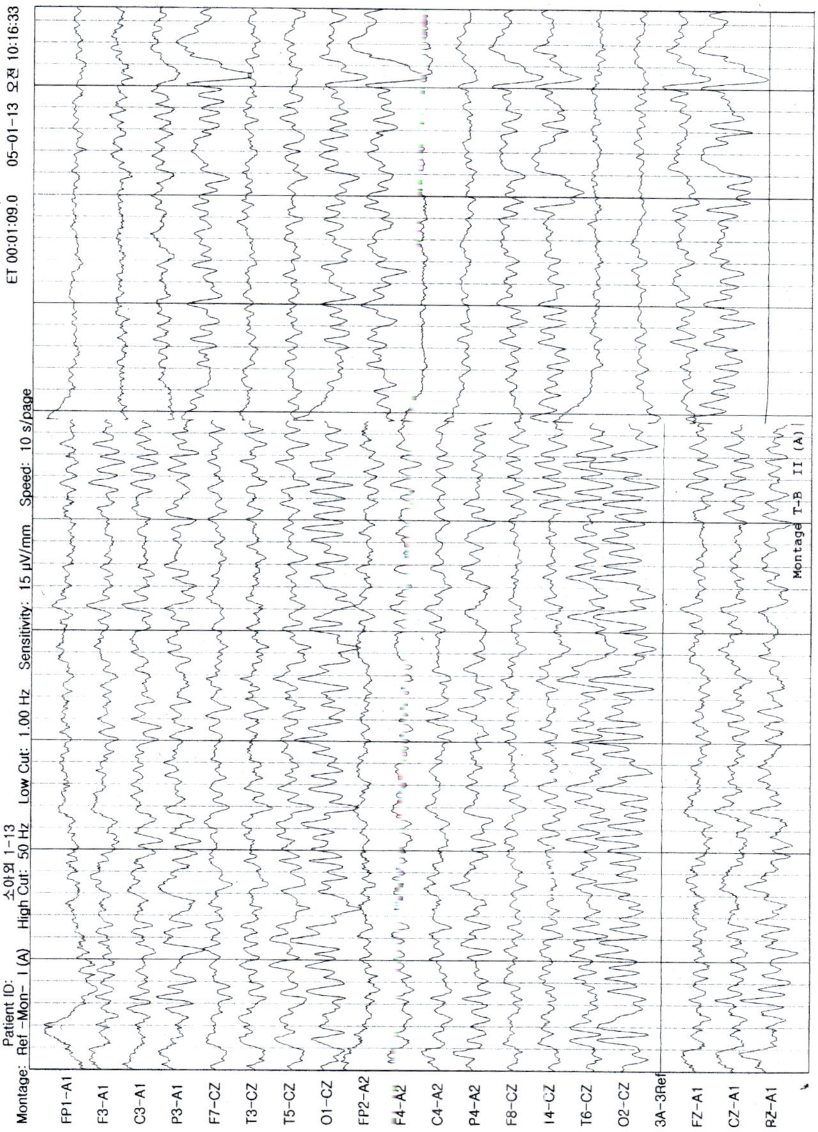

그림 60. 8세 정상 각성뇌파.

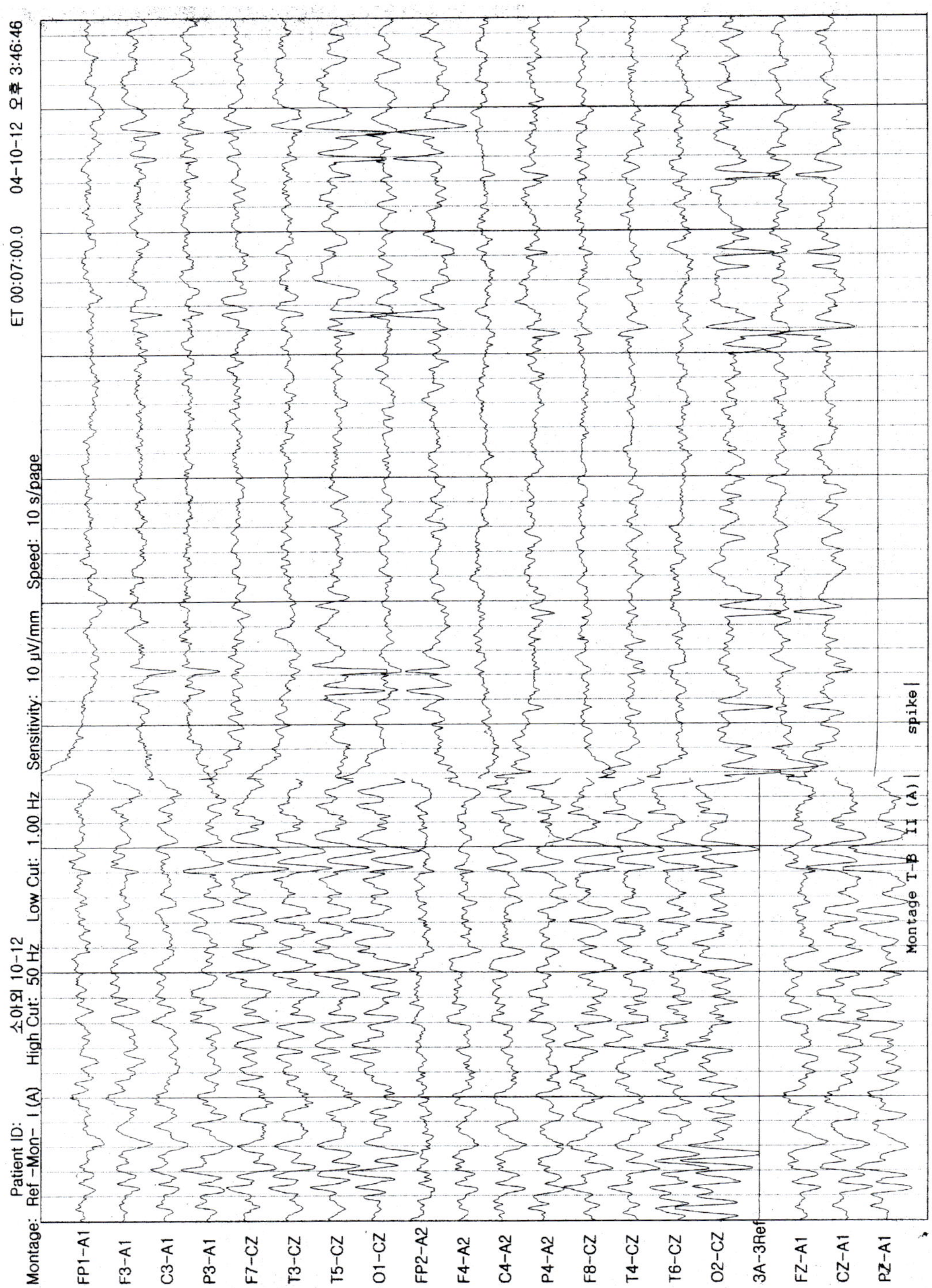

그림 61. 8세 수면 중, Spike wave(focal seizure).

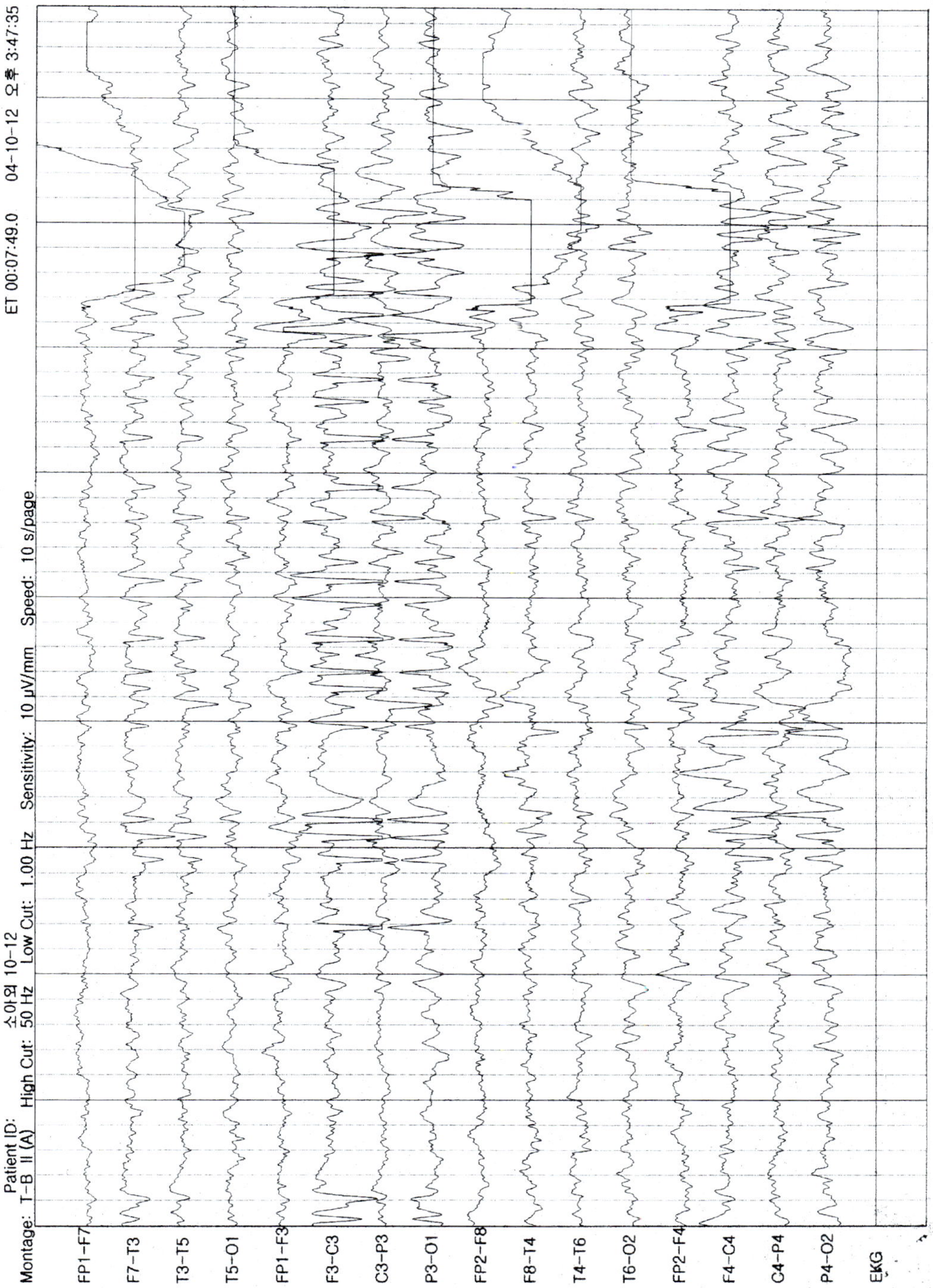

그림 62. 8세 수면 중, focal seizure.

7) 사춘기

14~15세에 이르면 거의 성인 뇌파와 같게 되지만 전두-중심부에서는 성인에 비해 아직도 느린파성분을 많이 볼 수 있다.

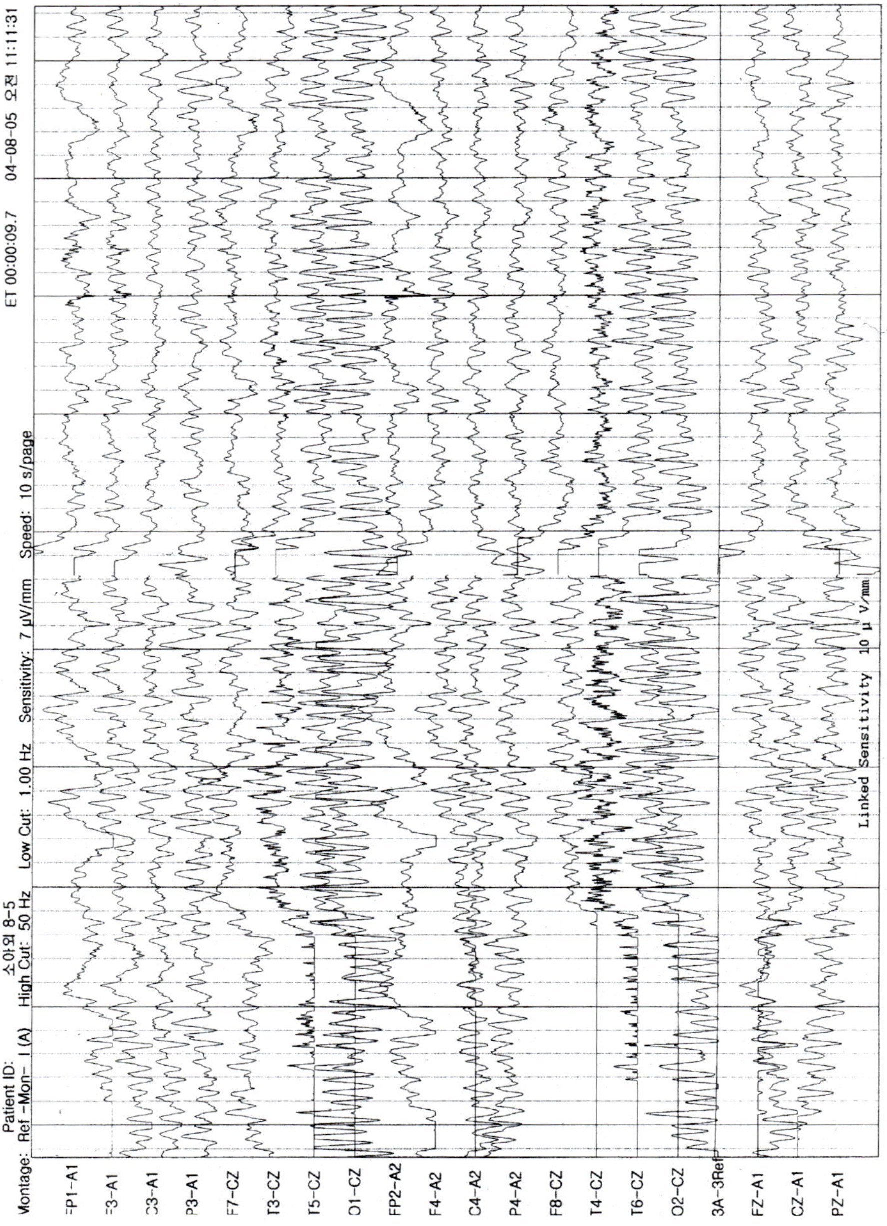

그림 63. 16세, 정상 각성뇌파.

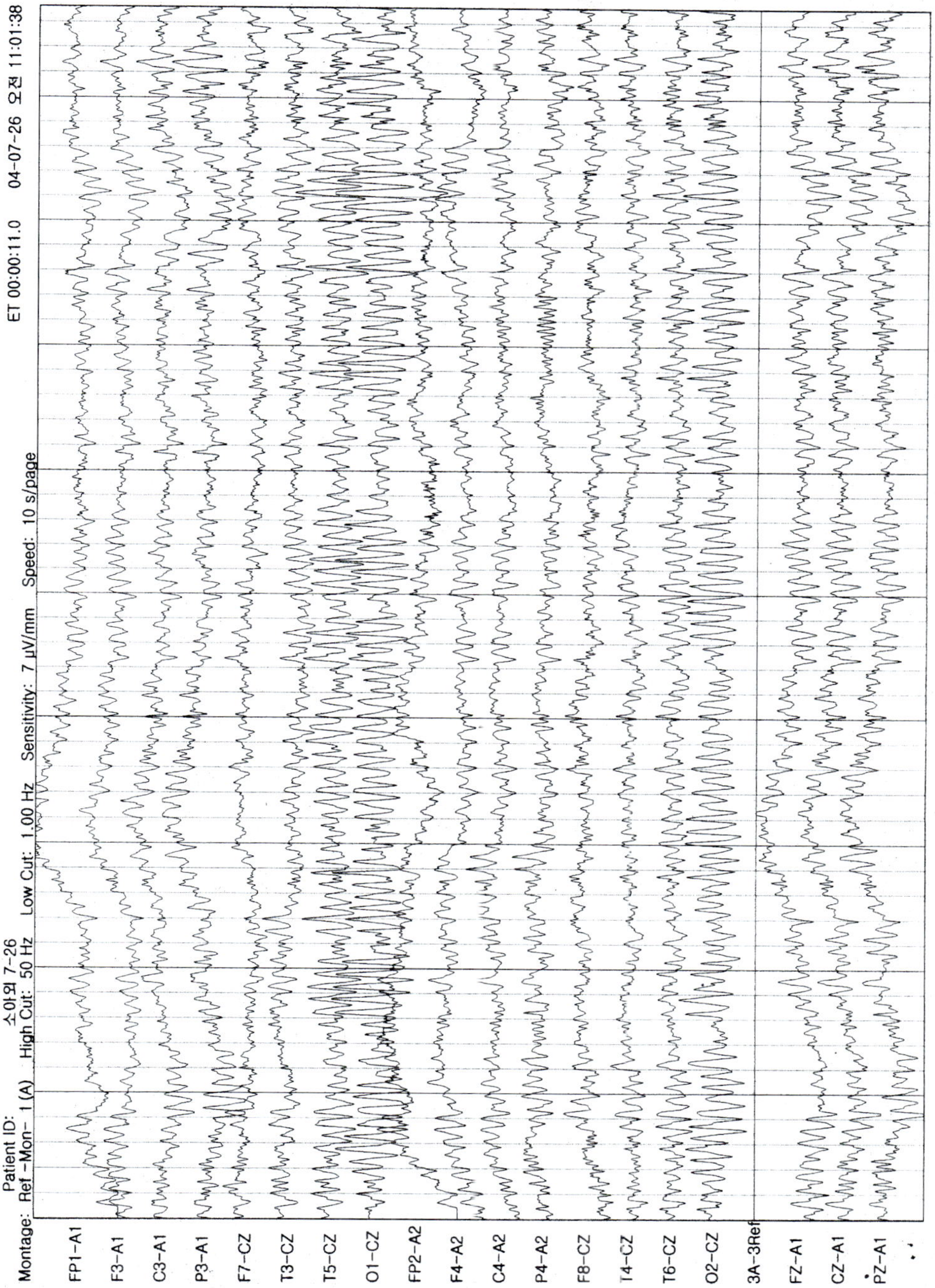

그림 64. 16세, 정상 각성뇌파.

■ 성인의 뇌파

정상 성인의 각성기 안정폐안시 뇌파는 뒤통수부 우위의 양측동기성이고, 대칭성으로 평균 30~50㎶, 18~12Hz의 α파가 주류를 이루면서 진폭 10~20㎶의 저진폭인 β파가 혼합되는 것이 기본적인 뇌파소견이다. α파 율동의 진폭은 일정치 않아 많은 경우에는 1초 혹은 수초의 주기로 증가하였다가 감소하기도 하여 점증-점감(waxing and waning)한다. 정상 성인에서 좌우 같은 부위에서는 관자부를 제외하고 진폭, 주파수, 위상 등이 대칭인 것이 보통이지만 다소 비대칭적으로 나타날 수도 있으나 이 경우 대부분 진폭의 차이가 20% 미만이며, 물론 진폭차가 현저하면 이상 소견이다.

또한 뒤통수부의 α파 우위가 나타나지 않고 저진폭의 빠른파가 주류를 이루는 경우도 있다. 개안시 정신활동에 의해 α파가 약하게 감소되거나 또는 소실되어 저진폭의 빠른파로 변하는 것을 α파 억제(α-blocking)라 하며, 이런 현상은 두정, 뒤통수부에서 뚜렷하게 나타난다.

최근 국제뇌파학회에서는 α파 억제를 α감쇠(α-attenuation)라는 용어로 표현하고 있다. 광자극이나 지각자극에 의해서도 감쇠현상이 나타날 수 있으며, 특히 광자극에 의한 변화는 뒤통수부에서, 지각자극에 의한 변화는 중심부나 관자부에서 현저하게 감쇠를 나타낸다. 만약 이런 현상을 볼 수 없으면 뇌기능, 특히 각성계의 기능장애나 뒤통수부의 이상을 암시한다.

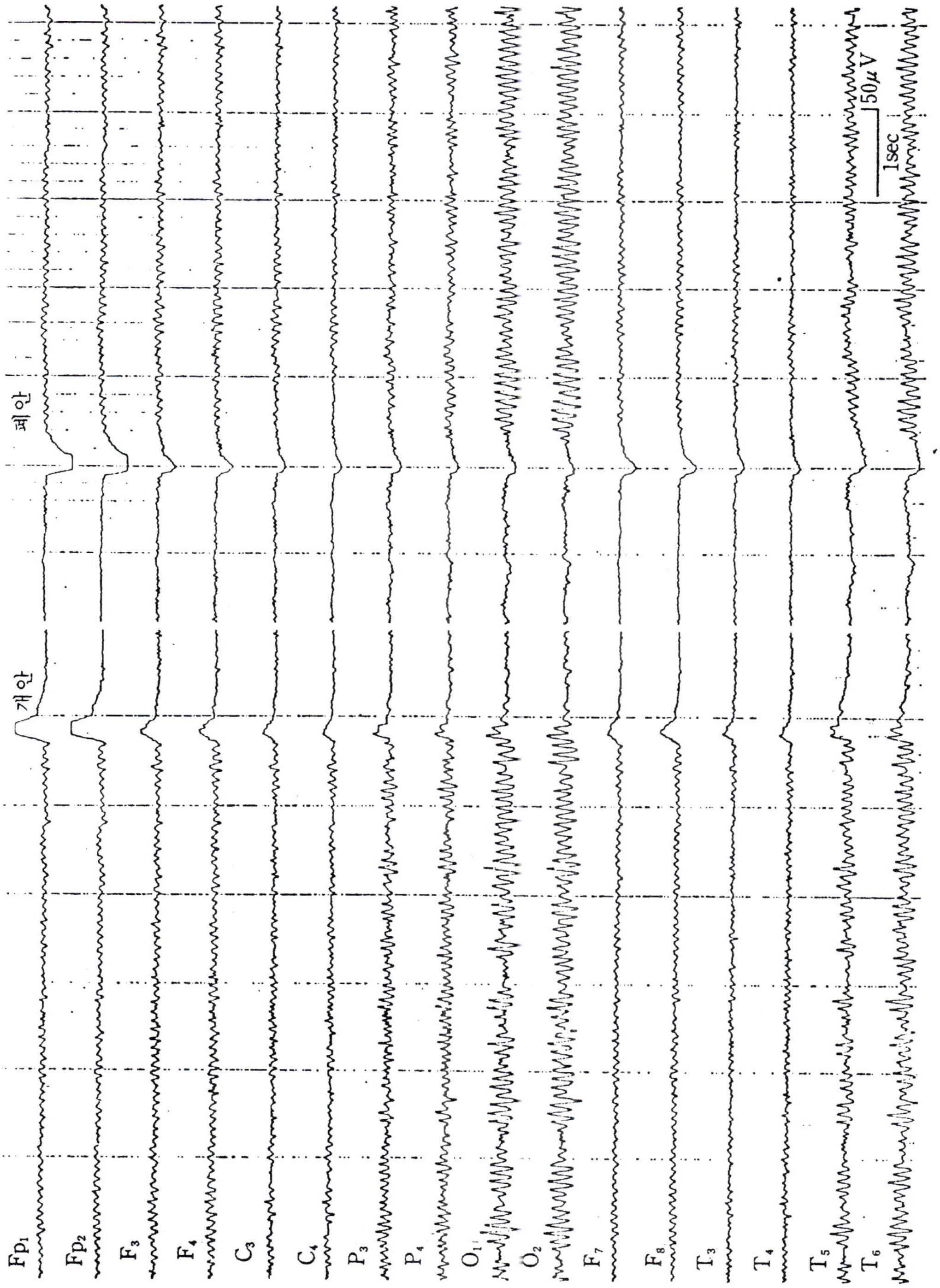

그림 65. 정상성인, 각성기 뇌파.

■ 노인의 뇌파

60대 이상의 뇌파는 이 시기에 이상이 있을 것이라고 여겨지는 몇 가지 특별한 모양을 제외하고는 성인들의 뇌파와 비슷하거나 진폭이 다소 떨어지는 현상이 있다.

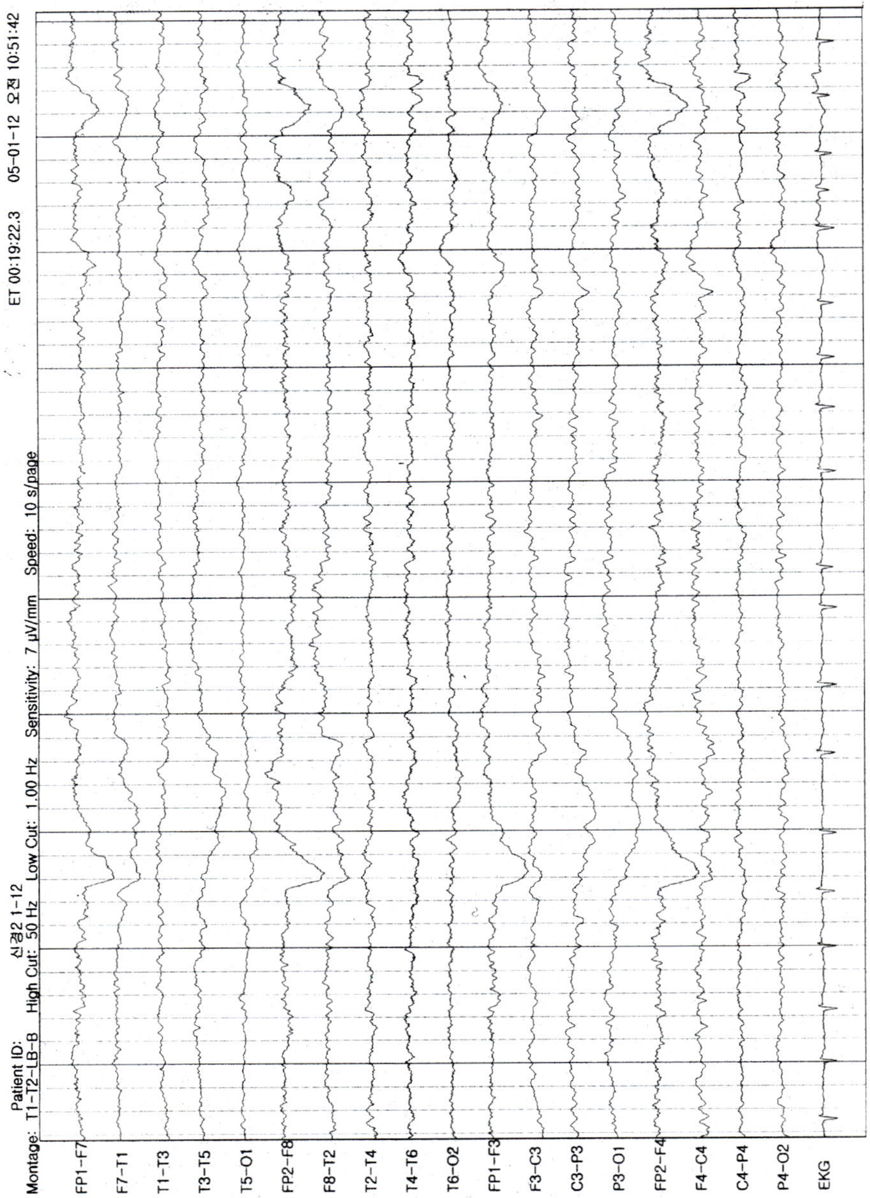

그림 66. 70세, 노인의 각성기 뇌파.

Work sheet

10. 이상뇌파

이상뇌파는 정상뇌파를 제외한 것이라 말할 수 있고, 이상뇌파는 여러 가지 특징을 갖고 있어 이런 특성을 이해함으로써 이상뇌파를 용이하게 파악할 수 있다. 이상뇌파는 각성 안정 시에 특별한 부활법 없이 이상소견이 출현하는 것과 부활법에 의한 반응으로 정상 범위를 벗어난 이상소견이 나타나는 것이 있다. 이러한 이상뇌파는 다음과 같은 사항에 유의하여 판독하여야 한다.

1) 이상뇌파의 종류

(1) 각 연령 뇌파의 정상 진폭치로 부터의 감소나 소실

(2) 이상파의 출현

- 주파수 이상 : 주로 느린파, 드물게는 고진폭 빠른파의 출현
- 파형의 이상 : 극파, 예파 혹은 극예파 복합

2) 출현분포에 따라

(1) 광범성(diffuses) : 머리 위의 한 쪽 또는 양쪽에 광범위하게 출현하고 있는 상태를 광범성(diffuses)이라 한다.

(2) 국재성(localized) 혹은 초점성(focal) : 어떤 파가 머리 위의 제한된 부위에 출현하는 경우, 이를 '국재성(localized)이 있다'라고 한다. 이 부위를 focus(초점)라 한다.

3) 출현 부위와의 관계에 따라

(1) 공간적 : 대칭적(좌우 대칭부위의 파형 혹은 진폭)

- 대칭성(symmetric)
- 비대칭성(asymmetric)

(2) 시간적 : 동시성(동시에 출현하는가?)

- 동시성(simultaneous)
- 비동시성(asimultaneous)

(3) 위상적 : 동기성

- 동기성(synchrous) : Both hemisphere(양측반구)의 대칭부위에 파의 phase와 amplitude가 대충 일치하고 있는 경우, bilateral synchromous(양측 동기성)이라고 한다.
- 비동기성(asynchrous) : Both hemisphere(양측 반구)의 대칭 부위의 파가 좌우에 동일시상으로 출현하지 않는 경우나, 한쪽에만 출현하는 경우, 진폭 또는 위상이 크게 다른 경우를 asynchrous(비동기성)이라고 한다.

4) 출현 양식에 따라

(1) 비돌발성(non-paroxysmal)

- 지속성(continuous, persistent) : 비슷한 형의 파가 연속하여 출현하는 경우를 말하며, 불규칙적으로 연속하지 않는 경우를 비지속성(discontinuous)이라고 한다.
- 산발성(sporadic, random), 고립성(isolated)

(2) 돌발성(paroxysmal), 군발(burst)

돌발성(paroxysmal) : 돌연히 출현하고, 급격히 증대하며, 돌연히 소실하는 파로서 배경파와 잘 구별할 수 있다. 일과성으로 출현하여 소실한다.

- 율동성(rhythmic)
- 비율동성(non-rhythmic)

5) 뇌파 파형의 형태(여러가지 돌발파와 복합파의 형태)

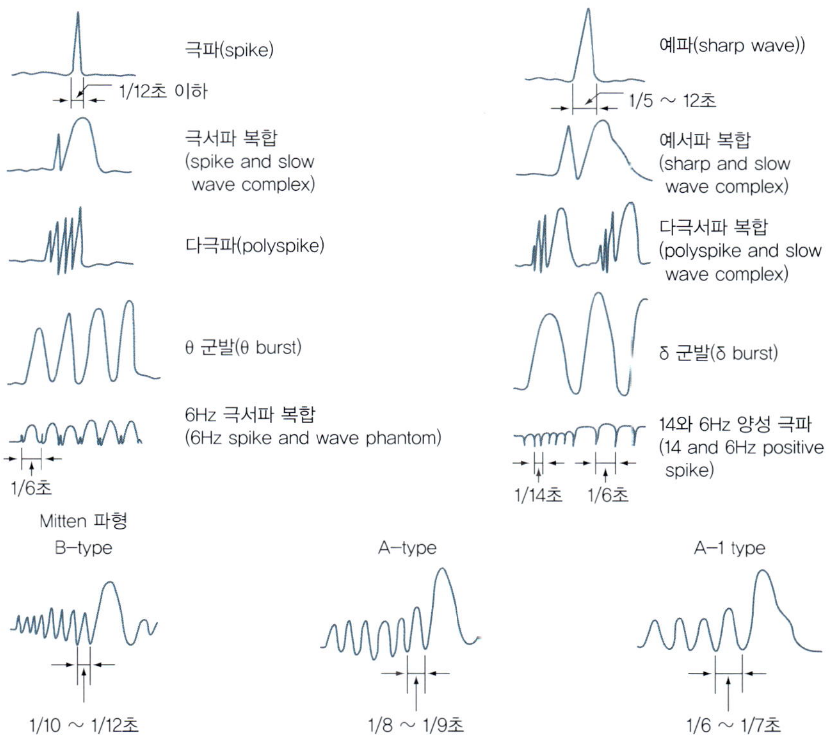

그림 67. 뇌파형의 형태

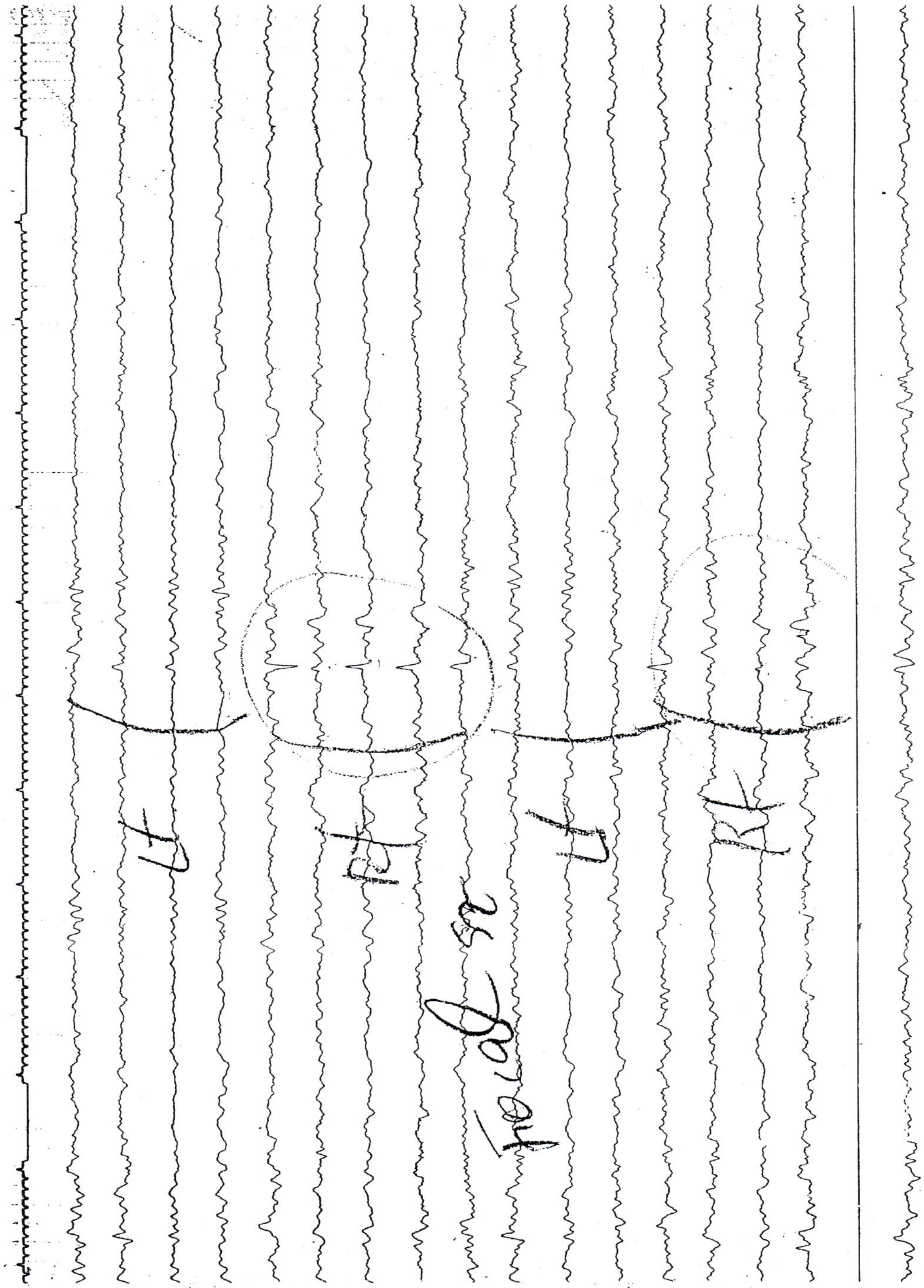

그림 68. Focal seizures.

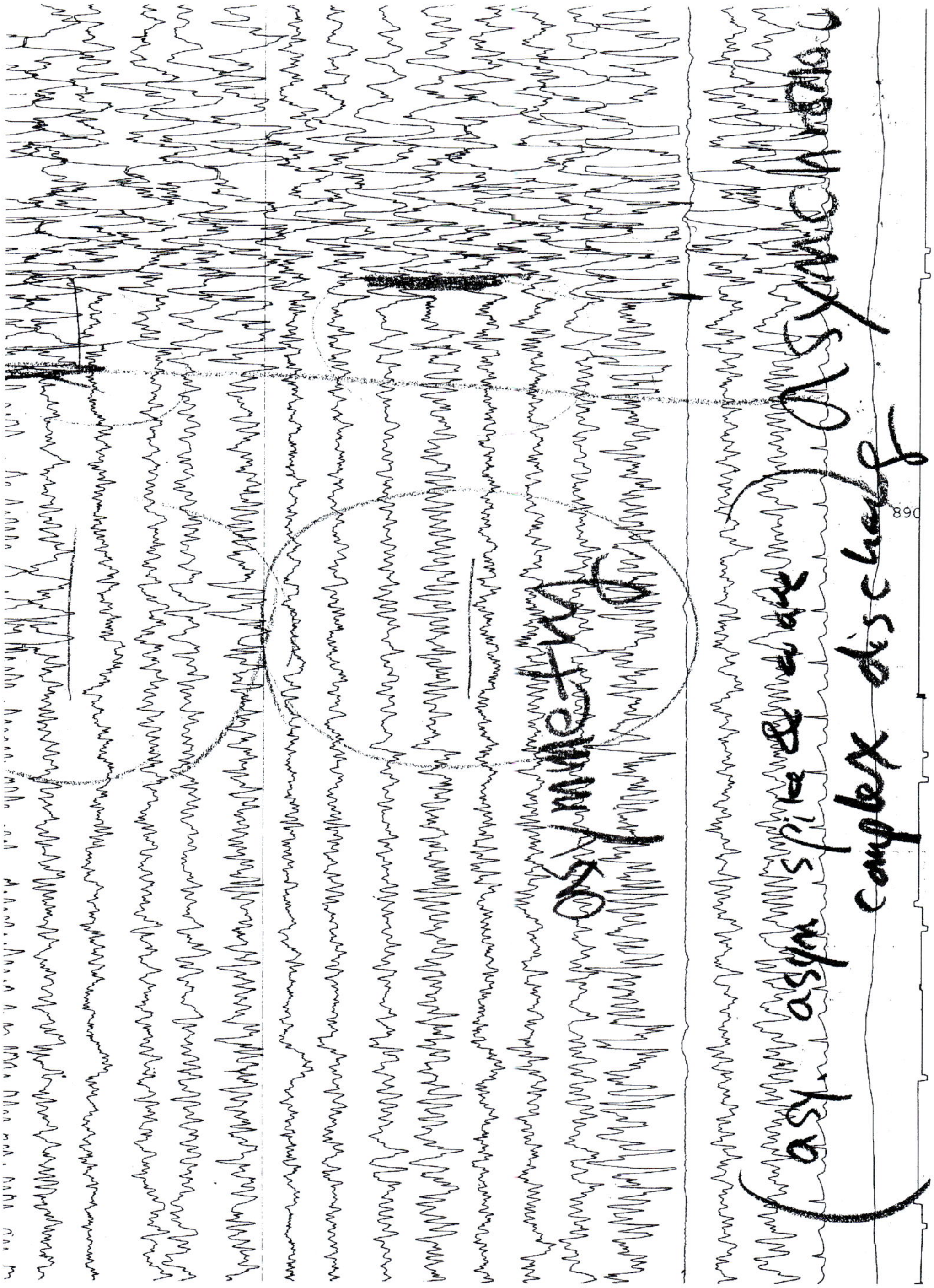

그림 69. Asymmetry, Asynchrous spike and wave complex discharge.

Work sheet

Work sheet

11. 뇌전증(간질, Epilepsy)

뇌파(EEG)는 아직도 뇌전증(간질, Epilepsy)의 진단, 치료, 경과 등을 평가하기 위해 임상에서 널리 응용되는 유일한 검사법이다. 중추신경계에 상존하는 아주 작은 전기적 흐름(electrical activity)을 머리덮개를 통해 포착하여 그 전위차를 이용해 파형을 구성하며, 이를 종이에 그리거나 화면을 통해 관찰함으로써 뇌의 전기 생리적 현상을 분석하게 된다. 이때 뇌파기는 아주 느린 주파수(low frequency)나 아주 빠른 주파수(high frequency)를 갖는 잡음(noise)을 제거하여(filtering) 비교적 순수한 뇌파를 얻게 된다.

신경학적 용어인 뇌전증은 중추신경계의 돌발적인 기능 부전에 의해 일어나는 의식, 정신적 지능, 운동성, 감각과 자율 활동 등의 갑작스러운 장애이다. 뇌전증은 단지 1분 또는 수분 동안 계속되는 불연속의 사건이고 뇌의 일부 또는 전체가 관련되어 있다.

대부분의 뇌전증은 진행되는 동안 다양한 양상을 보인다.

뇌전증은 몸이나 다른 부분으로 점진적으로 진행되어가며, 일관된 강직성 위축처럼 하나의 조짐이 나타나기도 하며, 주기적인 경련성 수축처럼 또 다른 징후전에 나타나기도 한다.

뇌전증은 종종 발작하는 동안 과 행동을 보이는 것처럼 그 기능이 순간적으로 마비가 일어난다(Todd's paralysis).

같은 사람에게서 일어나는 발작은 항상 비슷하다.

대부분의 경우에서 이러한 특징은 의식의 소실이나 행동의 변화(실신, 순간적인 저혈에 의한 발병이나 정신적 장애)들과 뇌전증을 구별하게 한다.

1) 뇌전증의 분류(Classification)

뇌전증은 뇌전증 증세를 일으키는 질환에 의해서가 아니라 뇌전증 증세 자체의 특성에 근거하여 분류한다. 이와 같이 뇌파검사를 이용하여 여러 뇌전증 증세의 발생부위 또는 발병 원리를 비교적 더 정확하게 이해할 수 있게 되었기 때문이다.

경련발작은 대뇌반구의 어느 한 부위에서 국소적(focal)으로 시발되는 부분형(국소형, 발작(partial)과 중추신경계에 내재된 어떤 중심부위(midline)에서 시발되어 동시에 대뇌반구로 퍼져 나타나는 전신성 발작(generalized) 등으로 크게 구분된다.

(1) 국소형(부분형) 발작(Partial seizures)

① 단순 운동성 발작(Simple motor seizure)

단순 운동성 발작은 주로 전두엽의 운동피질에서 유래되어 반대측 얼굴, 몸통 또는 팔, 다리 등에 경련성 움직임으로 나타난다.

② 단순 감각성 발작(Simple sensory seizure)

가장 흔한 단순 감각성 발작 형태는 감각피질의 반대측 얼굴 또는 다리에 이상감각(paresthesia) 또는 저리는 감각(tingling sensation) 등을 느끼는 경우이다.

③ 복합 국소형 발작(Complex partial seizure)

복합 국소형 발작은 측두엽에서 주로 시발되므로 여러 특징적인 전조를 나타낼뿐 아니라 발작 당시 어느 정도 의식장애도 동반한다. 이에 근거하여 복합 국소형 발작 형태를 '정신운동성 발작(뇌전증)' 또는 '측두엽발작(뇌전증)'이라고도 부른다. 왜냐하면 그들은 항상 측두엽의 안쪽과 중앙이나 전두엽의 인접한 부분의 초점에서 일어나기 때문이다.

환자는 기억이 없거나 발작하는 동안에 일어난 사건을 불완전하게 기억한다. 기억한다 할지라도 나쁜 냄새의 인식과 같은 발작 시작 시점어서의 간단한 증상이다.

④ 긴장성 및 간대성으로 발전하는 국소성 발작(Partial seizur evolving to tonic/clonic convuision); 발작 방사(seizure discharge)는 시발부위에서 시작되어 그 주변 부위로 퍼지는 경향을 가지고 있다.

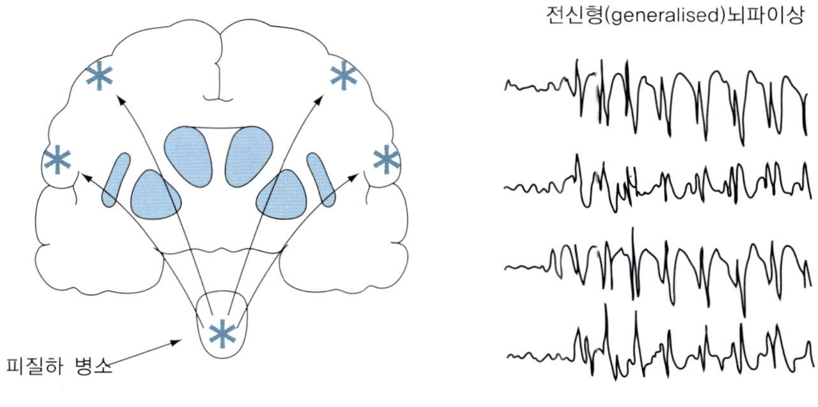

그림 70. 신경계 중심부위(midline)에 발병부위가 있을 것으로 추정되는 전신형 발작부위 및 뇌파이상

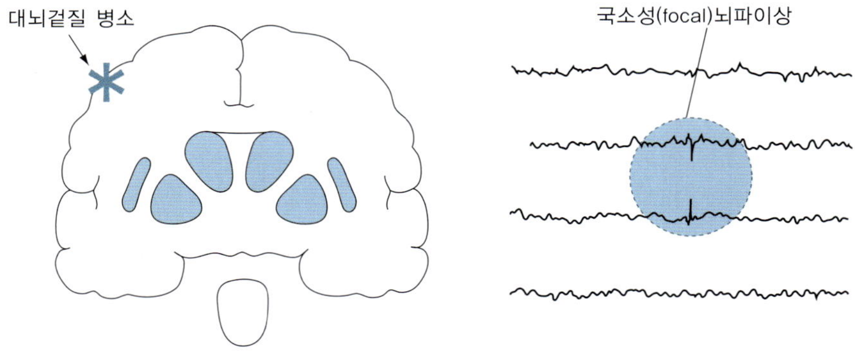

그림 71. 대뇌겉질에 국한된 병변 부위 및 국소성 뇌파이상.

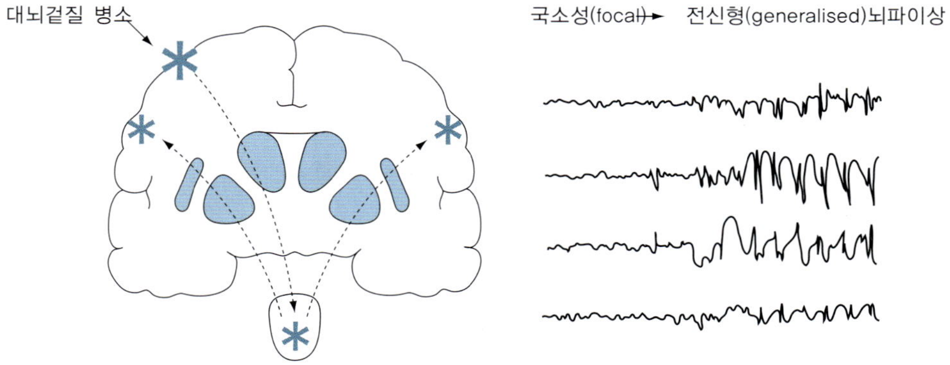

그림 72. 국소 병소에서 시작되어 대뇌전체로 발전하는 발작부위 및 뇌파이상

(2) 전신형 발작(Generalized seizures)

전신형 발작은 국소형 발작에서와는 달리 겉질밑(피질하, subcortex) 중심 부위에서 시발되어 거의 동시에 좌우 대뇌반구로 퍼지는 대칭적 운동성 변화를 보인다. 따라서 많은 경우 의식소실이 수반되며 그대로 머무르고, 운동발작 증세가 양측성(bilateral)으로 나타난다.]

① 결여성 발작(Absence seizure)

일명 '소발작'이라고도 불린다. 주로 유년기에 시작되며 드물게는 성년기까지 지속한다. 약 40% 정도에서 가족력을 갖고 있다. '멍한 상태'를 보이는 특징적 발작증세는 약 5~15초 정도 지속되며 많은 경우 하루에도 수십회씩 나타난다. 경련시 뇌파에서 특징적인 3㎐ spike & wave 형태를 보이며 과호흡(H.V)에 의해 임상적인 경련이 촉발되거나 이상뇌파가 유발될 수 있다. 전술한 복합 국소형 발작(Complex partial seizure)과의 구별은 어렵지 않다. 결여성발작에 비해 복합 국소형 발작에서는 발작기간이 30초 이상으로 비교적 길며, 두통, 기면, 혼미 및 자동행동 등을 보이는 임상 특성을 나타낸다.

② 소발작 지속상태(소발작중첩증, Petit mal status)

결여성 발작(absence seizure)이 연속적으로 발생하는 형태로서 임상적으로는 혼미(confusion) 상태를 나타내면서 뇌파(EEG)에서는 계속되는 "spike & wave"형태가 동시성으로 관찰된다.

③ 간대성근(육) 경련발작(근간대성 발작, Myoclonic seizure)

갑작스러우며 짧은 기간 동안 지속되는 전신성의 근수축(muscle contraction)을 특징적으로 한다. 주로 오전에 빈발하여 가끔 긴장-간대성 발작(tonic-clonic seizures)을 동반할 수 있다.

④ 긴장성(강직성) 발작(Tonic seizure)

갑작스러우며 지속적인 근수축이 의식소실과 함께 나타난다. 이런 긴장성 발작(tonic episodes)은 소아에서 긴장-간대성 경련(tonic-clonic seizure)만큼 자주 일어난다. 성인에서는 긴장성 발작형태가 매우 드물다.

⑤ Clonic seizure(근육간헐적 발작)

이것은 주기적 근육 간헐적 움직임이며 수분 또는 그보다 더 오랫동안 지속되며 의식소실과 관련이 있다. 이러한 발작은 보통 소아의 열성 발작으로 일어난다.

⑥ 긴장-간대성 발작(Tonic-clonic seizure)

일명 '대발작(grand mal)'이라고도 불리며 어른에게서 흔한 형이다. 전술한 국소형 발작(partial seizure)의 긴장- 간대성 발작(tonic-clonic seizure with focal onset)으로 진행되는 형태의 2차 전신발작 에서와는 달리, 원발성 대발작(primary generalized seizure)은 문자 그대로 뇌의 중심부 위 에서 시작된 경련이 대뇌반구로 동시성으로 퍼지는 발작 형태를 취한다. 이때 관찰되는 임상양상은 국소성 증세의 유무만 다를 뿐 전술한 긴장-간대성 발작에서와 거의 같다. 특히 긴장성 발작시기(tonic phase)시작 때에는 "억"소리(epieptic cry)를 낼 수 있으며, 이는 호흡근들이 갑자기 수축됨에 따라 성대(vocal card)가 부분적으로 폐쇄되어 나타나는 현상으로 전조(aura)증세와는 다르다.

발작이 진행되는 동안의 뇌파(EEG)는 근 움직임에 의한 인공산물(artifact)이 생겨 실제 뇌파이상을 간혹 구분하기 매우 힘드나 자세히 분석하면 10~14㎐의 극파(spikes)가 관찰된다. 발작이 끝나면 뇌파 가록은 점차 잠잠해지며 느린파(slow waves)는 "발작 후 변화(postical change)"로 수시간 동안 지속되는 경우가 많다. 평소 임상적 발작이 없는 시기에는 뇌파(interictal EEG)에서 정상소견을 보이는 경우가 많으며 간혹 느린파 또는 뇌전증파가 관찰되기도 한다. 경우에 따라 과호흡(hyperventilation) 또는 광자극(photic stimulation)을 이용하는 유발뇌파(provocation EEG)를 실시함으로써 이상 뇌파를 유도할 수 있다.

⑦ 무긴장성 발작(Atonic seizure)

임상적으로 근의 힘이 없어지면서 갑자기 푹 쓰러지는 경련 형태로 많은 경우 잠시 정신을 잃게 된다. 이런 경우 뇌파는 다극파(polyspikes) 또는 전위차가 낮은 느린파(slow wave) 형태를 나타낸다.

a) 짧은 무긴장성발작(Brief atonic seizure)은 갑자기 쓰러지면서 발작은 1 내지 2초 정도 계속된다.

b) 긴 무긴장성 발작(Long atonic seizure)은 갑작스런 의식소실과 1분 또는 수분동안 완전히 축 늘어진 상태가 계속된다.

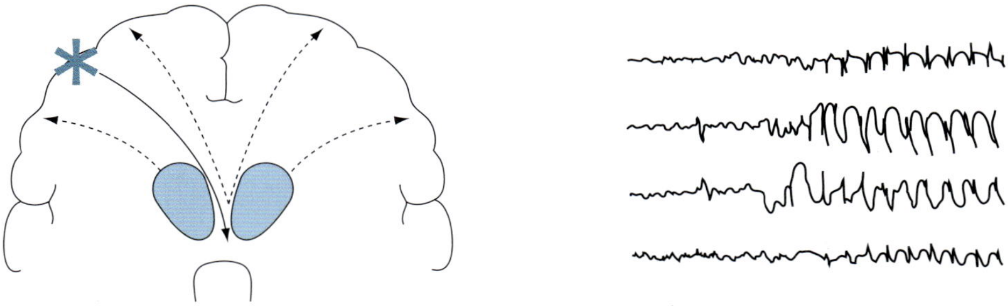

그림 73. 국소 대뇌겉질에서 시작된 발작방사가 전신성 경련으로 발전되는 과정

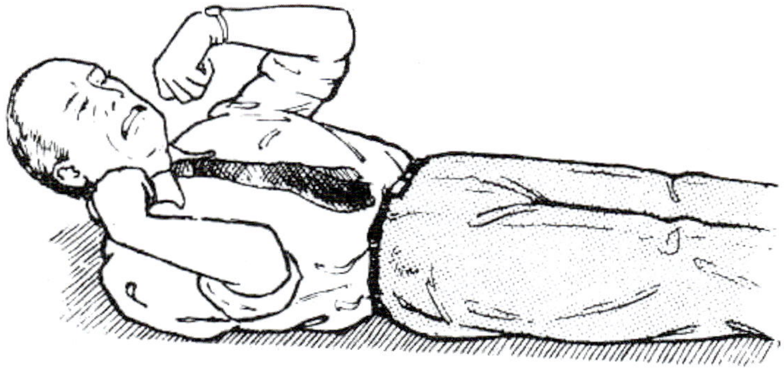

그림 74. 긴장성 발작시기(tonic phase)

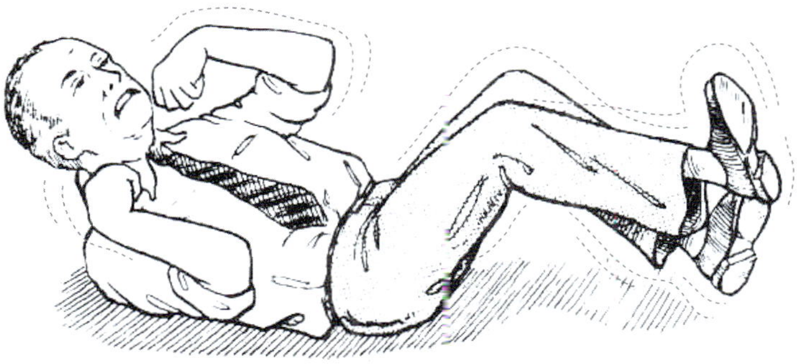

그림 75. 긴장–간대성 발작(Tonic–clonic attack)

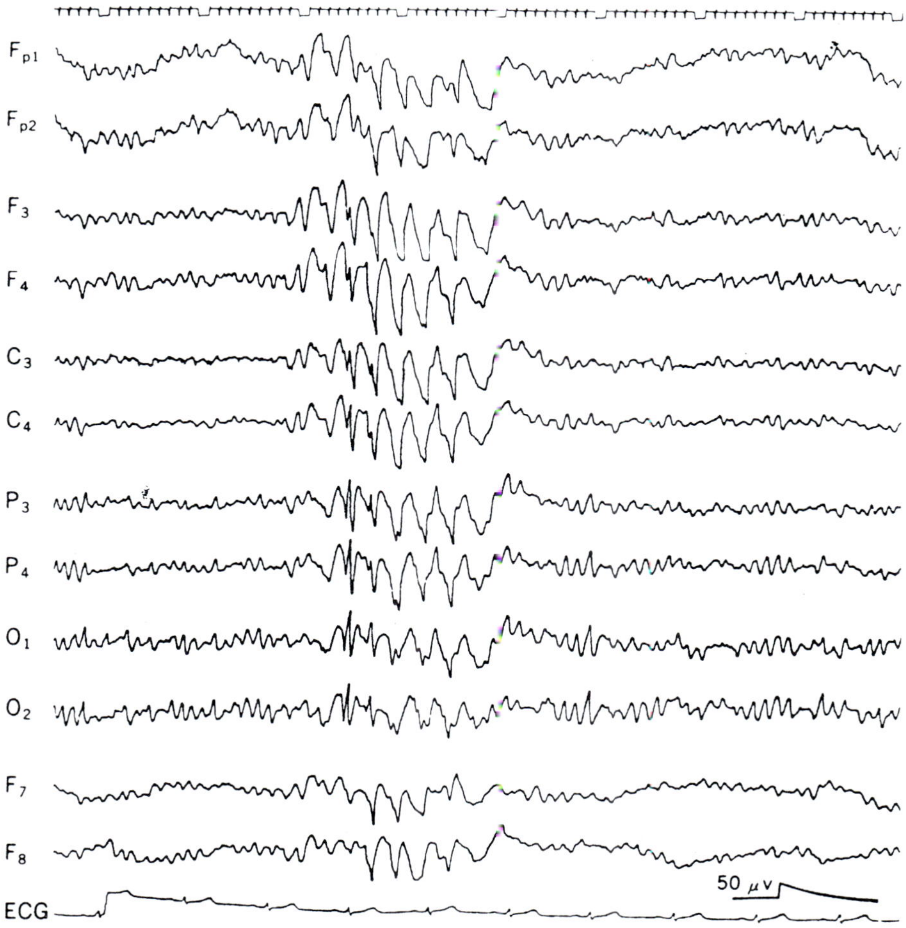

그림 76. Petit mal seizure.

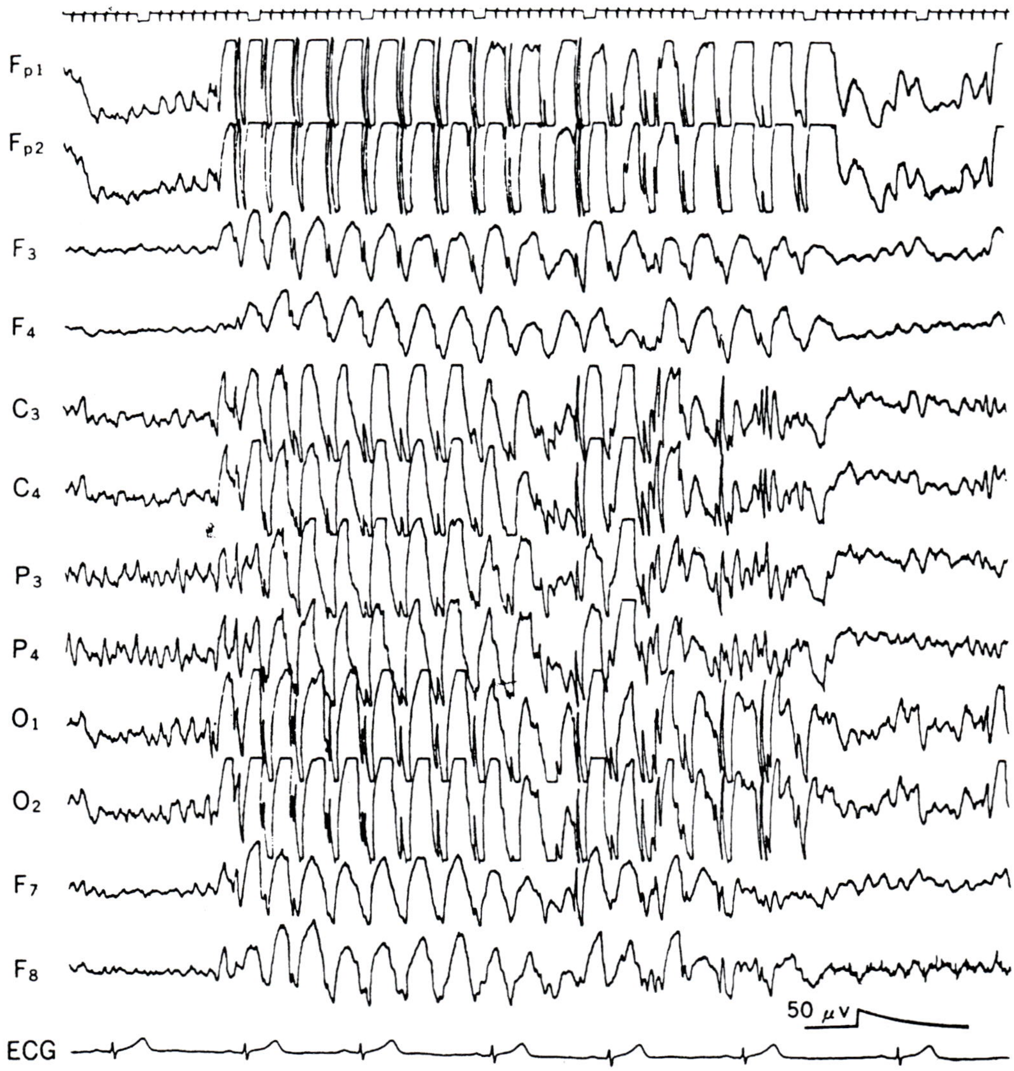

그림 77. Petit mal seizure.

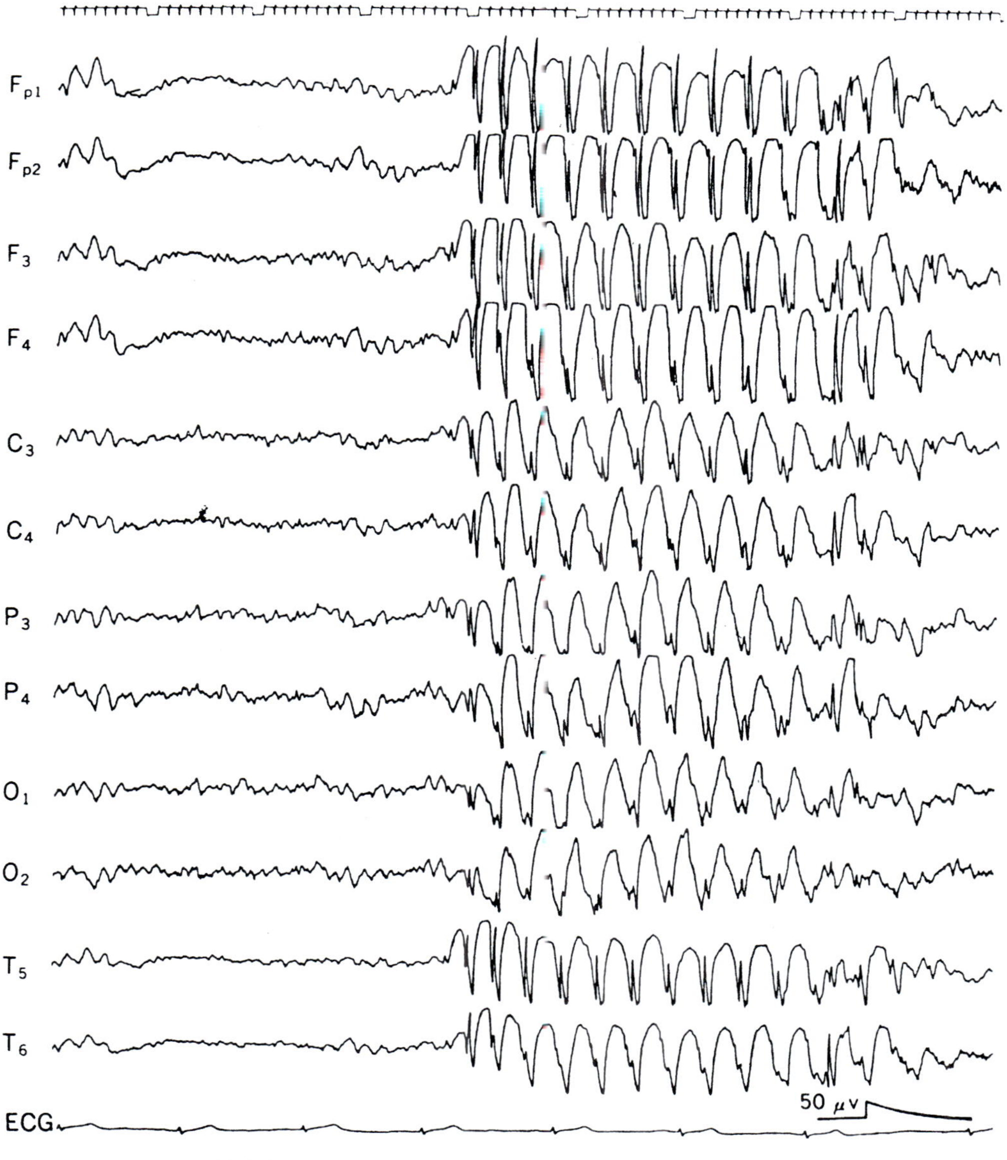

그림 78. 실신발작 (Absence seizure, 3Hz spike and slow wave complex).

(3) 분류가능하지 않은 발작(Unclassified seizure)

앞서 기술한 여러 발작 형태의 기준에 맞지 않는 발작의 범주를 포함하는 것으로 영아 연축 및 반사성 발작 등이 포함된다.

① 영아연축(Infantile spasm)

발작의 임상양상이 매우 특징적이다. 영아연축은 주로 사지근육이 짧고 급작스런 수축을 일으킨다. 이 수축은 수초 동안 지속되고 몇 분 동안 불규칙하게 재발하기도 한다. 발병연령은 주로 출생 후 1~3개월의 신생아 초기 로서 임상증세는 목, 몸통 및 다리 등이 동시성으로 굴곡되어 쇼크를 받는 듯한 현상이 반복적으로 나타난다. 이 경우 뇌파는 계속적인 불규칙한 극파와 느린파로 구성되는 '점두경련의 뇌파(힙사리드미아, hypsarrhyhmia)'형태가 대뇌 전반에 걸쳐 나타난다.

영아 연축을 일으키는 원인에는 여러 가지가 있으며 크게 두가지 영역으로 구분한다. 첫째는 발병직전까지 정상적인 성장을 보이는 원인불명의 영역이고, 둘째는 발병에 관계되는 질환이나 병변이 있는 경우로 분만당시의 뇌손상, 선천성 이상 등이 주된 원인이다.

② 반사성 뇌전증(Reflex epilepsy)

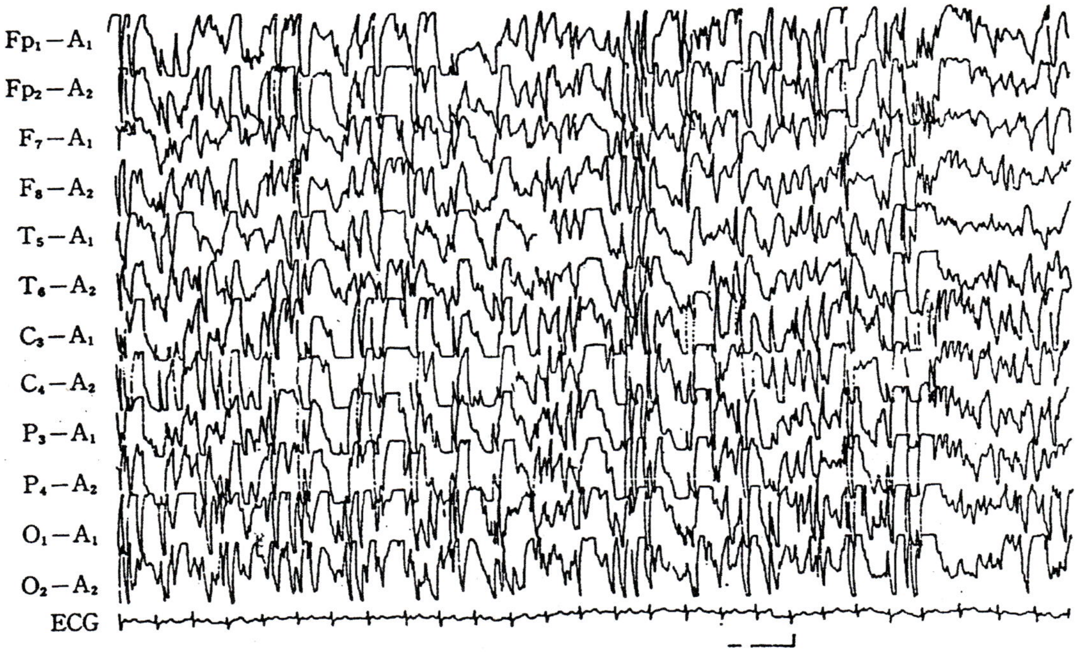

그림 79. 전형적인 점두경련의 뇌파 (hypsarrhythmia) 영아 경축, 각성뇌파

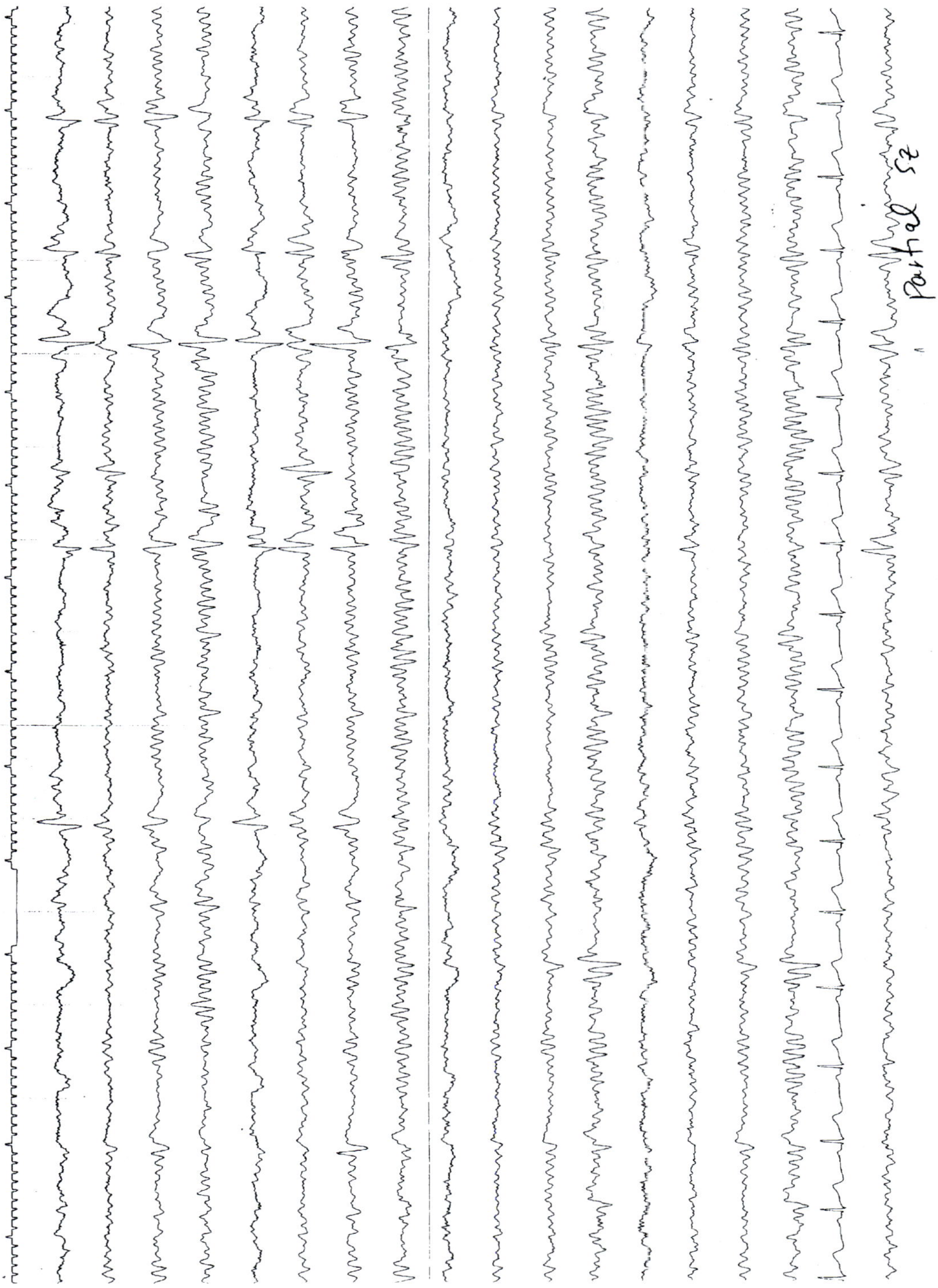

그림 80. 부분발작 (Partial seizuers).

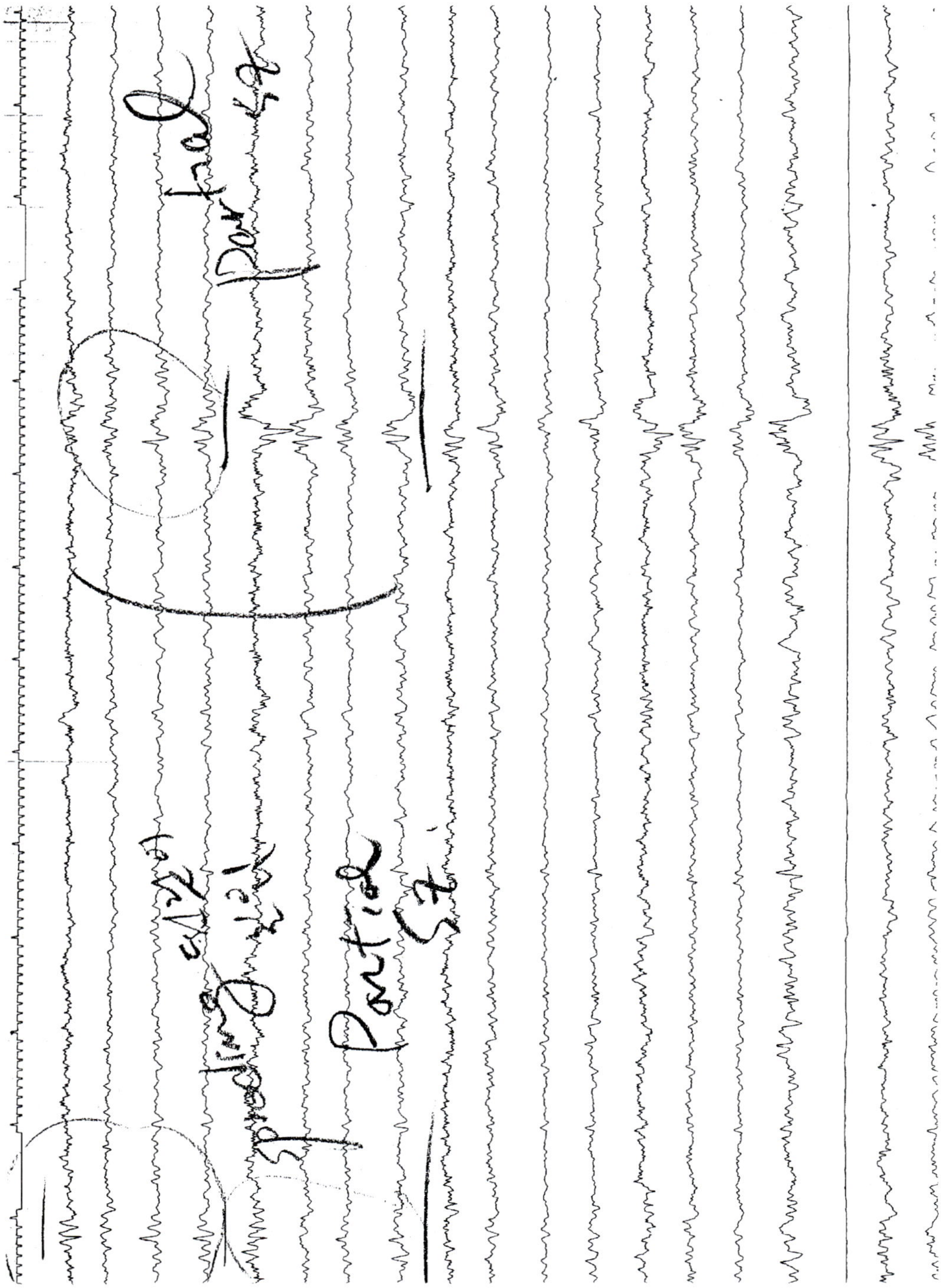

그림 81. 부분발작 (Partial seizuers).

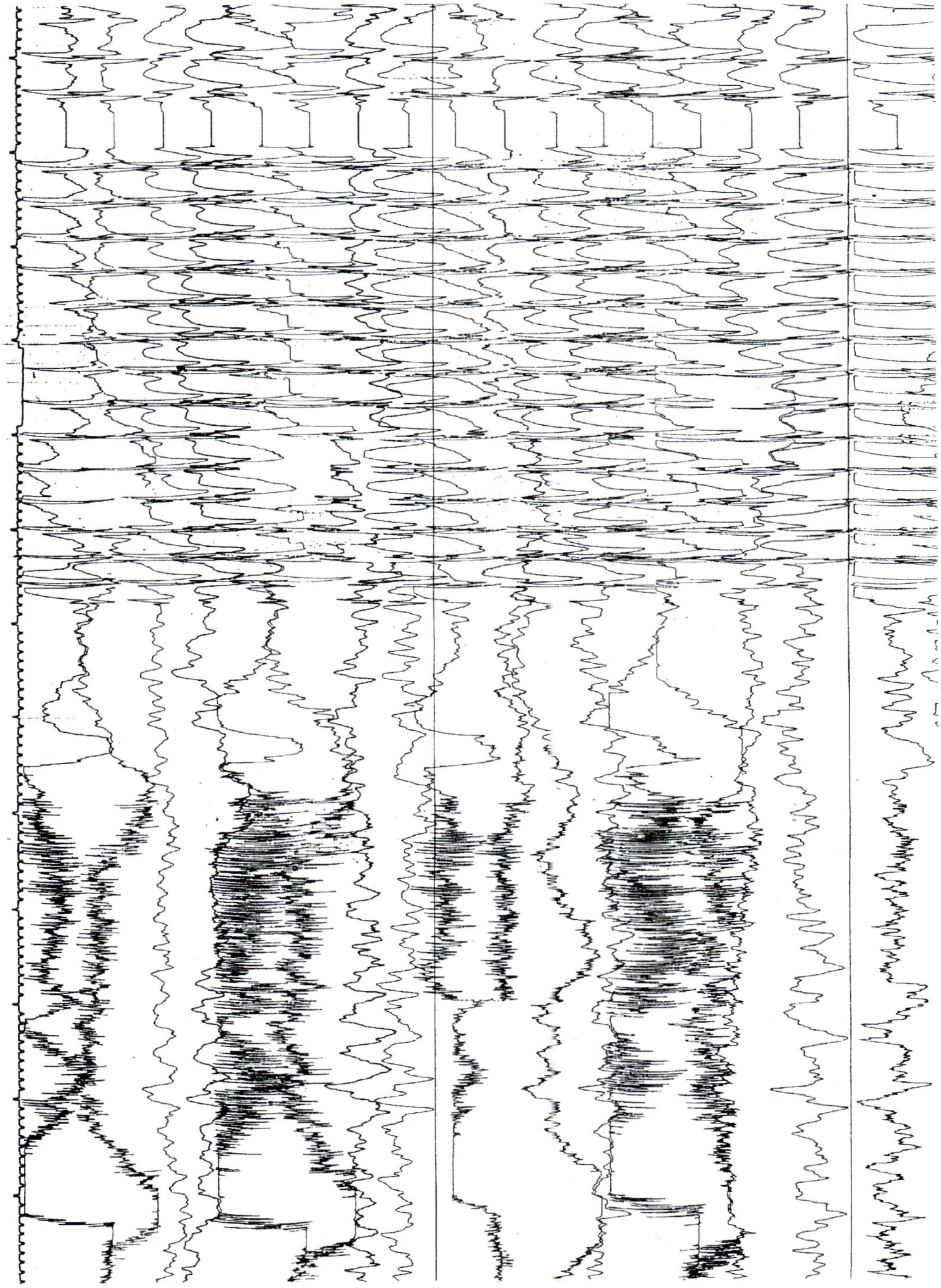

그림 82. 3Hz spike and slow wave complex.

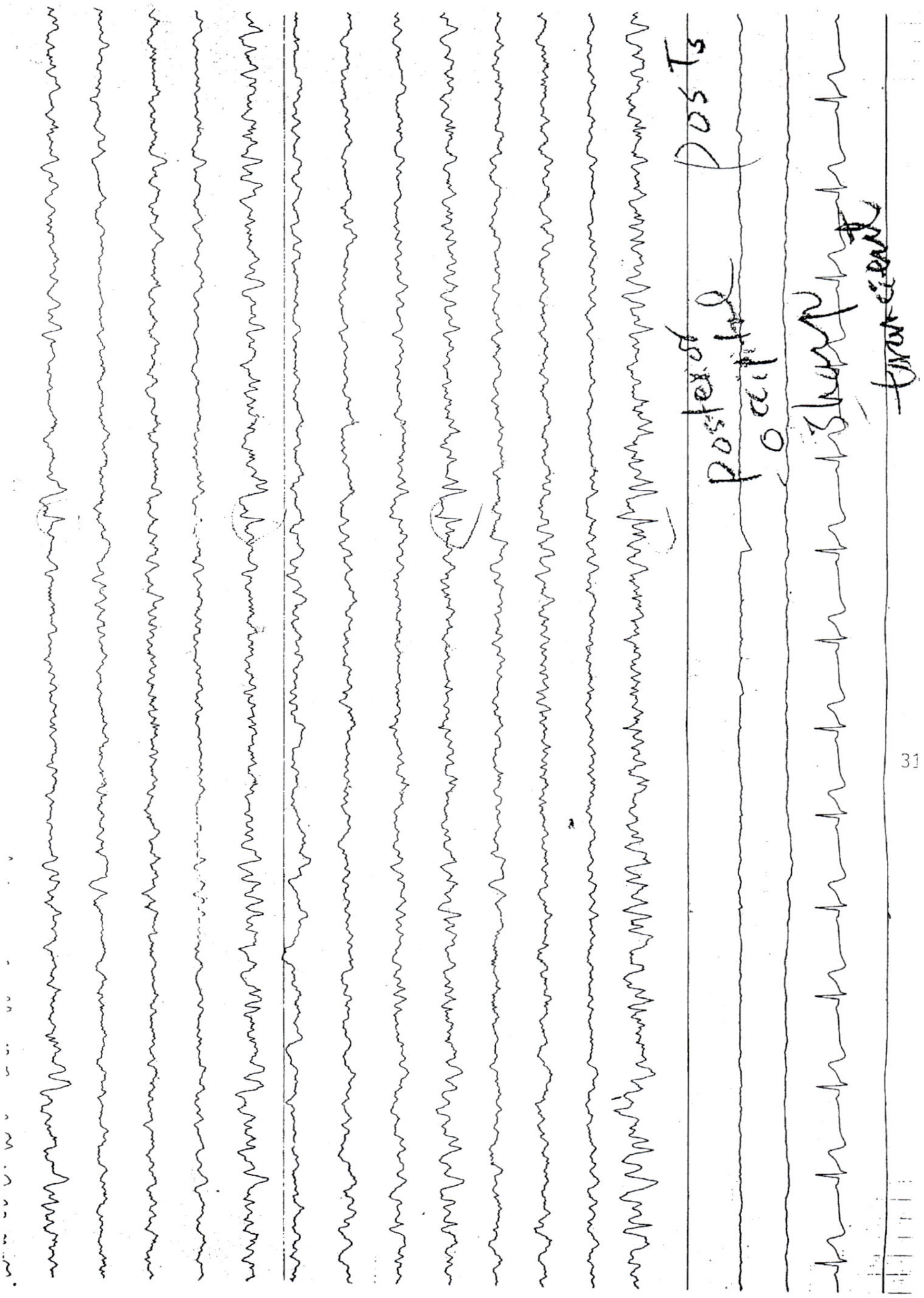

그림 83. POSTs (Positive occipital sharp transients)

Work sheet

12. 결과판독

1) 뇌파의 판독과 결과보고

뇌파의 판독과 기록은 뇌파검사의 최종 단계이다 뇌파를 정확히 판독하기 위해서는 기록된 뇌파를 정확하고 객관적으로 관찰하는 것이 무엇보다 중요하다.

그러나 임상에서는 기록된 뇌파를 객관적으로만 판독하는 것보다는 뇌파소견이 피검자(환자)에게서 어떤 의미가 있으며, 임상진단과 치료에 도움이 되는 입장에서 판독하고 해석을 하지 않으면 안 된다.

정확한 판독을 위해서는 뇌파기록시 피검자(환자)의 정신상태, 복용 약물, 기타 인공산물을 야기할 수 있는 기타 여러 조건들을 파악하여 이들에 의해 변화되는 뇌파를 이해하는 것이 중요하다. 그러므로 뇌파를 기록하는 검사자(technichian)가 기록시 피검자의 상태를 정확하고 간단하게 기재하는 것이 바람직하며, 특별한 보고서가 없더라도 뇌피기록자가 직접 뇌파기록지에 기록하여도 좋다.

소아의 뇌파 판독은 성인 뇌파의 판독보다는 어렵다고 생각된다. 그 이유로는 소아 뇌파의 특징적인 소견과 발달뇌파학적 지식을 필수적으로 습득하여야만 하기 때문이다.

2) 종합판정

뇌파의 종합판정 기준은 Gibbs가 처음으로 고안하였고, 그 후 여러 사람에 의해 제안되고 있지만 현재까지 통일된 기준은 없다.

여기에서는 대표적인 판정기준으로서 임상적 의의와 뇌파의 이상과의 관계를 설정 제안한 Saunders의 기준인 **표 5-3**과 기초율동의 이상파에 대한 기준으로 Hockaday가 제안한 **표 5-4**를 제시하고자 한다. 그러나 이런 기준은 성인을 대상으로 한 것이므로 소아에서는 연령에 상응하는 기초율동과 느린파 등을 판정한다.

소아에서는 특수하게 출현하는 수면뇌파에서 입면기 과도기(hypnagogic hypersynchrony), 이마부 θ 파, 마루부 예파, 뒤통수부 일과성 예파(POSTs), 또한 각성반응으로서 고진폭 서파군(postarousal hypersynchrony) 등을 이상뇌파라고 오인하는 경우가 많으므로 주의하여 판독하여야 한다.

소아에서는 특히 build-up이 정상적으로 보는 정상의 소견이지만 과호흡 중지 후 30초 혹은 1분 이상 지속되는 서파가 지속되는 경우에는 지연반응(prolonged response)이나 re-build-up은 이상소견이므로 이에 유의하여야한다.

표 5-3. 뇌파의 이상 정도에 따른 분류(Saunders GH et al., 1965)

EEG abnormality	Examples of abnormal fin dings	Clinical pathology
1. Borderline abnormal	• Alpha asymmetry in volt tage only • Prolonged overbreathing response	No known clinical significa–nce
2. Slightly abnormal	• Diffuse theta activity • Low amplitude sharp • waves, spikes or localized delta pattern	Probably and organic cause, but possibly secondary to some other disorders not necessarily neurological process
3. Undoubtedly abnormal	• Spike discharges, comple xes appearing repeatedly • Local delta, theta, fast activity often with concomitant alpha changes	Mostly neurological or neuro surgical diseases
4. Definitely and severely abnormal	• High amplitude local arrhythmic delta activity • Continous spike or complex dis–charges	Severe cerebaral pathology
5. Extremely abnormal	• Hypsarrhythmia • Electro cerebral silence	Very poor prognosis

표 5-4. 기초 뇌파활동의 이상분류(Hockaday JM et al., 1965)

Grade I Within normal limits	a. Alpha rhythm
	b. Predominant alpha, with rare theta
Grade II Mildly abnormal	a. Predomimant alpha, with rare alpha
	b. Predominant theta, with some delta
Grade III Moderately abnormal	a. Del at mixed with theta and rare alpha
	b. Predominant delta, with no other activity
Grade IV Severely abnormal	a. Diffuse delta with brief isoelectric intervals
	b. Scattered delta in some leads only with absence of activity flat record
Grade V Extremely abnormal	a. A nearly flat record
	b. No EEG at all

병원별 샘플

경희대학교 의과대학 부속병원 신경과 뇌파 보고서

성명 병록번호 병동 성별 나이

주치의 전공의 검사일시 EEG No.

Brief medical history :

Activity	Freq.	Volt.*	Distribution	Special Comments
			Awake (Appropriately %)	
Post. Background				
Beta				
			Sleep (Appropriately %)	
Slow				
Vertex Sharp				
Spindle				
POSTs.				
			Photic simulation	
			Hyperventilation	

* L=low(<20uV), M=medium(20-70uV), H=high(70-150uV)

Classification :

Impression :

신경과 /

경희대학교 의과대학 부속병원 신경과 뇌파 보고서

성명		병록번호		병동	GS	성별	M	나이	41
주치의		전공의		검사일시	2005/01/17		EEG No. 05-84		

Brief medical history :

Activity	Freq.	Volt.*	Distribution	Special Comments
			Awake (Appropriately %)	
Post. Background	11Hz	M	Post.head regions, symmetric	Continuous, wax & wane, rhythmical, reduced by eye opening
Beta	15-30Hz	L	Fronto-central, symmetric	Continuous, wax & wane rhythmical
			Sleep (Appropriately %)	
Slow	3-6Hz	M	Diffuse	
Vertex Sharp	180-220ms	M	Both frontocentral symmetric distribution	
Spindle	12-14Hz	M	Both frontocentral symmetric distribution	
POSTs.	80-120ms	M	Both occipital areas	

Photic simulation

No photic driving

Hyperventilation

No change

* L=low(<20uV), M=medium(20-70uV), H=high(70-150uV)

Classification : Normal (awake & sleep)

Impression : This EEG is normal
No epileptiform discharges were seen

신경과 /

신경생리 검사 예약서

성명 : 연령 : 성별 : M, F

검사일시 : 월 일 (오전 · 오후) 시 분

검사항목 : ① 뇌파 검사(각성, 수면, 유발)
② 디지탈뇌파검사, 수면뇌파검사, 비디오뇌파 검사
③ 유발전위 검사
④ 신경 근전도 검사

검사 전 주의사항

1) 식사는 평소처럼 하시고 약도 평소와 같이 드십시오.
2) 머리를 감고 오시고 머리 기름은 바르지 마십시오. (스프레이 포함 화장도 하지 마십시오)
3) 검사 후 머리를 감아야 함으로 수건을 준비 하십시오.
4) 수면뇌파 및 유발전위 검사를 받으실 분은 검사전날 가능한 늦게 주무시고 당일 아침 일찍 기상 하십시오.
5) 검사실시 10분 전까지 도착하여 주십시오. (경우에 따라 시간이 지연될 수도 있습니다)
6) 목이 긴 폴라 티셔츠나 원피스의 복장을 피해 주십시오.
7) 검사를 연기 취소할 때에는 필히 1일 전에 연락 하십시오.
8) 디지탈 뇌파검사는 신관8층 (2851호☎958-8981)로 가십시오.
9) 모든 문의 사항은 ☎958-8546, 8395로 하여 주십시오.

경희 의료원 신경생리 검사실

Work sheet

Work sheet

Work sheet

Work sheet

Chapter 06

수면다원 검사법

I. 수면다원검사

수면다원검사의 발전 역사	
1875년	Richard Caton : 동물에서 처음으로 뇌파 측정
1914년	Cybulski : 개에서 간질 파(Epilepsy) 기록
1929년	Hans Berger : 인간에서 처음 뇌파 측정 Alpha 파를 비롯하여 많은 뇌파 패턴을 정립하였다
1930년 말	Davis, Harvey, Loomis : 수면중 뇌파 체계 연구, 5단계 수면패턴 시도
1953년	시카코대학 그룹(Kleitman, Aserinsky, Dement) : 수면중 안구운동 연구
1957년	Dement, Kleitman : REM, NREM 구분
1959년	Jouvet's 그룹 : REM 근육긴장도 최소화 현상발견
1967년	Monroe : 수면단계분류가 연구자간에 심각한 차이 발견
1968년	Rechtschaffen, Kales : 인간에서 수면다원기록 및 판독 매뉴얼 발간

1. 검사의 원리 및 목적

수면다원 검사는 뇌파, 안구운동, 턱근육의 긴장도(근전도), 입과 코를 통한 호흡, 흉부 및 복부의 호흡노력, 심전도, 다리 근전도, 혈중산소포화농도 등 수면 중에 나타나는 인체의 생리학적 변화를 측정, 기록, 분석하는 것으로 다음과 같다.

- 수면의 구조와 기능, 수면의 양과 질, 수면 중 발생한 사건 등을 객관적으로 평가
- 수면장애의 진단, 장애정도의 평가, 향후치료방향의 결정, 추적평가 등에서 객관적인

자료를 제공하는 의학적 검사

2. 장비 및 준비물

1) 장비의 종류

(1) Analogue polysomnography 장비 구성

- 수면다원기계
- 환자 감시모니터
- 환자 감시카메라 및 기록 카메라
- Camera remote controller
- 화면분할기
- 시간재생기(Time/ate generator)
- 사운드 앰프
- 인터폰(호출기)
- Paper
- 비디오

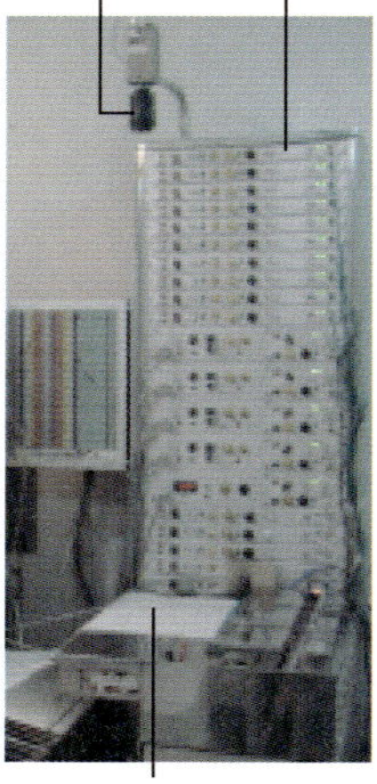

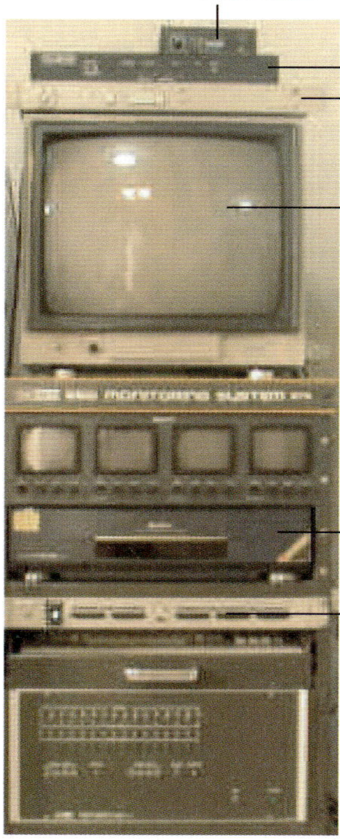

(2) 전산화 프로그램 수면다원검사기(Computerized polysomnography)

현재까지 프로그램에 의한 수면판독은(자동분석) 신뢰성이 의문시 되며, 미국수면학회에서 수작업에 의한 판독 이외는 공인하고 있지 않다. 앞으로 컴퓨터 기술발달로 인공지능 컴퓨터 출현으로 수작업을 대치할 가능성이 있을 것이다. 그러나 전산화 프로그램 수면다원검사(cPSG))가 현재 많은 병원에서 도입되고 있으며, 장점은 판독을 직접 수작업으로 한다면 장점이 아주 많다. Analogue 장비보다 조작의 편리성, 공간의 효율성, 환자 기록 보관이 용이하고, 데이터 분석을 다양하게 활용할 수 있다는 존이다.

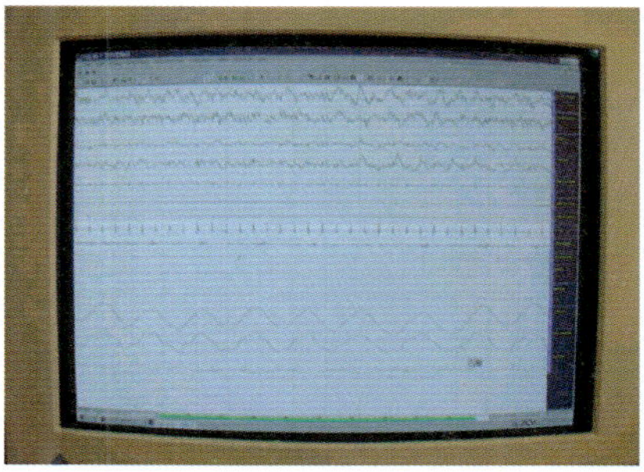

장비 구성

- 컴퓨터 시스템
- 프로그램(소프트웨어)
- 환자감시시스템

2) 기계실, 침실, 준비실

- 기계실 : 침실과 분리되어야 한다. 차폐장치가 되어 있어야 하고, 각종 기계와 판독 및 사무실을 공유해서 쓸 수 있다.
- 침실 : 차폐장치와 방음, 햇볕을 차단할 수 있는 커튼, 온도 조절할 수 있는 장치, 타이머 기능이 있는 전구, 적외선 카메라 등 기본적 요소가 필요하다.
- 준비실 : 환기가 잘되고, 싱크대와 각종 센서를 보관할 수 있는 장이 필요.

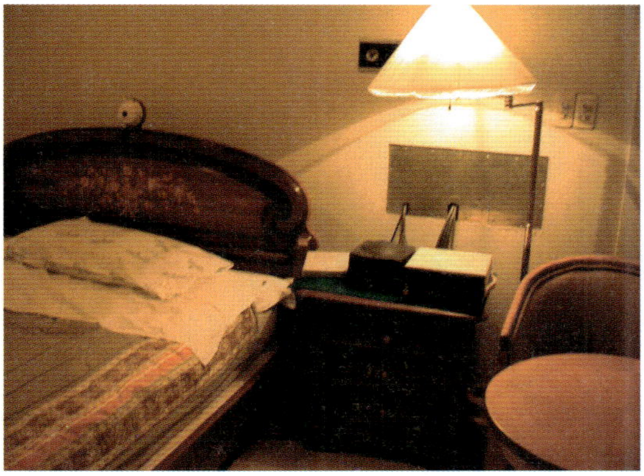

침실 모습

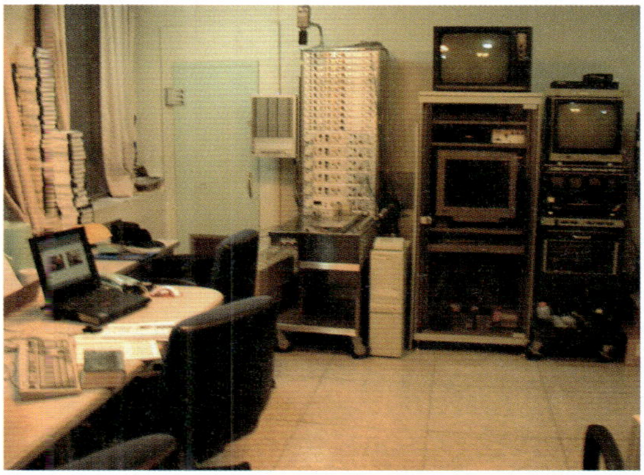

기계실 모습

3) 검사 준비물 및 센서

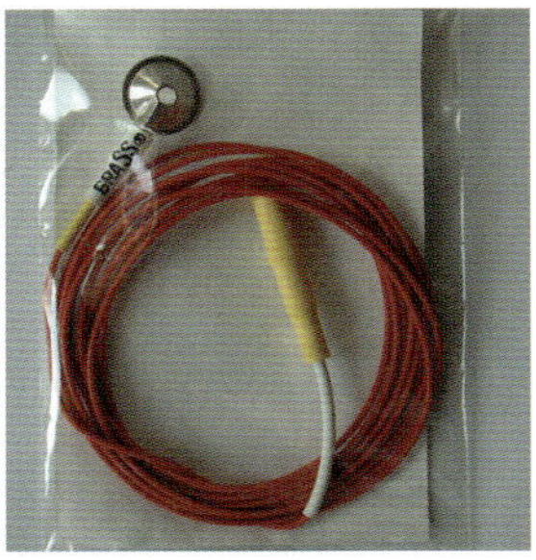

EEG용 전극

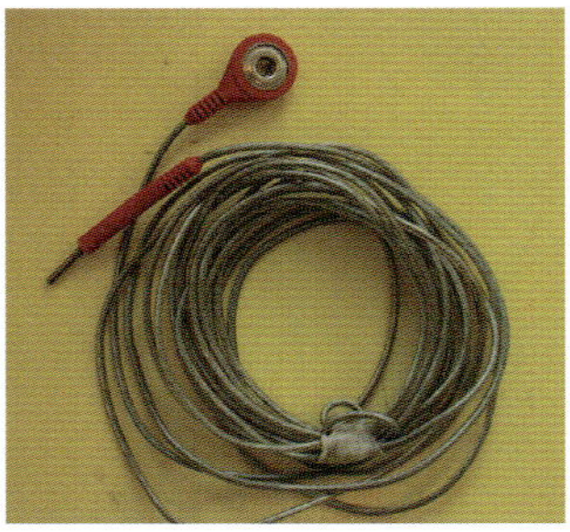

다리근전도 전극

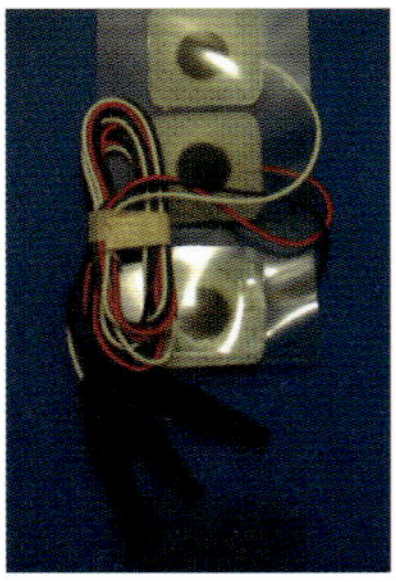

심전도용 전극

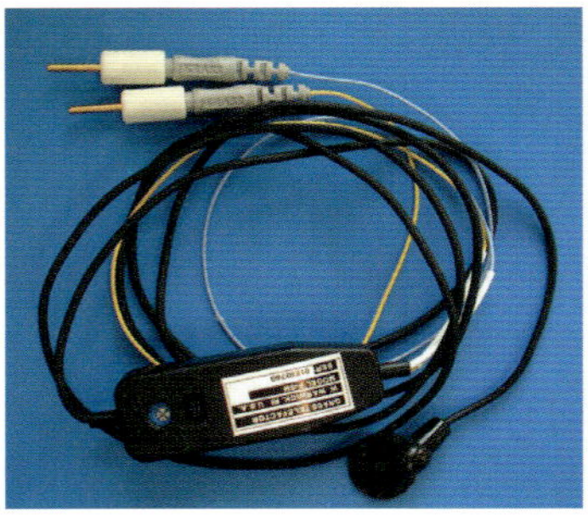

micro phone 센서

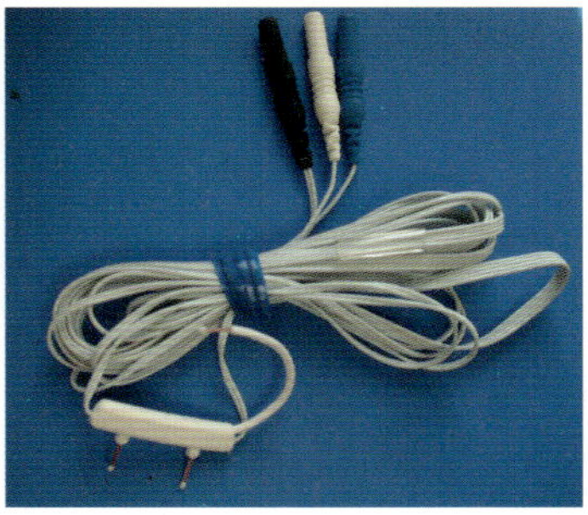

호흡(oral, nasal)센서

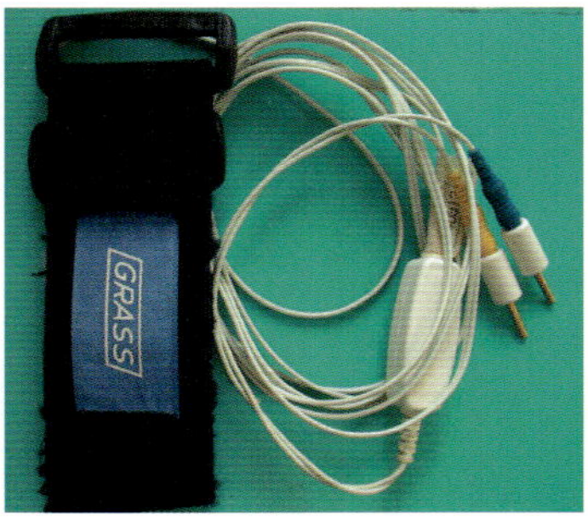

호흡센서

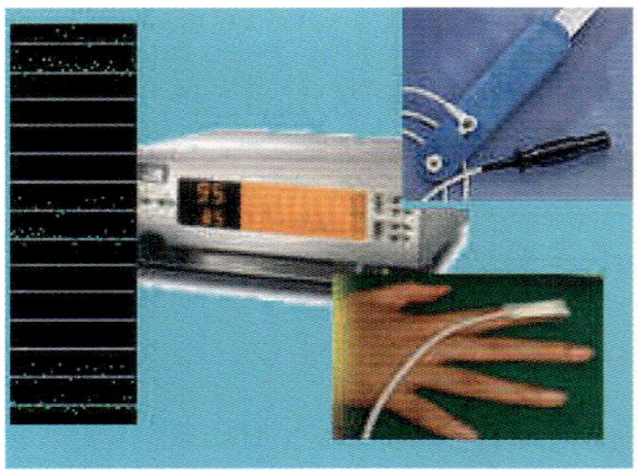

혈중산소포화농도(oximetry) 기계 및 센서

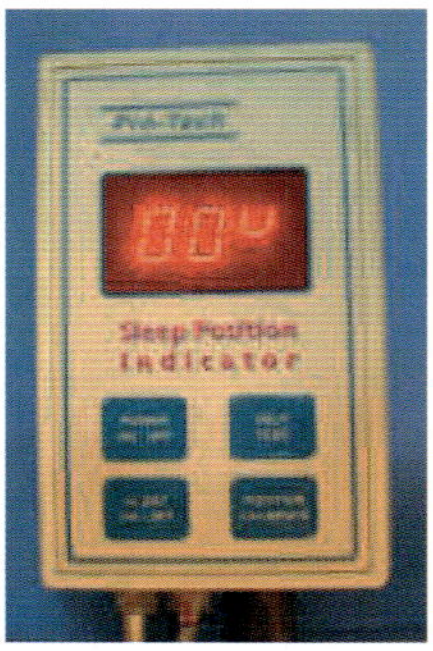

수면자세용 기기 및 센서

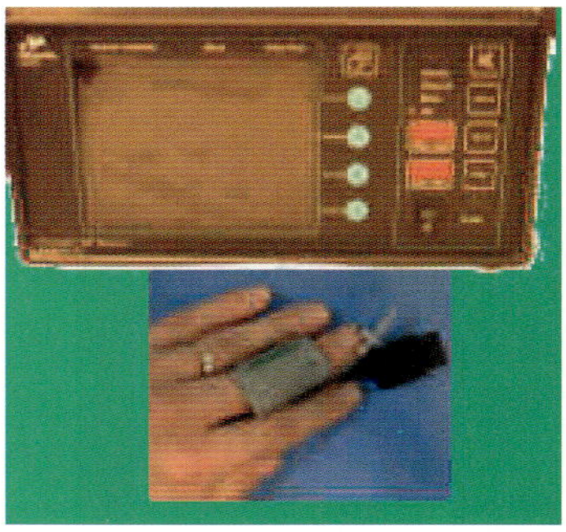

지속적 혈압 측정용 기계

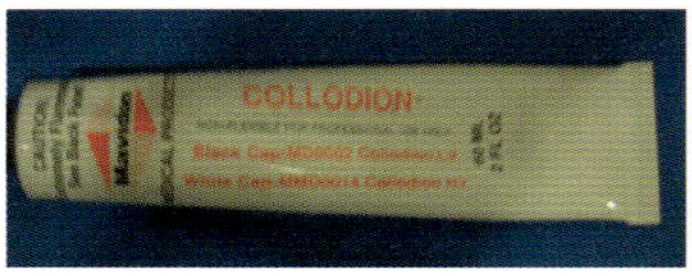

(전극 부착)용액 콜로디온

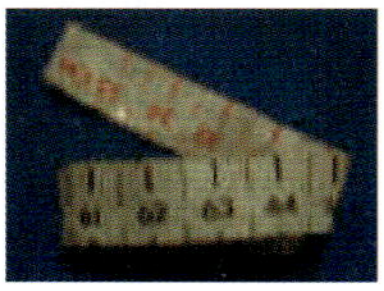

줄자

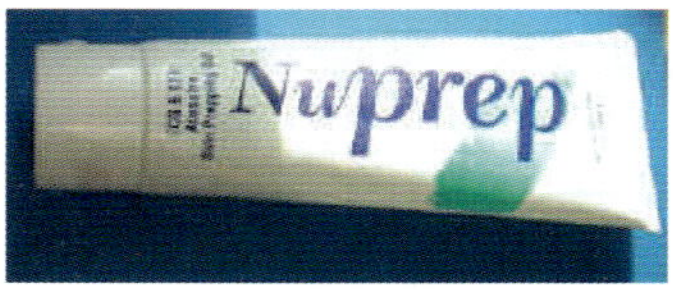

Omniprep

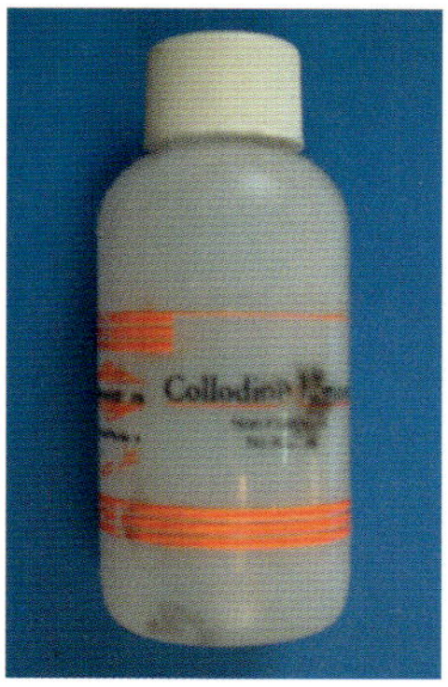

아세톤(콜로디온제거제)

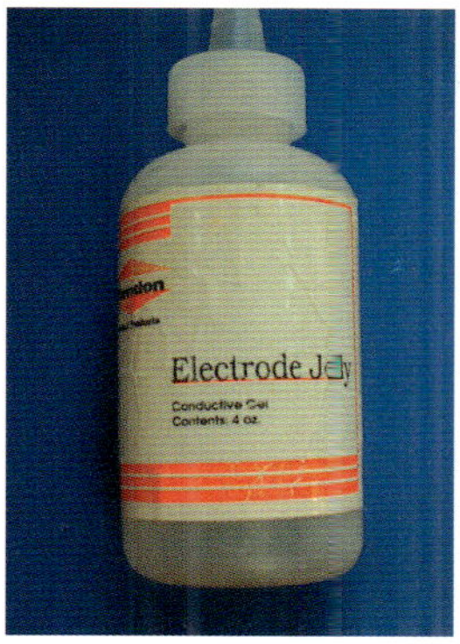

Electrode jelly

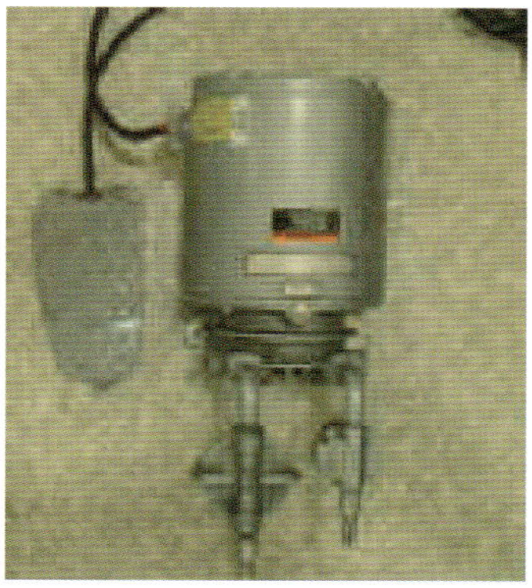
Air compressor

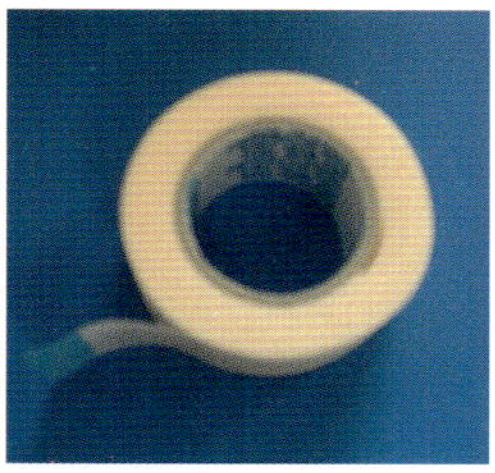
Surgical tape

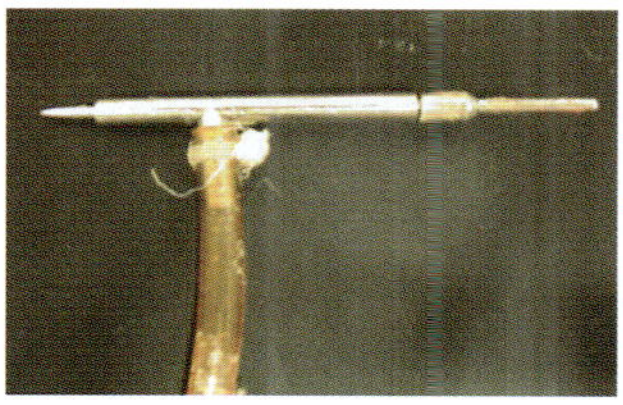
Stylus

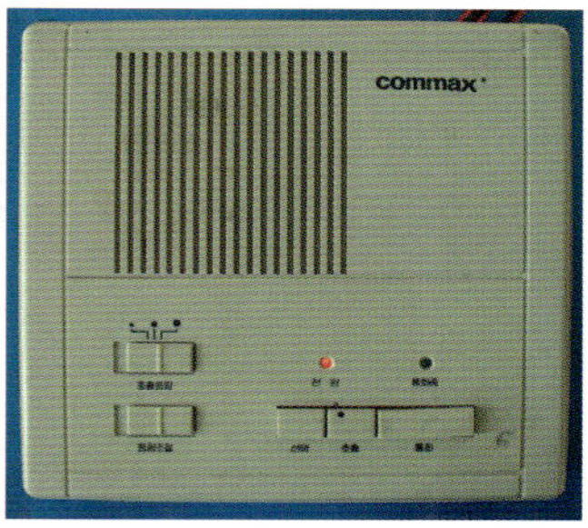

Intercom

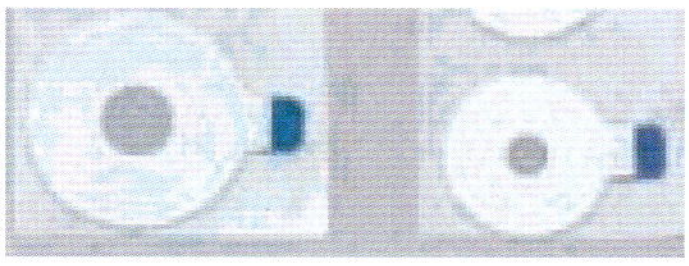
양면 tape

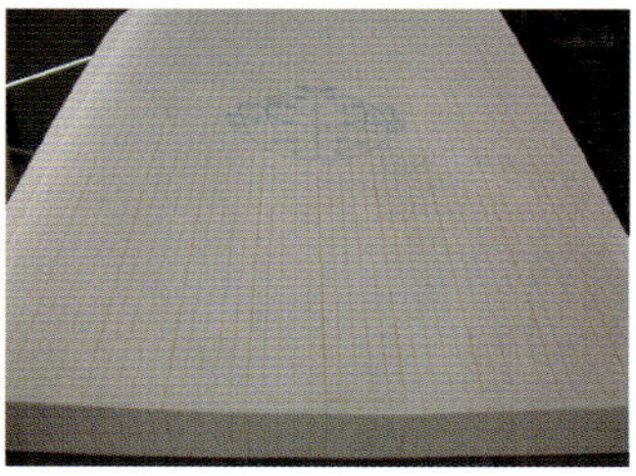
Paper

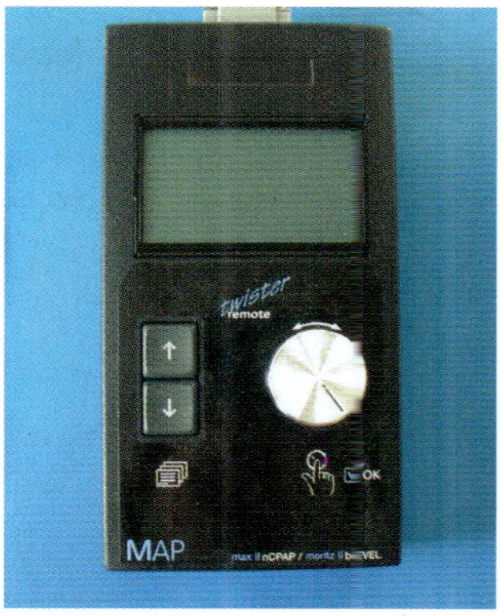

CPAP remote cortroller

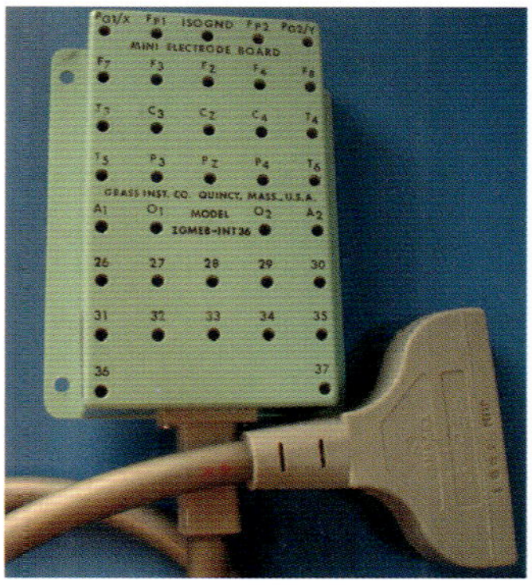

Mini electrode board

3. 수면다원검사 방법

1) 종류

(1) 야간다원수면검사(Nocturnal polysomnography)

통상 수면다원검사는 기본적으로 야간(over night) 수면다원검사를 말한다.

뇌파(EEG), 안구운동(Electrooculography, EOG), 턱근전도(chin EMG), 다리 근전도(limb movements EMG), 심전도(EKG), 코골이(snoring), 호흡(respiratory airflow), 호흡운동(respiratory effort), 혈중산소포화농도(oximetry), 수면자세(body position) 등이 포함되며, 필요에 따라 추가적으로 야간발기 기능검사(nocturnal penile tumescences, NPT), 이갈이(bruxism), 지속적 혈압, pH meter, esophageal pressure monitoring 등 여러 채널이 필요하다. 또한 간질(epilepsy)을 위한 전극배치로 EEG 채널을 더 많이 사용하는 경우도 있다.

(2) 수면잠복기반복검사(다중수면잠복기검사, multiple sleep latency test, MSLT)

Carskadon, Dement가 1977년에 개발한 것으로 전날 야간 수면다원검사가 끝난 후 1시 30분~3시간 사이에 첫 번째 검사를 시작하여 2시간 간격으로 낮 동안 환자가 침대에서 이완된 상태에서 잠드는 경향을 측정하는 방법으로 검사시간 동안 5번 시행하고, 잠이든 순간(최소한 1분 30초 수면뇌파가 나타나야 함)부터 15분 수면시간을, 잠이 안드는 경우 20분을 허락하게 된다. 예를 들면 검사 시작 후 10분후 잠이 들었다면 10분+15분, 즉 25분 검사를 하게 된다.

참고

2회 이상 sleep-onset REM(SOREM)을 보이는 경우는 발작수면(Narcolepsy)으로 진단될 수가 있다.

(3) 각성상태 유지시험(Maintenance of wakefulness test, MWT)

주간의 과도한 졸음을 검사하는 또 다른 방법이다.

MSLT 검사를 위한 과정

MSLT 검사를 위한 과정			
Measure	Time	Procedure	
	검사시작 전		
	30분	금연	
	15분	격렬한 활동 금지	
	10분	침대	
	5분	케이블 연결	
		*교정작업	
	45초	피검자 자신의 주관적인 졸음정도 측정	
	30초	잠들기 위해 편한 자세	
	5초	잠들라고 한다	
	Light out		
Sleep latency	0min	Light out	* 눈을 감으세요 60초 눈을 뜨세요 60초 눈동자를 좌, 우, 위, 아래 움직인다 눈 깜빡이 5번 이갈이
	+X1min	First epoch of sleep	
	+X2min	명확한 수면이 1분 30초(3 epoch)	
	+X3min	First epoch REM sleep	
REM latency	X1+15min	MSLT 끝	
	+20min	잠이 들지 않으면 끝	

(4) 지속적 기도양압술(continuous positive airway pressure, CPAP) 수면다원검사

야간수면다원검사(NPSG)를 시행하면서 동시에 지속적양압술을 하는 것으로 수면무호흡증, 코골이 환자에게 마스크가 부착된 CPAP 기계를 이용하여 착용시키고 적정 압력을 재는 것이다. 코골이와 무호흡이 나타나면 압력을 올려서 코골이와 무호흡이 없어질 때까지 적절하게 올려서 코골이나 무호흡이 없는 정상수면을 유지하게 한다.

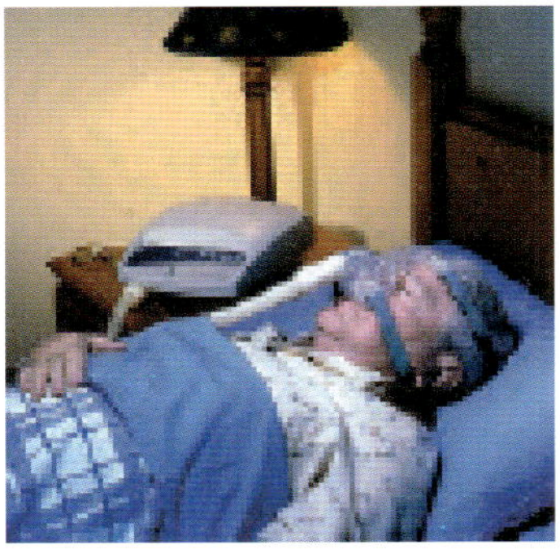

CPAP 기계를 착용한 모습

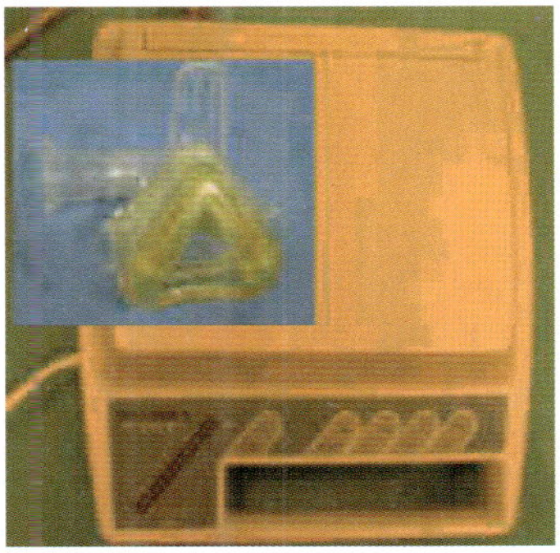

CPAP 기계와 마스크

(5) Actigraphy 수면각성 활동량검사

수면각성 활동량검사가 일반적이고 표준이지만 손목에 간결하게 착용함으로 활동량을 측정함으로써 수면각성패턴을 알 수가 있어서 특히 불면증 일주기 라는 점에 환자에게 많은 정보를 얻을 수 있다.

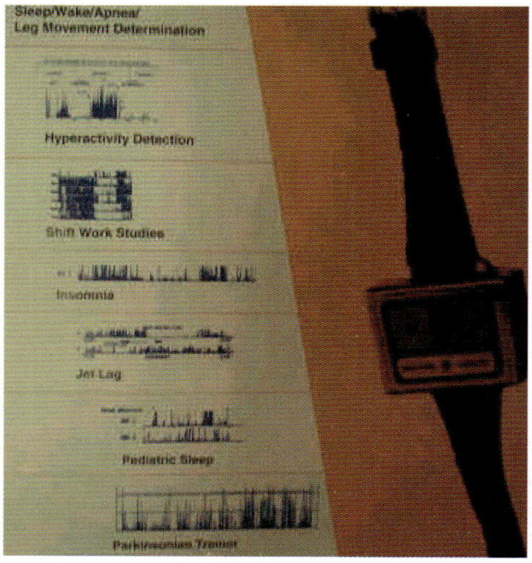

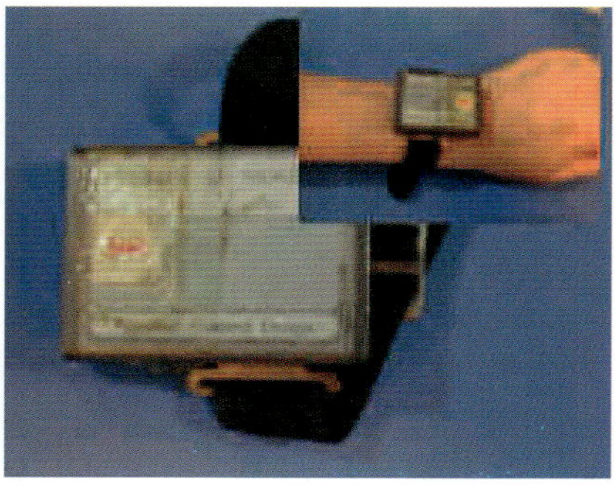

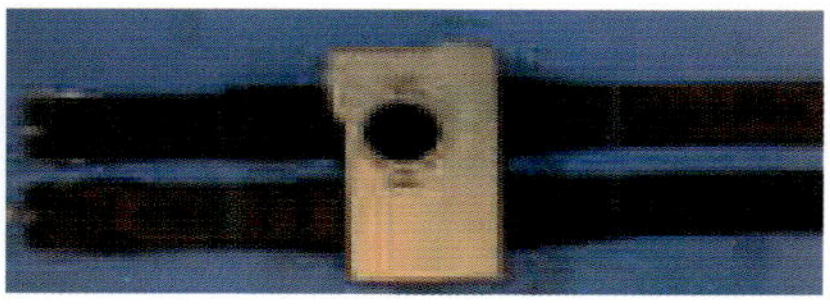

2) 수면다원검사기기의 구성

- AC증폭기 채널 : EEG 2채널(C3, O2), EOG 2채널, chin EMG 1채널, limb movements EMG 2채널, EKG 1채널, breathing sounds 1채널, sleep position 1채널

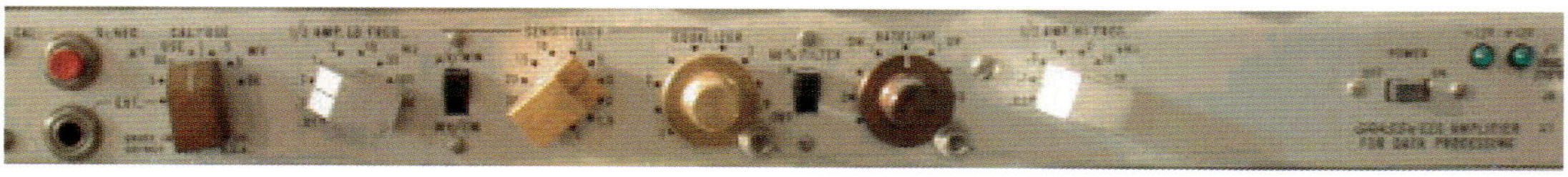

AC 증폭기

- DC증폭기채널 : oral and nasalow 2채널, chest and abdomen respiratory effort transducer 2채널, oximetry 1채널

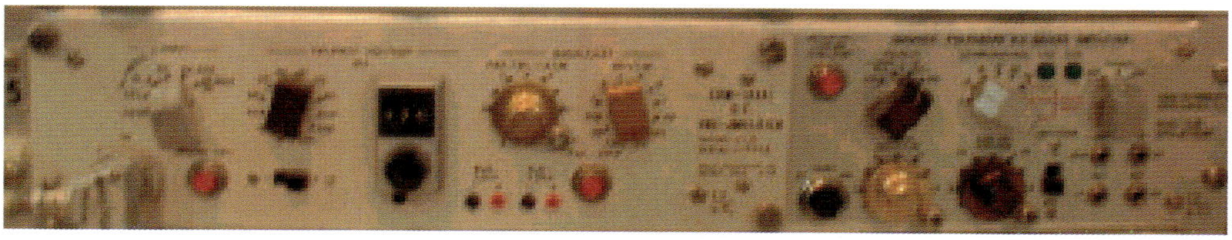

DC 증폭기

참고

기본적으로 EEG기계에 DC증폭기를 부착하면 수면다원검사기로 사용할 수 있다.

보통 EEG에 사용되는 증폭기는 AC증폭기라 한다. AC란 alternating currency(교류)로서 Ground Potential 이나 기본이 되는 전위는 증폭시키지 않고 어떠한 기준에서 변화되는 전위만을 증폭시킨다. EEG는 사실 두 Electrode사이에서 생기는 변화만을 증폭시킨 것이지 실제의 뇌파의 전위는 아닌 것이다. 그래서 이를 Differential 증폭기라고도 한다. 전체적으로 완만한 움직임을 보이거나 그 기본 전위의 변화를 관찰해야 되는 경우는 AC증폭기가 적당하지 않다. 이런 경우는 DC(Direct Currency)증폭기를 사용해야한다. DC는 직류로서 그 전위의 크기 자체를 증폭한다. 특히 Oximetry, NPT등은 그 전체전위의 변화를 관찰해야 하기 때문에 반드시 DC증폭기를 사용해야한다.

3) 검사절차

(1) 입면전 준비과정(기록전)

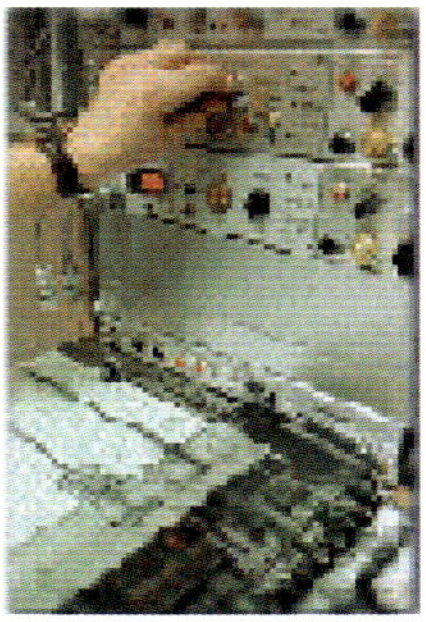

① 수면다원검사기계를 정확히 setting 한다(electrical calibration)

filter, sensitivity, baseline, calibration, speed를 조정한다.

Sensitivity or hain : Scale Factor : uV/cm, mV/cm

Ranges of Sensitivity : 20~200uV/cm

(뇌파 50uV/cm)

참고 Filter :

뇌파계 자체가 외부로부터의 전기활동에 대해서 어느 정도 이상의 고주파 저주파 성분을 제거하고 필요한 뇌파기록을 취하는 기능을 가지고 있다. 그러나 일상의 검사에서는 여러 가지의 Artifacts(잡파)가 섞여서 들어오는 일도 많은테 이것들을 감소 내지 제거하는 목적으로 만들어져 있는 것.

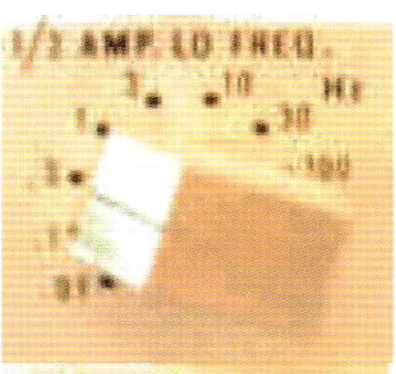

60Hz filter : Interference from line current

Low cut filter : 저주파 성분을 여과하고 고역 주파수가 통과 High pass filter

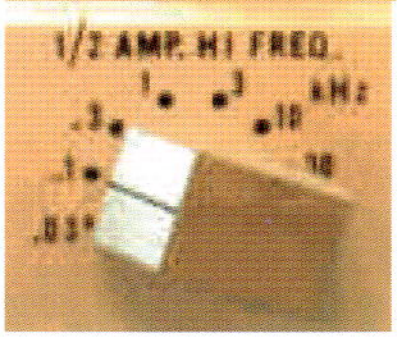

High cut filter : 고주파수의 파를 차단 120, 60, 30Hz.

예를 들면 30Hz라면 30Hz 이상 전부를 없애는 것이 아니고 강하게 감소한다는 의미이다(70.7%까지 감소)

※ TC(Time constant)시정수 : 기선으로부터 정점까지의 높이의 1/3 쯤까지 하강하는데 걸리는 시간을 시정수라 한다.

※ Paper speed : 10 mm/sec(참고: 뇌파는 3 mm/sec)

Sensitivity and filter settings for EEG, EOG, EMG, EKG, breathing sounds

Measurement (Channel)	Derivation	Sensitivity	High freq	Low freq
EEG	C_3/A_2, C_4/A_1 O_2/A_1, O_1/A_2	50~100 uV/cm	35	0.3
EOG	ROC, LOC/A_1 ROC/LOC	5~10 uV/cm	35	0.3
EKG		0.5~1 mV/cm	15	1
EMG(chin)		20 uV/cm	75	10
Breathing sounds		0.5~2 mV/cm	75	10
EMG(Limb movements)		10~100 uV/cm	75	10

※ Deflection at 50uV signal : EEG , EOG 10 mm
Low Amplitude 15 mm
Child with High amplitude 5 mm

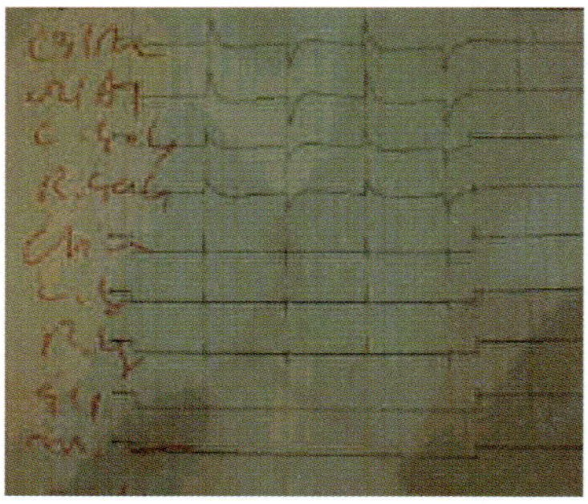

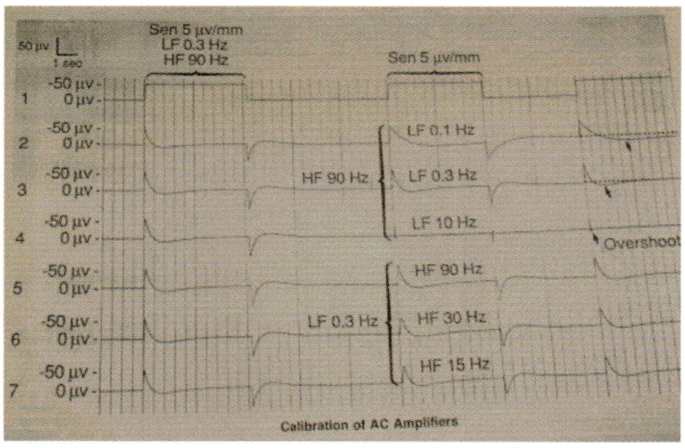

Calibrate polygraph

(2) 기록과 관련된 모든 정보를 기록해 둔다.

환자이름, 방번호, 검사일시, 검사종류, calibration signal, 속도, technician 이름 등

(3) Bedtime questionnaire 작성

전극부착 모습 피검자의 수면의 정보 및 상태를 평가하는 설문지

(4) 전극부착

Electrode를 비롯한 각종 센서를 부착한다

※ 뇌파(EEG) : 수면단계를 판별하는 필요한 채널이다. 피검자에게 international 10~20 system(Jasper 1958) 법으로 양쪽 마루부와 뒤통수부 및 기준 전극을 부착한다.

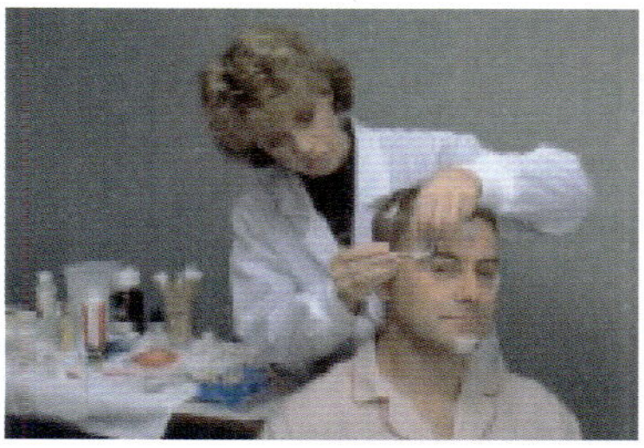

전극부착모습

참고

마루부 C3나 C4를 이용하는데 Vertex sharp wave, Spindle, K-complex, High delta 파 등이 가장 잘 볼 수 있는 위치다. 물론 둘 중이 한곳은 Back up(여분)용이다. 마찬가지로 뒤통수부 O1, O2도 둘 중에 한 곳을 사용하고 남은 한 곳은 여분용이다. 각성시 Alpha 파를 쉽게 볼 수 있는 채널이다.

과정

① 10~20법에 의한 C3, C4, O1, O2의 위치를 줄자와 색연필을 이용해서 표시한다.

② 전극부착하기 전에 머릿속 피부의 비듬 등 노폐물을 제거하기 위한 것으로 Omni prep을 면봉에 묻혀서 C3자리에 문지른다(너무 세게 문지르지 말아야 한다).

③ C3 위치에 전극을 놓고 준비된 거즈를 위에 올려놓는다. 그리고 위에 sollodion을 몇 방울을 떨어뜨린 후 stylus로 고정한다.

④ Stylus를 통해서 압축공기(compressed air)를 불어넣으면 콜로디온이 쉽게 건조되어 강력하게 부착된다. C4, O1, O2, A1, A2 등도 C3와 같은 방법으로 부착한다.

⑤ Collodion 사용하는 이유 : very stable recordings, relatively few artifacts electrode impedance meter를 이용해 각 부분의 전기적 저항을 체크한다. 만약 5KΩ 이상이면 다시 전극을 떼어내고 다시 부착한다.

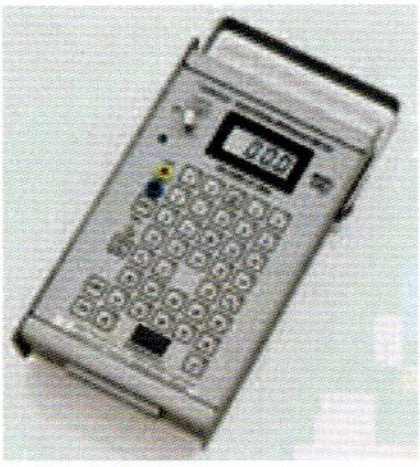

Electrode impedance meter

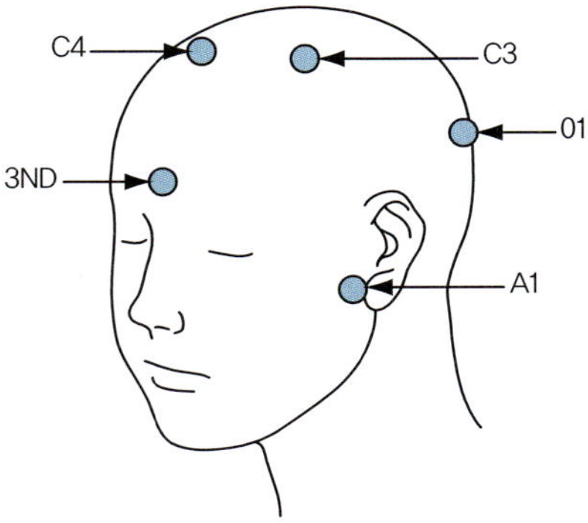

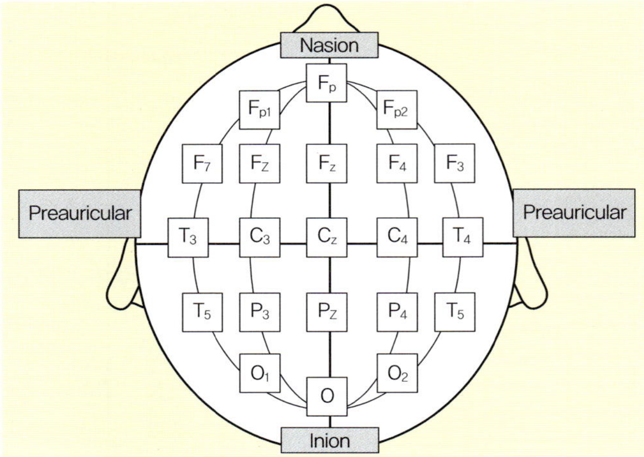

Electrode placement system

수면다원 검사기 필요한 전극 부착 위치

※ 눈전위도검사(안전도, EOG) : EOG는 입면 전이나 입면시 안구가 서서히 움직이는 현상을 관찰할 수 있고, 또 REM 수면시의 안구 운동을 관찰하기 위해서 필요하다. 특히 REM 수면시의 안구운동은 REM 수면을 확인하는데 아주 중요하다. EOG 안구의 앞과 뒤에서 발생하는 전위의 차이를 기록하므로 그 운동을 관찰할 수 있다. 즉 cornea근처에서는 정(positive) 전위가 retina 근처에서는 음(negative) 전위가 발생되는데 눈의 운동에 따라 이 전위의 차가 변함으로 이를 electrode를 통해 관찰할 수 있게 된다.

electrode를 붙이는 위치는 양쪽 눈의 외측 canthus에서 1 cm 정도 떨어진 곳에서 한쪽은 상방 1 cm에 한쪽은 하방 1cm에 부착한다.

이때 collodion이 눈에 들어가 자극이 되지 않도록 주의해야 한다. 이때 electrode 위치를 수평으로 하지 않고 서로 상하방으로 하는 이유는 수평 electrode는 oblique와 수평의 안구 운동만 기록할 수 있지만 이 경우는 horizontal과 vertical 운동을 모두 기록할 수 있고, 아울러 운동을 대칭적으로 기록하기 때문에 안구운동을 더욱 쉽게 확인해 볼 수 있다. polysomnography상 안구운동의 기록은 일반 뇌파기와 마찬가지로 "Negative up" rule에 따라 음전위가 위로 기록된다. 만일 좌측 EOG (REM)에 down방향의 전위가 기록되면 이는 안구가 우측이나 상방으로 움직였음을 말하며 반대의 경우는 안구가 좌측이나 하방으로 움직였음을 말한다.

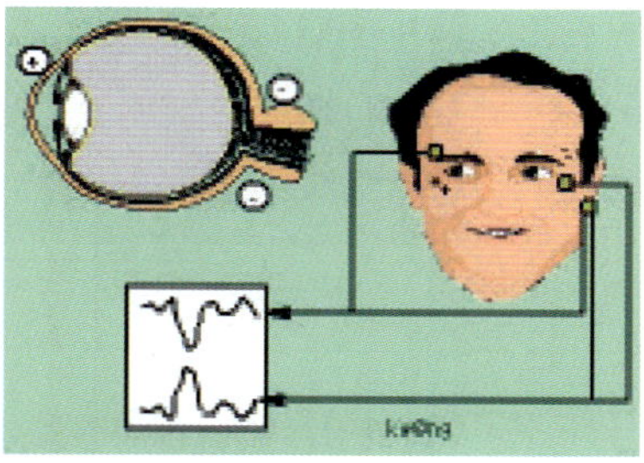

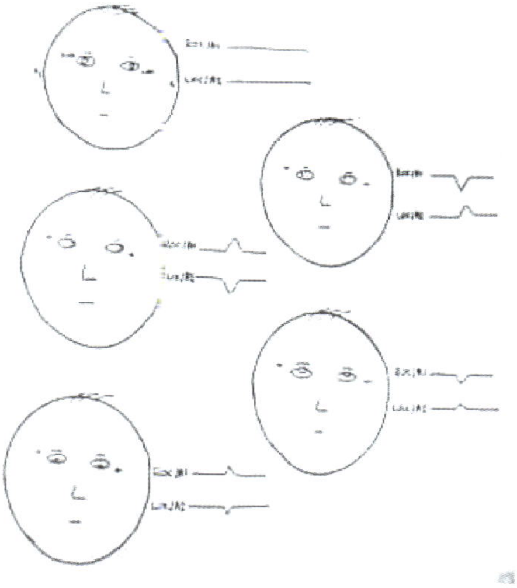

참고 EOG의 Reference는 ROC는 A1(좌측), LOC는 A2(우측)으로 반대쪽의 Reference를 택하는데 이는 Artifacts 여부를 쉽게 알 수 있기 때문이다.

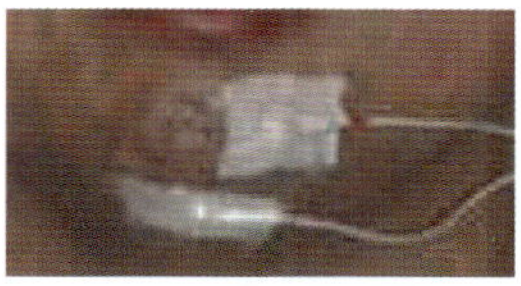

※ 근전도(EMG) : Chin EMG는 턱에 턱근육(mentalis muscle) 1개, 턱끝밑근육(submetalis muscle)에 2개 부착하며 한개는 여분이다. 특히 REM 수면 단계판독에 없어서는 안될 중요한 채널이다.

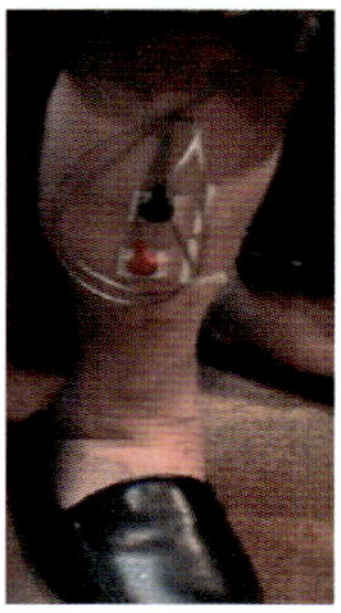

※ 주기성 사지운동증(Periodic limb movements in sleep)과 쉬지 않는 다리 증후군(restless legs syndrome) 검사를 위해, danterior tibialis EMG를 오른쪽, 왼쪽에 발목에서 무릎까지 길이에서 2/3지점 tibialis 근육에 부착한다.

※ 심전도(EKG)를 부착한다

우측어깨와 좌측 4~5번째 내측 갈비뼈(늑골, rib)부위에 부착하여 각각을 bipolar로 기록한다. 심혈간 질환 및 특히 수면다원검사시 환자 상태 파악에서 아주 필수 항목이다.

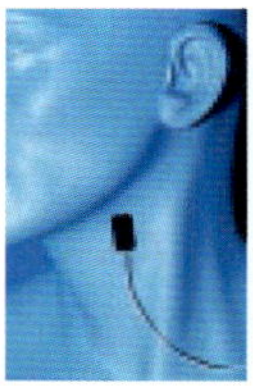

마이크로폰 부착한 모습

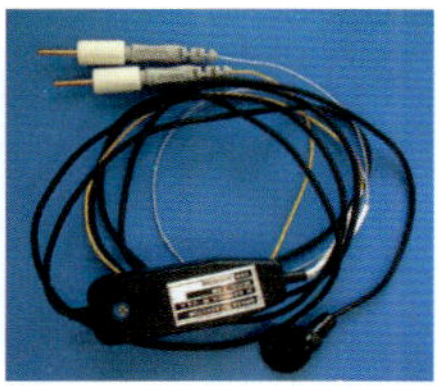

Microphone 센서

주의 심전도에 이상이 있으면 환자를 깨우거나, 응급조치를 취해야 한다.

※ Microphone 부착 : 코골음 및 잠꼬대 확인을 위해서 부착한다.

※ 호흡 : airflow는 콧구멍과 입에 thermistor(온도센서)를 부착하여 숨을 내시면 온도가 올라가고, 숨을 들이쉬면 온도가 내려감으로 무호흡 유무를 감지한다.

호흡노력(Respiratory effort) : 가슴과 배 부분에 호흡변환기(respiratory transducers)를 부착한다.

호흡 노력 여부를 통해 무호흡 종류와 형태를 체크할 수 있다.

※ 위치센서(Position sensor) : 가슴부위에 센서를 부착하여 수면자세가 표시된다(엎드림(prone), 바로누움(supine), 가쪽(lateral)).

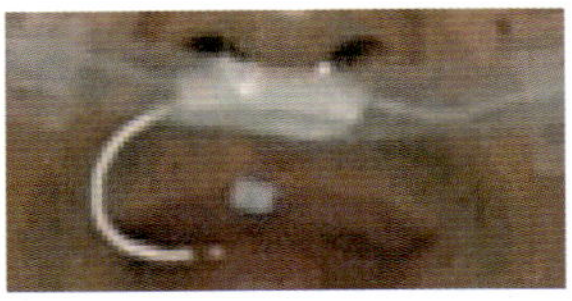

호흡 센서 부착모습

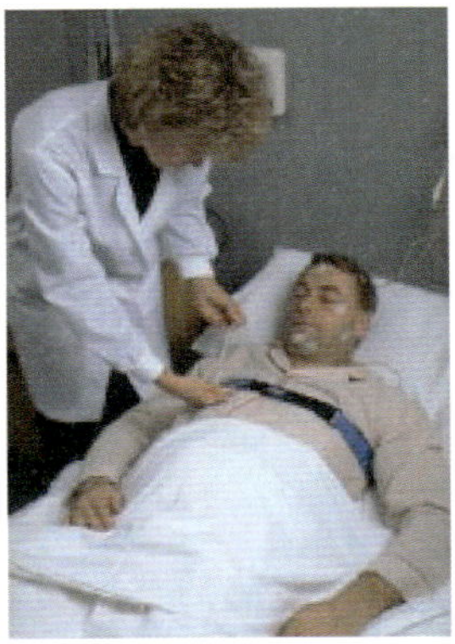

호흡노력센서

(5) Respiratory transducers, thermistor, position은 직접 연결하고(DC), 그걸 제외한 모든 전극들은 mini electrode board에 꼽는다. 그리고 그 board를 cable에 연결한다.

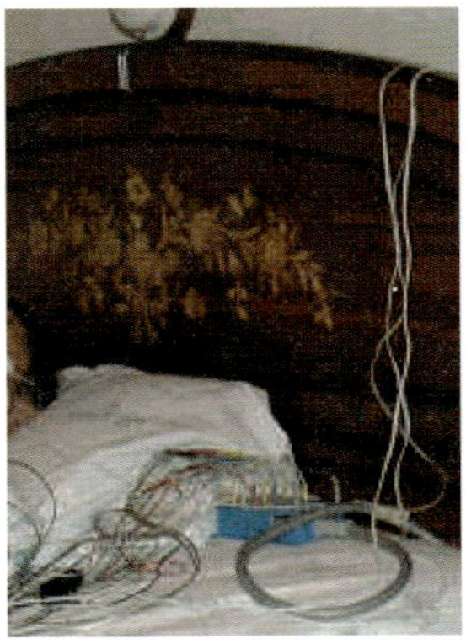

연결된 모습

(6) O_2 saturation : 수면중 혈중산소포화농도를 알 수 있다.

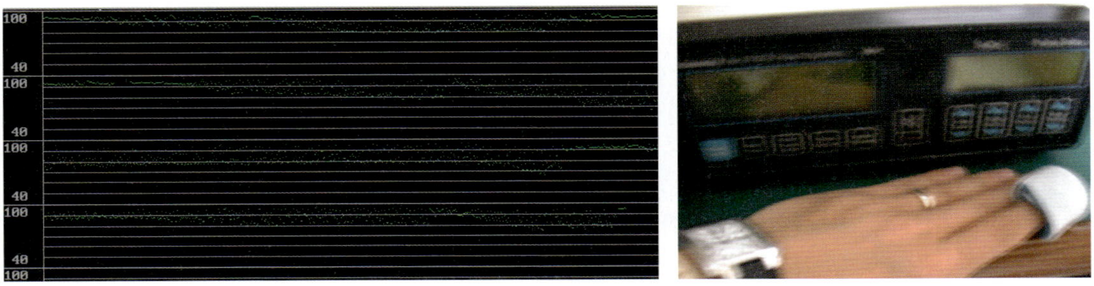

수면 8시간 동안 기록된 혈중산소포화농도를 컴퓨터로 이용한 그림

주의 모든 Electrode를 다 붙이고 나면 많은 전선이 무질서하게 얽혀 있을 수 있는데, 수면중 이 선들이 가능한 수면을 방해하지 않고 수면중 움직임으로 인해 기록에 영향을 받지 않기 위해서는 각 선들을 가지런히 모아 묶음을 만들어 몸의 부위에 Surgical tape로 잘 고정시키는 것이 중요하다

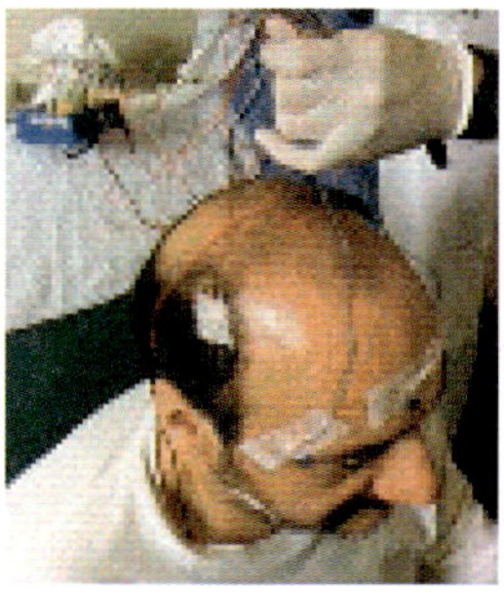

(7) Intercom을 사용하도록 가르쳐 준다.

검사 도중 화장실 및 기타 도움을 필요로 할 경우 언제든지 호출하게 할 수 있게 한다.

(8) Mini electrode board와 selector를 서로 맞게 연결한다.

(9) 교정작업(subject calibrations)

붙인 전극이 수면검사기계를 통해 각각의 채널이 제대로 기능을 하고 있는지를(눈을 감으면 alpha 파가 나오는지 등) 확인하기 위해서다. 특히 수면이 일단 시작된 다음에는 문제가 발생되더라도 검사를 중단하기 어렵기 때문에 이러한 모든 준비과정을 철저히 점검하고 확인하여야 한다.

준비과정

① 눈을 감으세요 30초, ② 눈을 뜨세요 30 초,
③ ①·② 반복
④ 눈동자 움직임 : 위, 아래, 오른쪽, 왼쪽,
⑤ 눈 깜박임 5번, ⑥ 이갈이
⑦ 코골음, ⑧ 호흡(흡, 배기),
⑨ 호흡정지 10초, ⑩ 다리 움직임,
⑪ 수면자세

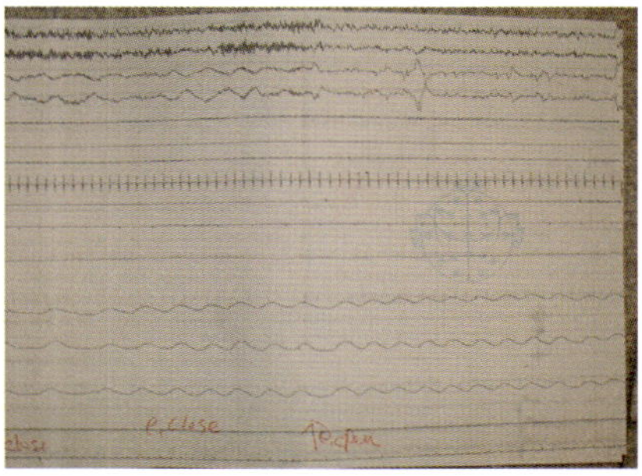

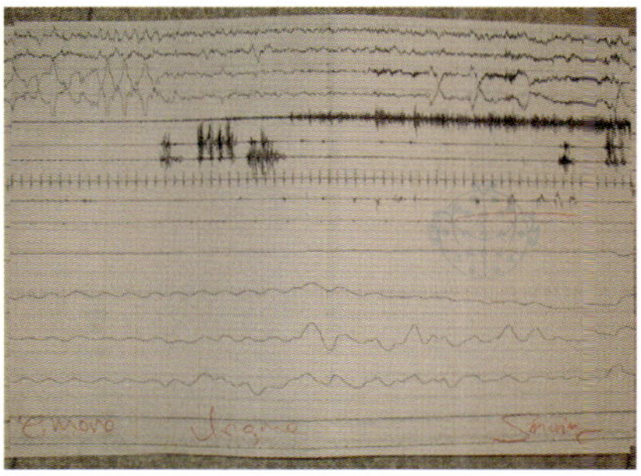

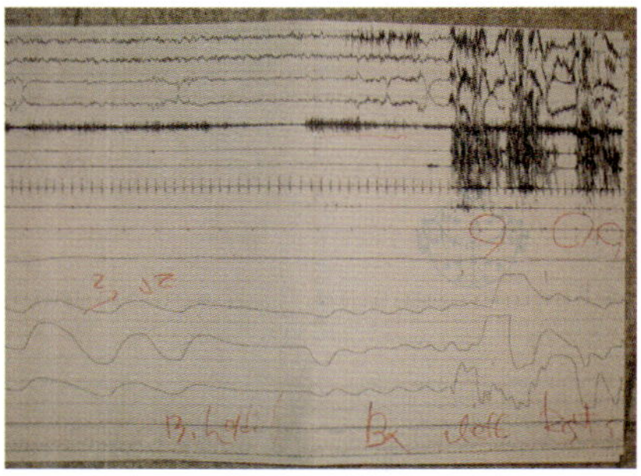

(10) 모든 과정이 끝난 후 인사를 한 후 불을 끄거나, 환자가 원하는 대로 불빛을 조절하고 문을 닫는다(적외선 카메라, 디머기능 전등).

(11) 기록을 시작한다(Video 녹화도 시작).

4) 수면중 과정(기록중)

① Paper, Ink Clogs, Recording Artifacts, 펜 정렬의 변화, 기타 등을 check하기 위해 주의 깊게 관찰한다.

② Paper에 모든 변화(Filter settings, Sensitivity, Electrode derivations 등)를 분명히 기록하는 것을 확인한다.

③ 피검자가 수면중 행동을 시간과 함께 기록(예, 잠꼬대)

④ 피검자가 밤중에 Call을 하면 paper 위에다 반드시 기록한다.

⑤ Paper 위에다 시간을 기록하고 polysomnography를 'Chart'로 전환한다

5) 수면후 과정(기록 끝난 후)

① 적당한 시간에 피검자 침실 문을 열고 깨운다(평균 8시간 기록).

② Paper 위에다 끝난 시간을 기록한다.

③ 교정작업(Subject salibration)을 반복한다(기록 시작했던 그대로).

④ 모든 전극 및 센서 떼어낸다.
전극은 아세톤을 거즈에 묻혀 떼어내고, 떼어낸 전극은 아세톤에 적셔 물에 담근다.
전극을 떼어낼 때 눈에 아세톤이 흘러가지 않도록 특히 주의해야하며, 반창고를 떼어 낼 때 스킨이 다치지 않도록 조심해야 한다.

⑤ 수면다원기계를 포함한 모든 기계의 저음을 끈다.

⑥ 모든 기록을 정리 정돈 한다.

Work sheet

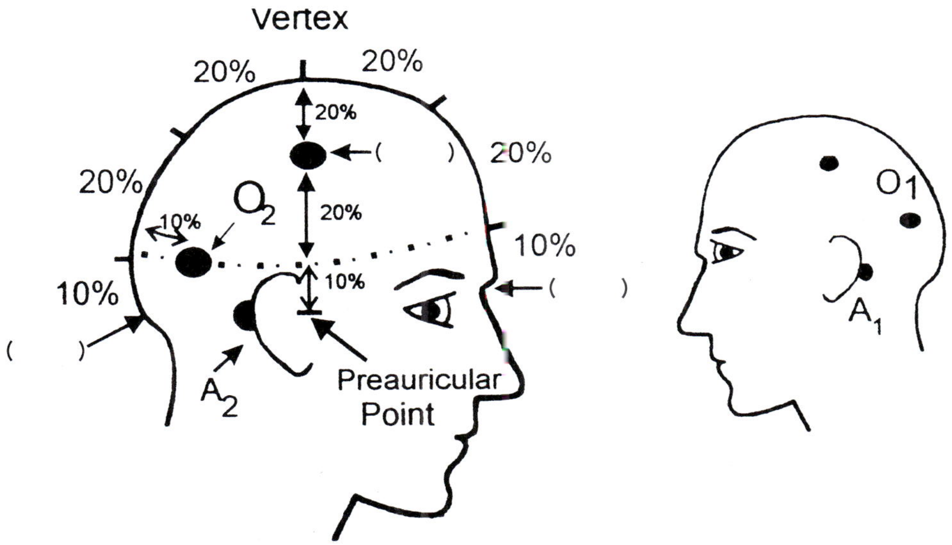
Vertex
20%
20%
20%
20%
20%
20%
( )
O2
10%
20%
10%
10%
10%
( )
( )
A2
Preauricular
Point
O1
A1

4. 판독

수면의학의 초기에는 검사자간의 판독기준이 통일되지 않아서 특정 수면단계의 판독에 대한 신뢰성에 심각한 의문이 제기되었다(Monroe 1967). 이와 같은 문제점을 해결하기 위해 1967년 APSS(The Association for the Psychophysiological Study of Sleep) 7차 연례모임에서 수면다원검사기록의 판독에 대한 특별모임을 가지게 되었으며, 뒤이어 위원회를 구성하여 수면기록의 방법과 판독 시스템에 대한 통일된 기준을 마련하게 되었다. 이것이 Rechtschaffen과 Kales의 "A manual of standardized terminology, techniques and scoring system of human subjects"이다. 이것은 현재도 성인의 수면다원검사기록의 판독기준으로 널리 사용되고 있으며, 점차 보편화되고 있는 수면판독을 위한 전산화 프로그램들도 Rechtschaffen과 Kales의 지침서를 표준으로 적용하고 있다.

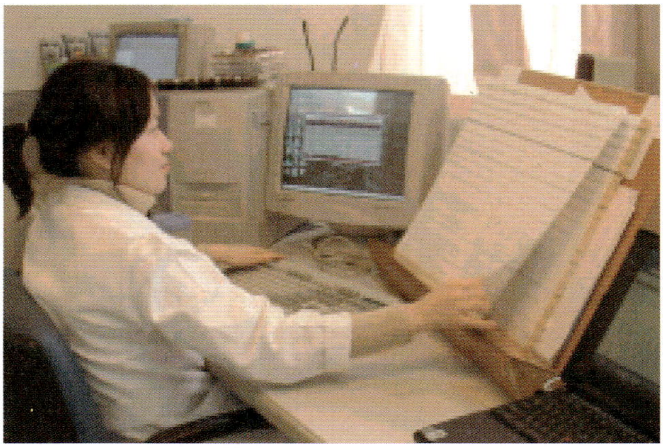

1) 판독기준(Scoring criteria)

(1) 수면 단계의 판독을 위한 과정

주파수는 초당 주기수(cycle per second, cps)로 표기하고 주파수에 의한 뇌파의 분류는 다음과 같다.

① alpha rhythm : 8~13cps

② beta rhythm : 13cps 이상

③ theta rhythm : 4~7cps

④ delta rhythm : 4cps 이하

(2) 수면 다원검사기록의 판독기준

① 뇌파에서의 진폭은 골(trough)에서 산(peak)까지를 의미한다.

② 수면 단계를 판독할 경우에는 편의상 각각의 수면판독단위(epoch)를 기준으로 수면단계를 할당한다. 각각의 판독단위는 30초 또는 20초로 구성되어 있으며, 초당 10 mm또는 15 mm의 속도로 기록되면 한 수면판독단위 기록지의 길이인 300 mm와 일치하게 된다. 각 수면판독단위에서는 그 지면에서 가장 두드러지는 특징을 가지는 단계를 기준으로 판독한다. 그 이유를 한 수면판독단위에서 가장 많은 특징을 가지는 단일한 서술적인 요소를 결정하기 위해서이다. 한 개의 수면판독단위 내에서 2개 이상의 수면단계가 발생하는 경우가 물론 자주 있으나 Rechtschaffen과 Kales의 지침서(1967)에 따르면 두 개의 수면단계를 하나의 수면판독 단위에서 지정할 수는 없다.

③ 각 수면판독단위 내에서 일어나는 사건들을 기록하기 위해 사용되는 추가적인 코드들이 있다. 그 예로서 Rechtschaffen과 Kales의 지침서(1967)에는 “movement arousal”을 기록하도록 하고 있다. 이는 수면판독단위 내에서 일어나는 짧은 기간의 사건이므로 그 수면판독단위의 수면단계 판정에는 영향을 끼치지 못한다. 이와 같이 수면기록을 판독하는데 있어서는 수면판독단위별(epoch-by-epoch) 판독법 뿐만이 아니라, 사건수면 및 이들의 전후관계의 영향에 대해 세밀한 검토가 요구된다. 수면다원검사의 임상적인 적용이 확대됨에 따라 수면 중에 발생하는 다양한 사건들의 양상들이 평가되게 되었다

2) 정상 성인에서의 수면단계 판독

수면단계의 분류에서는 기본적으로 뇌파(EEG), 안전도(EOG), 및 근전도(EMG) 소견을 종합하여 판독하게 된다.

(1) 이완된 각성상태(relaxed wakefulness)

① 뇌파

정상 성인의 경우 눈을 감고 이완된 상태에서는 규칙적인 알파파가 나타나게 된다. 이 알파파는 깨어 있지만 이완된 상태에서 주로 나타나며, 뒤통수부에서 가장 왕성하게 나타나지만 중앙부에서도 종종 나타난다. 그러나 이런 양상은 집중을 하거나 눈을 뜨게 되면 약해지게 된다. 이때는 알파파 대신 낮은 진폭의 혼합된 파형의 각성뇌파가 나타나게 된다. 한편 극도의 졸리움을 호소하는 사람의 경우 오히려 눈을 뜨고 있을 때 규칙적인 알파파가 나타나지만 눈을 감을 때 알파 파가 약해지기도 한다. 이 경우 알파파의 희석은 제1단계 수면의 침입과 연관되어 있다. 그리고 개인에 따라서 알파파를 지속적으로 만들어내는 사람이 있는 반면 각성 시에도 알파파가 아주 드물게 나오는 경우가 있어서

검사전 환자의 calibration 소견이 그 환자의 수면기록 판독에 유용한 기준자료의 역할을 한다.

② 안전도

각성상태에서 안구의 움직임은 수의적으로 조절이 가능하다. 각성상태에서 눈을 뜨고 있을 경우 안구는 급속 운동과 눈 깜박임으로 구성되어 있으며, 눈을 감고 있는 경우에는 안구의 움직임이 거의 관찰되지 않는다. 그리고 제 1단계 수면으로 뇌파가 변하기 수초에서 수 분전 안구운동은 불수의적인 slow, rolling eye movement를 특징적으로 보여주게 된다.

③ 근전도

근전도는 비교적 높은 수준으로 지속적으로 항진(tonic activity of a relative high level) 되어 있다. 수의적인 운동에 의해 간헐적으로 근전도의 진폭이 상승되기도 한다. 극도로 이완되어 있는 사람의 경우에는 각성상태의 근전도와 비 REM수면에서의 근전도의 구분이 어려운 경우도 종종 있다.

(2) 비 REM수면

4단계(제 1, 2, 3, 4단계)의 비 REM수면은 앞에서 언급하였듯이 주로 뇌파의 양상에 의해 구분된다. EOG나 EMG 소견은 이완된 각성상태에서 제 1단계의 비 REM수면으로 이행되는 경우를 제외하고는 거의 의미가 없다. 그러므로 비 REM수면의 분류에서는 주로 뇌파소견에 초점을 맞추어 진행될 것이다. 네 단계의 비 REM수면은 대략적으로 수면의 깊이와 비례하며 각성 역치는 1단계 비 REM수면에서 가장 낮고 4단계 비 REM수면에서 가장 높게 나타난다.

① 제 1단계 비 REM수면

제 1단계 수면은 각성 상태에서 수면으로 이행하는 경우, 또는 다른 단계의 수면 도중 몸의 움직임 후에 나타나게 된다. 야간 수면시 제 1단계 수면은 지속시간이 수분 이내로 짧으며, 다른 단계의 수면으로 이행하기 위한 수면으로 생각된다.

– 뇌파

각성상태에서 제 1단계 수면으로의 이행은 각성상태의 뇌파에서 알파파가 잘 나타날 경우 명확하게 볼 수 있다. 각성상태의 알파파를 뒤통수부의 피질에서 가장 잘 관찰할 수 있기 때문에 뒤통수부의 전극을 추가하는 것은 아주 유용하다. 제 1단계의 수면의 뇌파 양상은 낮은 진폭의 혼합된 주파수 파형들(relatively low voltage, mixed frequency activity)로 표현된다. 가장 높은 진폭을 가지는 뇌파는 일반적으로 2–7cps의 theta파에 속한다. 소아나 청소년들의 1단계 수면이 시작될 경우에는 높은 진폭을 가진 동위상의 theta파의 burst(burst of relatively high–voltage, very synchronous theta activity)가 흔히 관찰된다. 또한 야간 수면의 초기단계에서는 마루부 예파(vertex sharp wave)가 흔히 관찰된다. 마루부 예파는 theta파로 간주되고 최대 진폭은 200μV에 이르며, 1단계의 수면에서 2단계의 수면으로 이동하는 경우 관찰되기도 하지만 1단계 수면으로 간주된다.

– 안전도

저속안구운동이 1단계 뇌파로의 이행에 앞서서 나타나는 것이 흔히 관찰된다. 일반적으로 저속안구운동의 시작은 뇌파가 변화되기 1~2분 앞서서 나타나게 되지만 특히 주간검사를 하는 경우에는 15분 이상 선행하여 나타나는 경우도 있다. 저속안구운동은 제 2단계 비 REM수면, REM수면에서 제 1단계 비 REM수면으로의 이행을 구별하는 데도 아주 유용하다.

– 근전도

낮은 진폭의 근전도 활동은 모든 비 REM수면동안 유지하게 된다. 일반적으로 각성상태에서 수면으로 이행되는 경우 근전도의 명확한 변화는 발견되지 않으며, 다만 점차적인 근전도의 진폭감소가 나타나게 된다. 비 REM수면 동안 나타나는 "움직임에 의한 각성시 움직임"(movement arousal)은 수면 단계의 변화를 구분하는데 유용하다. 그리고 근전도 수준의 변화는 REM수면에서 제1단계 비 REM수면으로의 이행을 판정하는데 유용한 지표가 될 수도 있다.

② 제 2단계 비 REM수면

제 2단계 수면은 인간에서 가장 흔한 단계의 수면으로, 정의를 위해서는 두 가지의 전제가 필요하다. 첫째, 매 3분마다 최소한 한 번의 수면 방추파 또는 K–복합파가 있어야 한다. 둘째, 제 3, 4 단계의 수면을 정의할 정도로 충분한 양이 되고, 진폭 서파 활동은 없어야 한다.

– 뇌파

제 2단계 수면의 배경이 되는 뇌파 양상은 1단계의 수면과 비슷한 낮은 진폭의 혼합된 주파수 파형들(relatively low voltage, mixed frequency activity)이다. 그리고 간헐적으로 나타나는 두 가지 특징적인 뇌파 양상에 기초하여 1단계 수면과 구분을 하게 된다. 그것들은 수면 방추파(sleep spindle)와 K-복합파(K-complex)이다.

- 수면 방추파 :

  수면 방추파는 12~14cps의 주파수를 가지며 0.5~1.5초의 기간동안 나타나는 높이가 증감하는 방추형의 파형(waxing and waning spindle shape)으로 정의된다. 이는 포유류의 수면에서 흔히 관찰되는 양상으로 인간과 고양이의 방추파는 구분하기 힘들 정도로 유사한 모양을 가진다. 수면 방추파는 제 2단계 수면에서 분당 3~8회의 빈도로 나타나게 된다. 수면 초기에 1단계 수면에서 2단계의 수면으로 이행이 가까워지면 지속시간이 짧은 잠재형의 수면 방추파가 발생하지만, 수면 방추파로 정의되기 위해서는 지속시간이 반드시 0.5초 이상이 되어야 한다.
  개체 발생학적 관점에서 인간의 수면 방추파는 생후 3개월 이전에 발달하게 되나 정신지체가 있는 영아에서는 수면 방추파의 발달이 늦고 빈도도 줄어들게 된다. 노인의 경우에는 수면 방추파가 기존의 모양을 상실하여 젊은이들보다 주파수가 늦어지고 진폭이 약해지며 지속시간도 짧아지게 된다. 그리고 벤조디아제핀계 수면제를 복용하였을 경우 2단계 수면에서 수면방추파의 농도가 증가하는 경향이 있다.
  수면 방추파는 제 1단계의 수면에서는 나타나지 않지만 REM수면에서는 나타나기도 하며 특히 수면을 제대로 취하지 못했거나 분절되었을 경우에 그러하다. REM수면동안 한번의 수면 방추파가 나타났을 경우에는 수면단계가 제 2단계로 이행된 것으로 간주하지는 않지만 두 개의 수면방추파가 한 수면판독단위의 반 이상을 묶어두고 그 중간에 급속안구 운동이 나타나지 않았다면 제 2단계 수면의 간섭이 있는 것으로 판독하여야 한다.

- K-복합파

  K-복합파는 제 2단계 수면을 특징지주는 또 다른 특이한 뇌파의 형태이다. 이 파형은 그 지속기간이 0.5초 이상이며, "잘 구분되는 뾰족한 형태의 음형파와 이를 따르는 양형파"(well-delineated negative sharp wave which is immediately followed by a positive component)라고 정의되어진다. K-복합파는 일종의 delta파에 속하며 Rechtschaffen과 Kales의 지침서(1967)에는 진폭에 관한 언급은 없다. 제 2단계의 수면에서 K-복합파를 구분하는데는 큰 어려움이 없으나 K-복합파와 고진폭의 느린파활동(high voltage slow wave activity)을 구분하는 데 종종 어려움을 겪는 경우가 있다. 복합파란 두 개 이상의 파형의 모임이 배경파형들과는 명확이 구분이 되지만, delta파는 복합파가 아니며 3, 4단계의 수면에서 delta파는 배경으로부터 명확히 구분이 되지 않고 두드러지지도 않는다.

K–복합파는 마루부에서 최대치를 나타내며 K–복합파에 수면 방추파가 얽혀있는 경우도 흔히 관찰된다. 젊은 성인의 경우 K–복합파의 빈도는 물론 개인적인 차이가 많이 있지만 분당 1~3회 정도로 나타난다. 그리고 이 파형은 자생적으로 나타나지만 청각자극에 의해서 나타나기도 한다.
수면 방추파와 K–복합파는 일시적으로 나타나는 현상이고, 제 2단계 수면의 배경 뇌파는 1단계 수면과 유사한 경우가 많이 있기 때문에 수면 단계의 판정에 주의가 필요하다.

수면 방추파 또는 K–복합파 사이의 수면 단계의 판독기준은 다음과 같다.

① 수면 방추파나 K–복합파 사이에 제 1단계 수면으로 판정할만한 뇌파가 나타나지만 그 기간이 3분 미만인 경우, 이 사이의 수면판독단위는 제 2단계 수면으로 판정된다.

② 수면 방추파나 K–복합파 사이에 movement arousal 이나 현저한 근전도 수준의 증가가 나타날 경우에는 다른 수면 단계로 이행한 것으로 판정한다.

③ 수면 방추파나 K–복합파 사이의 기간이 3분을 초과할 경우 movement arousal 이 없더라도 그 사이의 수면판독단위는 제 1단계 수면으로 판정한다.

④ 수면 방추파나 K–복합파 사이의 기간동안 movement arousal이 나타나거나 근전도 수준이 증가한다면 그러한 변화 이전의 수면판독단위는 2단계 수면으로 판정한다. 그 이후의 수면판독단위에서 1단계 수면의 양상에 부합한다면, 또 다른 수면 방추파나 K–복합파가 나타나기 전가지는 1단계 수면으로 판독한다.

– 안전도

수면의 초기의 느린 안구운동은 수면 방추파 및 K–복합파가 나타난 직후에 아주 드물게, 그리고 아주 짧게 나타난다. 그리고 안전도에서도 뇌파 활동이 감지되기 때문에 K–복합파가 안전도 channel에서 나타나기도 한다. 이 경우 급속안구운동(rapid eye movement)과 구분할 필요가 있는데 K–복합파의 경우에는 안전도에서 같은 방향(in phase)으로 움직임이 나타나고 진폭도 훨씬 크게 나타나기 때문에 구분에 큰 어려움은 없다.

– 근전도

근전도 수준은 각성 상태에 비해서는 일반적으로 진폭이 낮지만 여전히 항진된 상태(tonically active)로 있으며 REM수면과 비교하여 증가되어 있다.

③ 제 3단계 및 제 4단계 비 REM수면

제 3, 4단계 비 REM수면은 고진폭의 느린파의 존재에 의해 정의되며 그 비율에 따라서 3, 4단계 수면이 분류된다.

– 뇌파

제 3단계의 수면에서는 "한 수면판독단위 중 최소 20%에서 최대 50%를 2cps이하, 75μV이상의 파형으로 이루어져 있을 경우"로 정의한다. 이것은 한 수면판독단위에서 느린파가 차지하는 시간의 비율을 의미하는 것이고 느린파 사이에 있는 고주파의 낮은 진폭의 뇌파는 포함하지 않는다. 제 4단계 수면에서는 위의 파형들이 한 수면판독단위의 50%이상을 차지할 경우로 정의한다. 정의를 만족하기 위해서 50%이상을 충족해야 된다고 하였으나 대부분 제 4단계 수면에서는 이런 느린파 활동이 주를 이루게 된다. 느린파 사이의 배경활동(lower amplitude, faster activity)은 제 3단계의 수면에서는 두드러지게 나타나지만, 4단계 수면에서는 기껏해야 수 초 이상 나타나지 않는다. 수면 방추파와 K–복합파가 나타날 수도 있지만 배경이 되는 뇌파로부터 분리되는 경우는 아주 드물다.

– 안전도

제3, 4단계 수면에서는 안구운동이 일어나지 않는다.

– 근전도

근전도 수준은 REM수면과 구분이 어려울 정도로 아주 낮게 유지가 되지만 여전히 활성화되어 있는 상태이다.

(3) REM수면

REM수면은 뇌파, 안전도, 근전도 모두에서 특징적인 소견들이 나타나야 한다. 즉 "활성화된(activated), 비동기화된(desynchronized) 뇌파"이며, 급속안구운동이 나타나고 근전도의 억제가 있어야 한다.

– 뇌파

REM수면에서의 뇌파 양상은 제 1단계 수면과 비슷한 낮은 진폭의 혼합된 주파수 파형들(relatively low voltage, mixed frequency activity)이지만 마루부 예파는 잘 나타나지 않는다. REM수면에서는 소위 톱니모양의 파형(saw tooth waves) (Berger 등 1962)이 있는데 이는 마루부에서 최대의 진폭을 나타내고 이마부에서도 잘 나타나는 theta파이다.

이 파형의 존재는 판독이 애매할 경우 아주 유용하게 이용되기는 하지만, REM수면을 판정하는데 있어서 필수적인 것은 아니고 보편적인 현상도 아니다. 알파파의 범위에 속하는 뇌파들도 REM수면에서 나타날 수 있는데 일반적으로 각성상태에서 나타나는 알파파에 비해서는 주파수가 1-2 cps가 낮다. 1단계 수면의 경우와 마찬가지로 수면 방추파와 K-복합파는 절대 나타나서는 안된다.

- 안전도

REM수면동안 일정한 간격을 두고 급속안구운동의 돌발파(burst)가 나타난다. 초기 REM수면동안의 급속안구운동은 후기 REM의 급속안구운동보다는 농도가 떨어지는 경향이 있다.

- 근전도

특정 수면판독단위를 REM수면으로 판정하기 위해서는 활성화된 뇌파, 급속안구운동 이외에 최저 수준으로 억제된 근전도 소견이 있어야 한다. 비교적 상승된 지속적 턱-턱끝 근전도(mental-submental) EMG 소견이 관찰되는 경우에는 REM수면으로 판정할 수 없다.

표면전극을 부착하여 근전도 활동의 완전한 소실을 측정하기 어렵고, 근전도의 진폭이 아무리 낮다고 하더라도 잠재적인 활동은 나타나는 경우가 항상 있으며, 또한 개인별, 부착된 전극의 위치에 따라 다양하게 나타나기 때문에 절대적인 근전도의 진폭을 측정하는 것은 불가능하므로 근전도의 측정에는 여러 가지 어려움이 있을 수 있다. 하지만 REM수면의 근전도는 수면 단계 중 항상 최저 수준을 나타낸다. 이런 수준은 다른 단계의 수면에서도 나타날 수는 있으나 전형적인 REM수면에서는 항상 나타나게 된다. 그러므로 낮은 진폭의 근전도는 수면단계의 결정에 거의 도움이 되지 않을 경우가 있지만, "상대적으로 증가된" 지속적인 근전도는 REM수면을 배제하는데 정보를 제공해줄 수 있다. REM수면 도중 급속안구운동과 연결되어 근전도의 일시적인 증가가 나타날 수 있다. 그러나 이런 일시적인 변화들은 무시할 수 있을 정도이다.

근전도가 억제된 가운데 간헐적인 근육의 수축이 관찰될 수 있다. 인간의 REM수면에서 근육의 수축은 아주 짧게 나타나고 안구운동의 군발과 연관되어 나타난다. 따라서 REM수면 동안 근전도의 상승이 15초 이상 지속되는 경우에는 뇌파의 변화가 없더라도 수면단계가 변화된 것으로 판정해야 된다. 그리고 EEG나 EOG의 활동이 변화되면서 짧은 시간동안 근전도가 상승된 경우(예; movement arousal)에는 움직임의 크기, EEG와 EOG의 변화 지속기간에 따라 수면단계의 변화여부를 결정하게 된다.

5. REM과 수면 방추파의 혼합

REM수면과 제 2단계의 수면 모두에서 배경이 되는 뇌파는 비슷하고, 삽화적인 사건의 존재를 필요로 한다. 즉 REM수면에서는 급속안구운동의 군발이 필요하고 제 2단계 수면에서는 수면 방추파나 K-복합파의 존재가 필요하다. 그러므로 제 2단계 수면에서 REM수면으로의 이행, REM수면에서 제 2단계 수면으로의 이행, REM수면 도중의 제 2단계 수면의 간섭은 때로 문제를 야기하는 경우가 있다. 이러한 경우의 판독은 다음 두 가지의 원칙에 근거하여 시행한다.

① REM수면과 이웃한 기록의 경우 뇌파상 비교적 낮은 진폭의 혼합된 주파수가 나타나고 근전도가 REM수면 수준을 유지할 경우, 중간에 movement arousal이 없다면 급속안구운동의 존재와 상관없이 REM수면으로 판정한다.

② 두 개의 수면 방추파나 K-복합파 사이에 있는 낮은 진폭의 혼합된 주파수의 뇌파는 만약 급속안구 운동이나 movement arousal이 나타나지 않고 그 간격이 3분을 넘지 않는다면 근전도 수준과는 상관없이 제 2단계 수면으로 판정한다.
REM수면을 판정하는데 있어서 중요한 문제는 REM수면의 시작과 끝을 결정하는 일이다. 앞에서 언급한 바와 같이 REM수면을 정의하기 위해서는 EEG, EOG, EMG를 관찰하여야 하는데 이 세 가지 변수들이 동시에 변화하지 않는 경우가 있다. 이 세 가지 변수들이 동시에 변화하지 않을 경우 REM수면의 시작과 끝을 판정하는 것을 돕기 위해 다음과 같은 판정의 원칙들을 소개한다.

1) REM수면의 시작

(1) 수면 방추파와 K-복합파는 나타나지 않고 1개 이상의 수면판독 단위동안 뇌파는 낮은 진폭의 혼팝된 주파수 파형으로 유지된 후 급속안구 운동이 시작된 경우 : 급속안구운동 전후의 근전도 수준이 동일하고 movement arousal이 없으면 마지막 수면 방추파나 K-복합파가 나타난 이후부터는 REM수면으로 판정한다. 마지막 수면 방추파 또는 K-복합파까지의 기록은 근전도와 무관하게 2단계 수면으로 판정한다.

(2) 수면 방추파와 K-복합파가 나타나지 않고 뇌파는 낮은 전압의 혼합된 파형이 1개 이상의 수면판독단위에서 유지된 후 급속안구 운동이 시작되었다. 근전도는 이 기간동안 당분간 높은 수준을 유지하다가 REM수면의 수준으로 떨어진 경우 : 급속안구운동이 수면 방추파나 K-복합파가 다시 나타나기 전에 발생했다면, 근전도 수준이 떨어진 순간

부터, REM수면으로 판정한다.

(3) 수면 방추파와 K-복합파가 나타나지 않고 뇌파는 낮은 전압의 혼합된 파형이 1개 이상의 수면판독단위에서 유지된 후 급속안구 운동이 시작되었다. 이 수면판독단위 사이에 movement arousal이 있었다. 근전도 수준이 REM 수준으로 감소되어 있고 제 1단계 수면으로 변화한 소견이 관찰되지 않으면, movement arousal이 나타난 이후부터 REM수면으로 판정한다. 마지막 수면 방추파나 K-복합파와 movement arousal 사이의 간격이 3분 미만일 경우에는 제 2단계 수면으로 판정한다. 그러나 그 간격이 3분 이상일 경우에는 REM수면으로 판정한다.

(4) 수면 방추파와 K-복합파가 나타나지 않고 뇌파는 낮은 전압의 혼합된 파형이 1개 이상의 수면판독단위에서 유지된 후 급속안구 운동이 시작되었다. 이 기간동안 movement arousal이 있었고 1개 이상의 수면단위동안 근전도의 수준이 증가되어 있다가 REM수면 수준으로 감소되었다. movement arousal 이후 근전도가 증가된 상태는 모두 제 1단계의 수면으로 판정한다. 근전도가 REM 수준으로 저하된 이후부터는 REM수면으로 판정한다. movment arousal 이전은 "3분 규칙"에 의해 제 2단계 수면 또는 REM수면으로 정의한다.

2) REM 수면의 끝

(1) 전형적인 REM수면 후에 낮은 전압의 혼합된 파형이 나타나지만 급속안구운동은 나타나지 않는 경우 : 근전도 수준이 REM수면 단계 수준에 머물러 있고, 수면 방추파, K-복합파, movement arousal의 간섭이 없는 한 지속시간에 관계없이 REM수면으로 판정한다.

(2) 전형적인 REM수면 후에 낮은 전압의 혼합된 파형이 나타나지만 급속안구운동은 나타나지 않는 경우 : 근전도 수준이 처음에는 REM수면 단계이지만 점차 증가되는 경우. 근전도가 증가하기 시작하는 시점부터 수면 단계의 변화를 지시하는 변화(급속안구운동의 재등장 또는 수면 방추파나 K-복합파의 등장)가 나타나는 않는 한 제 1단계 수면으로 판정한다.

(3) REM수면 중간에 movement arousal이 끼어 들고 이후 즉시 근전도 수준은 REM수면 수준으로 회복되고, 뇌파는 낮은 진폭의 혼합된 파형이 나타나며, 이후 급속안구운동이

다시 등장하거나 한 개의 판독단위 이상에서 제 2단계 수면으로 변화하는 경우 : 이 경우는 movement arousal과 급속안구운동의 재등장(또는 2단계 수면으로의 변화) 사이의 기간을 제 1단계로 판정할 것인가 아니면 REM수면으로 판정할 것인가가 문제가 된다.

- 일반적으로 movement arousal의 크기와 지속기간에 근거하여 제 1단계 수면으로 정의한다.
- 제 1단계의 수면을 암시하는 가장 중요한 요소는 저속안구운동의 존재이다. 저속안구운동은 REM수면에서도 나타날 수 있지만 제 1단계 수면에서 나타나는 것만큼 풍부하고 두드러지며 진자운동의 양상으로 나타나지는 않는다. movement arousal 이후 두드러진 저속안구운동이 나타나는 동안은 제 1단계의 수면으로 판정할 수 있다.
- 비록 제 1단계 수면의 뇌파와 REM수면의 뇌파는 아주 유사하지만 인지할 수 있는 몇 가지의 차이점이 있다. movement arousal 직후 나타나는 알파파의 활동량에 비례하여 1단계의 수면을 판정할 수 있다. 잘 형성된 마루부 예파가 있으면 제 1단계의 수면으로 판정하지만 잘 형성된 톱니 모양의 파형이 있으면 REM수면으로 판정한다.
- 수면 방추파나 K–복합파의 잠재형도 movement arousal 후 수면단계가 제 1단계 수면인지 REM수면인지를 감별하는 데 유용하다. 이 경우에는 movement arousal과(수면 방추파나 K–복합파의) 잠재형 사이를 제 1단계 수면으로 판정한다. 각성 후의 수면판독단위를 제1단계로 판정하였으면 급속안구운동 또는 수면방추파나 K–복합파가 나타나기 전까지도 제 1단계 수면으로 판정한다.

(4) Movement arousal 이후 1단계 수면으로 판정할 만한 미미한 증거(큰 움직임, 저속안구운동, 풍부한 알파파의 방출, 마루부 예파, 잠재형 수면방추파나 K–복합파)조차 없다면 수면 단계의 변화를 지지하는 소견이 나타날 때까지는 REM수면으로 판정한다.

Work sheet

수면단계의 각 특징

단 계	EEG 기록	%	안구움직임	생리학적 변화
Stage W	(　　　　　) beta파 : 13~35Hz	5%이하	수의적 조절가능	
(　　　　　)	theta파, 즉 비교적 낮은 전압의 혼합형주파수	2~5%	느리게 구르고 있음	• 근육의 이완 • 호흡이 좀더 평탄해짐 • 맥박이 좀더 느려진다. • 1-7분 정도, 각성 역치가 낮다
Stage2	(　　　　　) (12~14Hz) K-complex가 비교적 낮은 전압의 혼합형	45~50%	없음	• 활력징후의 이완과 감소가 계속된다.
Stage3	(　　)2Hz, 75mV이상 즉 고진폭 느린파활동이 중등도로 나타남 (20~50%)	3~8%	없음	• 근육 이완증가 • 맥박과 호흡률감소 • 혈압과 체온하강
(　　　　　)	delta파〈2Hz,75mV이상 즉 고진폭느린파활동이 대량으로 나타남(50% 이상)	10~15%	조용함	• 활력징후감소, • 기초대사율(BMR) 감소, • 성장호르몬 생성증가, • 느린파수면(3,4단계)초반수면1/3에 주로 나타난다
(　　　　　)	beta파, theta : 4~8Hz	20~25% 4~6회	빠름	• 신체근육의 무력해짐 • 호흡, 맥박, 혈압의 변화 • 맥박이 불규칙함 • 체온이 일정하지 않음 • 자율신경계의 활동증가 • 에피네피린 호르몬의 급격한 유리 • 위액분비증가 • 렘수면은 후반1/3에 주로 우세하게 나타나고 체온의 일주기 변동과 연관

6. 사건

수면 단계의 판정과 동시에 할 일은 수면 중 발생하는 사건들을 기록하는 일이다. 수면 중 발생하는 사건 중 기록할 항목들은 표 1에 제시되어 있다. 위와 같은 사건들 중 임상적으로 코드화 되어 지수로 나타나는 것들은 각성(arousal), 무호흡/저호흡(apnea /hypopnea), 주기성 사지운동(periodic limb movements) 등이 있다.

표 1. Partial listing of events that may be coded within or across epochs

Body movement	Penile tumescence
Movement arousal	T_{ug}
Transient episodes	T_{dcrycp}
K−alpha complex	T_{dcrycp}
Esophageal pH abnormalities	Heart rate irregularities
Respiratory abnormalities	Asystole
Apnea	Premature ventricular
Obstructive	contraction(PVC)
Central	Tachycardia
Mixed	Bradycardia
Hypopnea(usually ≥ 10sec)	Oxygen saturation
Obstructive	Below 90%
Central	Below 80%
Mixed	REM phasic events
Paradoxical respiration	Twitches
Cheyne-Stokes respiration	Rapide eye movements
Periodic breathing	Middle ear muscle activity
Periodic movement	Preorbital integrated potentials
with arousal	
without arousal	

7. 수면다원검사 보고서 작성

수면다원검사 기록을 판독단위별로 수면 단계, 수면 사건 등을 평가하고 이를 통합하여 요약하여 임상적인 의미를 산출하는 과정이 필요하다. 이 과정에는 판독단위별 평가와 전, 후 판독단위와의 연관성 등을 종합하여 판정하며 많은 수작업과 전산화 프로그램 등을 이용하여 산출하게 된다. .

(1) 수면 단계

각 수면 단계를 입력하여 절대시간, 전체 기록 시간, 총 수면시간, 총 bedtime에 대한 비율, 수면효율, 각 수면 단계에 따른 비율을 산출하며 연령에 따른 표준 상태와 비교한다.

(2) 잠복시간

입면 잠복시간(sleep latency)과 REM수면 잠복시간(REM latency)이 중요하다.

입면 잠복시간은 소등시간에서부터 제 1단계 수면이 3개의 수면판독단위 이상에서 계속 발생할 경우 첫번째 판독단위까지 걸린 시간, 또는 소등 시간에서부터 제 2, 3, 4단계, REM수면이 한 개의 수면판독단위에서 나타나면 그때까지 걸린 시간으로 정의한다. REM수면 잠복시간은 수면이 시작된 후 REM수면의 첫번째 판독단위까지의 시간으로 정의한다. 야간수면다원검사 및 주간검사에서도 동일한 원칙이 적용된다. 수면 단계를 판독하는 동시에 전산화 프로그램에 입력하면 연령에 따른 표준 상태와 비교하여 출력할 수 있다.

(3) 수면구조 그림(hypnogram)

수면의 진행에 따른 수면 단계의 발생 및 변화, 분포 및 백분율, 그리고 사건들의 분포 및 빈도를 도식화하여 볼 수 있으면 수면다원검사기록의 판독결과를 총괄하여 파악하는 데 도움이 된다. 수면구조 그림은 위의 여러 가지 사항을 도식화하여 볼 수 있도록 구성되어 있다. 수면검사결과 보고시 항상 포함되며 전산화 프로그램을 이용하여 출력할 수 있다.

(4) 각종 지수(indices)의 계산

널리 사용되는 지수는 무호흡 지수(apnea index), 저호흡 지수(hypopnea index), 호흡장애 지수(respiratory disturbance index), 호흡성 각성지수(respiratory arousal index), 총 각성지수(total arousal index), 주기성 사지운동증의 진단을 위한 활동지수(movement index) 및 활동성 각성지수(movement arousal index) 등이 있다. 수면 단계 판독과 함께 사건수면을 전산화 프로그램에 입력하면 결과를 출력할 수 있으며 출력된 결과를 계산하여 기록한다.

Work sheet

수면 단계별 나타나는 각 파의 특징 알기

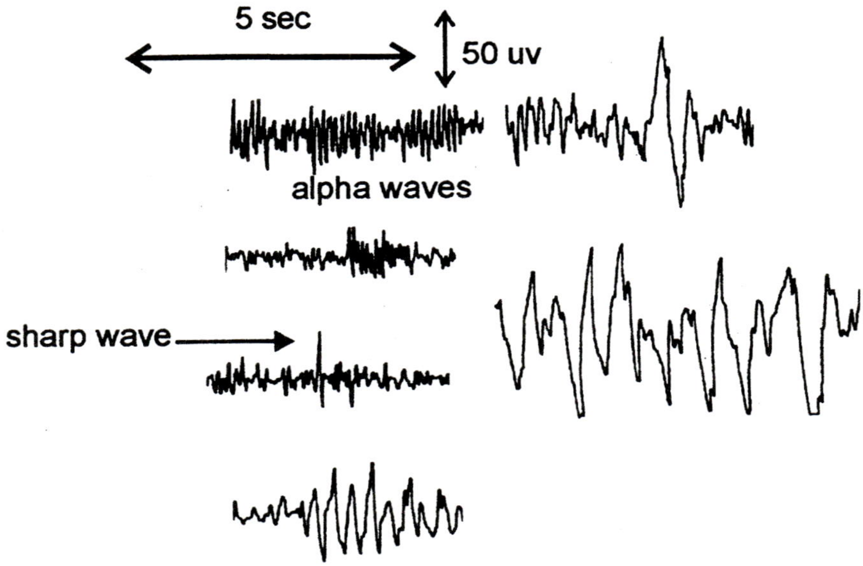

Work sheet

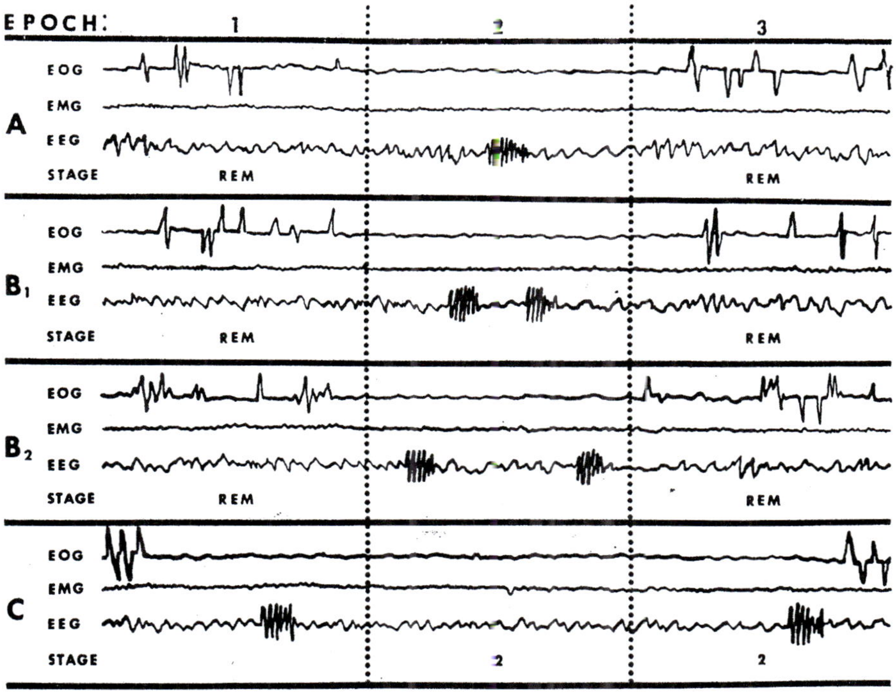
EPOCH: 1 2 3
A
EOG
EMG
EEG
STAGE REM REM
B1
EOG
EMG
EEG
STAGE REM REM
B2
EOG
EMG
EEG
STAGE REM REM
C
EOG
EMG
EEG
STAGE 2 2

Work sheet

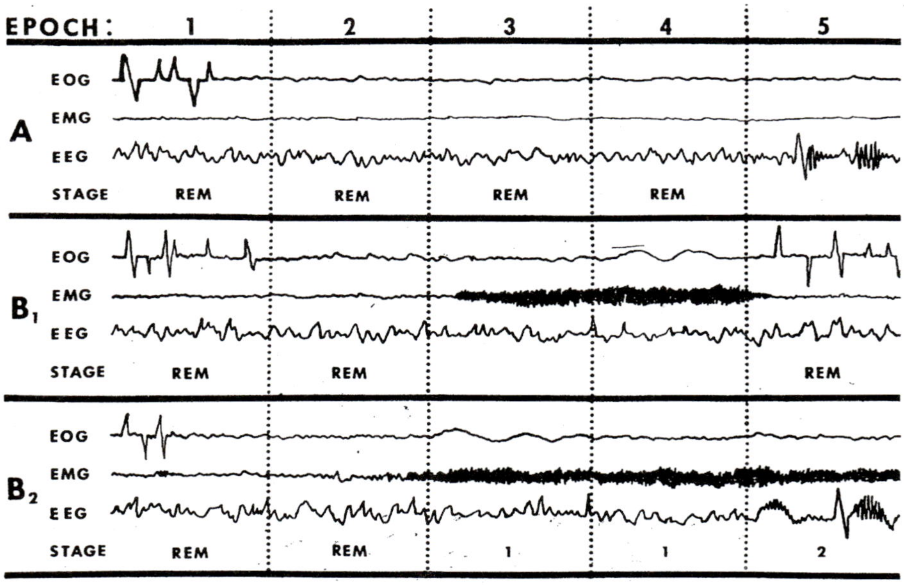

EPOCH: 1 2 3 4 5
A
EOG
EMG
EEG
STAGE REM REM REM REM
B1
EOG
EMG
EEG
STAGE REM REM REM
B2
EOG
EMG
EEG
STAGE REM REM 1 1 2

Work sheet

히프노그램보는 법

다음 그림을 설명하세요

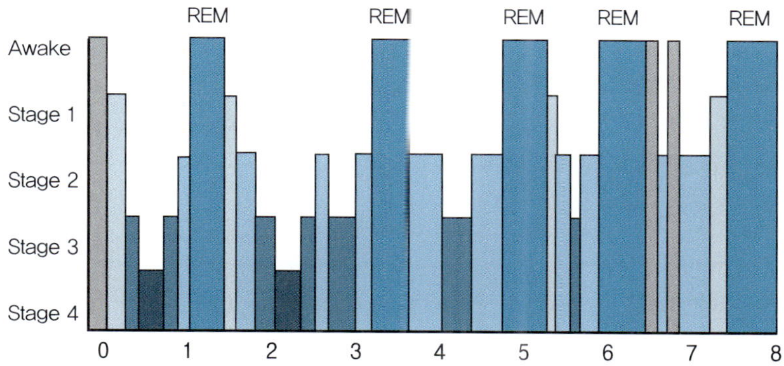

Work sheet

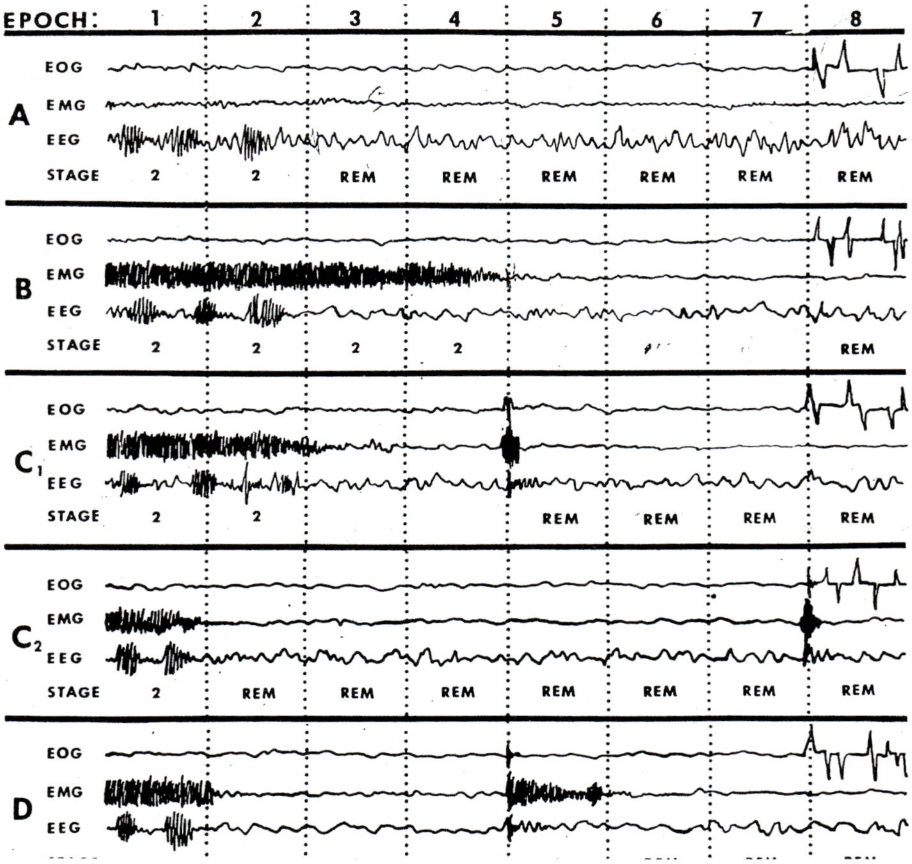
EPOCH: 1 2 3 4 5 6 7 8
A
EOG
EMG
EEG
STAGE 2 2 REM REM REM REM REM REM
B
EOG
EMG
EEG
STAGE 2 2 2 2 REM
C1
EOG
EMG
EEG
STAGE 2 2 REM REM REM REM
C2
EOG
EMG
EEG
STAGE 2 REM REM REM REM REM REM REM
D
EOG
EMG
EEG

Work sheet

잡파(Artifacts)구별

Work sheet

각종인덱스 계산법

무호흡 지수(Apnea index)AI,

저호흡 지수(Hypopnea index)HI,

호흡장애 지수(Respiratory disturbance index)RDI,

호흡성 각성지수(Respiratory arousal index),

각성지수(Total arousal index),

주기성 사지운동증의 진단을 위한 활동지수(Movement index) 및 활동성 각성지수(Movement arousal index), Sleep latency, REM latency, Total Sleep Time 총수면시간 Sleep efficiency 수면효율

Work sheet

Where does alpha activity stop–at point A or B

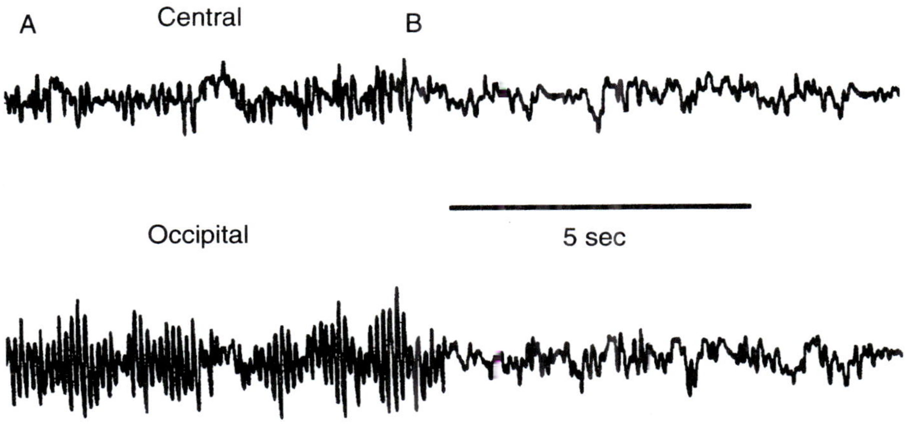

Work sheet

Are rapid eye movements present at point A, point B, or both?

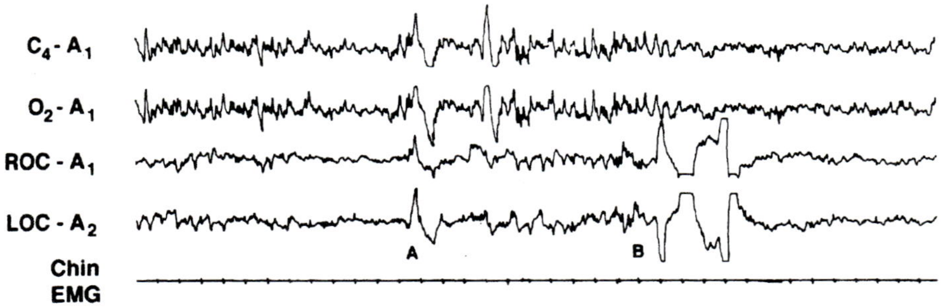

Work sheet

What stage of sleep is illustrated? What is the large-amplitude EEG deflection?

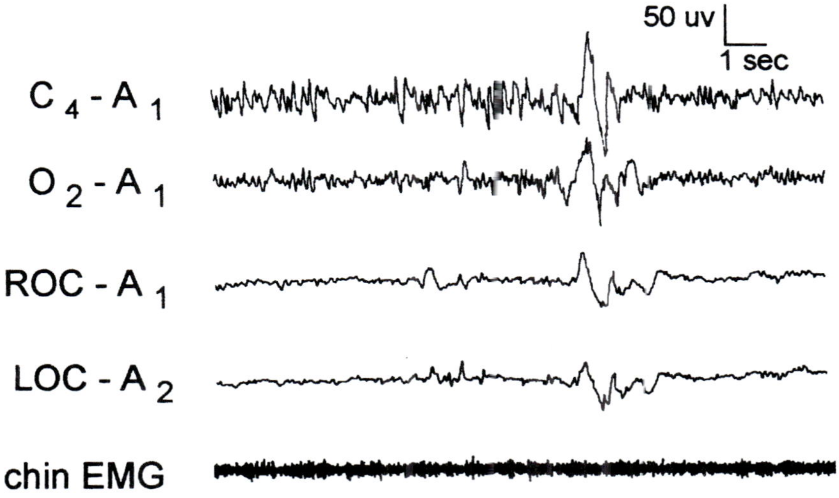

Work sheet

What stage of sleep is show?

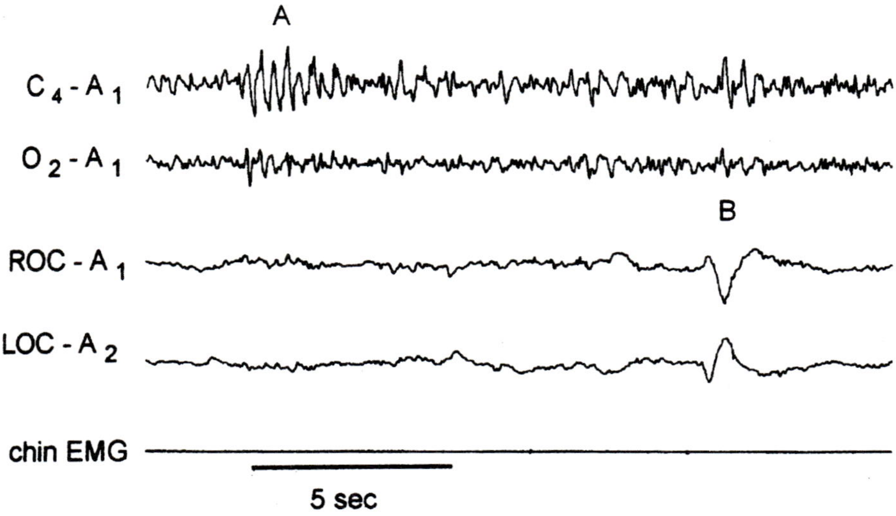

Work sheet

Repid eye movements are present in both A and B. Which tracing is stage REM?

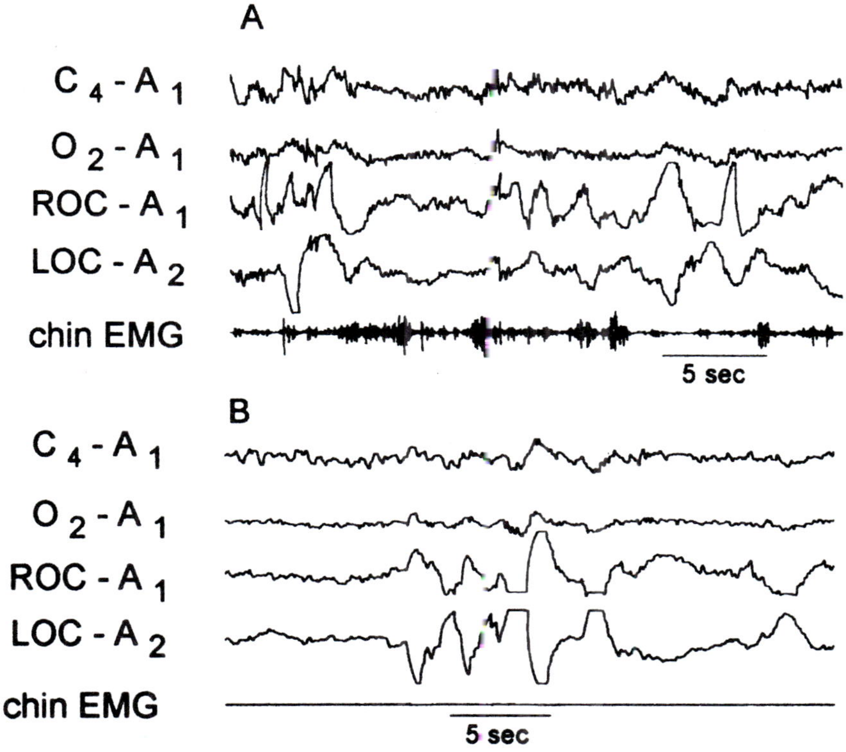

Work sheet

What is the artifact?

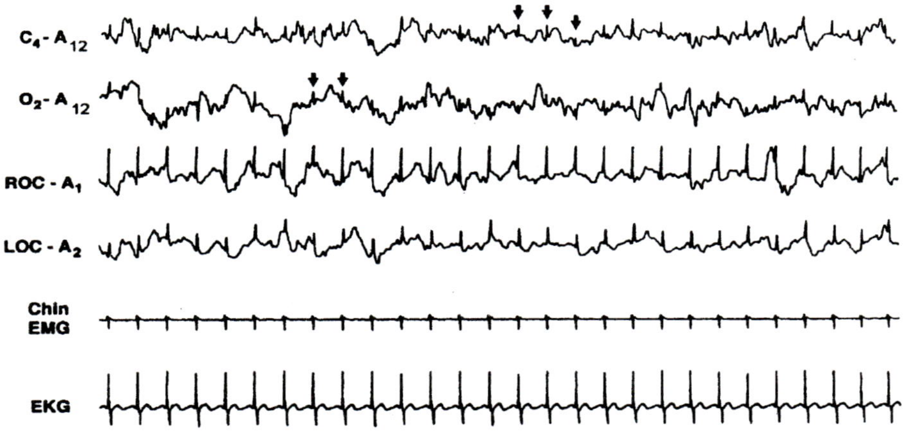

Work sheet

What artifact is responsible for the humming?

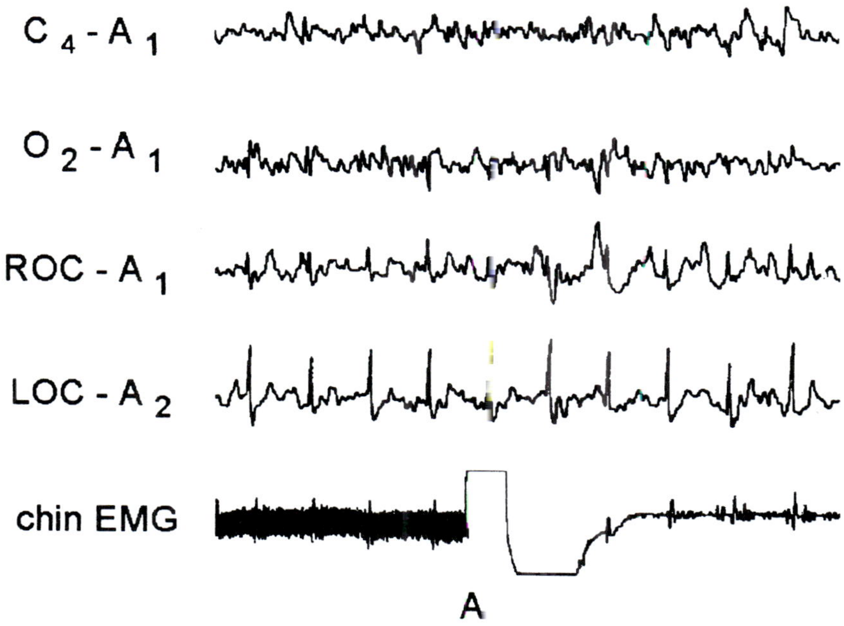

Work sheet

Which type of apnea is illustrated? What is the diagnosis ?

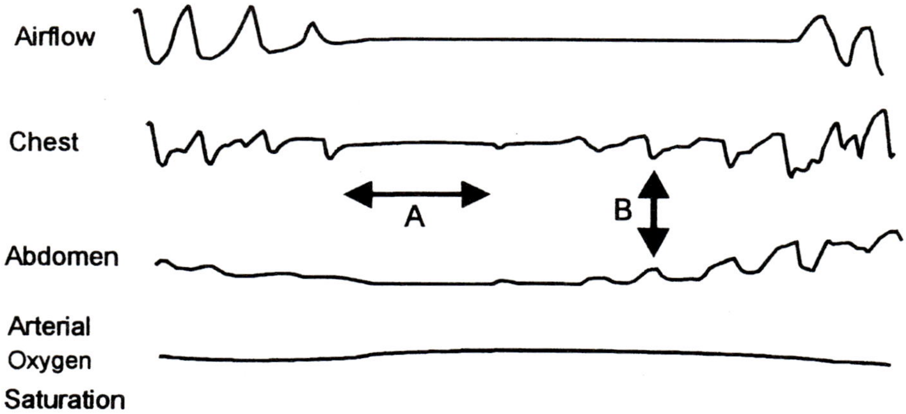

Work sheet

What is the cause of the patient's daytime sleepiness ?

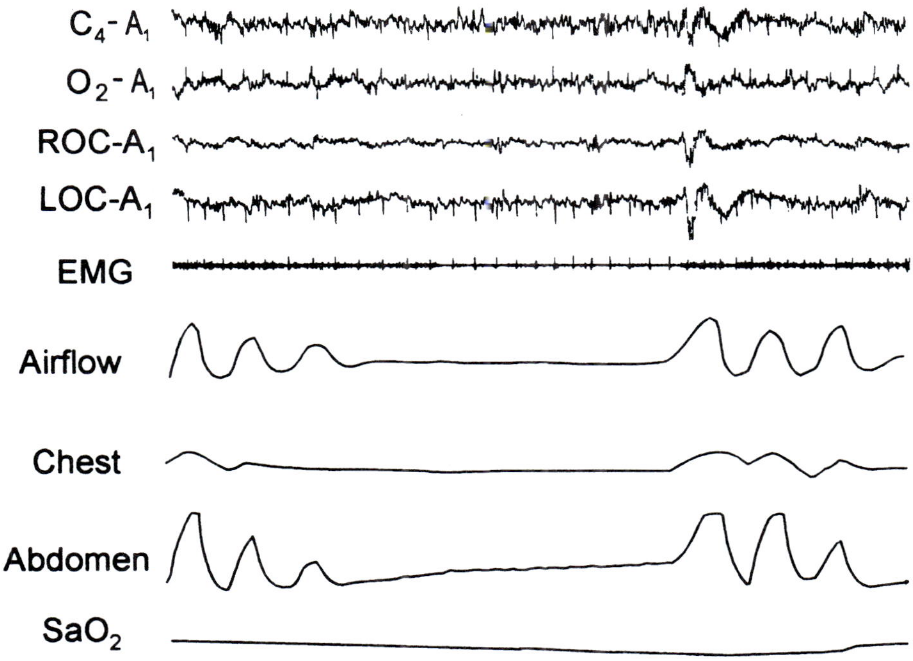

Work sheet

What is your diagnosis?

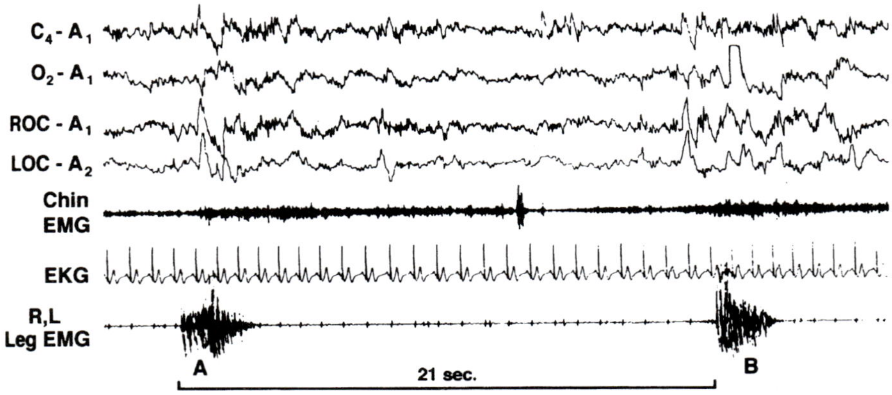

II. 수면

혹시 이 세상에 잠을 안자고 살아가는 사람이 있을까?

잠은 인생의 약 1/3을 차지하는 누구나 필연적으로 겪는 존재방식이다. 태어나서 죽을 때까지 깨어서 활동하는 시간은 삶의 60~70%에 불과하다. 그 나머지 30~40%는 잠과 꿈의 미지의 세계에서 자기도 모르게 보낸다.

그렇다면 잠을 안자면 어떻게 될까?

생존여부는 알 수 없다. 하지만 결국에 죽음에 이르러 더 이상 삶을 지속할 수 없을 것이다. 왜냐하면 동물 실험을 통해서 나온 결과다. 인간을 죽이는 실험에 이용할 수는 없기 때문이다. 그러나 이렇게 중요한 죽고 사는 문제임에도 불구하고 수면에 관한 과학적 접근은 20세기 중반에 들어서야 서서히 그 모습을 드러내기 시작하였다. 그 이전의 수면에 관한 접근은 주로 신화적 · 서술적 · 경험적 수준에 머물러 있었다.

예를 들자면 꿈의 역할은 신과 인간의 의사소통의 중간 다리 역할 기능으로 생각했고, 잠은 죽음의 신과 함께 밤의 신의 자식으로 고대희랍 신의 이름에서 알 수 있듯이 신화적 모습으로 보여주고 있다. 그러나, 21세기에 모든 의학이 급속히 발전하고 많은 의학적인 비밀을 풀어가고 있으나 아직 수면의학의 생물학적인 비밀 즉 수면과 꿈의 세계에 관해 많은 것을 알지 못하고 있다. 또 비교적 잘 알려진 사실조차 모르는 사람들이 많이 있다.

최근에 자격을 취득한 젊은 의사들조차 코골이가 단순히 잠을 잘 자는 신호인 줄 알고 있는 경우가 허다하다. 한마디로 코골이가 수면장애에 얼마나 많은 영향을 주는지 너무 모른다는 것이다.

인간의 수면, 과연 그 정체는 무엇이며 수면장애는 어떻게 일어나는 것인지? 지금부터 공부해 보기로 한다.

1. 수면의학의 역사

차를 운전하다가 저녁에 집에 돌아와서 차를 차고에 주차하듯이 수면도 저녁에 차가 주차하는 것 같이 인식해 왔다. 즉, 깨어 있는 상태에서 마치 의식을 잃는 듯이 잠이 들고 아침에 다시 일어날 때까지 단지 의식이 없는 상태로 유지된다고 생각해 왔었다. 그러다가 수면은 주차장에 차가 시동을 켠 상태에서 주차 시켜놓은 것같이 우리 두뇌는 계속 엔진을 작동 시키고 있다는 점을 인식하게 되었고, 더 발전하여 획기적 전기가 마련된 것은 1950년대 미국 시카고의 한 대학 실험실을 통해서였다. 그 주인공들인 Aserinsky와 Kleitman은 수면이 하나의 동질적 현상이 아님을 규명하였다. 뇌파기를 이용해 수면을 측정함으로써 수면은 렘(REM) 수면을 포함한 여러 수면단계로 구성되어 있고, 각 수면단계들이 하나의 조화를 이루며 반복되는 사이클로 진행된다는 것을 최초로 발견하게 되었다. 곧 이어 Dement와 Kleitman에 의해 렘 수면은 꿈과 연관된 수면임을 알게 되었다.

꿈과 연관된 렘 수면의 발견은 당시 미국 정신의학을 주도하던 정신분석학계의 깊은 관심을 끌게 되었고 초기 수면연구는 주로 꿈 연구를 중심으로 매우 활발하게 진행되었다. 수면단계 발견 후 40년이 경과된 현재의 시점에서 보면 초기 수면의학 발전의 원동력이 되었던 수면생리학적 꿈 연구는 사실 아직 이렇다 할 결실을 맺고 있지 못한 반면, 그 부산물로서의 수면생리학의 발전은 의학 전반에 걸쳐 지대한 영향을 미치고 있다. 구체적으로 현재 진단 및 치료에 관해 기술된 수면장애의 수가 60가지를 넘어서고 있으며 수면에 관한 기초적 연구도 매우 다양하게 이루어지고 있다. 수면에 관한 과학적 접근방법의 결과로 알게 된 다양한 지식을 임상적으로 응용하면서 드디어 수면의학이라는 학문적 체계를 갖추게 되었다. 1990년대에 이르러 그 동안 수면의학을 주도해 온 미국에서는 수면의학 전문의 제도도 확립되게 되었다. 국내에서도 수면의학에 대한 꾸준한 관심은 여러 해 전부터 있어 왔으며 1990년대에 수면의학이 본격적으로 도입되어 수면다원검사를 실시할 수 있는 검사실이 서울대학교병원에 첫 개설되어 현재 대학병원중심으로 최근에 전국에 개설되어 정착되고 있다.

2. 수면의 기본적 구조

과거에는 깨어있는 상태를 꼭대기 층으로, 잠든 상태를 맨 아래층으로 생각한다면, 잠을 든 순간 엘리베이터 탄 것같이 타서 내리는 즉 일직선처럼 생각했으나, 오늘날 수면현상은 과거에 생각하던 단순한 것이 아니라 계단을 내려가고 올라가는 복잡한 현상을 반복한다는 점이다. 그리고 각성상태의 단순소실이라는 측면이 아닌, 매우 복합적인 생리현상으로 받아들여지고 있다. 그래서 수면현상을 수면구조라는 말로 표현하고 있다.

1) 수면단계

수면을 수면다원기록기를 사용해 객관적으로 기록 · 분석 · 판독하는 것이 가능하다. 참고로 하룻밤 동안 기록이 1,000 페이지(8시간) 이상 나오게 된다. 현재와 같은 수면단계 판독법은 1960년 후반에 이르러서 Rechtschaffen, Kales 등에 의해 "A manual of standardized terminology, techniques and scoring system of human subjects"라는 긴 이름의 수면다원기록의 지침서가 만들어져 통일된 기준을 마련하게 되었다.

수면다원기록에 의하면 수면은 다음과 같이 분류할 수 있다. 즉, 비(非)-렘 수면(NREM sleep ; non-rapid-eye-movement sleep)과 렘 수면(REM sleep)으로 크게 분류된다. 비-렘 수면은 다시 그 수면의 깊이에 따라 1, 2, 3, 4단계로 나눠진다. 1, 2단계를 얕은 수면, 3, 4단계를 깊은 수면으로 간주한다. 연구자에 따라서는 3, 4단계를 구분하지 않고 합쳐 특징적으로 나타나는 뇌파소견에 따라 느린파수면(徐波睡眠)으로 칭하기도 한다. 렘 수면에서는 뇌파의 활성화가 일어나고, 근육의 긴장도는 최소한으로 감소되며, 빠른 안구운동이 특징적으로 나타난다. 몸은 마비된 상태에서 정신은 활성화되어 있는 상태이라고 볼 수 있다. 렘 수면을 다른 명칭으로 역설적, 능동적, 빠른 수면, 또는 'D 상태'라 한다.

2) 수면주기

(1) 입면 및 제 1 수면단계

정상인의 수면에서 남녀간 차이는 없다. 비-렘 수면을 통해 잠이 들며 렘 수면은 최소 입면 후 80분 이전에는 나타나지 않는다. 이에 반해 발작수면(기면병, Narcolepsy)와 같은 경우 첫 번째 렘수면이 잠이 들자마자 나타나는 것이 특징이다. 수면 전반을 통해 비-렘 수면과 렘 수면이 약 90분 간격으로 주기적으로 뒤바뀌며 수면이 진행된다.

취침 후 몸과 마음이 이완되면서 점차 제 1 수면단계가 나타나며 수분(1~7분)간 계속된다. 제 1 수면단계 중에는 당연히 쉽게 깨어난다. 이름을 부르거나 몸을 만지거나 문닫는 소리에도 쉽게 깨어난다. 흥미롭게도 잠이 들려는 무렵의 시청각적 자극에 대한 반응은 그 자극의 의미에 따라 다르다. 예를 들어 자신의 이름이나 자신의 아이 울음소리에는 더욱 더 예민하게 반응한다. 제 1단계 수면은 일종의 전환기와 같은 성격을 지녀 다른 수면단계와 단계 사이의 간격을 이어주는 징검다리 역할로 여러 번 나타난다. 따라서 잠이 순조롭게 진행되지 못하는 경우 제 1단계 수면의 양이 많아진다.

정상인에서 잠이 들 때 나타나는 여러 가지 생리학적 특성들은 다음과 같다. 근전도(근육의 긴장도를 반영)의 경우는 잠이 들려 하면서 점점 그 긴장도가 떨어지기 시작한다. 안구운동(안전도)의 경우는 느린 형태의 안구운동을 보이기 시작한다. 뇌파의 경우는 명백하고 율동적인 알파 상태에서 높이가 낮은 혼합 주파수의 양상(제 1단계 수면의 특징적 뇌파소견)으로 변한다. 즉, 잘 정리된 알파파의 모임들이 흐트러진 모습을 보이게 된다.

(2) 제 2 수면단계

깨어 있는 상태에서 수면상태로 들어가는 현관 역할을 하는 제 1단계 수면에 이어 제 2 수면단계가 나타나 약 10~25분 동안 지속된다. 제 2 수면단계는 두 가지의 매우 특징적인 뇌파소견을 보인다. 방추와 같은 형태의 방추파(spindle)가 나오고 이는 0.5~2초간 계속된다. 또한 K-복합파(K-complex)가 나타난다. K-복합파는 커다란 파형으로서 우선 위로 우뚝 솟았다가 내려간 후 다시 올라와 끝나는 식의 형태를 보인다. 제 2 단계 수면에서 사람을 깨우려면 좀더 강한 자극이 필요하다. 제 1 단계 수면에서 잠을 깨운 정도의 자극은 단지 뇌파상으로 K-복합파를 유발시키는 정도에 그친다.

(3) 제 3, 4 수면단계(느린파 수면단계)

제 2단계 수면이 계속 진행되어 잠이 든 후 30분에서 45분이 지나면 대부분의 젊은 성인은 느린파수면에 도달한다. 점차 높은 크기의 느린 뇌파들이 그 모습을 드러내기 시작한다. 75마이크로 볼트 이상 높이의 초당 2회 이하 주파수의 느린파들이 장당 30초의 수면다원기록 한 면의 20~50%를 차지하면 이를 제 3단계 수면이라고 이야기할 수 있다. 지속시간은 수분 정도이고 곧 이어 제 4단계 수면으로 진행된다. 느린파의 비율이 50% 이상을 넘어가면 제 4단계 수면이며 제 1 수면주기에서는 20분에서 40분 동안 진행된다. 제 3단계와 제 4단계를 합쳐 느린파수면단계, 델타 수면, 깊은 수면으로 칭하기도 한다. 이 단계에서 깨우려면 큰 자극이 필요하다. 약간의 몸 움직임이 나타나면 얕은 단계 수면으로 옮겨 가는 것을 알 수 있다. 1~2분 정도의 제 3단계 수면 후 5~10분 정도의 제 2단계 수면이 나타난다. 몸 움직임에 이어 잠이 든 지 90분 정도가 지나면 최초의 렘 수면으로 들어가 약 1~5분간 지속된다.

(4) 렘 수면

렘 수면은 성인에서 비-렘 수면과 약 90분마다 교대로 나타난다. 새벽으로 갈수록 렘 수면이 빈번하게 나타나고 길어진다. 뇌파의 모습은 제 1단계 수면시와 비슷하나 saw tooth wave(톱니 모양의 뇌파)들이 특징적으로 나타난다. 안구운동이 깨어 있는 상태와 같이 빠르게 나타나는 것이 특징이며 '빠른 안구운동'의 영문 첫 글자를 따서 렘 수면으로 명명되었다. 렘 수면을 다시 생리적 특성에 따라 '비교적 일정하게 변화가 없는 시기'와 '반복적으로 변화를 보이는 시기'로 나눈다. 전자에서는 많은 근육들이 거의 마비상태에 놓인다. 후자에서는 안구운동이 활발하게 일어나고 많은 근육들이 작은 수축을 보인다. 렘 수면에서 깨어나게 되면 약 80%에서 생생한 꿈을 기억한다. 반면에 비-렘 수면시는 약 5%만이 제대로 된 꿈을 기억하게 된다. 최초의 렘 수면시 나타나는 렘과 연관된 생리적 현상들은 꿈을 포함해서 그 힘이 매우 약하다.

(5) 수면의 진행

첫번째 렘 수면을 따라 나오는 제 2 수면단계가 제 2 수면주기의 시작점이 된다. 잠이 진행될수록 느린파수면은 줄어들고 렘 수면은 강화되는 경향을 보인다. 즉, 렘 수면은 입면 후 시간이 길어질수록 길어지고 서파수면은 수면 전반부에 더 왕성하다. 수면 후반부의 비-렘 수면은 주로 제 2단계 수면으로 채워진다. 비-렘 수면과 렘 수면주기의 평균길이는 90~110분이다. 두번째 렘 수면은 잠이 든 후 약 3시간 후에 나타나고 약 10분간 지속된다. 두번째 렘과 아침기상 사이에는 제 2 수면단계와 렘 수면이 90분 간격으로 교대하는 양상을 보인다. 렘 수면이 수면 후반부에 주로 나타나는 것은 일주기 진동자(circadian oscillator)의 영향이라고 생각된다. 그러나 반면 서파수면이 수면의 전반에 몰려 있는 것은 일주기 진동자의 영향보다는 입면, 지난번 각성의 길이, 수면의 시간적 경과 자체와 연관이 있다고 생각된다.

아무리 깊게 잘 자는 사람에서도 수면 중에는 간혹 몸을 뒤척이고 깨어나게 된다. 몸의 움직임은 매 15~20분마다 나타난다. 특히 수면 후반부의 렘 수면으로의 이행점 가까이에 일반적으로 잘 깨어난다. 그러나 나중에 기억할 정도로 길지는 않다.

(6) 수면의 정상범위

무엇이 정상수면인가는 한마디로 말하기 어렵다. 왜냐하면 연령을 포함한 여러 변인들에 의해 정상의 기준이 달라질 수 있기 때문이다. 참고로 젊은 성인의 경우 수면의 정상범위는 다음과 같다.

① 비-렘 수면을 통해 입면한다.
② 비-렘 수면과 렘 수면은 약 90분을 주기로 교대한다.
③ 서파수면이 수면 전반 1/3에 주를 이루고 잠의 시작과 연관된다.
④ 렘 수면은 수면 후반 1/3에 주를 이루고 체온의 일주기 리듬과 연관된다.
⑤ 수면중 각성은 전체 수면의 5% 이내이다.
⑥ 제 1 단계 수면은 보통 전체 수면의 2~5%를 이룬다.
⑦ 제 2 단계 수면은 보통 전체 수면의 45~55%를 이룬다.
⑧ 제 3 단계 수면은 보통 전체 수면의 3~8%를 이룬다.
⑨ 제 4 단계 수면은 보통 전체 수면의 10~15%를 이룬다.
⑩ 비-렘 수면은 전체 수면의 75~80%를 이른다.
⑪ 렘 수면은 전체 수면의 20~25%를 이루고, 4~6회에 걸쳐 나누어 나타난다.

(7) 수면단계 분포에 영향을 주는 요소들

① 연령

하룻밤의 수면단계 분포에 영향을 주는 확실한 요소 나이이다. 이는 신생아와 성인의 수면을 비교하면 매우 분명하다. 신생아에서는 보통 각성상태에서 렘 수면으로 직접 넘어간다. 신생아의 경우 꿈과 연관된 렘 수면이 거의 전 수면시간의 50%를 차지하는 반면, 이 비율은 나이가 들면서 점점 줄어들어 성인의 경우 20~25%로 유지되게 된다. 따라서 이 현상을 가지고 렘 수면이 중추신경계의 성숙 및 발달에 관계한다는 가설이 나오게 되었다. 성인에서의 전체 수면 중 렘 수면의 비율은 비교적 노령까지 유지된다. 렘 수면의 절대량은 지적 능력과 상관관계가 있고 기질적 뇌기능 장애가 있는 경우 렘 수면이 감소한다는 보고가 있다. 비-렘 수면과 렘 수면의 주기적 변환은 신생아에서도 나타나나 90분 간격이 아닌 50~60분 간격으로 이루어진다.

제 3, 4단계 수면은 뇌가 성숙하고 신경계가 발달하는 2~6개월이 지나야 분명하게 나타난다. 서파수면은 어린아이들에서 최대한 나타나고 나이가 들어가면서 감소한다. 어린아이들의 서파수면은 양과 질적으로 노인에서의 서파수면과 매우 달라, 잠이 든 후 첫번째 서파수면 상태에서 깨운다는 것은 거의 불가능하다. 10대에 들어서면 서파수면은 거의 40% 정도 감소한다. 서파의 높이 역시 나이가 들면서 점점 낮아진다. 이를 대뇌겉질 신경망의 촘촘함이 감소하는 것과 연관지어 생각하기도 한다. 60세 정도가 되면 특히 남자에서 서파수면은 거의 없어진다. 여자에서는 남자보다 좀더 오래 서파수면이 나타난다.

수면중 각성의 양은 나이가 들수록 증가한다. 그러나 노령기의 수면 양상은 개인차가 많아 일반화하기 어렵다는 특징도 지닌다.

② 이전의 수면력(수면의 박탈)

하루 또는 그 이상 잠을 설친 경우 회복기 수면에서 서파수면의 비중이 늘어난다. 회복기 수면은 대개 길고 깊다. 렘 수면은 2일째 또는 그 이후에 반동적 증가를 보이는 경향이 있다. 따라서 전 수면을 방해할 경우 서파수면이 우선 회복되고 그 뒤에 렘 수면이 회복되는 경향을 보인다. 수면방해를 선택적으로 할 경우, 즉 렘 또는 서파수면만을 방해할 경우 해당 수면단계가 선택적으로 회복된다.

야간수면을 만성적으로 제한할 경우, 잠자는 시간대가 불규칙적인 경우, 밤잠을 자주 설치는 경우에 수면상태 분포가 영향을 받아 렘 수면이 너무 일찍 나타나는 등의 변화를 보인다. 이렇게 되면 입면환각, 수면마비 또는 야간성(수면성)·간대성 근경련 등이 나타날 수 있다.

수면검사실에서의 첫 밤은 흔히 수면단계의 분포가 이상해진다. 즉, 렘 수면이 늦게 나타나 흔히 첫째 렘 수면이 없어지는 형태가 된다. 렘 수면의 전체 양도 감소한다.

③ 일주기 리듬들

우리 몸 안에는 있는 시계가 있다. 즉 생체시계라고 할 수 있는 생물학적인 신체리듬을 조절하는 것들이 있다 점이다. 쉽게 말해서 여자들 28일의 생리 주기를 갖고 있다. 수면 주기는 12시간 이다. 대부분 24시간 리듬을 갖는다. circadian rhythm이라고 circa(주기적)+dies(하루) 말의 합성어다.

어느 일주기 시기에서 수면이 시작되는가에 따라 수면단계의 분포가 영향을 받는다. 특히 렘 수면은 체온이 가장 최저점인 새벽 시간대에 최대 분포를 보인다. 따라서 입면시각을 아침시간대까지 연기하면 렘 수면이 주를 이루고 심지어는 입면시에 우선적으로 나타나기도 한다. 이는 정상인 교대근무자나 외국여행자의 수면에서 나타날 수 있다. 수면의 시작은 체온 주기의 감소시기에 나타나는 경향을 보이고 수면의 종료는 체온이 올라가는 시간대에 잘 나타난다.

따라서 침실의 실온이 너무 덥거나 추우면 수면에 영향을 준다. 열대야 현상도 쉽게 이해가 갈 것이다. 렘 수면이 비-렘 수면보다 더 예민하게 영향을 받는다. 이는 렘 수면시 체온조절 기능이 마비되는 것과 연관되는 것으로 생각된다.

④ 약물

수면의 상태와 수면단계 분포는 다양한 약물에 의해 영향을 받는다. 아직 약물에 의한 수면단계 분포의 변화가 건강, 질병, 심리상태에 어떤 영향을 주는지는 잘 모르고 있다. 보편적으로 쓰이는 약물들의 수면에 대한 영향은 다음과 같다.

a. 벤조디아제핀계 약물은 서파수면을 억제하고 렘 수면에 관한 효과는 일정하지 않다.
b. 삼환계 항우울제는 렘 수면을 억제한다. 수권중 근육운동을 항진시키는 경향이 있어 렘 수면시 근육활동이 지속될 수 있다.
c. 특정 수면단계 억제제를 끊으면 반동현상으로 특정 수면단계의 활동이 증가한다.
d. 취침 전 술을 먹은 경우 수면 초기에는 렘 수면이 억제되나 수면 후반부에 술이 대사되면서 렘 수면의 반동성 증가가 온다.
e. 마리화나는 렘 수면이 줄어들고, 중독시 서파수면이 억제된다.
f. 카페인이 함유된 음식
g. 니코틴

⑤ 병리

여러 신체적 그리고 정신적 질환에서 수면의 구조와 분포에 영향을 주며 다음과 같은 예들이 있다.

a. Narcolepsy에서는 흔히 특징적으로 입면과 거의 동시에 렘 수면이 발생한다. 렘 수면의 요소들이 각성상태 안으로 해리되어 나타나면 입면환각, 수면마비 그리고 허탈박작(탈력발작)이 나타난다.
b. 수면 무호흡증후군에서는 서파 또는 렘 수권이 억제되어 나타난다. 치료 후에는 서파 또는 렘 수면의 극적인 반동성 증가가 나타난다.
c. 여러 수면장애 및 신체장애에서 잠의 조각남과 각성횟수의 증가가 나타난다.
d. 심한 우울증에서 수면 전반부에 렘 수면이 더 많이 나타나고, 렘 수면의 비율이 증가하며, 서파수면은 감소한다.
e. CPAP 렘이 증가

f. 수면중주기적사지운동증(PLMs), 폐쇄성수면무호흡증(OSA), 만성섬유염(Chronic Fibrositis), 파킨슨병(Parkinson's disease) 각성이 많다

3. 수면건강

수면은 습관의 측면을 가진다. 따라서 수면습관이 잘못되어 있는 경우 수면건강이 나빠질 수 있다. 바람직한 수면습관 또는 수면위생은 다음과 같다

1) 아침 기상시간이 일정해야 수면 · 각성주기의 리듬이 일정하게 유지되어 좋다. 우리 뇌 속에는 수면 · 각성주기를 조절하는 소위 생물학적 시계가 있다. 이 시계도 보통시계와 같이 밥을 주어야 제대로 가게 되어 있고 그 시계밥 중에 가장 강력한 자극이 일정한 기상시간이다.
2) 가능하면 오후에는 커피를 마시지 않는다. 카페인의 영향은 8~14시간 동안 지속되므로 오전중의 커피 한 잔도 영향을 끼칠 수 있다. 저녁시간에 커피를 마시고도 전혀 수면에 영향을 받지 않는다고 주장하는 사람들도 있다. 그러나 실제 수면을 검사해 보면 분명히 영향을 받는다. 카페인이 들어 있는 다른 식음료들도 동일한 영향을 준다. 예를 들면 콜라, 초콜릿, 홍차, 녹차, 드링크류 등이 있다. 카페인이 수면에 영향을 주는 기전은 억제성 신경전달물질인 아데노신 수용체와 경쟁적으로 결합해 억제작용을 방해해 결과적으로 중추신경을 흥분시키기 때문이다. 밤에 잠을 못 잔다고 호소하는 사람들은 커피 중독이 아닌지 한번쯤 생각해 볼 필요가 있다.
3) 담배도 숙면에 영향을 준다. 담배가 수면에 영향을 주는 기전은 담배 속의 니코틴이 아주 소량에서는 신경을 이완, 진정시키는 효과가 있으나 어느 한도를 넘으면 중추신경계를 자극하기 때문이다. 만성 흡연자들에서 금연 후 수면의 질이 향상되었다는 보고가 있다. 특히 술과 담배와 커피를 상용하는 사람에서는 이들 모두가 수면에 끼치는 영향이 상호작용을 일으켜 아주 복합적인 문제가 제기된다.
4) 너무 시장하면 잠들기가 힘들다. 따라서 이런 경우 간단한 군것질이 도움이 된다. 그러나 수분이 많이 함유된 과일류는 배뇨를 촉진시켜 숙면을 방해한다.
5) 침실의 온도도 문제가 된다. 너무 덥거나 추우면 잠을 방해한다.
6) 침실의 소음수준도 문제이다. 너무 시끄러우면 깊은 잠이 들기 힘들다. 소음은 깊은 잠을 못 자게 만든다.
7) 침실에서 잠이나 성생활 이외는 하지 않는 것이 좋다. 골치 아픈 일거리에 관한 생각과 잠을 자야 한다는 것이 연결되면 불면증상이 나타날 수 있다.
8) 잠자리에 누워 있는 시간이 너무 길면 오히려 불면증에 걸릴 수 있다.

9) 매일 오전 적절한 양의 운동을 하는 것이 숙견에 도움이 된다. 오후 늦은 시간이나 취침 전 운동은 자율신경을 흥분시켜 오히려 도움이 되지 않는다.
10) 수면제의 장기복용은 약물의존 및 불면증을 유발한다.
11) 술을 먹으면 일단 잠은 잘 들지 모르나 술의 효과가 떨어지면서 새벽에 깨어난다. 이는 혈중 알코올 농도가 떨어지면서 자율신경이 흥분하는 효과가 있기 때문이다. 또한 매일 잠들기 위해 술을 마셔야 하는 경우 알코올중독(주정중독, alcholism)의 위험성이 있다. 평소 코를 잘 고는 사람들에서 취침 전 한 잔의 술에 의해 수면 무호흡증이 유발될 가능성이 높아 이 또한 문제가 된다.

4. 수면장애

수면장애란 대부분 잠을 자는 동안 발생해서, 낮 동안에 영향을 미치지만 보통은 의식이 낮은 밤에 자면서 일어나는 장애는 알기가 어렵다. 옆에 같이 자는 사람 역시 자기 때문에 서로 이야기 해 줄 수가 없다. 그래서 자기 코고는 소음에 난청이 발생해도 모르고 지내는 것이다. 이렇듯 현재까지 60종류 이상의 수면장애가 보고된 바 있다. 모든 연령에서 발생하며 경미한 경우에서부터 생명에 지장을 초래할 수 있을 정도로 심각한 경우까지 다양하게 나타난다. 특히 수면장애로 인한 피해는 개인의 목숨 뿐 아니라 사회적인 큰 피해를 동반하기 쉽다. 체르노빌원전 사고 원인도 졸음에 의한 부주의로 인해 발생한 것으로 알려져 있으며, 교통사고로 수많은 목숨이 앗아가고 있는데 역시 교통사고 대부분이 졸음과 관련된 사고라는 점이다. 수면의학의 발달에 따라 수면장애의 조기발견이 가능하게 되었으며 치료적 방법도 속속 개발되고 있다.

수면장애의 범주는 크게 불면증, 수면과다증, 수면 · 각성주기의 장애, 초수면으로 나눈다.

1) 불면증

불면증이란 수면의 내적 구조에 장애가 온 경우이다. 잠이 들기가 힘들거나 일단 잠이 든 상태에서 자주 깨어나거나 아침에 너무 일찍 잠이 깨는 현상을 말한다. 내적 구조의 장애 없이 내용은 정상적 수면이나 단지 잠들기만 힘들거나 아침에 너무 일찍 깨는 현상은 불면증 범주가 아닌 수면 · 각성주기 장애에 속한다.

불면증이 있을 때 흔히 수면제를 복용하면 해결되리라 생각하는 경향이 있다. 그러나 불면증의 원인은 매우 다양해 무조건 수면제 등의 약물을 투여하면 오히려 만성화되어 수면건강을 해치게 된다. '불면'은 감기에 열이 나거나 기침이 나오는 증상을 보인다 역시 불면증도 어떤 원인에 의한 증상이다. 그래서 잠을 못자는 원인을 찾아야 하고, 감별진단을 해야 한다.

(1) 불면증 감별

① 일과성 불면증 : 며칠 정도로 보통 스트레스, 흥분, 두려움, 투병, 수면시간변화 등으로 불면증을 겪는 경우다.

② 단기 불면증 : 수술, 질병, 실직 등 다소 강도가 강하고 지속적인 스트레스에 의해 1달 미만 발생하는 경우

③ 만성 불면증 : 한 달 이상

2) 원인(질환)에 의한 불면증

(1) 정신생리성 불면증(psychophysiological insomnia)

'정신생리성' 불면증은 학습된 불면증이라고 일컬어진다. 쉽게 설명하면 어떤 원인에 의해 불면증이 발생 했는데 원인이 없어져도 계속 불면증이 남이 있는 경우다.

(2) 수면무호흡에 의한 불면증(sleep apnea insomnia)

특히 중추성 무호흡에 의한 경우가 많이 있고, 폐쇄성 무호흡증으로 인한 수면이 분절되고 자주 각성으로 불면증을 야기 할 수 있다

임상증상 : 가끔 호흡곤란 및 숨이 막힌다는 호소

(3) 정신질환에 따른 불면증

우울증, 정신분열병 등의 정신질환에 따른 이차성의 불면증을 말한다.

(4) 약물남용 및 금단에 따른 불면증

우리가 일상적으로 접하게 되는 음료 중 커피 등 카페인이 함유된 음료를 취침 전에 마시면 불면증이 나타날 수 있다는 것은 경험적으로 잘 아는 사실이다. 이와 같이 그 작용으로 인해 불면을 초래할 수 있는 약물들이 많이 있다. 흔히 마시는 술도 일단 잠이 쉽게 들게는 하나 그 효과가 떨어지면서 불면을 초래할 수 있다. 역설적으로 수면제 자체도 불면을 초래할 수 있다는 흥미로운 소견들이 보고되고 있다. 수면제를 반복해서 만성적으로 사용할 경우 내성(동일용량을 사용해도 그 효과가 점차 감소되는 현상)이 생기거나 갑자기 끊으면 금단증상으로 불면증이 나타날 수 있다. 금단증상으로 인한 불면증은 수년 동안 약물을 장기복용해 온 경우 수주 내지 수개월간 지속될 수 있다.

(5) 주기적 사지 운동증(Perodic limbs movements, PLMS)과 하지불안증후군(restless Legs syndrome, RLS)에 의한 불면증

잠을 자면서 주기적으로 사지가 움직이는 주기성 사지 운동증은 각성으로 인해 수면구조가 무너져서 수면의 질이 저하된다는 점이다. 그래서 불면증의 원인 제공이 되고, 잠들기 전 누워 있는 상태에서 다리 속 깊이 이상한 감각이나 움직임이 느껴져 이를 처리하지 않으면 도저히 잠을 이룰 수 없는 경우이다. 일어나 발을 구르거나 비비거나 꼬집거나 해야 그 감각이 없어지기 때문이다. 이런 경우 RLS라고 한다.

PLMS

[검사 소견]

지속시간은 0.5초에서 5초, 간격은 4초에서 90초 사이에 4개 이상 발생, 사지운동증이 있을 때 각성이 동반 되는지가 중요하다

[감별 진단]

입면시 경련(hypnic jerks) : 잠이 들 때 흔히 발생하는 갑작스러운 신체의 경련으로 발을 헛디디는 것과 같은 생각이 동반

입면시 반사운동(sleep starts)

말초성 신경병증

경련성 간대성 근경련

(6) 소아기 발병 불면증

사춘기 이전 어린아이 적부터 흔히 남들이 다 자는 한밤중에도 깨어 있던 경험을 가진 사람들에서 일단 가능성이 있는 진단이다.

(7) 주관적 불면증

검사를 통해 아무런 이상이 없는데도 본인 자신은 불면증상을 지속적으로 호소하는 경우이다. 현재로는 알 수 없지만 앞으로 수면의학이 더 발전하면 지금 밝혀 내지 못하는 이상소견이 나타날 가능성도 있다.

3) 수면과다증

불면에 시달리는 사람들과 달리 항상 또는 갑자기 졸음이 쏟아져 견디기 힘들어하는 사람

들도 많이 있다. 본인은 졸립다고 생각하지 않은 상태에서 단지 인지기능 장애나 운동기능 장애로만 나타날 수도 있다. 졸림과 피곤함을 구분한다는 것이 항상 쉽지 않은 일이므로 진단에 있어 조심해야 한다.

작업효율의 저하, 사고의 증가와 연관되어 있는 매우 중요한 수면장애의 범주이다.

(1) 수면 무호흡증

폐쇄성수면무호흡증(OSA)은 수면 중에 뒤통수부의 완전 혹은 부분적인 폐쇄가 일어나는 것을 말한다. 무호흡은 공기의 흐름이 10초 이상 완전 정지를 말하고, 저호흡(Hypopnea)은 기준치의 50%미만 10초 이상 감소할 경우이다.

종류는 폐쇄성무호흡, 중추성무호흡, 혼합형무호흡이 있다.

발병의 위험도는 남자일수록, 연령이 높아질수록, 비만할수록 가족력이 있을 경우, 취침전에 알콜 복용시 더 높은 것으로 알려져 있다.

[주간증상]

피로감, 졸림이 가장 흔한 호소

주의력, 기억력, 집중력, 운동수행능력 등의 인지기능 손상을 호소.

그 외도 성욕감소 등을 호소한다.

[치료]

행동요법 : 체중감량, 수면체위

지속적상기도양압술(continuous positive airway pressure : CPAP)

구강내 장치(Oral appliances)

외과적 수술요법 : UPPP, LAUP

(2) 발작수면(기면병, Narcolepsy)

심각한 신경계 질환이며, 과도한 주간졸림증(excessive daytime somnolence; EDS) 및 수면발작(sleep attack)의 주요 증상과 보조 증상인 탈력발작(cataplexy), 수면마비(sleep paralysis) 및 입면시 환각(hypnagogic hallucinations)과 같은 렘수면과 관련된 증상을 동반. 발병 시기는 사춘기 전후 15~25세 가장 많고, 35~45세 경우가 두 번째이고 드물게 5~6세 전후에도 나타난다.

[역사]

1880년 Gelineau 가 처음 기술
자주 반복되고, 짧은 저항할 수 없는 병적수면이라 하고, narco(=somnolence)와 lepsy (=seizure)의 합성어 narcolepsy이라 명명

1960년 vogel 수면개시 렘기(SOREM, sleep onset movement period) 발견

1977년 수면잠복기반복검사(MSLT, multiple sleep latency test) : carskadon & dement가 개발

1999년 사람과 개에서 뇌 hypocretin 전달에 장애가 있다는 사실 발견

[역학]

나이 : 15~35 대부분, 55세 이후는 없다, 남녀비율은 비슷

유병율 : 미국 0.05%정도, 일본 0.16%, 이스라엘 0.0023%

[임상적 증상]

a. 과도한 주간 졸림증
수면발작은 1분에서 1시간 정도 평균 20분
오후2시와 오후9시에 잘 나타난다.
시험, 대화, 식사, 걷다가, 운전 중에 졸음이 온다.

b. 탈력발작
감정적 자극(웃은, 화, 놀람 등)에 의해 유발되고 호흡근을 제외한 수의근육근에서 발생
수초에사 수분정도 심하면 30분 이상

c. 수면마비
일명 가위 눌린다 고 호소하는 증상
잠들 때나 깨어날 때 일어나고, 의식은 명료하지만 팔 다리를 움직일 수 없고, 말을 하려해도 할 수 없는 상황이 된다.
정상인도 30%정도 발생

d. 입면시 환각
환시나 환청

e. 야간수면장애
비정상적인 수면구조
서파수면이 골고루 배분

f. 기타
자동행동증(졸리운 상태에서 부적절한 행동이나 일정한 말을 반복적으로 계속하나 일어

나서 부분적으로 또는 완전히 망각)

[진단]

a. 전기동공검사(electronic pupilogram) : 동공의 크기 검사

b. MLST

15분 이내에 렘수면이 나타날 경우 SOREM 판정

수면잠복기가 8분 이내인 경우 비정상, 10분 이상이면 정상

8-10분 경계상

야간수면다원검사를 같이 시행 수면장애유무를 확인해야한다

c. 각성유지검사(Maintenance of wakefulness Test)

조용하고 어두운 방에서 20분간 각성 상태 유지 검사

약물사용효과 검증에 도움을 주나 진단적인 시험에 객관성이 떨러진다

[치료]

근본적인 치료나 완치를 할 수 없는 상황

약물은 CNS stimulant : dextroamphetamine, methamphetamine, pemoline, modafinil, mazidol 등

부작용 두통, 짜증, 식욕부진, 심계항진, 수면장애

비약물적 요법은 수면위생

(3) 중추성 수면과다증

나르콜렙시에서와 달리 늘 졸리는 현상이 나타난다. 잠을 자고 나서도 개운하지 않고 아침에 일어나려면 잠에 취한 상태에서 벗어나는 데 시간이 걸린다. 잠의 내용 자체는 나르콜렙시에서와 달리 정상이다.

4) 수면 · 각성주기 장애

인간의 수면은 주기적 리듬이다. 잠과 각성의 반복적 리듬이며 또한 여러 가지 생물학적 리듬들과 연관되어 있다. 이러한 수면 리듬이 여러 가지 원인에 의해 장애를 받으면 수면장애가 나타난다. 수면 · 각성주기 장애는 시간생물학의 대두로 인해 그 정체가 많이 밝혀지게 되었다. 수면 · 각성주기 장애는 보통 한 개인의 내적 리듬과 사회가 요구하는 시간적 제한간의 갈등에서 비롯된다. 공통된 면은 수면이 바람직하지 않은 시간대에 발생하게 된다는 것이다. 하루에 나타나는 전체 수면시간의 합은 대개 정상범위에 속한다. 이차 증상으로 잠들기 어려

움, 자주 깨어남, 낮 시간에 너무 졸리는 등의 증상이 나타나기도 한다.

(1) 비행기 여행으로 인한 시차 문제(jet lag)

(2) 지연성 수면위상 증후군(delayed sleep phase syndrome)

보통 수면시간은 저녁 10시경부터 아침 6시경까지이다. 그러나 일부에서는 새벽 2~3시경이 되어야 잠이 오고 정오까지는 자야 피곤이 풀리는 사람들이 있다. 늘 그러한 수면 · 각성주기를 가지고 있는 경우 수면주기 지연증후군이라고 한다. 통상적 수면시간에 잠을 이루려 계속 노력하나 잘 해결되지 않는다. 불면증 환자군보다는 발생연령이 젊고 정신질환과는 무관하다고 판단된다. 이러한 사람들은 일반 사회생활에 지대한 지장이 있다. 따라서 학생생활 중에는 강의시간을 오후에 잡으려 노력하고 사회생활시에는 연구소 등 비교적 시간제약을 덜 받는 쪽으로 직장을 잡으려 한다.

치료로는 잠에서 깨자마자 밝은 백색 빛을 쪼이게 (30~40분 햇빛 또는 1만룩스 밝은 빛 장치)하는 광치료가 시도되고 있다.

(3) 전진성 수면위상 증후군(advanced sleep phase syndrome)

노인들에서 볼 수 있고, 저녁 8시 이전에 잠이 들고 새벽에 일찍 일어나는 증상.

치료는 저녁시간에 광치료를 시행한다.

(4) 불규칙 수면-각성주기(irregular sleep-wake cycle)

심한 치매, 두부손상, 혼수상태에서의 회복, 약물과 알콜 중독에서의 회복, 심한 우울증 등 질환에서 볼 수 있다

(5) 비 24시간 수면-각성증후군(non-24-hour sleep-wake cycle)

대부분의 사람들은 24시간보다 긴 일주기 리듬을 가지게 된다. 그러나 실생활에서는 25시간 리듬으로 살아가는 경우로 맹인이나 정신지체아동, 극히 내성적인 사람에서도 나타날 수 있다.

(6) 교대근무 수면장애(shift work sleep disorder)

만성피로

업무수행장애

입면곤란

수면시간 감소 및 불량한 수면의 질

5) 사건 수면(parasomnias)

(1) 몽유병

주로 수면 전반 1/3에 잘 나타난다. 서파수면에서 덜 깬 상태에서 단순한 행동내 먹는 등의 매우 정교한 행동도 한다. 심지어 집 바깥에 나가 돌아다니기도 한다. 일반적으로 생각하는 것처럼 본인이 다 알아서 하는 행동이 아니고 각성과 수면상태를 모두 지닌 부분적으로 각성된 상태에 서 모든 일이 진행되므로 때로는 매우 위험할 수 있다. 한 예로 겨울날 잠옷 바람으로 밖에 나가거나 고층 아파트 창문으로 나가기도 해 사망할 수 있다. 본인은 전혀 의식하지 못한 상태로, 몽유병이라는 이름과 달리 꿈을 꾸며 걷는 것이 아니라, 깊은 잠에 빠진 상태에서 정신이 완전히 안든 채 걸어 다니게 되는 것이다.

몽유병 증세를 보이는 도중 깨우면 지남력 상실 및 혼돈상태를 보인다. 몽유병 증세의 지속시간은 1분~1시간 사이이며 하룻밤에 2회 이상 나타나는 경우는 드물다. 악몽과 달리 아침에 일어나서 밤에 있었던 일을 기억하지 못한다. 어린아이들의 경우 대개는 시간이 지나면 없어진다. 성인에서 지속되는 경우에는 정밀한 진단이 필요하다. 고단함과 같이 서파수면의 비율을 증가시키는 상태에서 몽유병의 발병횟수가 증가할 수 있다.

(2) 야경증(sleep terror)

잠을 자다가 일어나서 달래도 계속 울거나 소리 지르며, 심박동 증가하고 호흡이 빨라진다. 이상하거나 괴이한 행동. 다음날 기억 못한다.

비-렘 수면단계 중 서파수면인 수면단계 3 및 4에서 나타난다. 약물이나 피로와 같이 서파수면을 증가시키는 경우 더 잘 나타나게 된다.

밤중에 자다가 놀란다는 점에서 악몽과 혼동할 수 있으나 치료방법이 다르므로 악몽과의 감별진단이 중요하다. 우선 아침에 기억하지 못한다는 점이 아침에 꿈을 기억하는 악몽의 경우와 다르다. 이는 수면다원기록상으로도 렘 수면중 발생하는 악몽과 달리 서파수면에서 나타나므로 증명이 된다.

(3) 악 몽(nightmares)

자던 중 갑자기 일어나는 것은 야경증과 같으나 나쁜 꿈을 꾸다가 일어나는 경우이다.

무서운 꿈에서 깨어났을 때 곧 지남력을 회복 정신을 차린다. 수면단계로는 주로 꿈과 연관된 렘 수면단계에서 나타난다. 렘 수면이 흔한 수면의 중반 또는 마지막 1/3에서 잘 나타난다. 스트레스, 불안정한 생활, 생활의 고통, 우울, 불안, 죄책감 등과 연관되어 잘 나타난다. 반복적인 악몽은 수면 리듬에 영향을 끼치고 잠이 드는 것에 관해 불안을 야기해 정신생리성 불면증을 유발할 수 있다.

약물에 의해 렘 반동현상이 나타나는 경우 악몽이 유발될 수 있다. 약물과 무관하게 단지 잠을 못 자서 렘 반동현상이 있는 경우는 악몽이 유발되는 빈도가 그리 크지 않다. 2–5세 어린이에서 흔하다

(4) 수면마비(sleep paralysis)

가위눌림으로 알려져 있는데 수면 중에 일시적으로 깰 때 움직이거나 말 할 수 없는 것을 말한다.

(5) 야뇨증

소변을 스스로 가릴 정도의 나이에 들어서도 잠자는 중에 소변을 가리지 못하는 경우를 말한다. 대개 3~6살이 되면 가릴 수 있다고 판단한다. 일차성 야뇨증은 생후 한 번도 소변을 스스로 가리지 못한 경우를 말하고 이차성은 일단 최소 수개월간 소변을 가렸다가 다시 가리지 못하게 된 경우를 말한다. 일차성 야뇨증은 주로 중추신경계의 성숙도가 떨어져서 온다고 생각한다. 이차성 야뇨증은 주로 정서적 불안상태가 영향을 준다고 생각한다. 야뇨증 아이들의 경우 정상아이들 보다 몽유병이나 야경증의 빈도가 높게 나타나는 경향이 있다. 야뇨증과 수면단계 간의 연관에 관해서는 서파수면과 연관된다는 설과 그렇지 않다는 설이 있어 일정하지 않다.

(6) 렘 수면 행동장애(REM sleep behavior disorder)

수면에서는 원래 전신 운동근육의 긴장도가 최대한으로 감소되어 있어 몸을 움직이기가 매우 어렵다. 그러나 렘 수면 행동장애에서는 꿈을 꾸는 순간에 근육의 긴장도가 떨어져 있지 않아 꿈의 내용을 실제로 행동화할 수 있다. 따라서 누군가에게 쫓기는 내용의 무서운 꿈을 꾸는 경우 이를 피해 달아나다가 벽에 부딪혀 다치기도 하고 누군가를 때리는 꿈을 꾸는 경우 실제로 옆자리의 부인이나 남편을 때려 부상을 입히기도 한다.

6) 야간 경련성 질환

경련성 질환, 소위 간질이 밤중에 잠자는 도중에 나타나기도 한다.

참고– 국제 수면장애 분류

1. 수면이상(dyssomnias)

A. 내인성수면장애

1) 정신생리성 불면증(psychophysiologic insomnia)
2) 수면상태 오인(Sleep state misperception)
3) 특발성 불면증(idiopathic insomnia)
4) 발작수면(기면병, narcolepsy)
5) 재발성 과다수면(recurrent hypersomnia)
6) 특발성 과다수면(idiopathic hypersomnia)
7) 외상 후 과수면(posttraumatic hypersomnia)
8) 폐쇄성수면무호흡증(obstructive sleep apnea syndrome)
9) 중추성 수면무호흡증(central sleep apnea syndrome)
10) 중추성 기도 저환기 증후군(central alveolar hypoventilation syndrome)
11) 주기적 사지 운동장애(periodic limb movement disorder)
12) 하지불안증후군(restless legs syndrome)
13) 다른 곳에서 분류되지 않은 내인성 수면장애

B. 외인성 수면장애(extrinsic sleep disorder)

1) 부적당한 수면위생(inadequate sleep hygiene)
2) 환경성 수면장애(environmental sleep disorder)
3) 고산 불면증(altitude insomnia)
4) 적응성 수면장애(adjustment sleep disorder)
5) 불충분 수면 증후군(insufficient sleep disorder)
6) 한계설정 수면장애(limit setting sleep disorder)
7) 입면시 연상장애(sleep–onset association disorder)
8) 음식 알레르기 불면증(food allergy insomnia)
9) 야간식사/음용 증후군(nocturnal eating/drinking syndrome)
10) 수면제 의존성 수면장애(hypnotic–dependent sleep disorder)
11) 자극제 의존성 수면장애(stimulant–dependent sleep disorder)
12) 알코올 의존성 수면장애(alcohol–dependent sleep disorder)
13) 독소로 유도된 수면장애(toxin–induce sleep disorder)

14) 다른 곳에 분류되지 않은 외인성 수면장애

C. 일주기 리듬 수면장애(circadian rhythm sleep disorder)
1) 시간대변화/여행시차 증후군(time zone change/jet lag syndrome)
2) 교대근무 수면장애(shift work sleep disorder)
3) 불규칙한 수면-각성 양상(irregular sleep-wake pattern)
4) 지연성 수면위상 증후군(delayed sleep phase syndrome)
5) 전진성 수면위상 증후군(advanced sleep phase syndrome)
6) 비24시간 수면각성 장애(non-24 hour sleep-wake disorder)
7) 다른 곳에 분류되지 않은 일주기 리듬 장애

2. 사건수면(parasomnias)

A. 각성장애(arousal disorders)
1) 혼돈 각성(confusional arousals)
2) 수면보행증(sleepwalking)
3) 야경증(sleep terrors)

B. 수면-각성 이행기 장애(transition disorders)
1) 율동적 운동장애(rhythmic movement disorder)
2) 입면시 반사운동증(sleep starts)
3) 잠꼬대(sleeptalking)
4) 다리경련(nocturnal leg cramps)

C. 렘수면과 관련되는 사건수면(panasomnias usually associated with REM sleep)
1) 악몽(nightmares)
2) 수면마비(sleep paralysis)
3) 수면관련 발기장애(impaired sleep-related penile erections)
4) 수면관련 통증성 발기(sleep-related painful erections)
5) 렘수면 관련 동정지(REM sleep-related sinus arrest)
6) 렘수면 행동 장애(REM sleep behavior disorder)

D. 기타 사건수면(other parasomnias)

1) 수면중 이갈이(sleep bruxism)
2) 야뇨증(sleep enuresis)
3) 수면 관련 이상연하 증후군(sleep-related abnormal swallowing syndrome)
4) 야간 발작성 근긴장 이상(nocturnal paroxysmal dystonia)
5) 원인 미상 야간 급사 증후군(sudden unexplained nocturnal death syndrome)
6) 일차성 코골이(primary snoring)
7) 유아 수면무호흡증(infant sleep apnea)
8) 선천성 중추성 저환기 증후군
9) 영아 급사 증후군(sudden infant death syndrome)
10) 양성 신생아 수면 간대성 근경련
11) 다른 곳에 분류되지 않은 사건수면

3. 신체/정신질환 관련 수면장애

A. 정신질환 관련(associated with mental disorders)

1) 정신병(psychoses)
2) 기분장애(mood disorders)
3) 불안장애(anxiety disorder)
4) 공황장애(panic disorder)
5) 알코올 중독(alcoholism)

B. 신경계 질환 관련(associated with neurological disorders)

1) 대뇌변성 장애
2) 치매(dementia)
3) 파킨슨병(parkinsonism)
4) 치명적 가족성 불면증
5) 수면 관련 간질(sleep related epilepsy)
6) 수면중 중첩성 간질(electrical status epilepticus of sleep)
7) 수면 관련 두통(related headaches)

C. 기타 신체질환 관련

1) 수면병(sleeping sickness)
2) dirks 심허혈증(nocturnal cardiac ischemia)

3) 만성 폐쇄성 폐질환(COPD)
4) 수면관련 천식
5) 수면관련 위-식도역류
6) 위궤양 질환(peptic ulcer disease)
7) 섬유조직염 증후군

4. 제안되는 수면장애(proposed sleep disorders)

1) 잠이 적은 사람(short sleeper)
2) 잠이 많은 사람(long sleeper)
3) 준각성 증후군(subwakefulness syndrome)
4) 단편적 간대성 근경련
5) 수면 발한증
6) 월경 관련 수면장애
7) 임신 관련 수면장애
8) 무서운 입면시 환각
9) 수면관련 신경성 빈호흡
10) 수면 관련 인후경련
11) 수면 질식 증후군

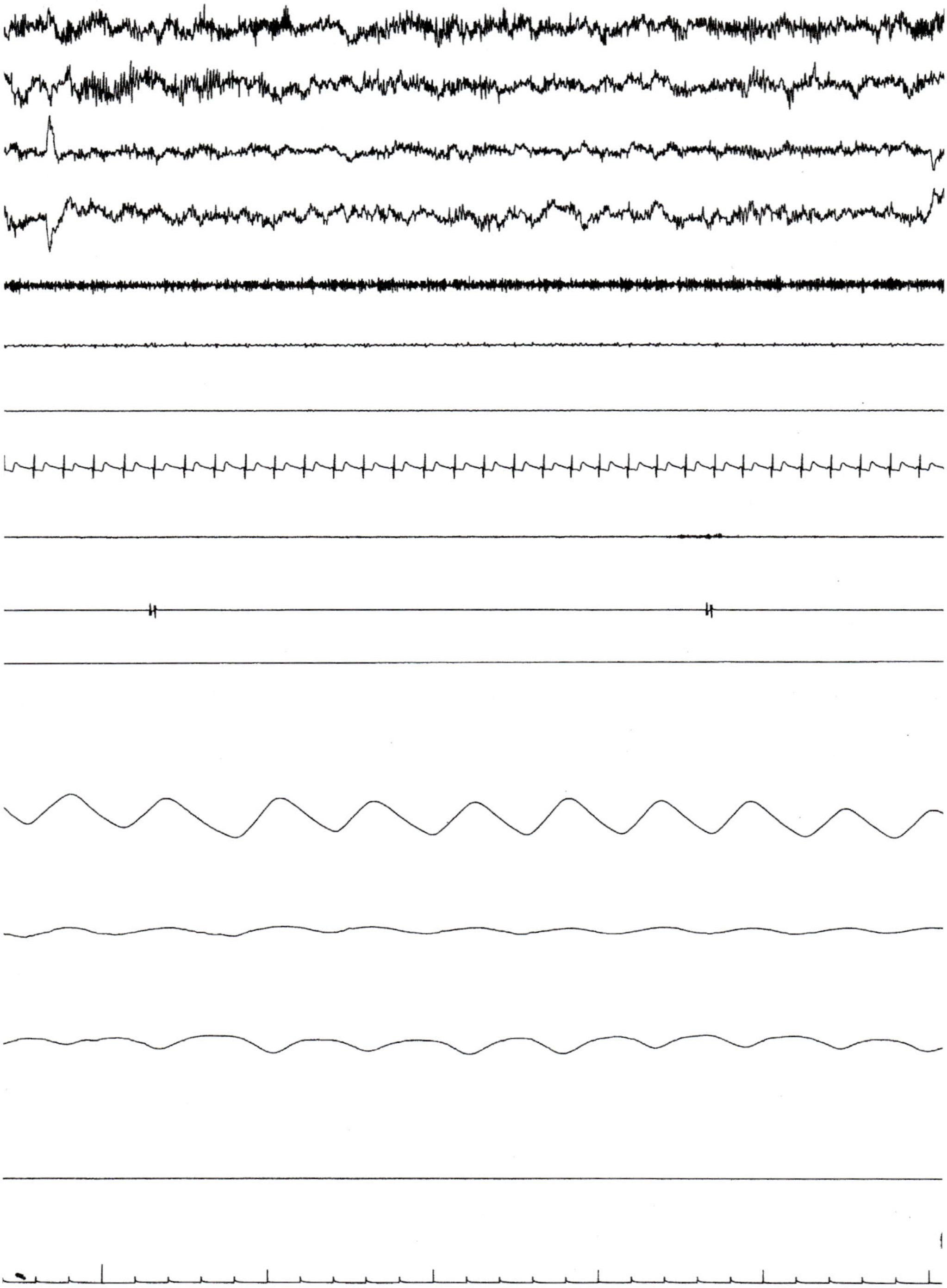

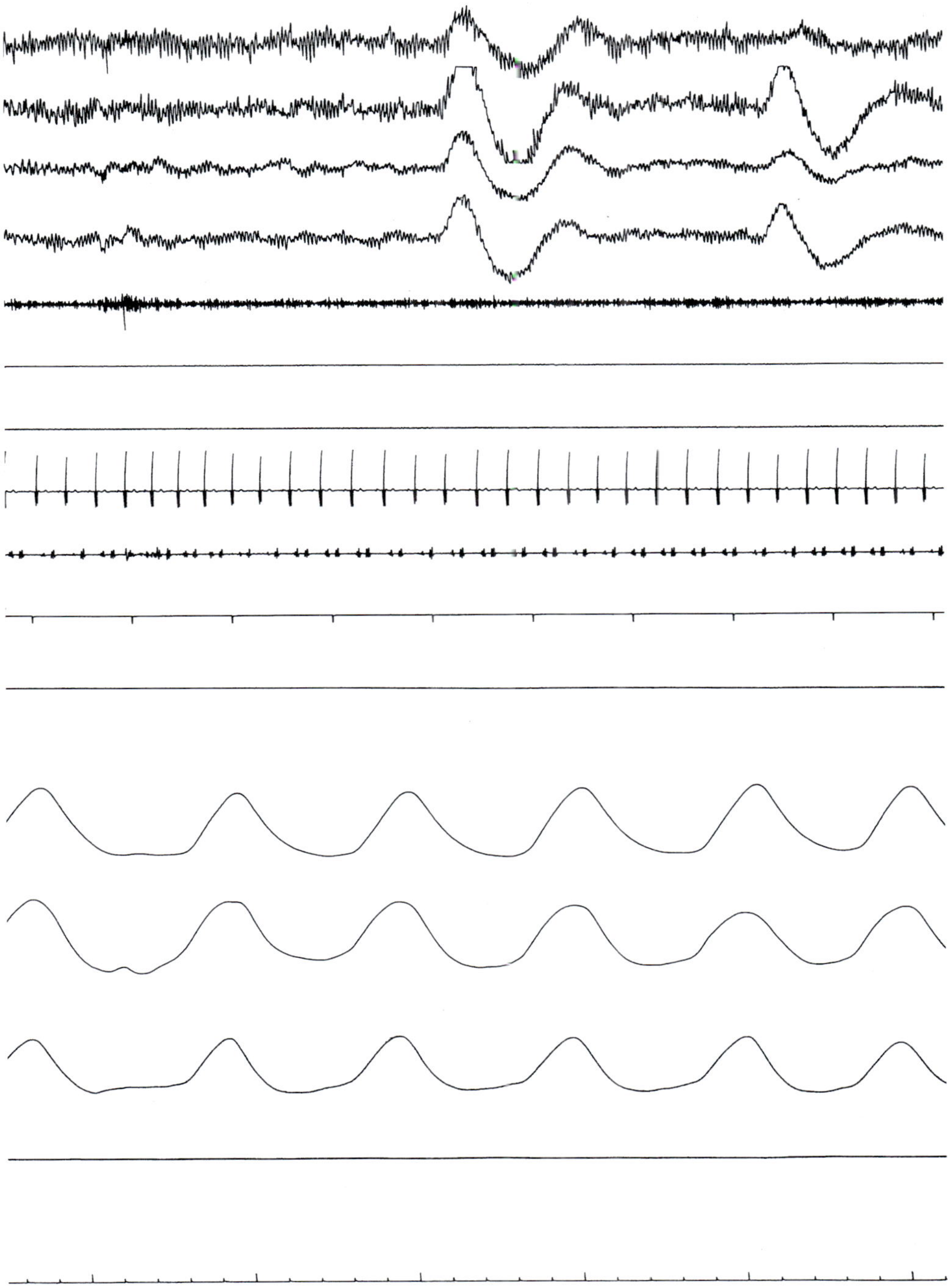

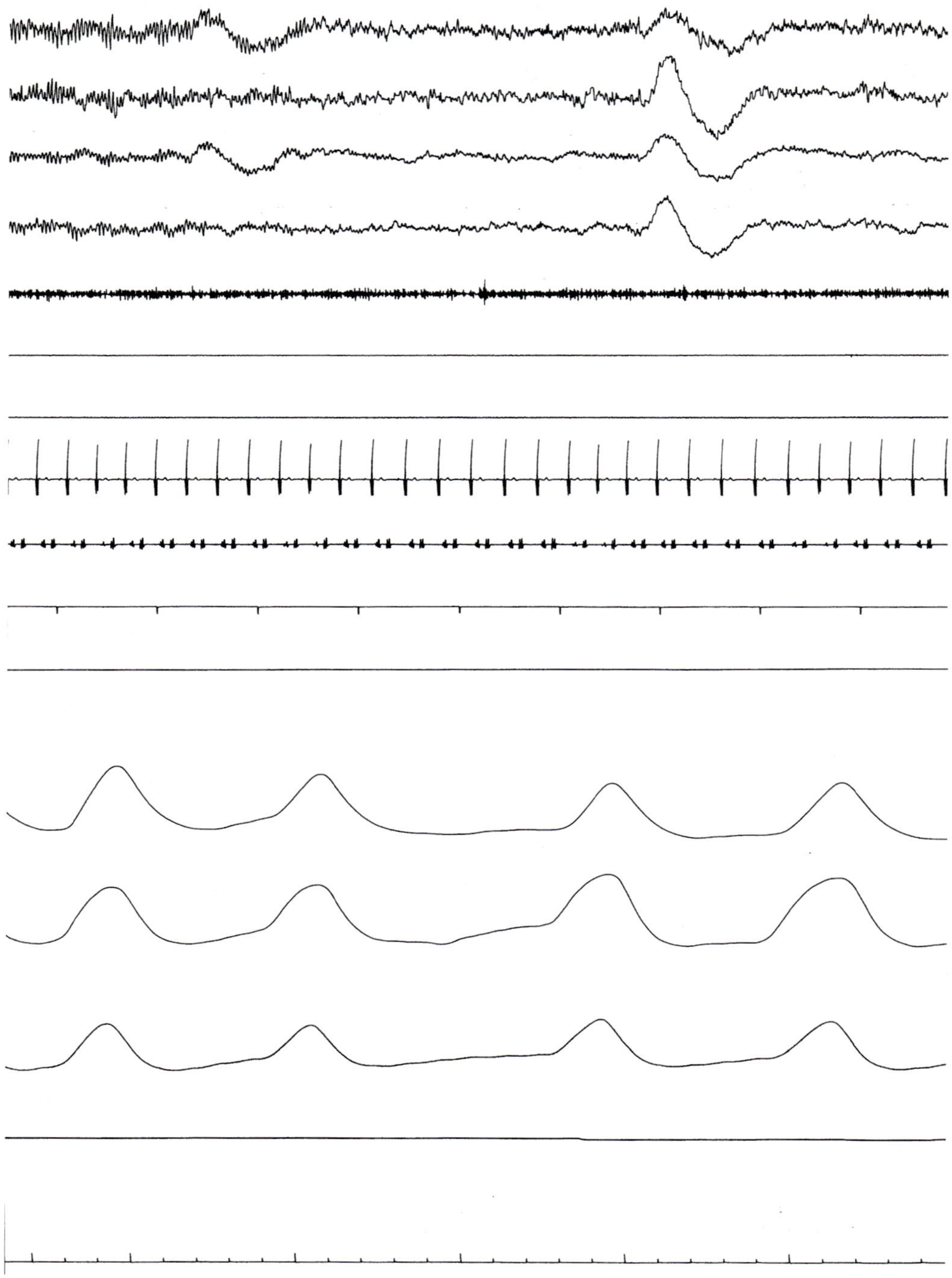

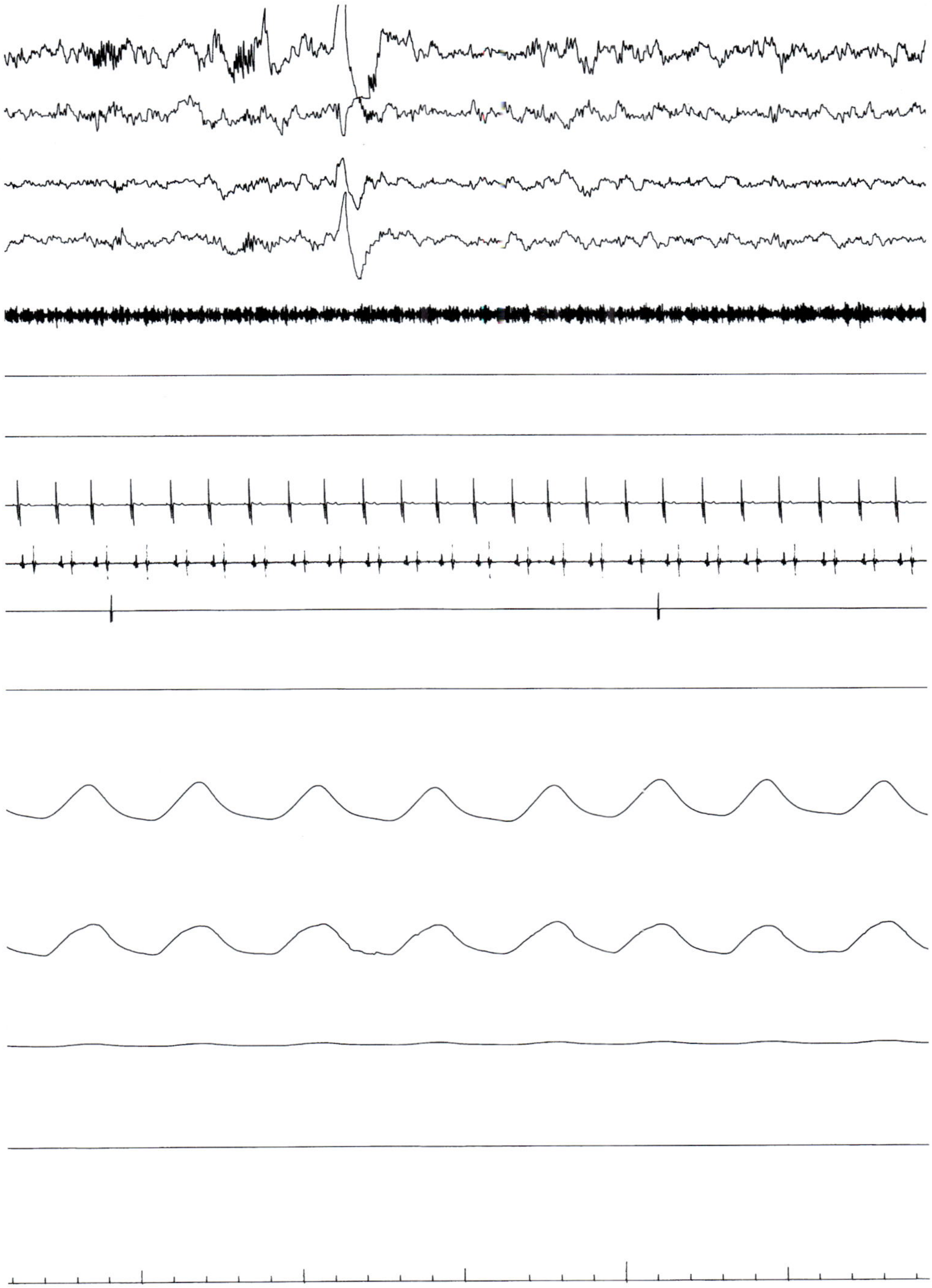

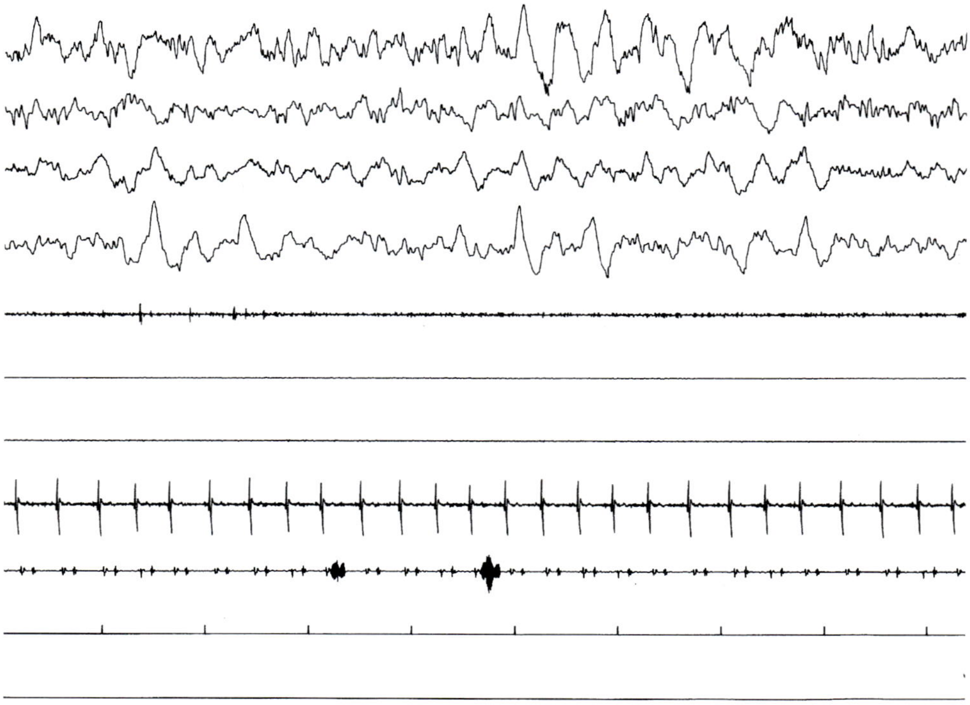

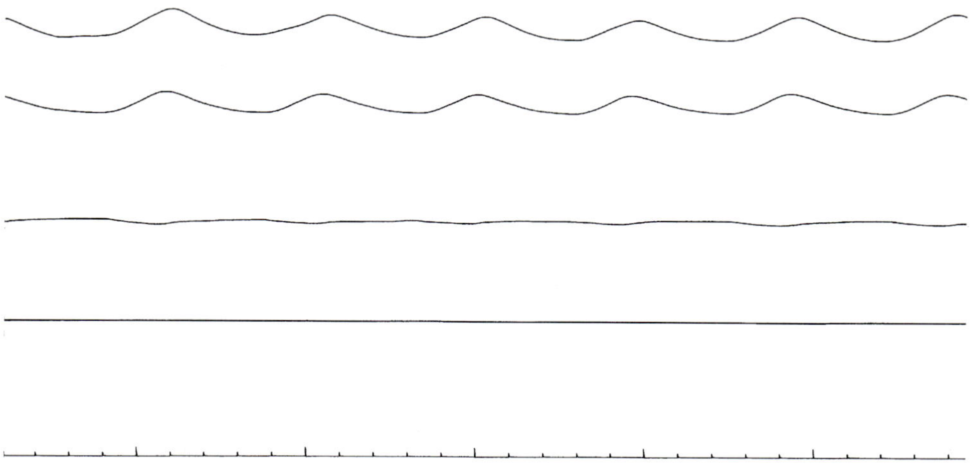

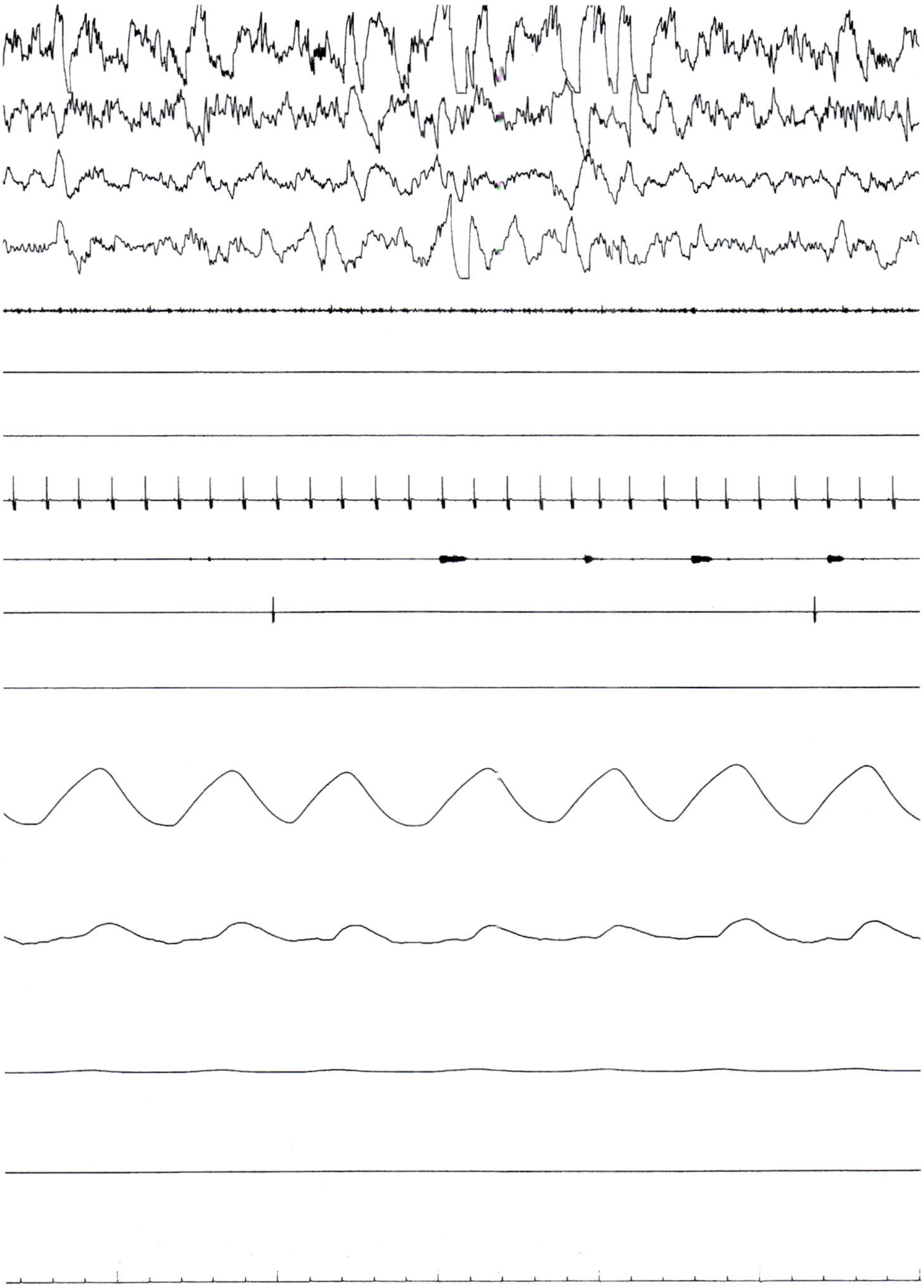

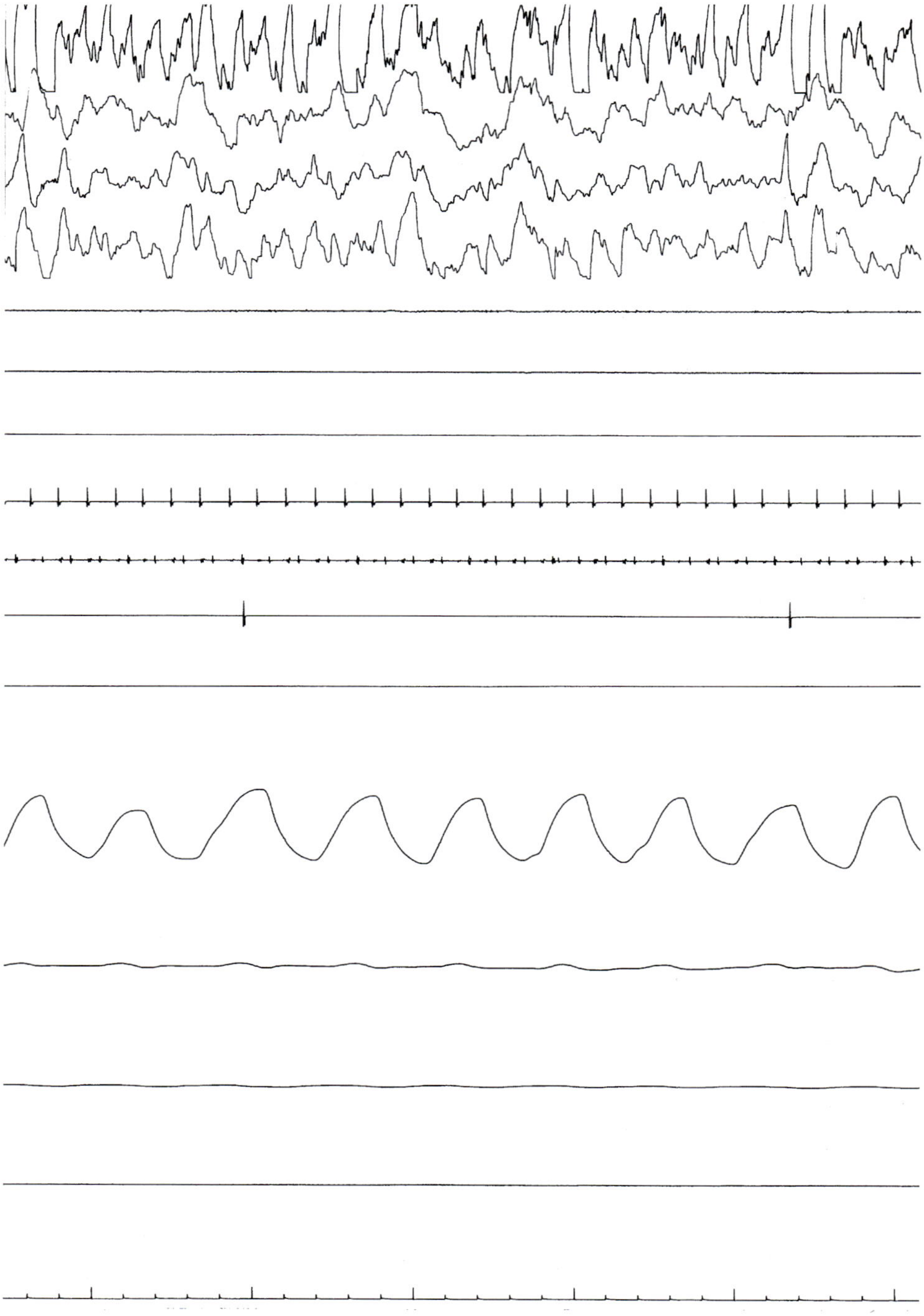

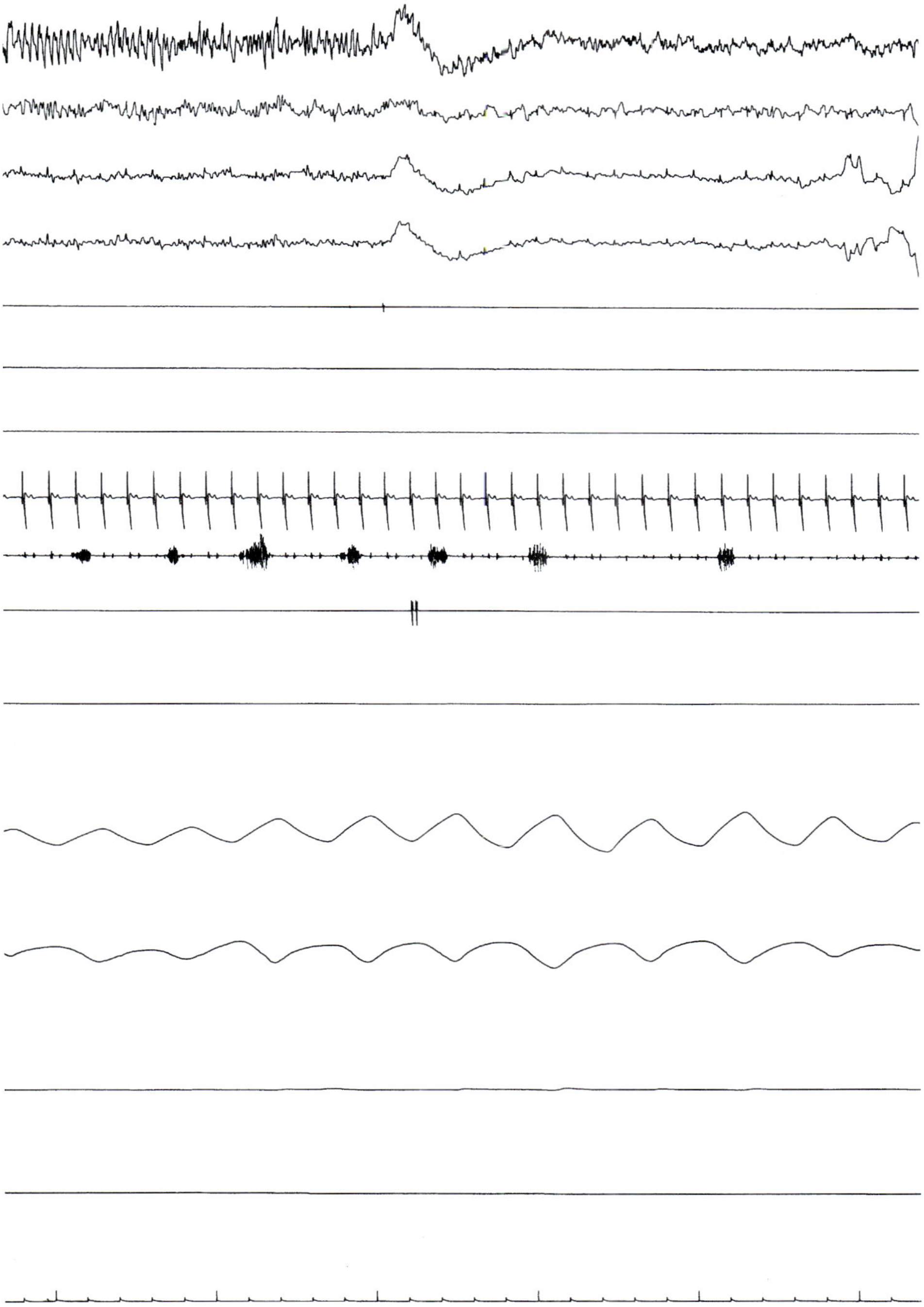

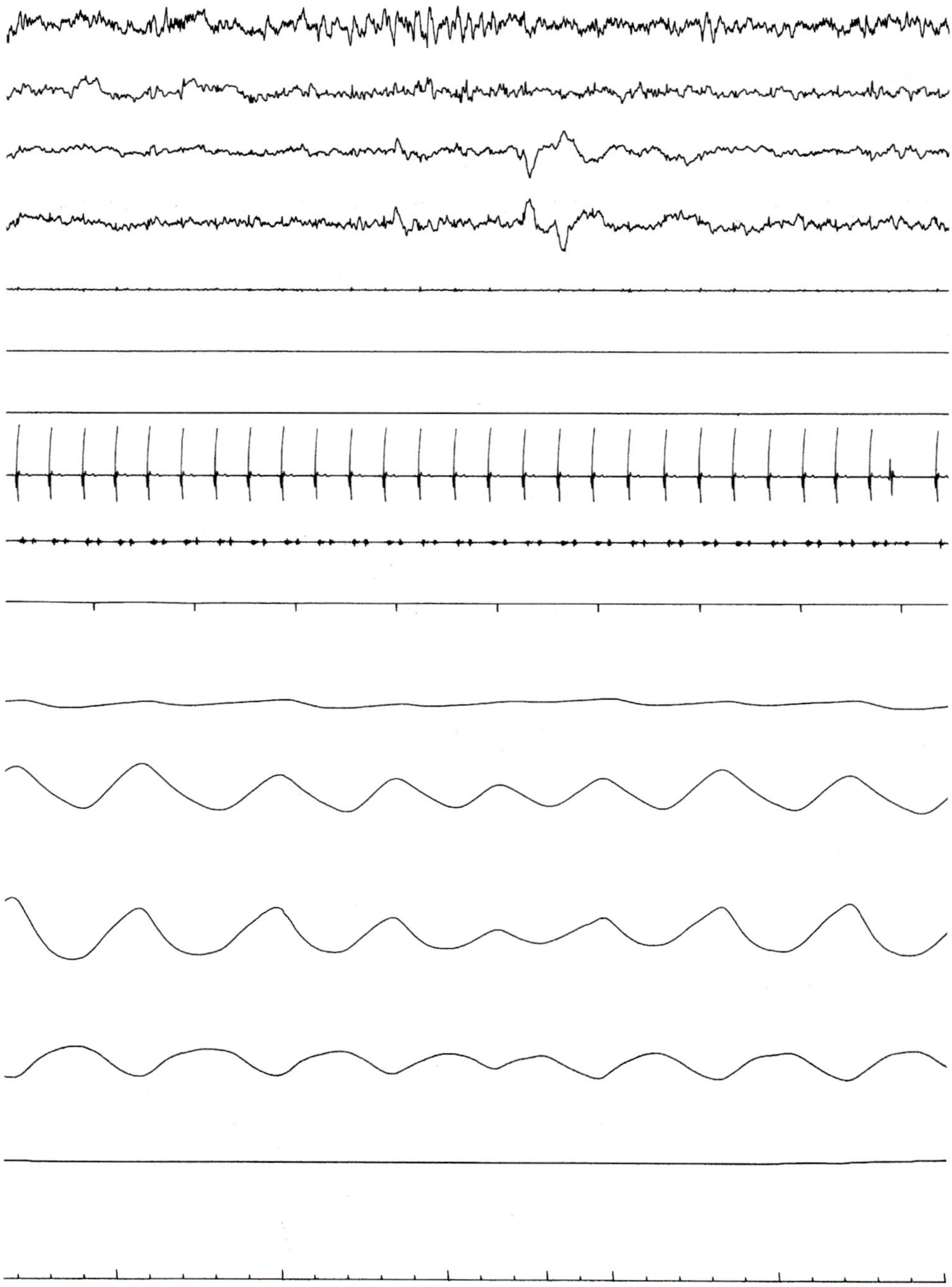

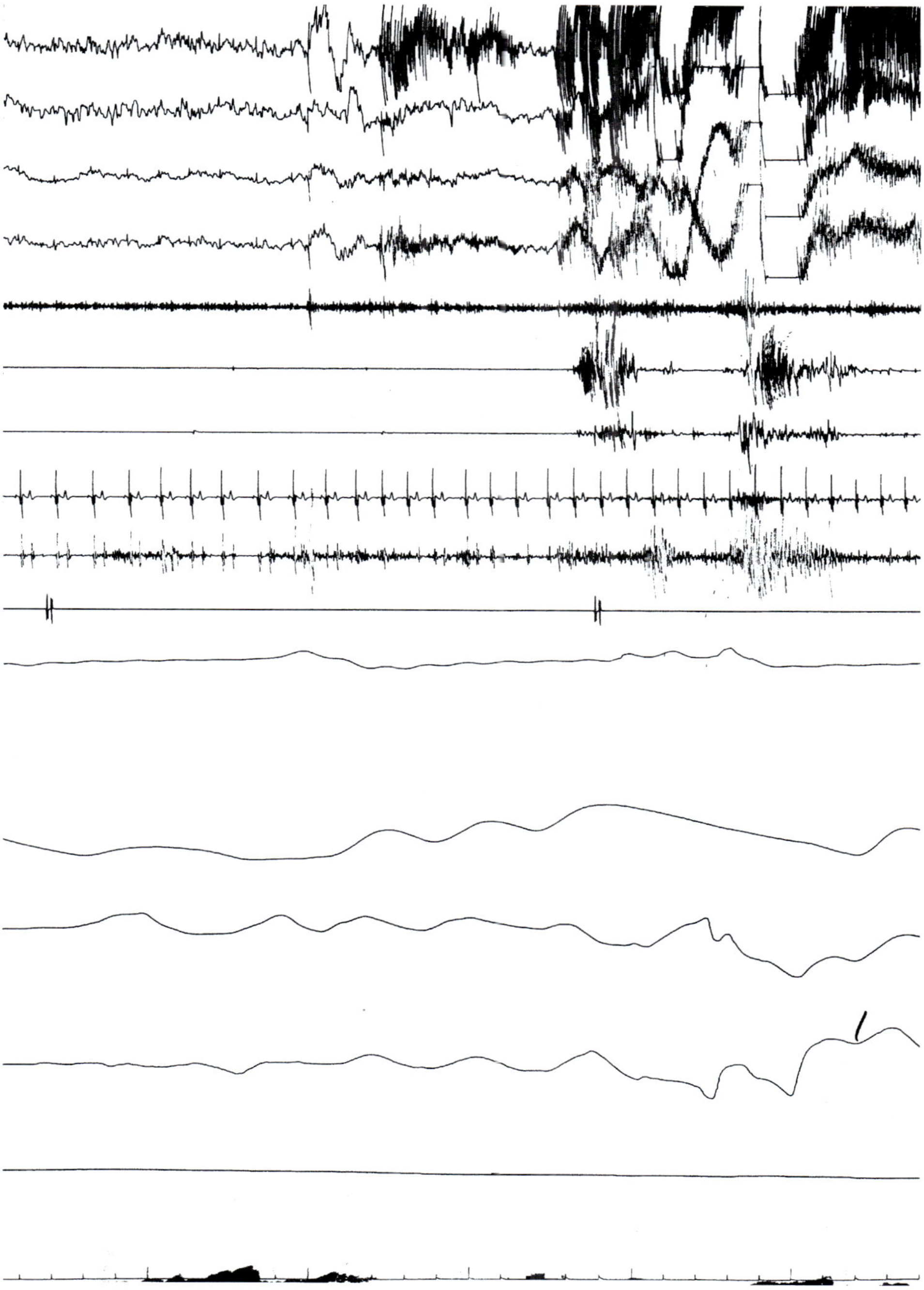

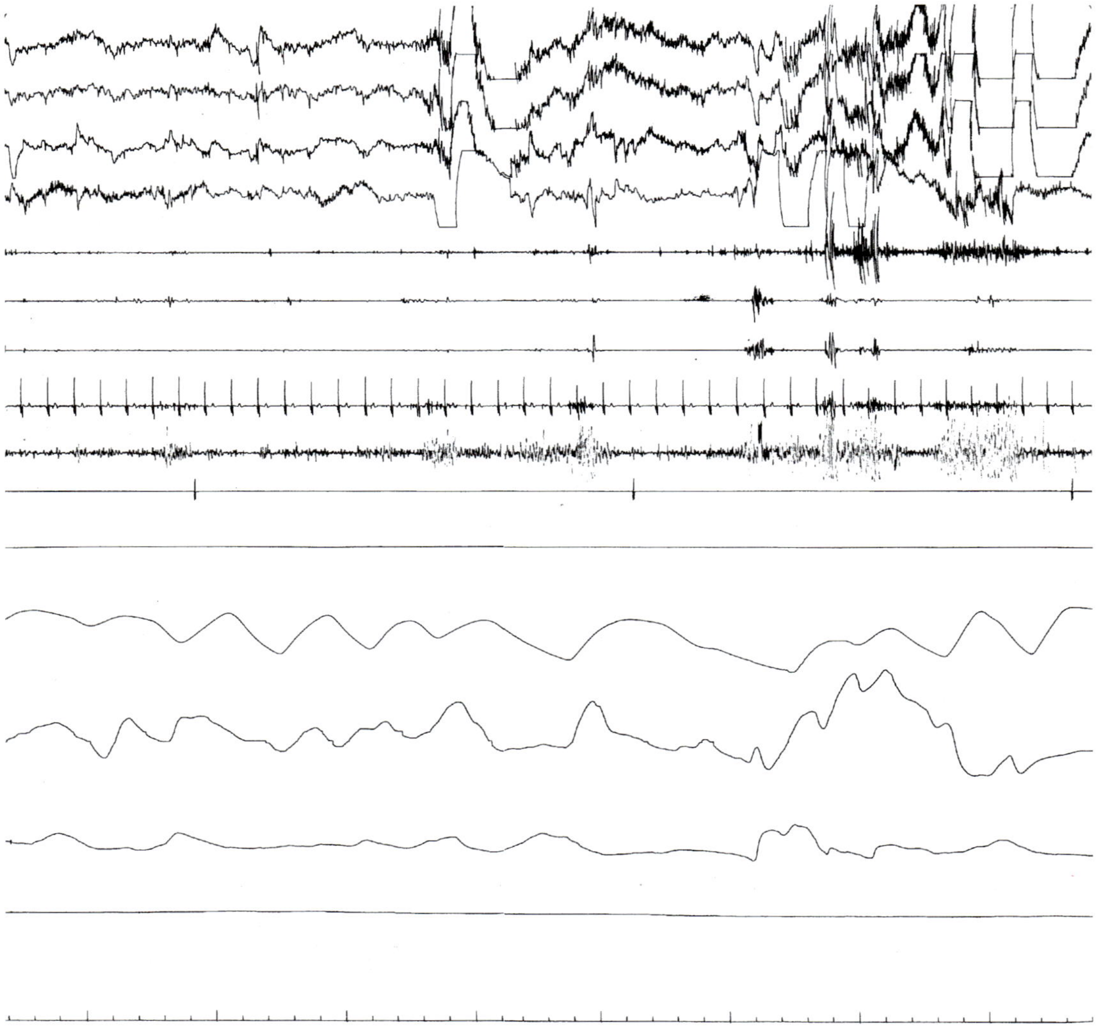

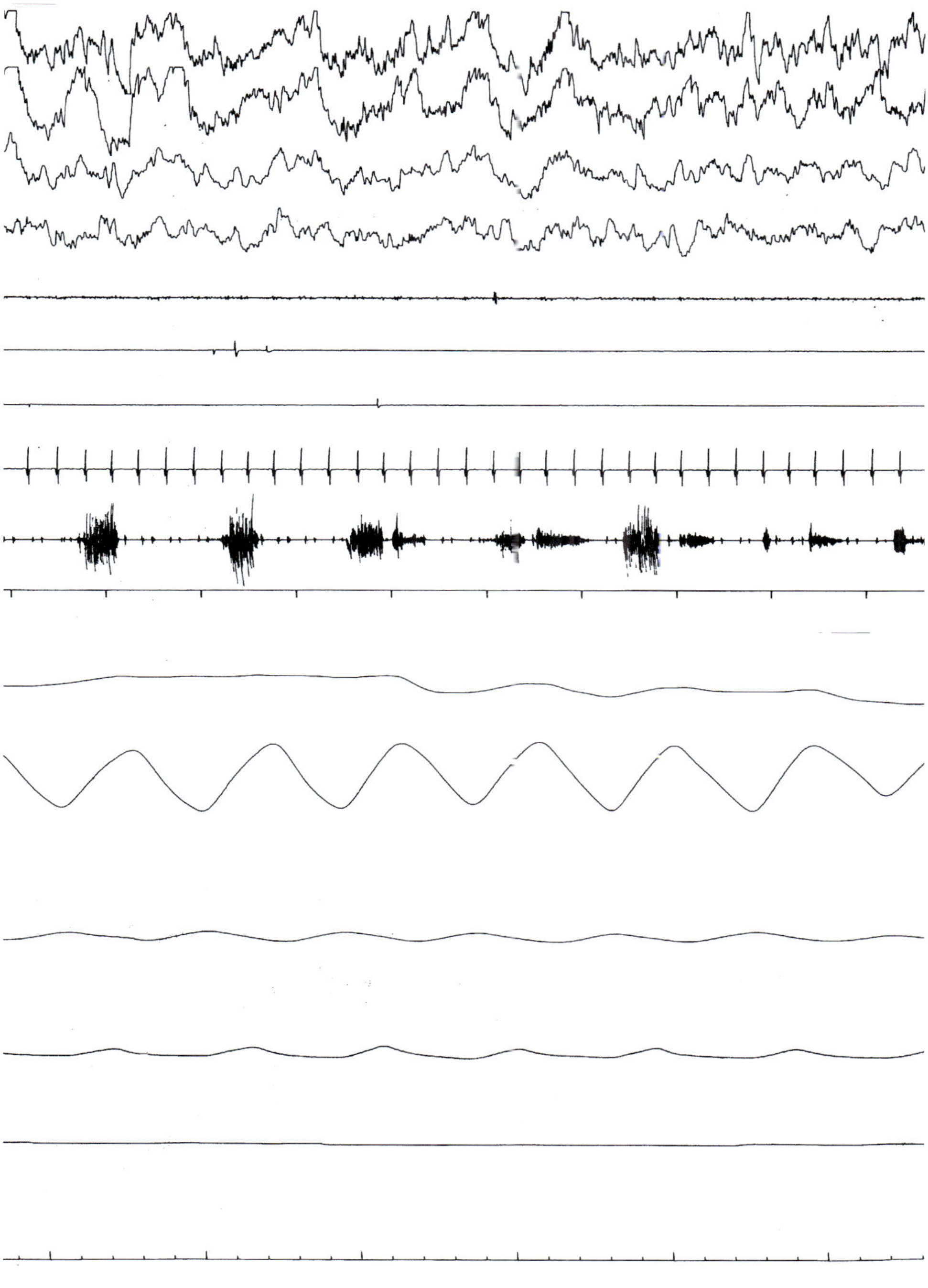

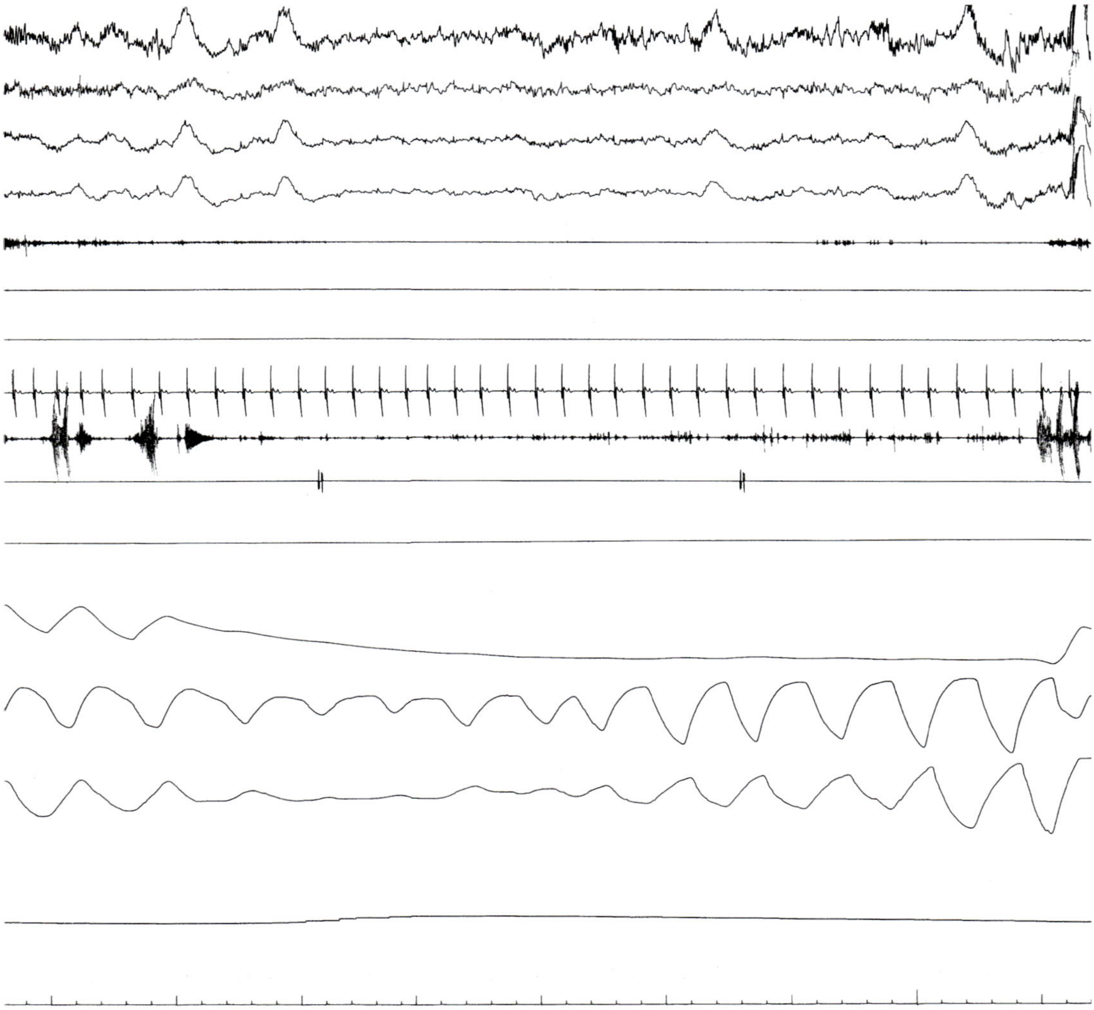

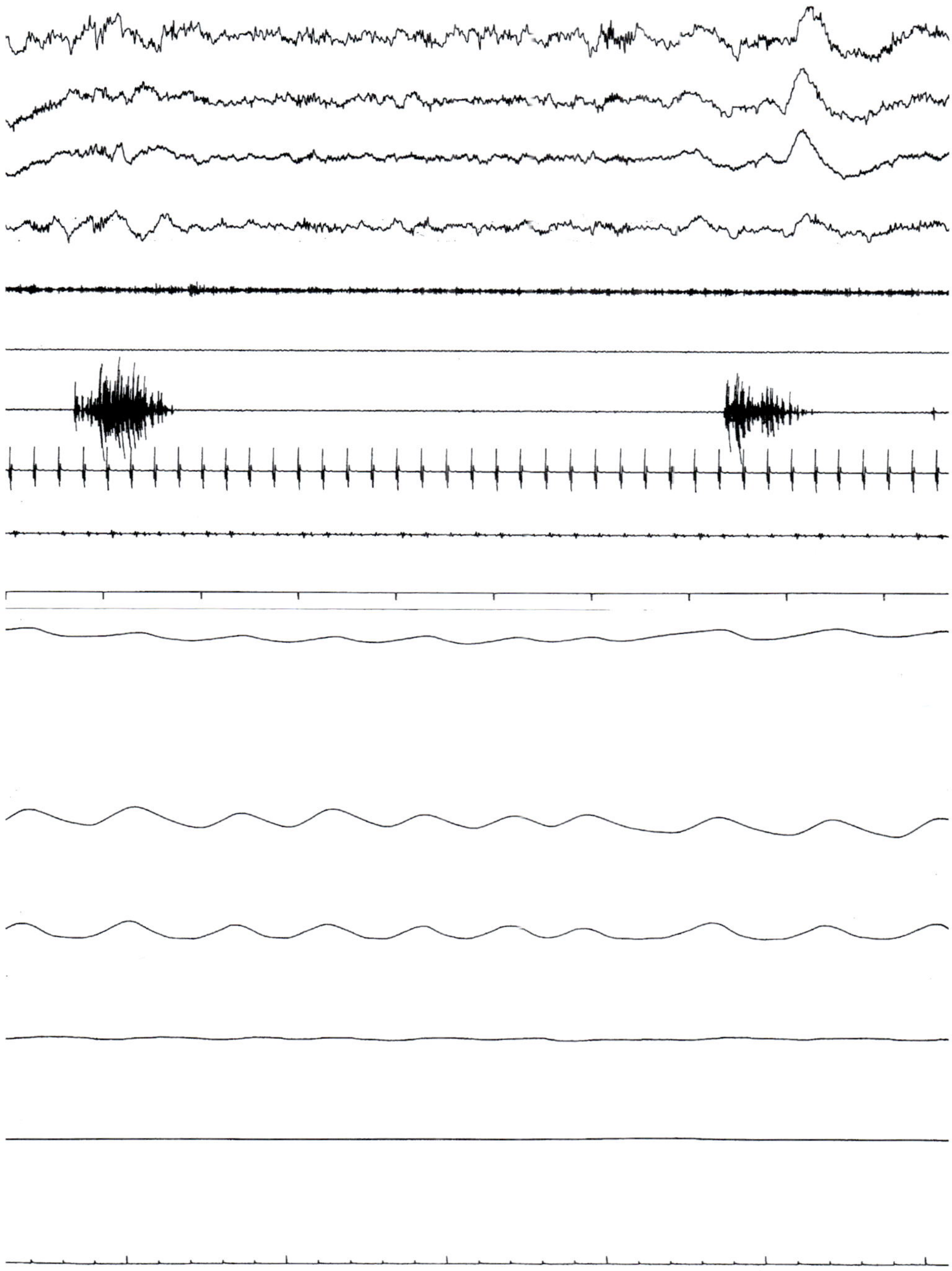

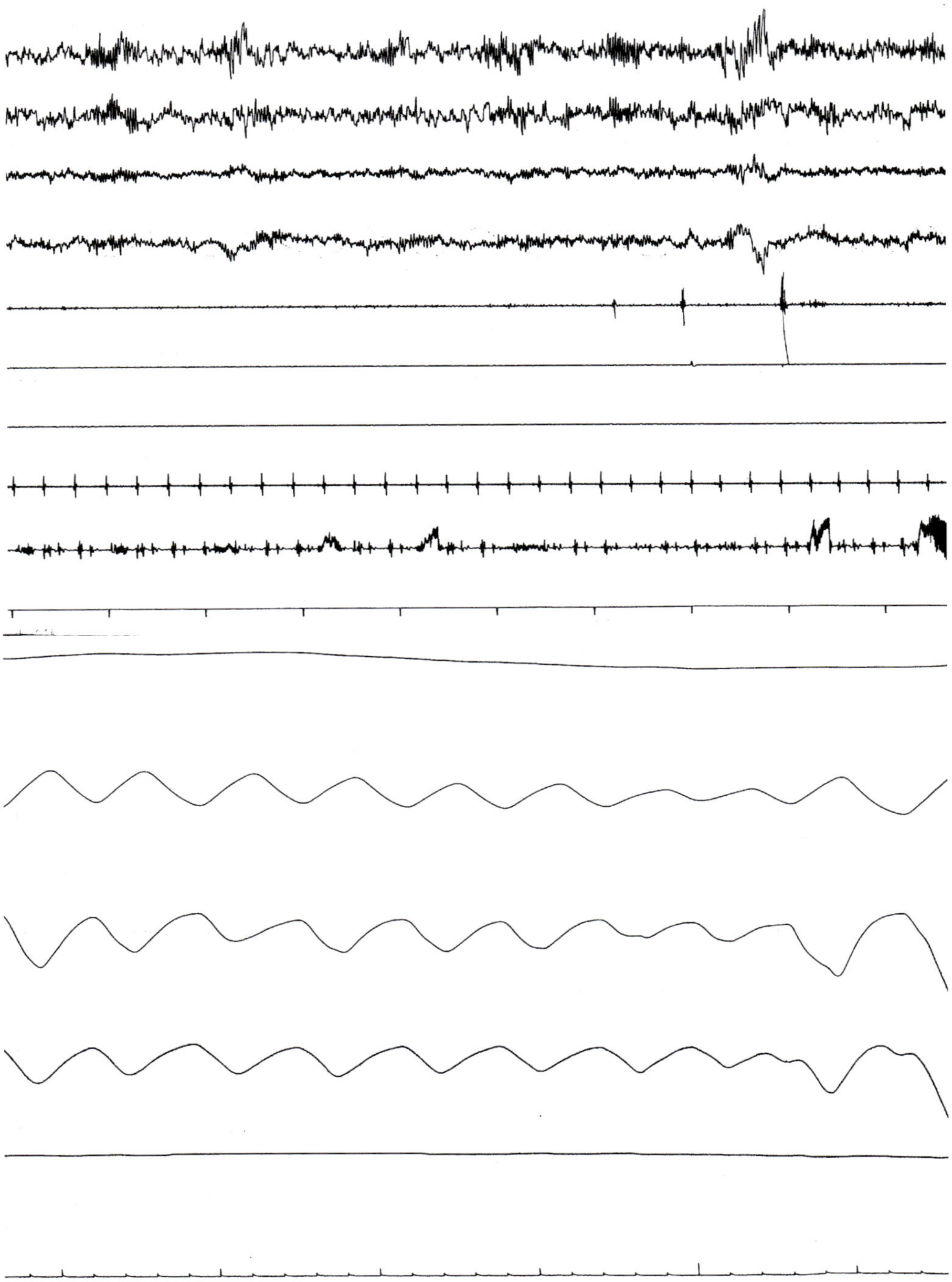

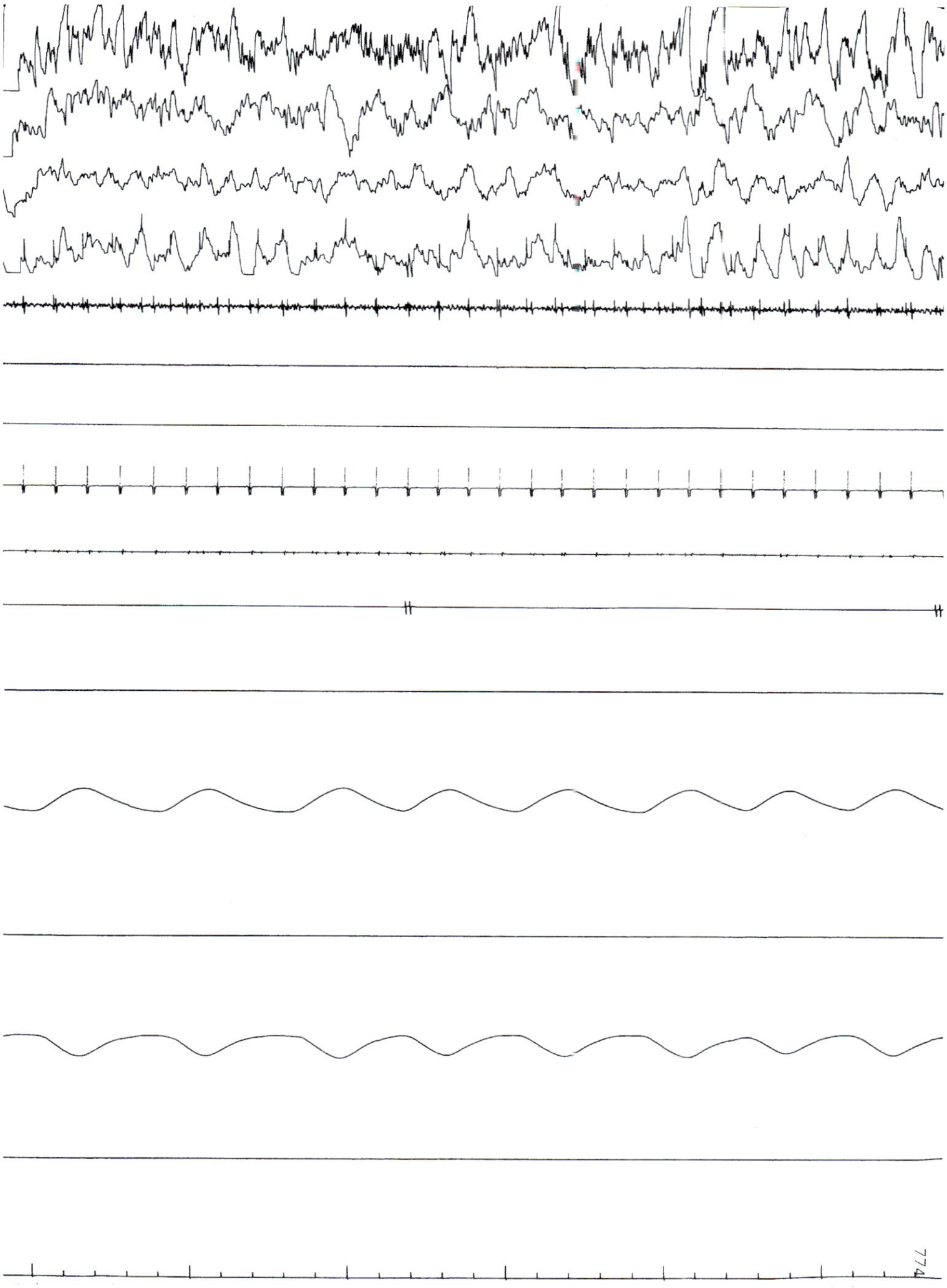

Work sheet

Work sheet

Work sheet

Chapter 07

근전도 검사법

1. 근전도(Electromyography)의 개념

1) 근전도 검사란?

근전도(EMG) 검사는 신경 및 근육 조직이 갖는 독특한 성질인 '전기적 흥분성(electrical excitability)'을 이용한 검사로 신경근육계 질환(neuromuscular diseases)의 진단에 기본적인 검사 방법중의 하나이며, 말초신경계 및 근육계의 이상 여부, 해부학적 병변의 위치, 병변의 성격 및 분포, 특정 질환의 진단 등에 광범위한 정보를 얻어낼 수 있다.

2) 근전도 검사의 종류

일정한 전기자극을 말초신경에 가하여 유발되는 활동전위(action potential)을 기록하여 말초신경의 변화을 관찰하는 신경전도검사(nerve conduction study)와 침전극을 근육에 삽입하여 근육에서 발생하는 전위를 기록함으로서 근섬우들에서 발생하는 생리학적, 병리학적 변화를 추측하는 침 근전도검사(Needle EMG)로 크게 나누는데 이를 통칭하여 근전도 검사(EMG)라 한다. 그 밖에 기타 근전도 검사에 반복신경자극검사(Jolly test), 눈깜박 반사(안면신경검사, Blink reflex) 등이 있다.

2. 근전도 기기의 구성

A. 전극 (Electrode)

B. 증폭기 (Amplifier)

C. Filter

D. A/D 변환기 (A/D Converter)

E. 음극선(브라운)관 display (CRT display)

F. Speaker

G. 자극기 (Stimulator)

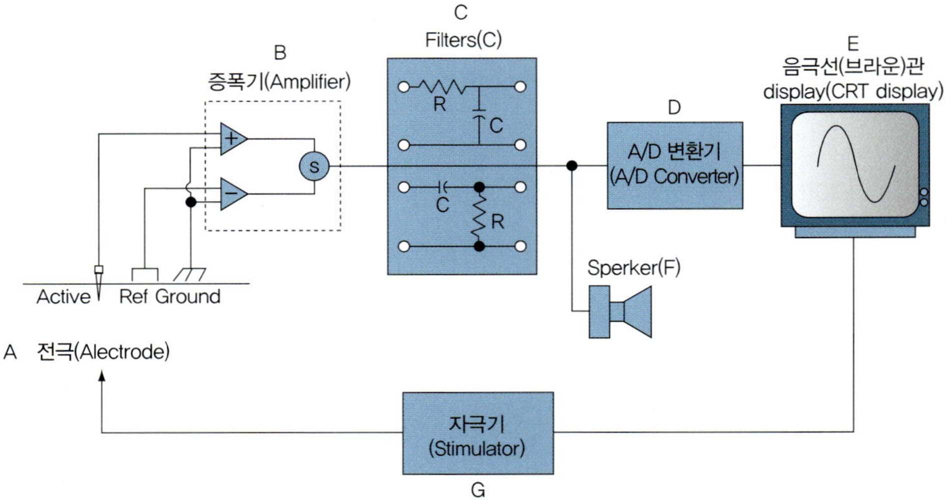

근전도 기기의 구성

3. 신경전도검사 (NCS ; nerve conduction study)

신경전도검사의 종류에는 운동신경전도검사(motor nerve conduction study), 감각신경전도검사(sensory nerve conduction study), 혼합신경전도검사(mixed nerve conduction study)가 있다. 그 외에 F-wave와 H-reflex 검사가 있다.

1) 운동신경전도검사

운동신경전도검사는 운동신경의 주행을 따라 신경자극(nerve impulse)의 전도를 측정하여 종말잠복기(말단잠복기, terminal latency), 잠복기(latency), 진폭(amplitude), 전도속도(conduction velocity) 및 파형(wave form) 등을 관찰한다.

말초신경의 운동신경전도검사는 말초신경의 경로를 따라 단일 최대초과자극(최대상 자극, single supramaximal stimulus)으로 신경을 자극하고 그 신경이 지배하는 근육에서 표면 전극으로 복합근육활동전위(CMAP:compound muscle action potential)를 기록한다.

① 기록전극(recording electrode)을 운동신경이 지배하는 원위근(distal muscle)에 belly-tendon method을 이용하여 표면전극(surface electrode)을 부착한다. 즉 활성전극(active electrode)을 muscle belly의 중앙부위에 놓고 그 근육의 힘줄(건, tendon)위에 기준 전극(reference electrode)을 부착시킨다.

② 자극전극(stimulating electrode)은 양극(anode)과 음극(cathode)으로 구성이 되는데 활동자극전극을 활동기록전극이 놓인 방향으로 자극을 주어 CMAP를 분석한다.

③ 자극의 세기는 최대자극(maximal stimulation)보다 20~30% 증가된 최대초과자극(최대상자극, supramaximal stimulation)으로 CMAP의 amplitude를 얻는다.

④ CMAP amplitude의 모양은 기준선(baseline)에서 최초 편향이 위쪽(upward, negative)으로 향하는 이상성 파형(biphasic wave form) 구조를 갖는다.

⑤ CMAP가 최초 편향(initial deflection)될 때까지의 시간을 잠복기(latency)라 한다.

⑥ 말단 잠복기(terminal latency)는 원위부 자극(distal stimulation)에 의해 반응이 형성될 때까지의 시간을 말한다.

⑦ 전도 시간(conduction time)은 근위부 자극으로 생기는 잠복기에서 말단 잠복기를 빼서 얻는다

⑧ 거리(distance)는 원위부 자극점에서 근위부 자극점 사이를 측정한다.

⑨ 신경전도속도는 측정된 거리를 전도시간으르 나누어 결정한다.

$$\text{NCV(m/sec)} = \frac{\text{두 자극점 사이의 거리(mm)}}{\text{두 자극점 사이의 전도 시간(msec)}}$$

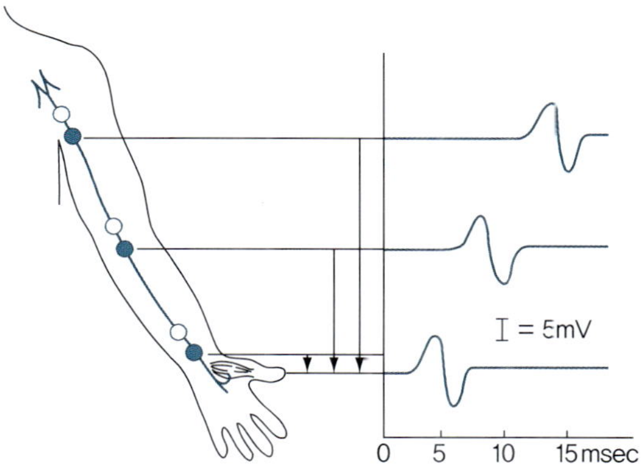

정중신경에서 운동신경전도검사

2) 감각신경전도검사

감각신경전도검사는 감각 신경의 주행을 따라 신경자극(nerve impulse)의 전도를 측정하는 것이다.

(1) 감각신경전도검사에는 구심성 신경경로(afferent neural pathway)에 자극되어지는 전류의 방향에 따라 정방향성 방법(순행성 방법, orthodromic method)과 역방향성 방법(역행성 방법, antidromic method) 두 가지로 나누어 진다.

(2) 정방향성 방법은 역방향성 방법에 비해 말초신경병증의 조기 진단에 예민한 반응을 보이는 반면 자극시 환자가 통증을 더 느낀다.

(3) 역행성 방법은 감각신경활동전위(SNAP; sensory nerve action potential)가 보다 선명하게 나타난다.

(4) 감각신경활동전위의 진폭이 낮거나 반응이 없을 때 신호평균(signal averaging)을 사용한다.

① 정방향성 방법에서 감각신경전도검사는 신경의 원위부(distal part)에서 자극해서 근위부(proximal part) 위에서 SNAP을 기록한다. 자극전극과 기록전극의 위치를 바꾸면 역방향성 방법이 된다. 기록전극과 자극전극의 위치가 일정하게 유지된다면 이 두 방법으로 측정된 잠복기(latency)와 전도속도(conduction velocity)는 같다.

② 활성전극은 올바르게 신경이 지나가는 위치에 부착하고 활성전극과 기준전극의 사이의 거리가 3 cm가 되게한다. 정중 감각 신경과 척골 감각 신경는 motor NCS 시행한 자극전극 위치에 기록전극을 부착하고 요골 감각 신경과 장딴지신경은 명확한 해부학적 경로가 있으므로 기록전극을 부착하는 정확한 위치를 찾는데 어려움이 없을 것이다.

③ 잠복기 : 자극 시작에서 음극편향의 최대치까지의 잠복기인 감각신경정점잠시(sensory peak latency)를 측정하는 방법을 주로 사용한다. (다른 방법에는 자극 시작에서 초기 양성 최대치까지의 잠복기 또는 음극 편향의 시작까지의 잠복기(onset latency)를 측정하는 방법이 있다.)

④ 진폭 : SNAP의 진폭는 유발된 신경 전위의 음극 최대치에서 양극 최대치(peak-to-peak amplitude)까지를 ㎶ 단위로 측정한다.(또는 최초음극편향에서 음의 정점까지를 측정하는 방법 (initial negative deflection to negative-peak amplitude)이 있다.)

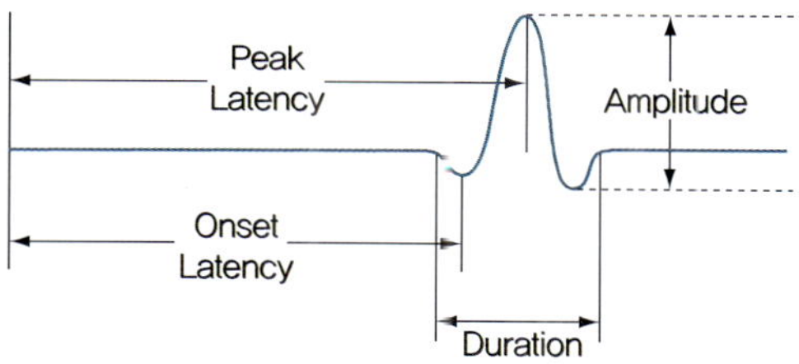

SNAP의 모양 및 구성

⑤ 운동신경전도와 다르게 감각신경전도에서는 잠복기는 전도시간을 의미한다.

⑥ 거리 : 신경의 길이는 자극전극의 음극에서 활성전극의 중심까지의 거리를 측정한다.

⑦ 전도속도 : 거리를 잠복기로 나누어 신경전도속도(NCV)를 계산한다.

3) 혼합신경전도검사

혼합신경전도검사는 혼합(운동 및 감각)신경의 주행을 따라 신경자극(nerve impulse)의 전도를 측정하는 것이다.

(1) 혼합신경전도검사는 혼합 신경의 원위부(distal part)에서 자극해서 근위부(proximal part)위에서 CNAP을 기록한다(정방향성 감각신경전도검사).

(2) 검사 방법, 진폭 측정 및 속도 계산은 정방향성 감각신경전도검사와 동일하다. 단지 차이점은 운동 및 감각신경이 혼합되어 측정된다는 것이다. 이 혼합신경이라는 것이다. 혼합신경전도검사의 임상적 중요성 또한 감각신경전도검사와 동일하다.

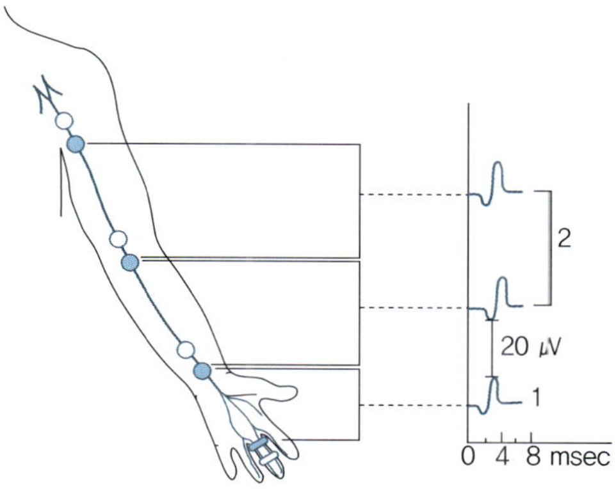

정중신경에서의 감각 및 혼합신경검사

$$NCV(m/sec) = \frac{\text{활동자극전극과 활동기록전극 사이의 거리(mm)}}{\text{두 자극점 사이의 전도 시간(msec)}}$$

4) F파(F-wave)

운동신경섬유를 역행하여 전달되는 자극이 척수앞뿔세포(척수전각세포, anterior horn cell)를 흥분시키고 다시 운동신경섬유을 하행하여 근육에 도달하여 생기는 파형이다. 이 반응은 운동신경전도검사를 하는 정중신경, 자신경(척골신경, ulnar nerve), 종아리신경(비골신경, peroneal nerve) 및 뒤정강신경(후경골신경, posterior tibial nerve)의 원위부에서 최대상 자극을 하여 유발한다.

(1) 검사하는 신경에 의해 지배되는 원위근 위에 belly-tendon 방법을 적용하여 기록 전극을 놓는다.
(2) 원위부에서 신경을 자극한다. 즉 정중신경, 자신경은 손목에서 종아리신경, 뒤정강신경은 발목에서 자극전극의 음극이 척추쪽을 향하게 한다.
(3) 차단 반응(blocking response)을 피하기 위해 2초마다 한번의 비율로 자극한다.
(4) 최대초과자극으로 신경을 자극하면서 M-wave(CMAP)와 late F-wave를 관찰한다.
(5) F-wave는 적어도 10회 이상 시행하고 자극 시점부터 F-wave의 초기 편향 시작까지의 가장 짧은 잠복기를 측정한다. 원위 자극 후 F-wave의 잠복기는 보통 정중신경, 자신경에서 23~33msec이고 종아리신경, 뒤정강신경에서 50~60msec가 정상 범위이다.
(6) 신장(body height)을 측정한다. F-wave의 잠복기는 구심성과 원심성 운동신경섬유의 주행 경로에 의해 좌우되므로 신장은 잠복기의 정상 또는 비정상을 판단할 때 중요한 요소가 된다.

5) H반사(H-reflex)

H-reflex 검사는 자극 강도가 낮고 지속시간이 긴 전기파로 선택적으로 자극하여 S1 root의 Ia 감각신경섬유 (type Ia sensory fiber)와 알파운동신경섬유 (alpha-motor nerve fiber)를 거치는 단일시냅스 반사활 (monosynaptic reflex arc)의 잠복기를 장딴지-가자미근 (gastrocnemius-soleus muscle)에서 기록하는 것이다.

신생아의 경우 대부분 모든 근육에서 유도해 낼 수 있지만 성인에서는 뒤정강신경을 자극해서 장딴지-가자미근에서만 얻어진다.

H-reflex는 환자가 엎드린 자세에서 침대 끝으로 발이 나오게 하거나 베게를 발목 아래에 놓는 자세에서 가장 잘 얻어진다.

(1) 장딴지근 위에 기록전극을 놓고 다리오금(popliteal fossa)에서 뒤정강신경(후경골신경, posterior tibial nerve)을 자극한다. 자극전극의 음극이 척추쪽을 향하게 한다.
(2) 차단 반응을 피하기 위해 2초 마다 한번의 비율로 자극한다.
(3) 전류의 강도를 서서히 증가시키면서 H-reflex와 M-wave(장딴지근의 CMAP)를 관찰

한다. H−reflex는 M−wave를 생성시키는 자극의 크기보다 낮은 최소자극 (minimal stimulus)에서 얻어진다. 따라서 H−reflex의 최대 진폭은 낮은 자극 강도에서 얻어진다. 그 후 자극 강도를 서서히 증가 시키면 H−reflex의 진폭은 오히려 감소하는 반면 M−wave의 진폭은 증가하는 것을 확인할 수 있다.

(4) 자극 시작에서 H−reflex의 초기편향 시작까지의 잠복기를 측정한다. H−reflex의 잠복기는 보통 25~35 msec 가 정상 범위이다.

(5) 신장을 측정한다. H−reflex의 잠복기는 주행 경로에 의해 결정되므로 신장은 잠복기의 정상 또는 비정상을 판단할 때 고려해야 한다.

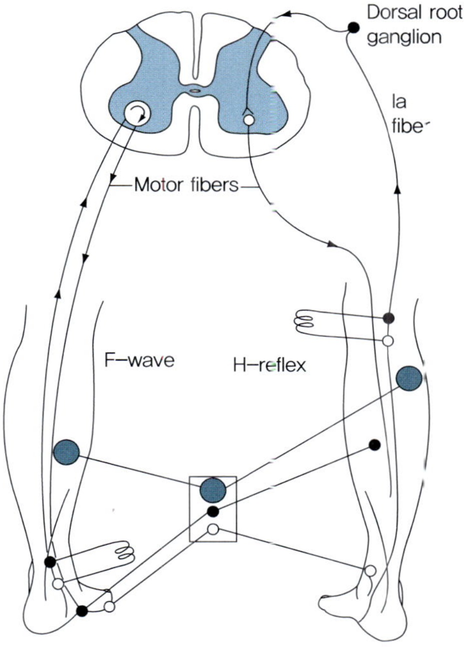

F−wave와 H−reflex의 해부학적 경로

4. 기타 근전도

1) 눈깜박 반사(순목반사, Blink reflex)

(1) 눈확위구멍(안와상공, supraorbital foramen)에서 삼차신경의 분지인 눈확위신경(안와상신경, supraorbital nerve)을 자극하여 양측의 눈둘레근(안륜근, orbicularis oculi)에서 기록되는 반응이다.

(2) 신경 경로는 삼차신경(trigeminal nerve) → 뇌줄기(뇌간, brain stem) → 얼굴신경(안면신경, facial nerve)을 거친다.

(3) 정상적인 경우 자극하는 동측의 눈둘레근에서 잠복기 10ms 내외의 제1반응(R1)과 잠복기 30 ms 내외의 제2반응(R2)이 나타나며, 반대쪽 눈둘레근에서는 제2반응(R2)만이 나타난다.

(4) 안면신경, 삼차신경 및 뇌간 병변의 진단과 경과을 관찰하는데 도움이 되는 검사다.

2) 반복신경자극검사(Repetitive nerve stimulation test ; Jolly test)

(1) 신경근육이음부(신경근접합부, neuromuscular junction) 질환의 진단에 사용되는 검사로 운동신경전도검사시 얻어지는 CMAP을 이용하는 검사이다.

(2) 저빈도의 반복자극(초당 10회 미만) 혹은 고빈도의 반복자극(초당 10회 이상)으로 여러 개의 CMAP를 얻어 CMAP의 진폭 변화를 관찰한다.

(3) 중증근무력증(myasthenia gravis)일 경우 저빈도 반복자극에서 진폭의 점감반응(decremental response)이 특징적이다. (통상 10% 이상의 점감)

(4) Lambert-Eaton 근무력 증후군(Lambert-eaton myasthenic syndrome ; LEMS)일 경우 고빈도 반복자극에서 진폭의 점증반응(incremental response)이 특징적이다.

Work sheet

Work sheet

Work sheet

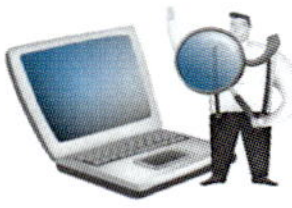

Work sheet

5. 신경전도검사의 기법

1) 상지 (Upper extremities)

(1) 정중신경 (Median nerve)

① 운동신경전도검사 (motor NCS)

- 자세 : 손바닥을 위로하고 팔을 편다.
- 활성전극: 짧은엄지벌림근(abductor pollicis brevis, APB) 근육의 중앙점
- 기준전극: 엄지손가락 (tendon)
- 접지전극: 손바닥(palm) 또는 아래팔(전완, forearm)
- 첫번째 자극 위치 : 활성전극에서 5cm 근위쪽으로 떨어진 손목(wrist) 부분
- 두번째 자극 위치 : 팔꿈치(elbow) 부분
- 세번째 자극 위치 : 겨드랑(액와, axilla) 부분

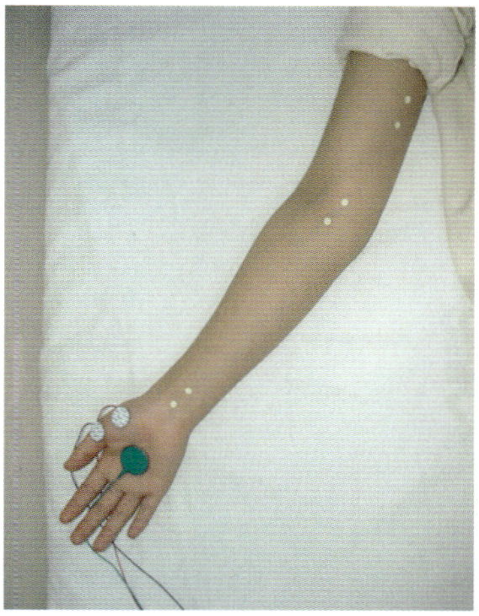

정중운동 신경전도검사의 전극위치

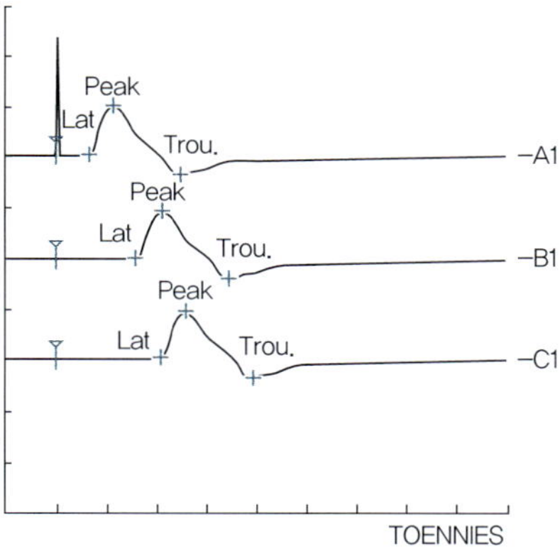

No.	Stim. site/Rec. site	mA	ms/Div	μV/Div	:weeps/Reget
A	Lt.Median motor N./ APB	24	5.0	10000	1/0
B	Lt.Median motor N./ APB	24	5.0	10000	1/0
C	Lt.Median motor N./ APB	5	5.0	10000	1/0

Nr	Distance cm	Latency ms	Amplitude mV	NCV m/s
A1	0.0	3.3	13.6	–
B1	25.5	7.9	13.3	55.4
C1	13.5	10.2	13.1	58.7

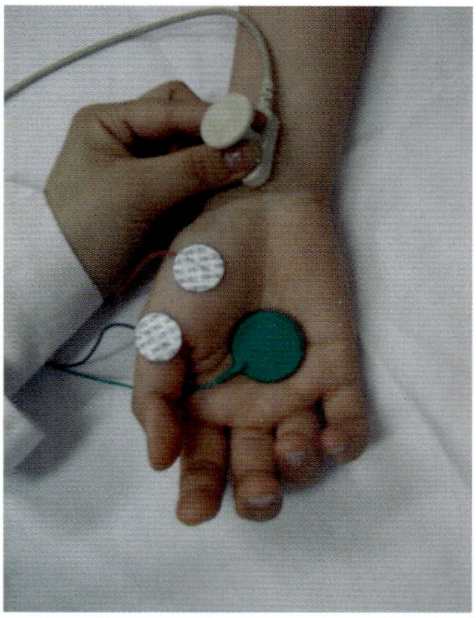

손목부분에서 자극위치

◀ 정중신경에서 운동신경전도검사의 종갈잠시(말단잠복기, terminal latency), 진폭(amplitude), 전도속도(conduction velocity) 및 파형(wave form)

② 감각신경전도검사 (sensory NCS)

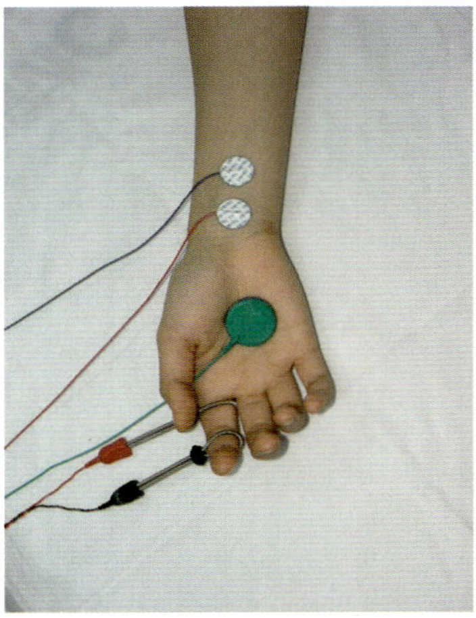

- 자세 : 손바닥을 위로 한다.
- 기록전극 : 손목에서 운동신경전도검사을 할 때 표시한 자극 위치(순행성 방법)
- 자극전극 : 고리전극(환전극, ring electrode)
- 접지전극 : 손바닥

③ 혼합신경전도검사 (mixed NCS)
(손목–팔꿈치 구간, 팔꿈치–겨드랑 구간으로 나누어 검사한다. 기록전극과 자극전극의 위치는 운동전도검사할 때 표시한 위치이다.)

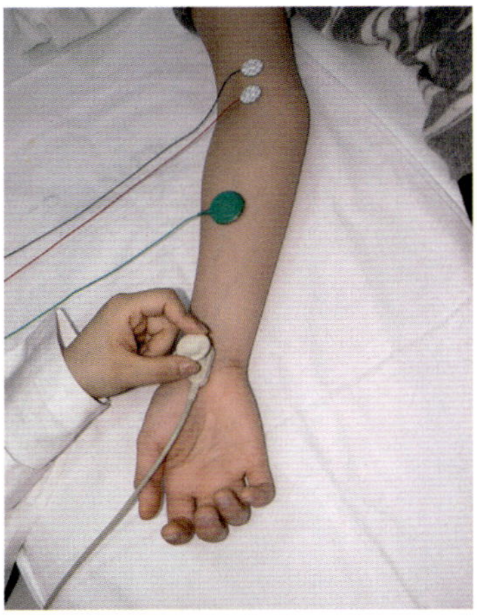

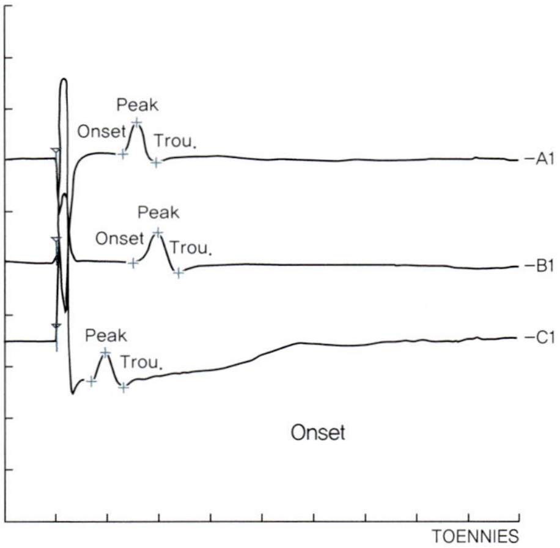

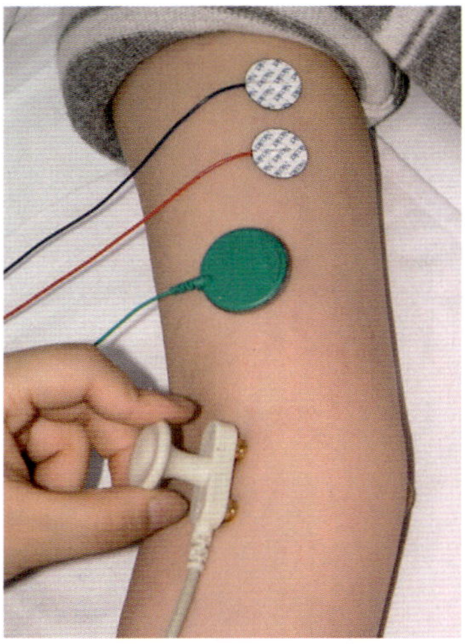

No. Stim. site/Rec. site	mA	ms/Div	μV/Div	: weeps/Reget
A Lt.Median motor N./ 2nd finger–W	24	2.0	40.00	5/0~
B Lt.Median motor N./ Palm Wrist	24	2.0	40.00	4/0~
C Lt.Median motor N./ Wrist–Elbow	15	2.0	50.00	4/0

Nr	Distance cm	Latency ms	Amplitude mV	NCV m/s
A1	13.0	3.1	31.4	41.7
B1	21.7	3.9	13.3	55.4
C1	10.7	1.9	32.8	55.7

▲ 정중신경에서 감각 및 혼합신경전도검사의 잠복기(latency), 진폭(amplitude), 전도속도(conduction velocity) 및 파형 (wave form)

(2) 자신경(척골신경, Ulnar nerve)

① 운동신경전도검사

- 자세 : 손바닥을 위로 하고 팔을 편다.
- 활성전극: 새끼벌림근(abductor digiti quinti)의 중앙점
- 기준기록전극:새끼손가락(tendon)
- 접지전극 : 손바닥 또는 전완(forearm)
- 첫번째 자극 위치 : 활성전극에서 5 cm 근위쪽으로 떨어진 손목(wrist) 부분
- 두번째 자극 위치 : 팔꿈치 하방(below elbow) 부분
- 세번째 자극 위치 : 팔꿈치 상방(above elbow) 부분

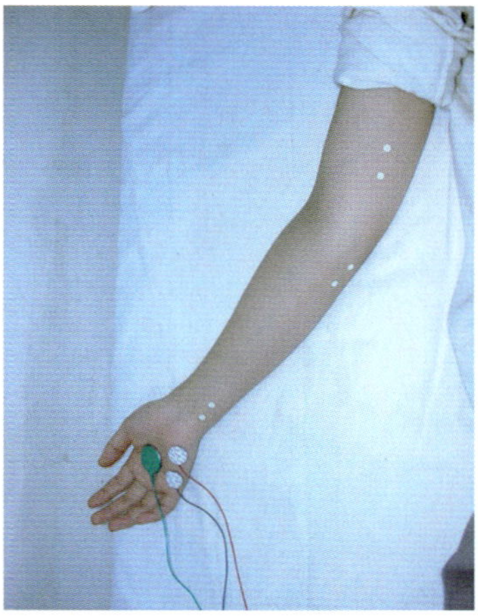

척골운동전도검사의 전극위치

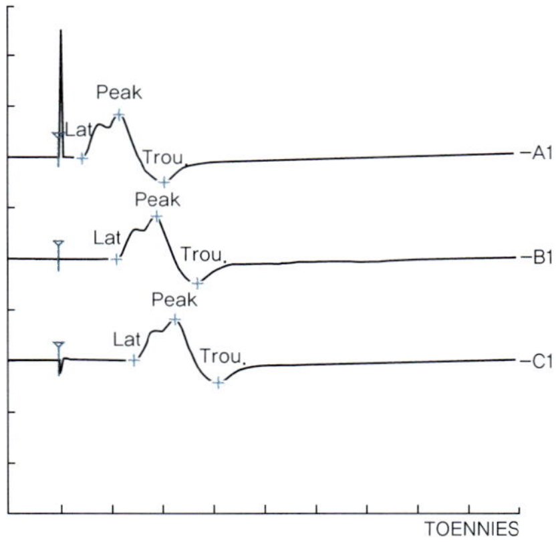

No.	Stim. site/Rec. site	mA	ms/Div	μV/Div	weeps/Reget
A	Lt.Median motor N./ ADQ	19	5.0	10000	1/0
B	Lt.Median motor N./ ADQ	39	5.0	10000	1/0
C	Lt.Median motor N./ ADQ	34	5.0	10000	1/0

Nr	Distance cm	Latency ms	Amplitude mV	NCV m/s
A1	0.0	3.3	13.6	-
B1	25.5	7.9	13.3	58.5
C1	13.5	10.2	13.1	58.9

◀ 자신경에서 운동신경전도검사의 말단 잠복기, 진폭, 전도속도 및 파형 (wave form)

② 감각신경전도검사

- 자세 : 손바닥을 위로한다.
- 기록전극 : 손목에서 운동신경전도검사시표시한 자극 위치(정방향성 방법)
- 자극전극 : 고리전극 (환전극, ring electrode)
- 접지전극 : 손바닥

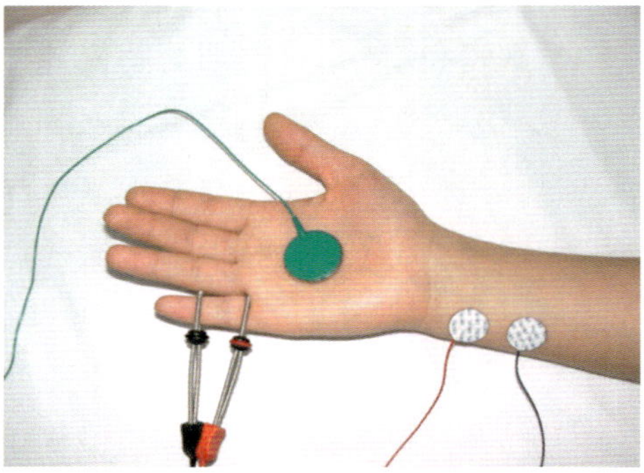

자감각신경(척골감각신경, ulnar sensory nerve) 전도검사의 전극위치

③ 혼합신경전도검사

(손목-팔꿈치 구간, 팔꿈치-겨드랑 구간으로 나누어 검사한다. 기록전극과 자극전극의 위치는 운동전도검사를 할 때 표시한 위치다)

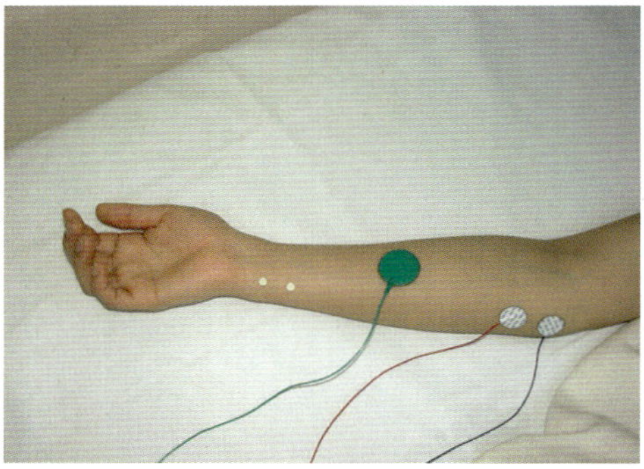

손목-팔꿈치 구간

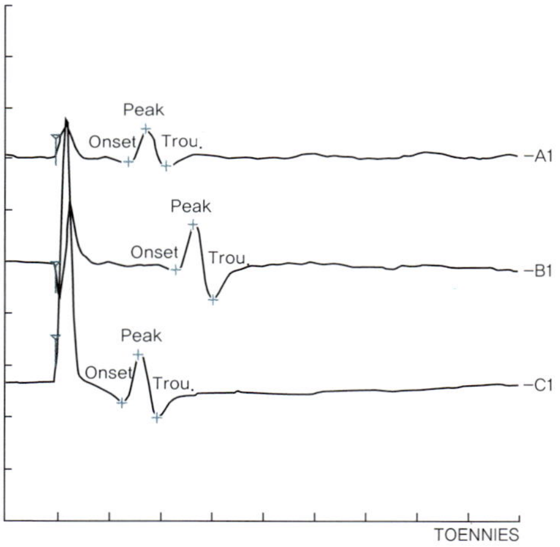

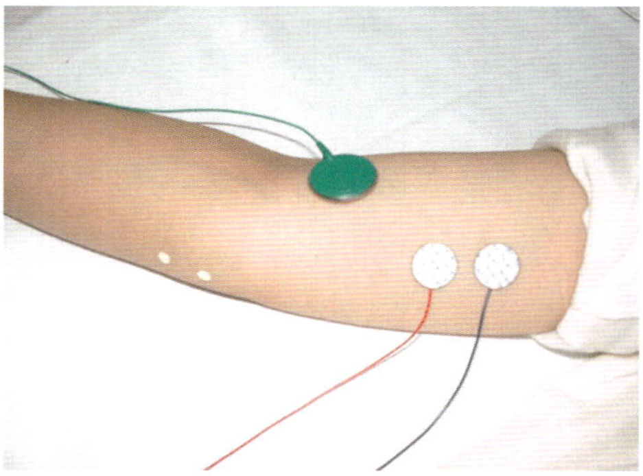

팔꿈치-겨드랑 구간

No.	Stim. site/Rec. site	㎃	㎳/Div	㎶/Div	: weeps/Reget
A	Lt. Ulnar sensory N./ 5th finger-wrist	27	2.0	20.00	5/0~
B	Lt. Ulnar sensory N./ Wrist-below elbt	25	2.0	20.00	3/0~
C	Lt. Ulnar sensory N./ below elbow-at	25	2.0	40.00	3/0~

Nr	Distance ㎝	Latency ㎳	Amplitude ㎷	NCV ㎧
A1	13.8	3.5	15.0	39.7
B1	25.3	5.3	29.4	47.6
C1	15.4	3.2	48.3	48.1

▲ 자신경에서 감각 및 혼합신경전도검사의 잠복기, 진폭, 전도속도 및 파형(wave form)

2) 하지 (Lower extremities)

(1) 종아리신경(Peroneal nerve)

① 운동신경전도검사

- 자세: 반듯이 눕는다 (supine position)
- 활성전극:짧은발가락폄근 (extensor digitorum brevis, EDB)
- 기준기록전극:새끼발가락 (tendon)
- 접지전극 : tibialis anterior
- 첫번째 자극 위치 : 발목(ankle)부분활성전극에서 8cm 근위쪽
- 두번째 자극 위치 : 무릎(knee) 부분-종아리뼈머리(비골머리, fibular head) 바로 아래
- 세번째 자극 위치 : 다리오금(popliteal fossa) 바깥 부분

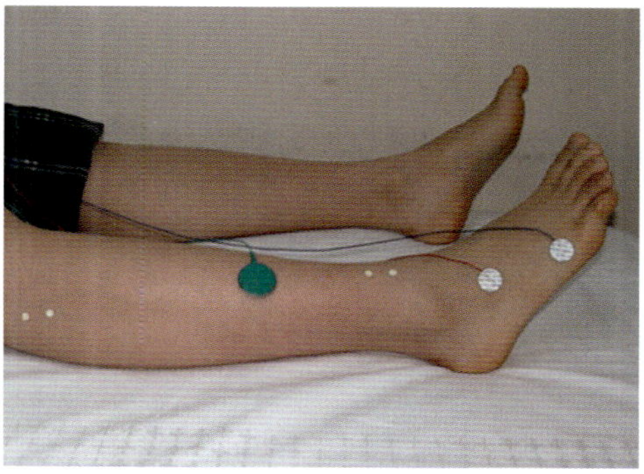

종아리신경(비골신경, peroneal nerve)전도검사의 전극위치

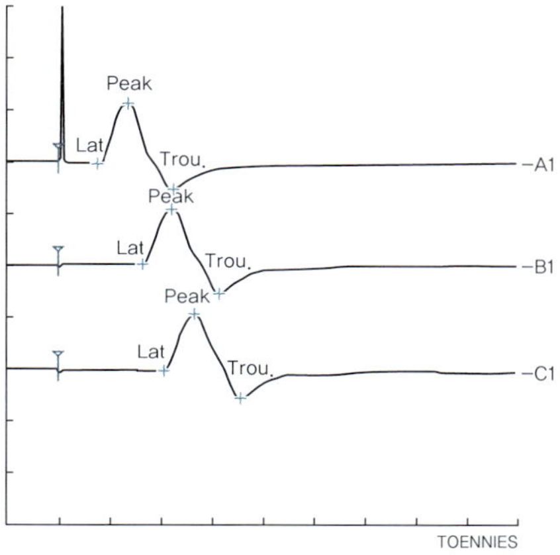

No.	Stim. site/Rec. site	mA	ms/Div	μV/Div	weeps/Reget
A	Lt. Peroneal N./ EDB	86	5.0	5000.0	1/0
B	Lt. Peroneal N./ EDB	87	5.0	5000.0	1/0
C	Lt. Peroneal N./ EDB	87	5.0	5000.0	1/0

Nr	Distance cm	Latency ms	Amplitude mV	NCV m/s
A1	0.0	3.8	8.4	-
B1	21.5	8.2	8.2	48.9

◀ 종아리신경에서 운동신경전도검사의 말단잠복기, 진폭, 전도속도 및 파형(wave form)

(2) 뒤정강신경(후경골신경, Posterior tibial nerve)

① 운동신경전도검사

- 자세:엎드려 눕는다 (prone position)
- 활성전극:엄지벌림근 (abductor hallucis, AH)
- 기준기록전극:엄지발가락(tendon)
- 접지전극 : 장딴지근
- 첫번째 자극 위치 :
  발목(ankle)부분-활성전극에서 10cm 근위쪽으로 떨어진 내측 복사 바로 뒤
- 두번째 자극 위치 : 무릎(knee)부분-오금(knee crease) 중앙부위의 안쪽 부분

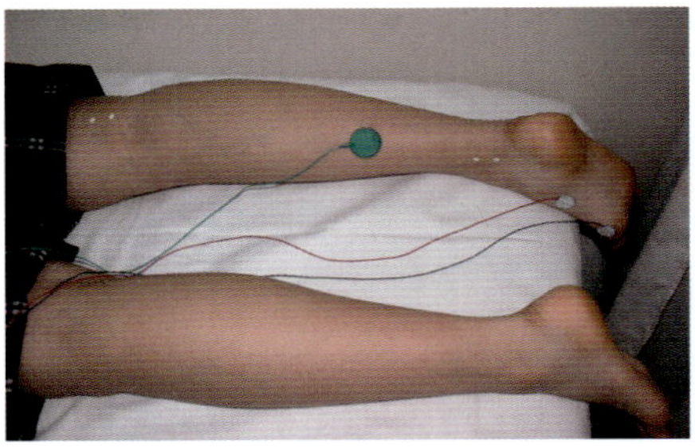

뒤정강신경전도검사의 전극위치

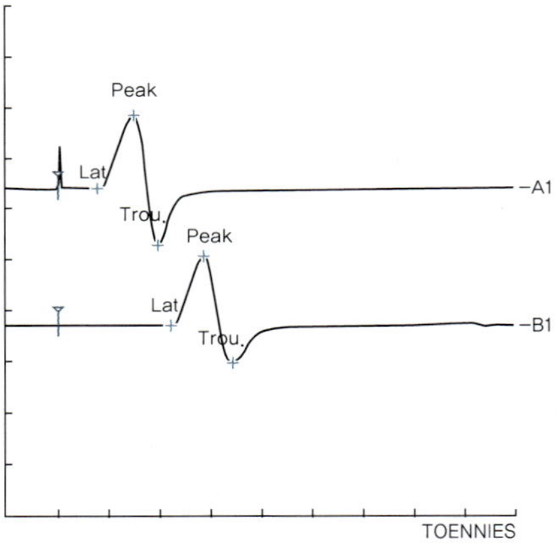

No.	Stim. site/Rec. site	mA	ms/Div	μV/Div	: weeps/Reget
A	Lt. Post. Tibial N./ AH	57	5.0	10000	1/0
B	Lt. Post. Tibial N./ AH	21	5.0	10000	1/0

Nr	Distance cm	Latency ms	Amplitude mV	NCV m/s
A1	0.0	4.1	26.0	-
B1	34.5	11.1	21.1	49.3

◀ 뒤정강신경에서 운동신경전도검사의 말단잠복기, 진폭, 전도속도 및 파형 (wave form)

(3) 장딴지 신경(비복신경, Sural nerve)

① 감각신경전도검사 (역행성 방법)

- 자세: 엎드려 눕는다 (prone position)

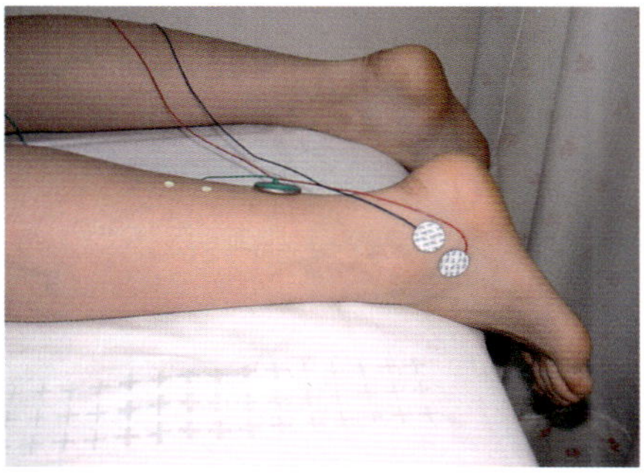

뒤정강신경 전도검사의 전극위치

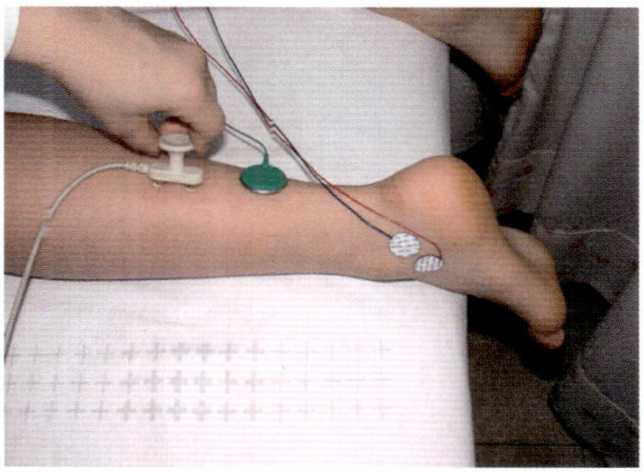

자극전극의 위치

- 기록전극 : 가쪽복사(외측복사, lateral ma leolus) 바로 뒤쪽
- 자극전극 : 기록전극에서 약 14cm 근위쪽으로 떨어진 장딴지
- 접지전극 : 장딴지근

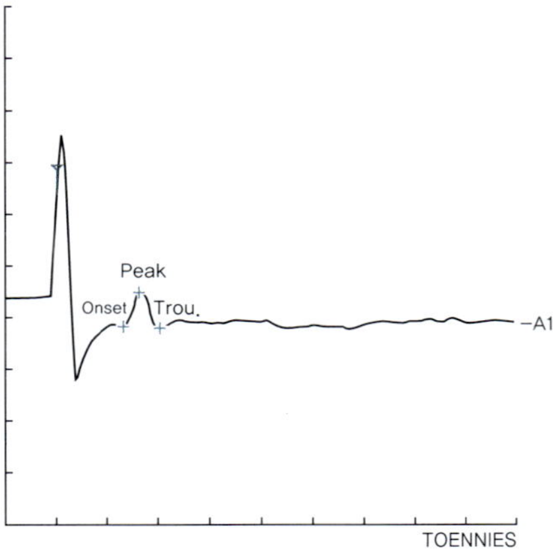

No.	Stim. site/Rec. site	mA	ms/Div	µV/Div	: weeps/Reget
A	Lt. Sural N./ Ankle	19	2.0	20.00	0/0–

Nr	Distance cm	Latency ms	Amplitude mV	NCV m/s
A1	14.0	3.2	14.0	43.2

◀ 장딴지신경에서 감각신경전도검사의 잠복기, 진폭, 전도속도 및 파형 (wave form)

3) F파(F-wave)

운동신경전도검사를 하는 신경, 즉 정중신경, 자신경, 종아리신경, 뒤전강신경에서 얻을 수 있다.

(1) 정중신경에서의 F-wave 검사

- 자세 : 손바닥을 위로하고 팔을 편다.
- 활성전극: 짧은엄지벌림근(abductor pollicis brevis, APB) 근육의 중앙점
- 기준전극: 엄지손가락(tendon)
- 접지전극 : 전완(forearm)
- 자극위치 : 활성기록전극에서 5 cm 근위쪽으로 떨어진 손목(wrist) 부위에서 자극전극의 음극이 근위쪽으로 향하게 한다.

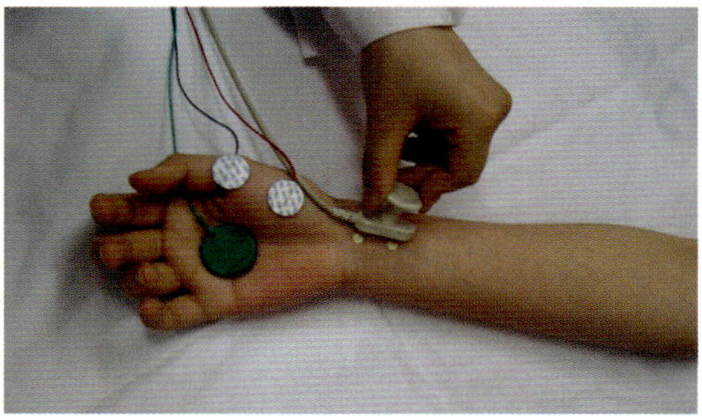

정중신경에서 F-wave 검사시 전극위치

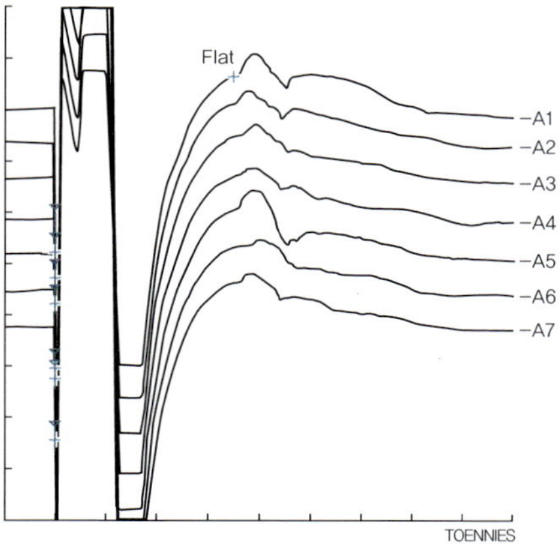

No.	Stim. site/Rec. site	mA	ms/Div	μV/Div	: weeps/Reget
A	Lt. Sural N./ APB	15	8.0	500.00	1/0~

Nerve	F min. ms
Rt. Median N.	27.7

◀ 정중신경에서 F-wave의 잠복기 및 파형(wave form)

4) H파(H-reflex)

- 자세 : 엎드린 자세
- 기록전극:장딴지근 (gastrocnemius muscle) 오금주름과 내측복사 사이의 중간지점
- 접지전극 : 장딴지근
- 자극위치 : 다리오금에서 무릎 주름 중앙부위의 바로 안쪽

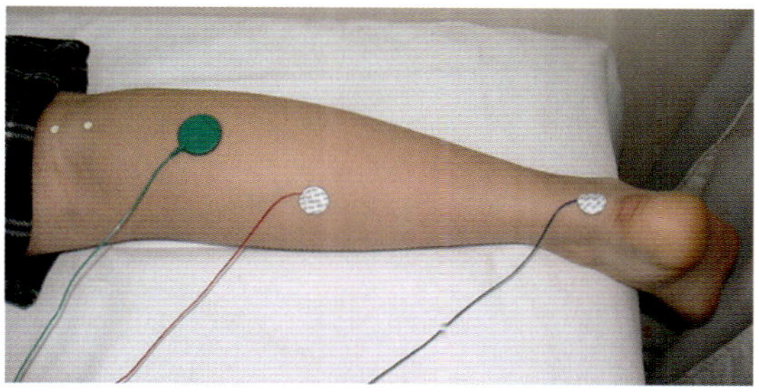

뒤전강신경에서 H-reflex 검사시 전극위치

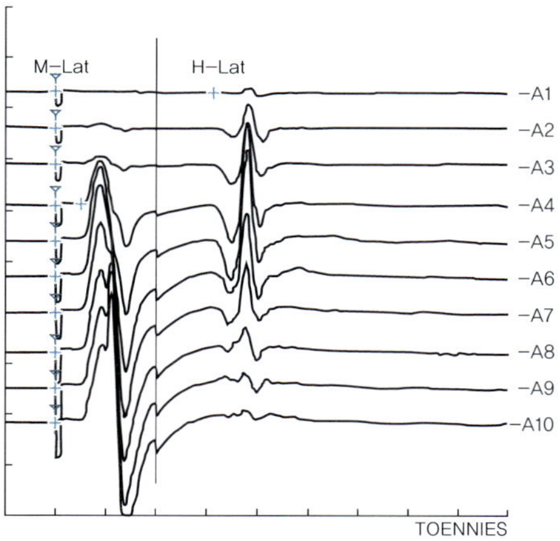

No.	Stim. site/Rec. site	mA	ms/Div	μV/Div	: weeps/Reget
A	Lt. Post. Tibial/ M. soleus	3	10.0	4000.00/2000.0	1/0~

Nerve	H Lat.min ms
Rt. Post. tibial	31.2

◀ 뒤전강신경에서 H-reflex의 잠복기 및 모양

5) 눈깜박 반사(순목 반사, Blink reflex)

(1) 자극전극 : 자극 강도를 천천히 증가시키면서 안와상 신경(supraorbital nerve)을 자극한다.

(2) 활성전극 : 양쪽 눈둘레근(안륜근, orbicularis oculi)에서 반응을 기록한다.

(3) 기준전극:양쪽 콧등뼈 부분 (bony nasal bridge)

(4) 접지전극:활동 및 기준전극 주변 (턱부위 등)

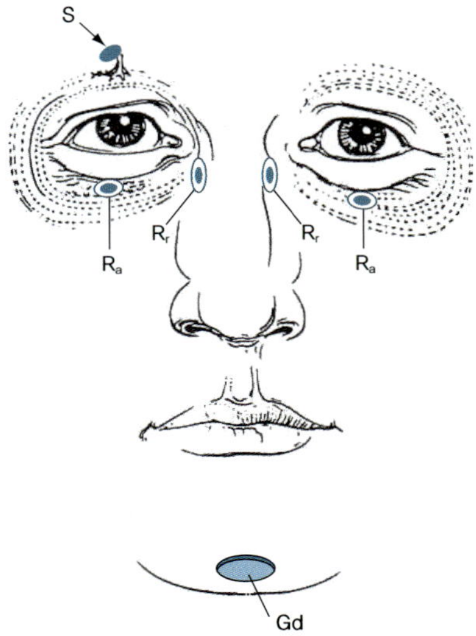

Blink reflex 검사시 전극위치

▼ Blink reflex에서 동측 R1(ipsilateral R1), 동측 R2(ipsilateral R2) 그리고 반대측 R2(contralateral R2)에서의 잠복기(latency)와 wave 모양.

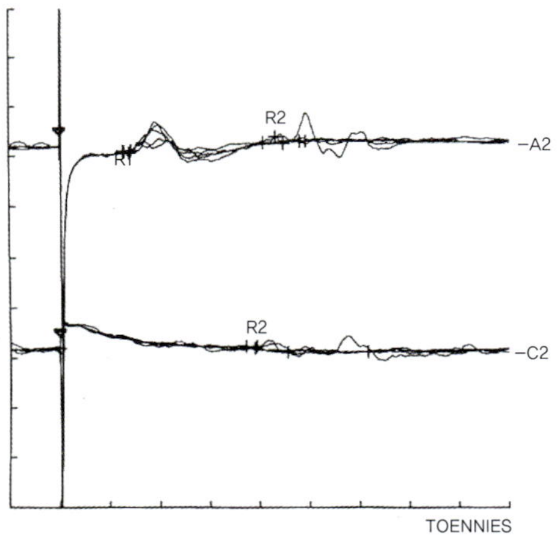

No.	Stim. site/Rec. site	mA	ms/Div	μV/Div	: weeps/Reget
A	Lt. Supraorbital N./ Rt. Orbicularis	18	8.0	20.00	5/0~
C	Lt. Supraorbital N./ Rt. Orbicularis	25	2.0	20.00	3/0~

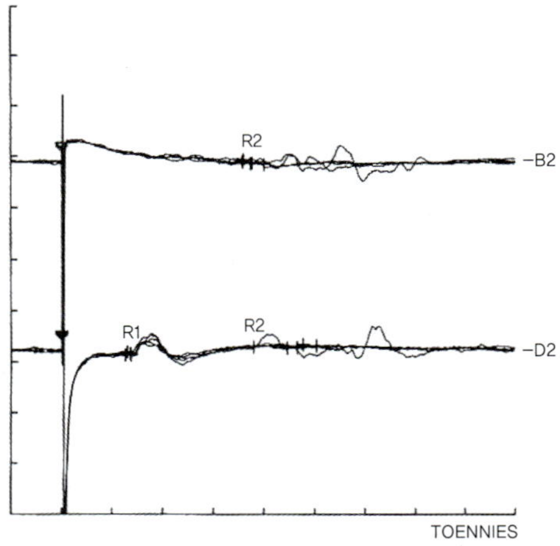

No.	Stim. site/Rec. site	mA	ms/Div	μV/Div	: weeps/Reget
B	Rt. Supraorbital N./ Lt. Orbicularis	18	8.0	200.00	1/0
D	Lt. Supraorbital N./ Lt. Orbicularis	20	8.0	200.00	1/0

6) 반복신경자극검사(Repetitive nerve stimulation test)

(1) 자신경에서 반복 자극시 정상인의 CMAP amplitude.

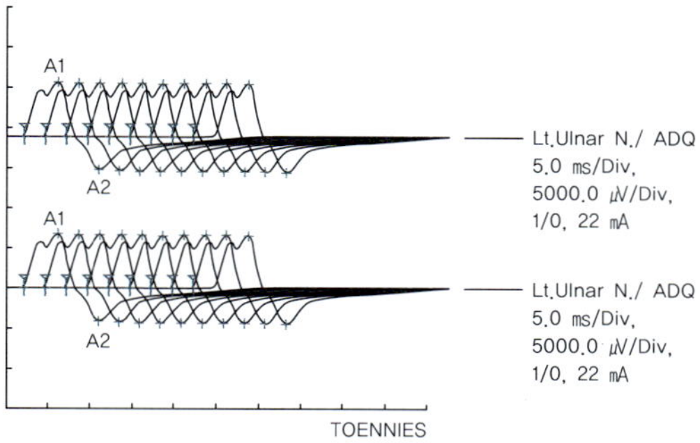

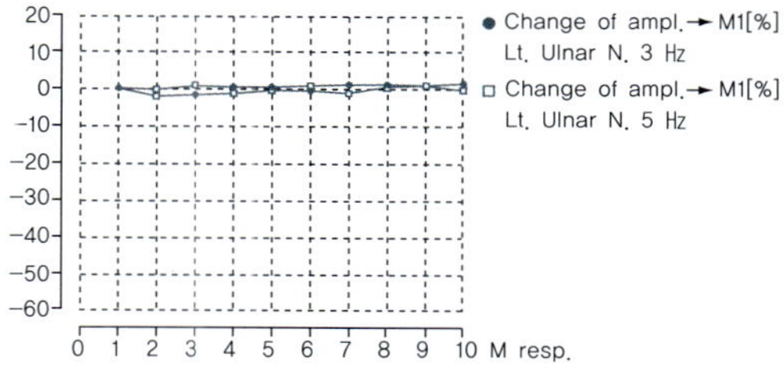

Stim. site	Decrement [%]
Lt. Ulnar N. 3 Hz	−0.4
Lt. Ulnar N. 5 Hz	0.4

(2) 중증근무력증 환자의 자신경에서 반복 자극시 CMAP amplitude의 점감 현상

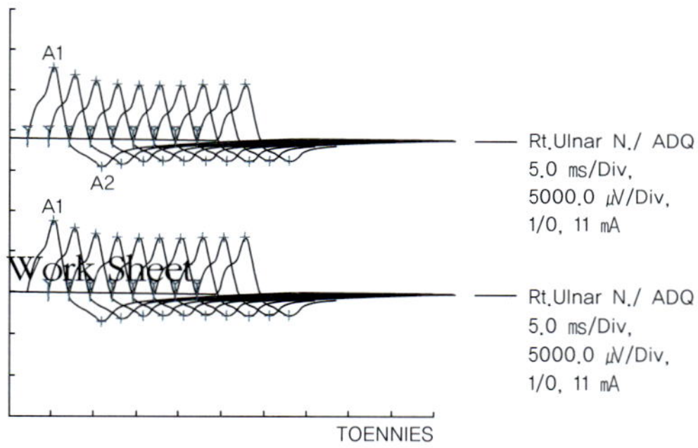

Work Sheet

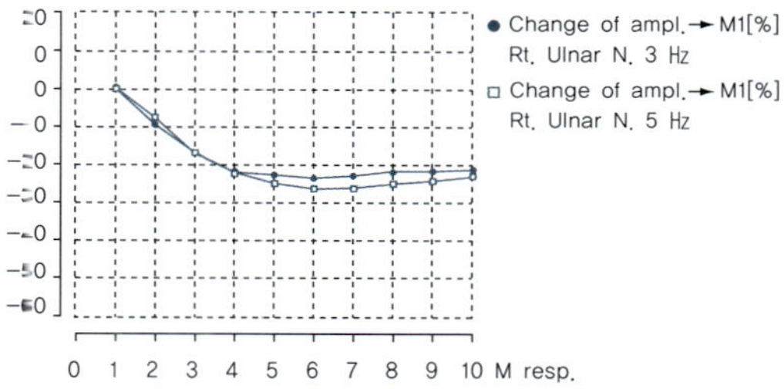

Stim. site	Decrement [%]
Rt. Ulnar N. 3 Hz	22.6
Rt. Ulnar N. 5 Hz	25.0

Work sheet

Work sheet

Work sheet

6. 일반적인 말초신경의 해부학적 경로와 분포

1) 정중신경

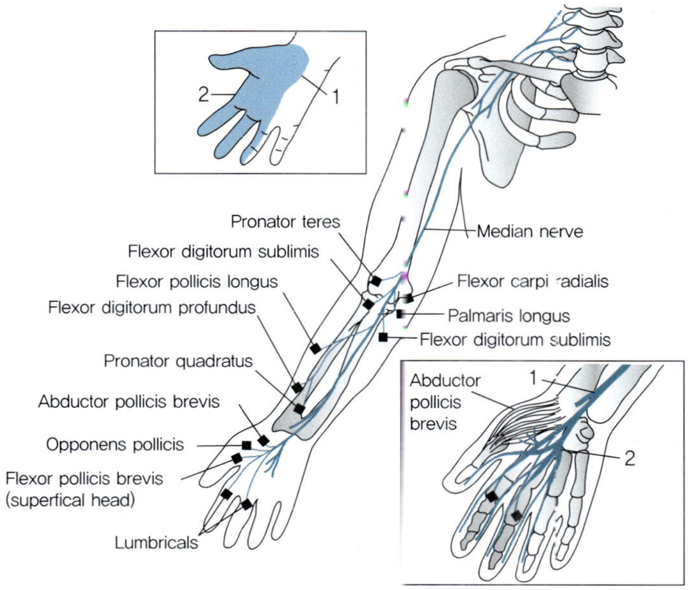

2) 자신경

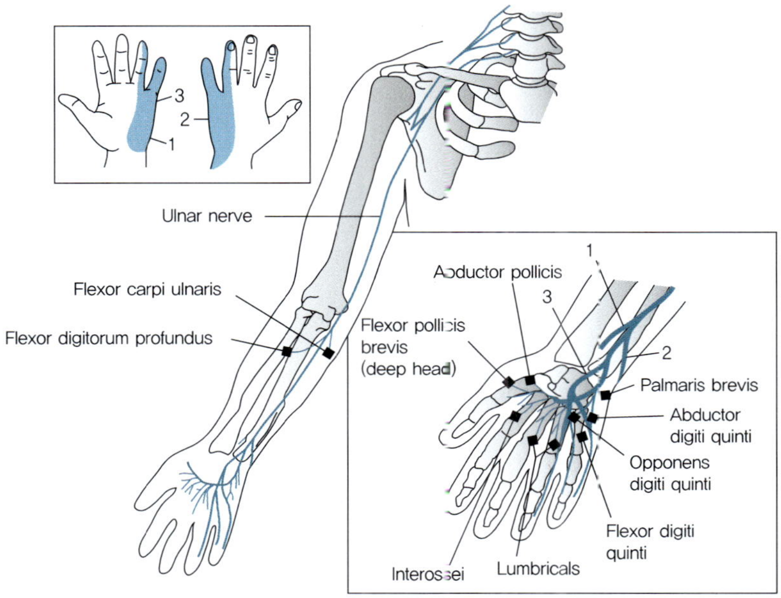

3) 종아리신경(비골신경)

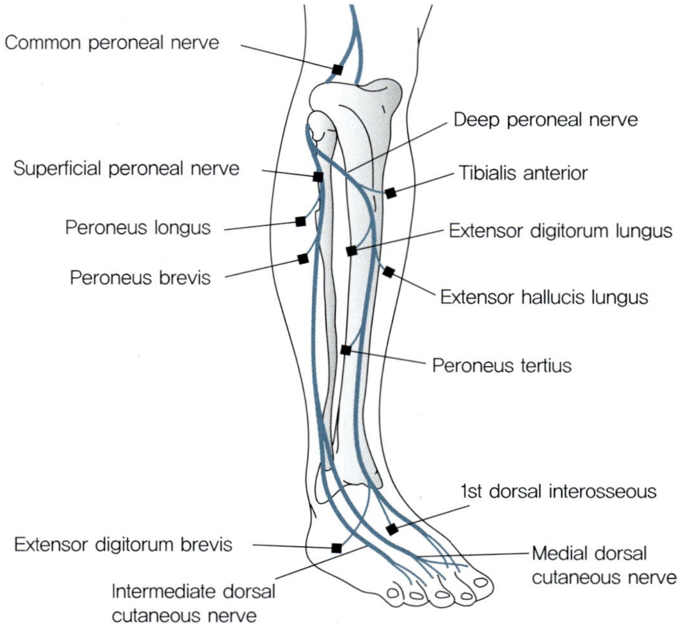

4) 뒤전강신경 및 장딴지신경

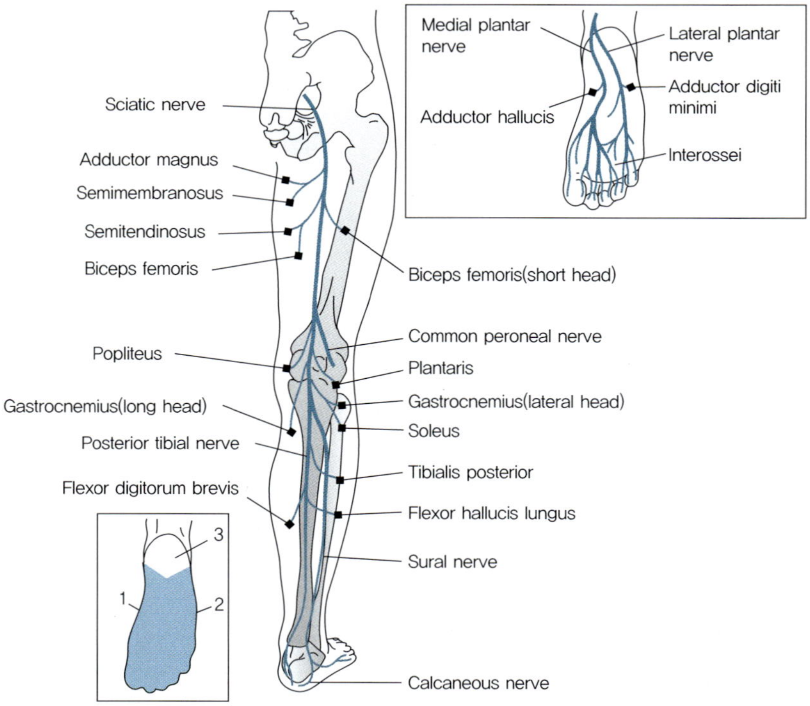

Work sheet

Work sheet

Work sheet

Work sheet

Chapter 08

유발전위 검사법

1. 유발전위 검사의 기초

1) 유발전위 검사란?

1947년 Dawson은 말초신경에 전기적 자극을 가할 때 반대쪽 대뇌에 매우작은 유발전위(evoked potential)가 기록된다는 사실을 처음 보고 하였다.

유발전위에서는 한개 또는 몇개의 파형(wave form)들이 관찰되는데 이들 파형은 해당 감각기관계의 해부생리학적 구조 또는 상태에 의해 형성된다고 생각되어지고 있다.

따라서 이들 유발전위를 응용하는 방법은 이들 유발전위 파형이 제대로 유발되는지의 여부와, 또한 유발된다 하더라도 자극 후 특정 파형이 나타나는데 걸리는 시간(latency)이 지연되었는지 판단함으로써 해당감각기관계의 신경학적 이상을 평가하게 된다.

2) 원리

유발전위는 특히 time-locked signals이라 하여 신경계의 각 감각부위를 자극한 후 일정한 시간대에 비교적 일정한 형태의 신호가 나타나는 특성을 갖고 있다.

이 신호의 전위는 신체내에 존재하는 잡음전우(noise)에 비해 너무 낮으므로 있는 그대로는 파악이 불가능하다. 그러나 여러 신호를 거듭 반복하여 평균화 과정(averaging)을 거치게 하면 일정한 형태를 갖는 전기신호인 유발전위를 얻을 수 있게된다.

여러번 유발전위를 평균화 시킴으로써 대뇌, 근육, 심장 등에서 유래되는 전기신호는 점차 소멸되는 반면 일정한 시간대에 나타나는 유발전위는 점차 선명해지는 원리이다.

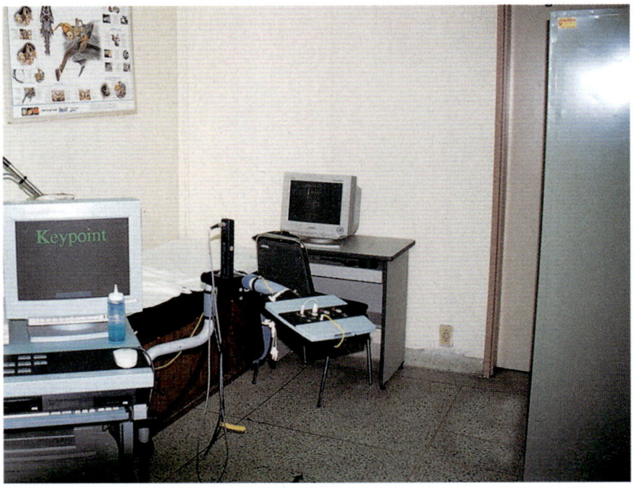

3) 임상적인 응용

유발전위검사 검사법은 감각 신경계의 기능을 객관적으로 평가 할 수 있다는 점에서 특별한 의의가 있다. 특히 종전에는 척수 또는 뇌줄기 등의 기능을 적절히 평가할 수 있는 뚜렷한 방법이 없었을 뿐만 아니라, 간접적인 평가방법에 있어서도 관혈적 방법이므로 실시에 어려움이 많았다. 유발전위 검사법의 임상적 응용성은 신경계의 질환을 진단하고, 예후를 추정하고, 추적감시를 할 수 있는 점에 있다

Work sheet

2. 유발전위 검사의 처치 및 주의 사항

1) 검사 전

(1) 유발전위 검사는 반복 자극 후 평균화 작업을 하는 검사이므로 검사시간이 비교적 많이 소요됨으로 검사 과정에 대하여 충분히 설명한다

(2) 특히 감각 유발전위검사(SEP)의 경우 최대초과자극 (supramaximal stimuli)로 약 1,000회 정도의 평균화 과정을 요하므로 통증이 유발될 수 있어 이에 대한 사전 설명이 필요하다.

(3) 전극을 부착할 피부나 두피를 깨끗이 한다.

(4) 협조가 되지 않는 환자는 진정제를 투여하거나 검사를 미루는 것이 필요하다.

2) 검사 중

마음을 편안히 하고 긴장을 풀도록 해야하며, 검사자의 요구로 각성이 필요한 경우를 제외하고는 눈을 감고 편안히 있도록 해야한다.

3) 검사 후

전극풀(electrode paste)의 제거를 위해 환자가 피부나 두피를 씻을 수 있도록 준비한다.

4) 검사실의 환경

(1) 검사실은 비교적 정숙할 수 있는 곳에 위치하도록 한다.

(2) 차폐(shield)를 할 수 있도록 한다.

(3) 검사기기에 별도의 전원을 마련하여 안정적인 전압이 유입될 수 있도록 한다.

(4) 시각유발전위(VEP)의 경우 빛을 차단해야 함으로 커튼 등을 설치한다.

(5) 침대나 의자 등은 가능하면 절연이 될 수 있는 목재를 쓰거나 바닥에 고무를 대어 인공산물(artifact)이 유입되지 않도록 한다.

Work sheet

3. 유발전위 검사의 종류 및 전극과 인공산물

1) 유발전위 검사의 종류

(1) 뇌줄기 청각유발전위 검사 (BAEP: Brainstem auditory evoked potential)
청각 자극을 주어서 전기적인 변화를 기록한다.

(2) 시각유발전위 검사(VEP: Visual evoked potential)
여러 가지의 방법(Patten, flash, goggle)으로 시신경에 자극을 주어서 뒤통수부에 발생되는 전기적 변화를 기록한다.

(3) 몸감각유발전위 검사(SEP: Somatosensory evoked potential)
신체의 감각신경을 자극하여 신체 여러 부분에서 전기적인 변화를 기록한다.

2) 전극과 인공산물

근간에는 많은 기기들이 선보여지고 있는데 기존의 뇌파기나 근전도기기와 근본적으로 다른 점은 컴퓨터에 의한 artifact rejection이라는 중요한 장치이다.

유발전위가 실제로 매우 낮은 전위임으로 어느 정도 훌륭한 파형을 형성한 후에라도 커다란 전위를 갖는 artifact가 첨가되어질 경우, 이때에 얻어지는 파형이 상당히 왜곡되어 질 것은 확실하다.

이들 artifact를 일으키는데 가장 중요한 요소는 피검자의 신체부위와 그로부터 탐촉하는 전극사이이다.

일반적으로 흔히 이용하는 전극은 임상응용에 따라 콜로디온(collodion)이나 전극풀(electrode paste)을 사용하는 일반 뇌파전극과 바늘전극 그리고 특별한 목적에만 사용되는 기타 특수 전극들이 있는데 이들 전극을 부착시키는 작업이야말로 좋은 유발전위를 얻어내는데 가장 중요한 여건이라고 하겠다.

Work sheet

4. 뇌줄기 청각유발전위 (brainstem auditory evoked potential, BAEP)

1) 청각유발전위 검사란?

청각 유발전위 검사는 자극을 가한 후 기록된 전위의 잠복기에 따라서 단 잠복기 뇌간 유발전위(short latency auditory evoked potential), 중 잠복기 유발전위(middle latency auditory evoked potential), 장 잠복기 유발전위(long latency auditory evoked potential)로 나눌 수 있다.

단, 잠복기 유발전위는 자극후 10msec이내에 뇌간구조에서 유래하는 전위를 기록한 것으로 Brainstem auditory evoked potential이라 하여 뇌간청각 유발전위(BAEP)라고도 하며, 200 내지 300msec의 파형을 중요시하는 피질 유발전위(CAEP)가 있는데 본문에서는 전자를 다룰 것이다.

(1) 전극 부착 부위

① Channel 1 : vertex(Cz) – ipsilateral mastoid bone

② Channel 2 : vertex(CZ) – contralateral mastoid bone

③ Ground : FPZ of the international 10/20 System

총 4개의 전극을 필요로 한다.

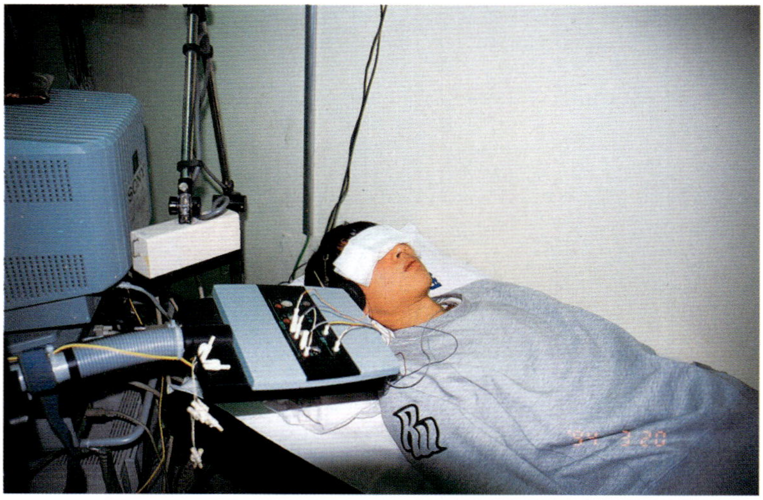

(2) 자극 방법

청각 자극을 가하는 방법으로는 earphone을 통한 방법, 작은 tubing을 통한 방법, lound speaker를 통한 방법이 있으나 보편적으로 사용하는 방법은 earphone을 통해 자극을 전달하는 방법이다. 이런 자극을 한쪽에만 가하는 monoaural, 양쪽에 가하는 biaural방법 등도 있다.

① 극성(polarity)

- condensation click : toward to the tympanic membrane
- rarefaction click : away from the tympanic membrane
- alternating click

② 자극 강도(intensity)

청각 자극은 우선 환자의 최소가청역치(threshold of hearing)에 60dB를 더하여 자극하는 것이 보통이다. 청력측정이 불가능한 환자이거나 어린아이일 경우는 최고자극 강도를 사용한다.

③ 차폐소음(masking noise)

한쪽의 자극은 반대쪽으로 뼈전도 (bone conduction)가 이루어지며 이런 경우를 방지하고자 반대쪽의 귀에 약 40dB의 소음을 가한다.

④ 빈도

자극의 빈도는 초당 약 10Hz가 통상적으로 이용된다.

(3) 파형의 이해

① wave I : 청각신경의 원위부에서 기인한다고 알려져 있으며 정점간 잠복기를 보는데 있어 중요한 기준점이 되므로 정확히 찾아내야 한다.

② wave II : 청각신경의 근위부 및 달팽이핵(청신경핵, cochlear nucleus)에서 기원한다고 알려져 있다.

③ wave III : 상올리브 복합체(superior olivary complex(pons)에서 기원하리라 추정된다.

④ wave IV, V : 다리뇌상부(upper pons) 및 중간뇌(midbrain)에서 기원하리라 추정된다.

⑤ wave VI, VII : 시상(thalamus)에서 기원한다고 알려져 있으나 불명확하다.

청각 유발전위에서는 각 파형의 절대 잠복기(absolute latency)와 각 정점간 잠복기(interpeak-latency)(I-III, I-V, III-V)를 중요하게 생각한다.

Work sheet

BAEP: BAEP Altern

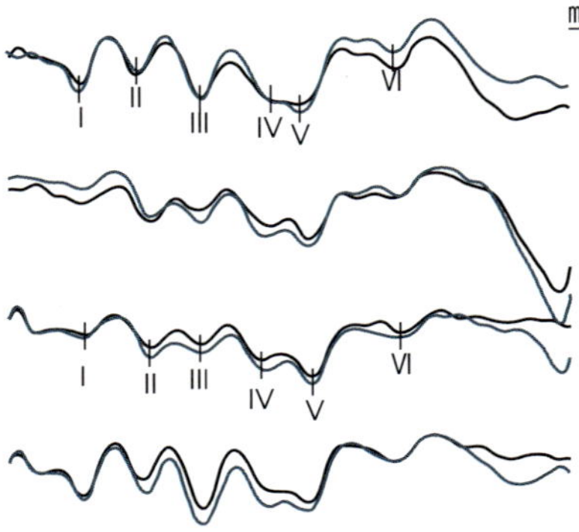

	ms/D	V/D	#Avg R1/R2
Left(CZ–A1)	1	0.5u	910/663
Left(CZ–A2)	1	0.5u	910/663
Right(CZ–A2)	1	0.5u	1108/1228
Right(CZ–A1)	1	0.5u	1108/1228

1D

Display
Left : Run1 Run2 Superimposed
Right : Run1 Run2 Superimposed
Run2 ——
Run1 ——

Stimulation
Left Run1: Click 100 μs, Alternating, SL=29 dB
SL+60 dB, Mask: Absolute 41 dB Contralater
Left Run1: Click 100 μs, Alternating, SL=29 dB
SL+60 dB, Mask: Absolute 41 dB Contralater
Right Run1: Click 100 μs, Alternating, SL=29 dB
SL+60 dB, Mask: Absolute 41 dB Contralater
Right Run1: Click 100 μs, Alternating, SL=29 dB
SL+60 dB, Mask: Absolute 41 dB Contralater

LATENCY(ms)

Channel	Montage	Marker	Left	Right	Diff
1	CZ–A1/CZ–A2	I	1.27	1.35	0.08
		II	2.28	2.48	0.20
		III	3.40	3.38	0.03
		IV	4.68	4.47	0.20
		V	5.18	5.38	0.20
1		I–III	6.85	6.95	0.10
		VI	2.13	2.03	0.10
		III–V	1.78	2.00	0.22
		I–V	3.90	4.03	0.12

–6SD 0 +6SD   –3x 0 +3x

AMPLITUDE(μV)

Channel	Montage	Marker	Left	Right	Diff
1	CZ–A1/CZ–A2	I	–0.29	–0.04	85.8
		II	–0.15	–0.20	32.3
		III	–0.39	–0.16	57.5
		IV	–0.42	–0.32	25.0
		V	–0.49	–0.47	3.27
1		I–III	–0.04	–0.05	5.17
		VI	0.10	0.31	66.9
		III–V			
		V/I	1.69	11.5	9.81

normal area ▪ Left + Right   –6SD 0 +6SD   –3x 0 +3x

Work sheet

5. 시각유발전위

시각유발전위검사는 시각자극으로 인해 뒤통수부에서 발생되는 전기적 변화를 기록한 것으로서 시기능을 객관적으로 측정할 수 있는 방법이다.

시각유발전위는 주로 시신경질환의 진단이나 황반부기능검사에 이용되고 있으나 그 외 약시 및 협조가 이루어지지 않아 정확한 시력의 측정이 어려운 유 · 소아의 시력측정에도 이용되며 또한 좌 · 우시야를 분리해서 검사할 수 있으므로 시신경이 교차하는 시각교차(시교부, optic chiasm), 후방의 시각부챗살(시방로, optic radiation) 및 시각겉질(시피질, visual cortex)의 질환을 진단하는데도 이용된다.

(1) 전극 부착부위

① Channel 1 : vertex(Cz) – O1 (왼뒤통수엽)
② Channel 2 : vertex(Cz) – O2 (오른뒤통수엽)
③ Ground : FPZ of the international 10/20 System

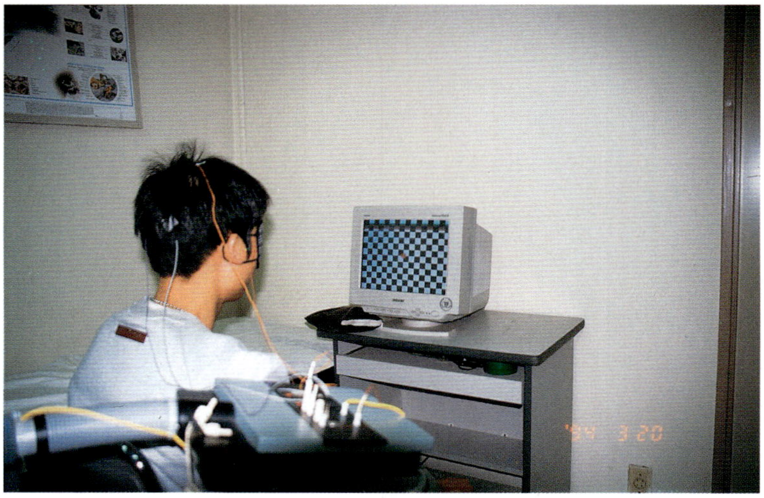

(2) 자극 방법

시각유발전위(visual evoked potential)를 유도하기 위한 시자극(visual stimulation)은 일정한 형태의 시각자극의 반전이 주기적으로 되풀이되는 pattern reversal법과 협조가 잘되지 않는 유아 및 의식이 없는 환자 등에 이용되는 flash법이 있고, 또 pattern reversal법에는 자극하는 망막의 범위에 따라 전시야(full field) 및 반시야(half field)자극으로 나눌 수 있다.

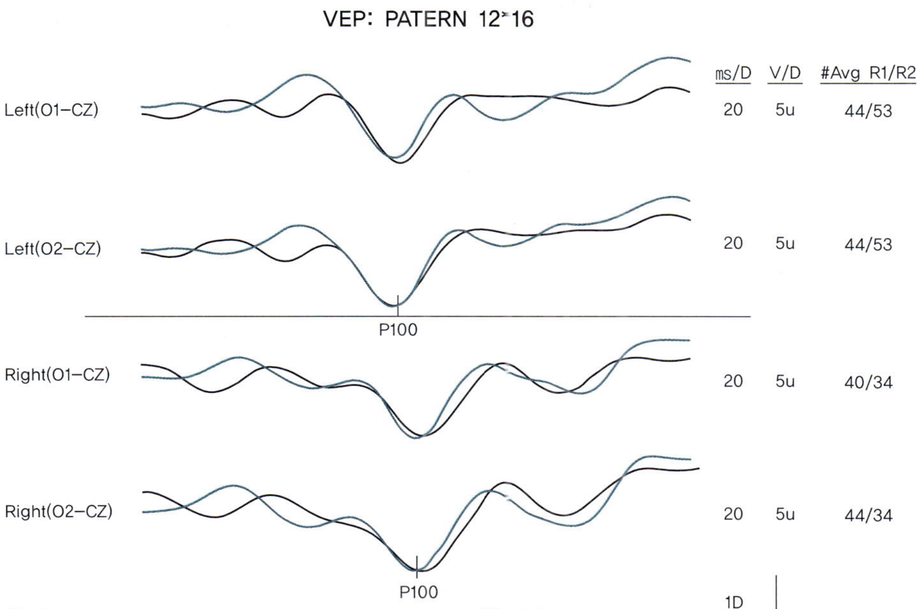

Display

Left : Run1 Run2 Superimposed
Right : Run1 Run2 Superimposed
Run2 ——
Run1 ——

Stimulation

Left Run1: Left □ 1.9 Hz Reversal
Size: 12×16 checkers Fix:
Left Run1: Left □ 1.9 Hz Reversal
Size: 12×16 checkers Fix:
Right Run1: Left □ 1.9 Hz Reversal
Size: 12×16 checkers Fix:
Right Run1: Left □ 1.9 Hz Reversal
Size: 12×16 checkers Fix:

LATENCY(ms)

Channel	Montage	Marker	Left	-6SD 0 +6SD	Right	Diff	-3x 0 +3x
2	O2-CZ	P100	93.2		99.9	6.75	

(3) 파형의 이해

주파형은 시각중추인 Brodmann영역 17과 시각 연합 피질인 Brodmann영역 18, 19에서 발생 하는 것으로 알려져 있다.

AMPLITUDE(μV)

Channel	Montage	Marker	Left	-6SD 0 +6SD	Right	Diff%	-3x 0 +3x
2	O2-CZ	P100	93.2		99.9	6.75	

■ normal area ■ Left + Right

Work sheet

Work sheet

6. 감각유발전위

감각 유발전위는 생리적 및 전기적 자극 등의 여러 가지에 의해 유발될 수 있고 관찰되는 파의 잠복기도 단잠복기와 장잠복기가 있다. 단잠복기(short latency SEP)가 임상적으로 이용가치가 있다. Short latency SEP는 자극 위치에 따라 상지에서는 정중신경감각유발전위(Median nerve SEP), 자신경감각유발전위(Ulnar nerve SEP) 등이 있고 하지에서는 뒤정강신경감각유발전위(Posterior tibial nerve SEP), 종아리신경감각유발전위(Peroneal nerve SEP)로 나뉜다.

다른 유발전위에 비해 경로가 길어 경로를 지나며 관찰되는 파의 형태의 분석은 다소 복잡하다고 할 수 있다.

1) Median Nerve SEP (MNSEP)

(1) 전극 부착부위

① electrode 1, 2 : 좌우측 Erb's point

② electrode 3 : 제5 또는 제2 목뼈 가시돌기(spinous process) 부위

③ electrode 4, 5 : 10/20 international system의 C3, C4 부위에서 후방으로 2cm되는 부위, 이를 C3', C4'라고 정한다.

④ electrode 6 : Fz of the international 10/20 system

- Channel 1 : ipsilateral Erbs point−ipsilateral A1
- Channel 2 : C2 − ipsilateral A1
- Channel 3 : contralateral C3 or C4 (2cm behind C3 or C4)−ipsilateral A1
- Channel 4 : contralateral C3 or C4 (2cm behind C3 or C4)−ipsilateral Erbs point
- Ground : contralateral Erbs point

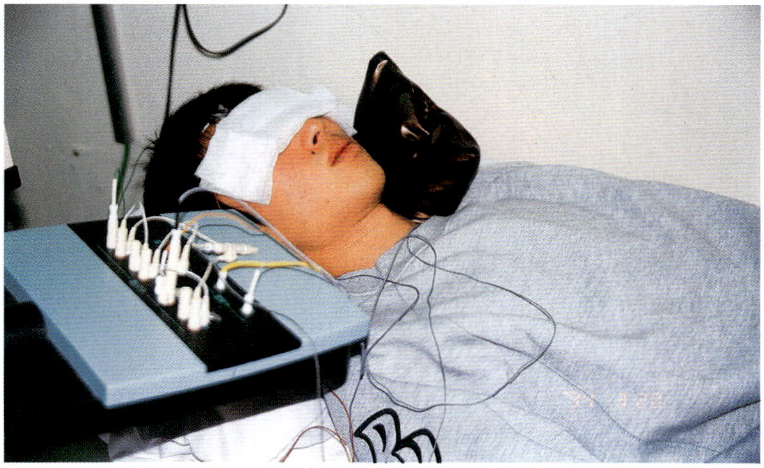

(2) 자극 방법

① 자극의 강도

육안으로 근육의 수축을 관찰 할 수 있는 정도가 적합한데 이는 감각역치의 약 3~4 배 정도에 해당한다.

② 자극 시간

100~200 microsec

③ 자극 빈도

초당 5.5회 이하가 적당하다.

④ 자극 부위

손목주름(wrist crease)의 2 cm 상부부위의 긴손바닥근(palmaris longus)와 노쪽손목굽힘근(flexor carpi radialis longus)사이에 활동전극(active electrode)을, 활동전극(active electrode)의 2 cm 원위쪽(distal part)에 기준전극(reference electrode)를 위치한다.

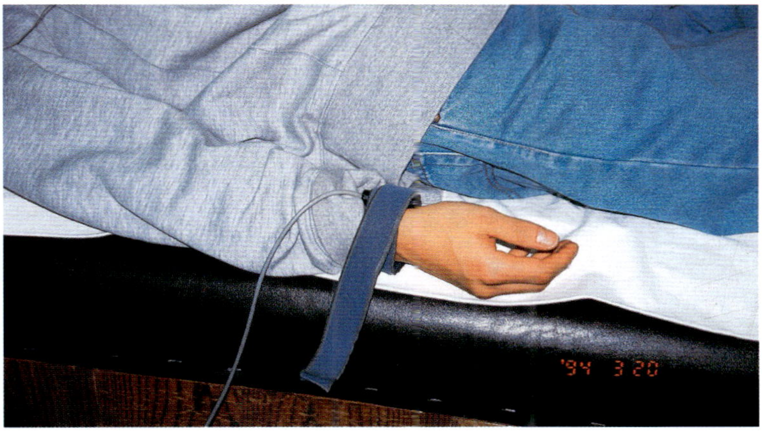

(3) 파형의 이해

일반적으로 목뼈부에서 기록되는 파형은 척수후기둥(척수후주, posterior column) 및 후주핵(dorsal column nuclei, DCN)에서, 두피에서 기록되는 파형은 안쪽섬유띠(내측융대, medial lemniscus) 및 대뇌 피질 혹은 겉질밑에서 유래되는 것으로 알려져 있다.

SEP: Median NerceC2

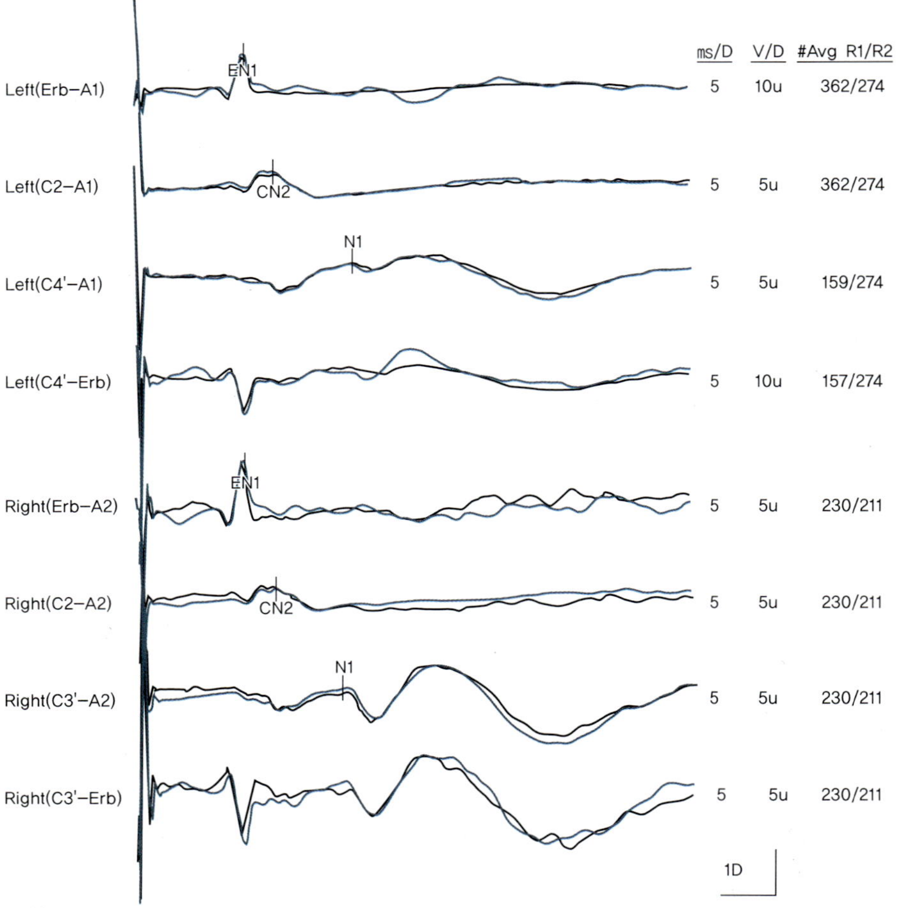

Display

Left: Run1 Run2 Superimposed
Right: Run1 Run2 Superimposed
Run2 ___
Run1 ___

Stimulation

Left Run1: 5.5 Hz 0.2 ms, 10.6 mA, Lt Median
Left Run1: 5.5 Hz 0.2 ms, 10.6 mA, Lt Median
Right Run1: 5.5 Hz 0.2 ms, 10.8 mA, Rt Median
Right Run1: 5.5 Hz 0.2 ms, 10.8 mA, Rt Median

LATENCY(ms)

Channel	Montage	Marker	Left	Right	Diff
1	Erb-A1/Erb-A2	EN1	9.75	9.75	0.00
2	C2-A1/C2-A2	CN2	12.5	12.5	0.00
3	C4'-A1/C3'-A2	N1	19.5	18.8	0.75

−6SD 0 +6SD   −3x 0 +3x

AMPLITUDE(μV)

Channel	Montage	Marker	Left	Right	Diff%
1	Erb-A1/Erb-A2	EN1	7.63	3.86	49.4
2	C2-A1/C2-A2	CN2	1.55	1.72	10.8
3	C4'-A1/C3'-A2	N1	2.17	1.08	50.4

normal area ▪ Left + Right   −6SD 0 +6SD   −3x 0 +3x

Work sheet

2) Posterior tibial nerve SEP (PTSEP)

(1) 전극 부착부위

① electrode 1 : 다리오금(popliteal fossa)에서 경골 신경의 주행경로 위에 부착
② electrode 2 : 무릎관절(knee joint)의 내측부
③ electrode 3 : 제 3 허리뼈 가시돌기부위–L3S
④ electrode 4 : L3S에서 상방 4cm 부위
⑤ electrode 5 : 제 12 등뼈 가시돌기 부위(L3S에서 3개의 척추 공간 상방부위) – T12S
⑥ electrode 6 : T12S에서 상방 4cm 부위
⑦ electrode 7 : Cz'–Cz부위에서 후방으로 2cm되는 부위
⑧ electrode 8 : FPz와 Fz 중간 부위로서 이를 Fz'로 정한다.

- channel 1 : Cz' – FPz'
- channel 2 : T12S – 4cm rostral to T12S
- channel 3 : L3S – 4cm rostral to L3S
- channel 4 : PF – medial surface of knee

(2) 자극 방법

① 자극의 강도
육안으로 근육의 수축을 관찰 할 수 있는 정도가 적합하다.
② 자극 시간
100~200 microsec
③ 자극 빈도
초당 3회 정도가 적당하다.
④ 자극 부위
medial malleus와 achilles tendon의 중앙 부위에 위치하게 한다.

(3) 파형의 이해

3번째 허리뼈부분에서 기록되는 파형은 말총(마미, cauda equina)에서, 12번째 등뼈부위에서 기록되는 파형은 conus medullaris에서 유래되는 것으로 추정된다.

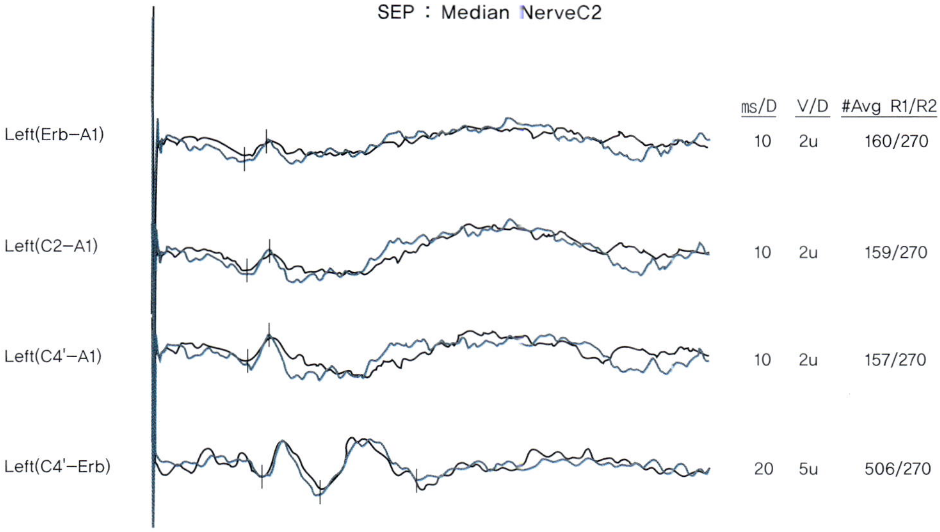

LATENCY ms)

Channel	Montage	Marker	Left	Right	Diff
1	LL5–II C	LP5	16.5	17.3	0.75
		LN5	20.5	21.5	1.00
2	LL3–II C	LP3	17.0	17.3	0.25
		LN3	21.0	21.5	0.50
3	L1–II C	LP1	17.0	17.3	0.25
		LN1	21.0	21.5	0.50
4	CZ–A1/CZ–A2	P1	39.3	40.3	1.00
		P2	60.0	62.0	2.00
		P3	94.8	96.8	2.00

–6SD 0 +6SD –3x 0 +3x

AMPLITUDE(μV)

Channel	Montage	Marker	Left	Right	Diff
1	LL5–II C	LP5	–0.65	–0.01	98.0
		LN5	–0.02	0.67	999.9
2	LL3–II C	LP3	–0.78	–0.01	99.2
		LN3	–0.05	0.70	999.9
3	L1–II C	LP1	–0.14	0.31	321.5
		LN1	0.87	1.40	60.7
4	CZ–A1/CZ–A2	P1	–0.96	–0.79	17.1
		P2	–2.36	–1.97	16.3
		P3	–1.45	–0.63	56.8

normal area ■ Left +Right –6SD 0 +6SD –3x 0

참고

BAEP(condance) 60dB above hearing threshold

기간 : 1997년 7월~ 98년 6월

인원 : 100명(200 ears)

성별 : 남 96, 여 4

None of the subuject had a history of any disease related to ears or the centeral neuvous system.

The age range was 26 to 77years(mean 55.7 years). The ratio of male to femeal was 24:1

The height range was 146 to 180cm(mean 166cm)

Arrangement of recording electrodes

1. Channel 1 : vertex(Cz) – ipsilateral mastoid bone
2. Channel 2 : vertex(Cz) – contralatera mastoid bone

Stimulation mode

Clicking sound(condence)

Intencitg of stimulation : 1. clacking soung 60dB above hearing threshold to ipsilateral ear
2. noise of 61dB to contralateral ear

Machine settings

We used the machine of Dantec Keypoint with 4 channels.

Recording was routinely done with a low frequence filter setting of 100Hz and the high frequence filter setting of 5kHz.

Sweep time(analysis time) was settled by 1msec and sensitivity was 5microV. As stimulation parameer, the rate of stimulation was 11Hz, and number of stimulation were more then 1,000times twice.

	Range	Mean ±SD	M ±1 SD	M±2 SD	M±2.5 SD	M±3 SD
Absolute latency						
I	1.15~2.15	1.56±0.23	1.79	2.02	2.13	2.25
II	1.59~3.55	2.59±0.27	2.86	3.13	3.26	3.4
III	2.53~4.45	3.76±0.25	4.01	4.26	4.38	4.51
IV	4.22~5.53	4.89±0.27	5.16	5.43	5.56	5.7
V	4.58~6.63	5.75±0.26	6.01	6.27	6.4	6.53
Inter latency						
I–III	1.2~2.88	2.21±0.26	2.47	2.73	2.86	2.99
III–V	1.32~3.78	1.99±0.27	2.26	2.53	2.65	2.8
I–V	2.18~5.4	4.19±0.33	4.52	5.01	5.01	5.18
Amplitude Ratio						
V/I	0.31~39.9					

Work sheet

Work sheet

Chapter 09

폐기능 검사법

I. 폐기능 검사

정의 및 원리

폐기능 검사는 호흡 곤란 환자의 원인을 진단하기 위한 검사 중의 하나로서 환자가 시간에 따라 들여 마시고 내쉬는 공기의 양과 흐름을 이용하여 측정한다.

흉부 X선 촬영에서는 음성이지만 폐기능 검사에는 양성을 보이기도 하고 호흡곤란, 호흡근육 마비와 같은 호흡곤란의 진단에도 폐기능 검사는 매우 유용해서 호흡기질환의 진단과 치료에 널리 이용되고 있다

검사 목적

- 호흡곤란 환자의 1차적인 검사로서 폐질환 여부의 진단
- 폐질환이 진단된 환자에서 그 질환의 경중정도의 판단
- 폐질환 환자에게 어떤 치료가 필요한지 또 치료후의 경과의 판단
- 수술전 위험 여부의 판단
- 근로자의 작업능력측정과 특정작업의 결과로 호흡장애가 초래되었는지 판단

검사의 종류

- 환기 기능 검사
  - 폐활량 측정(Spirometry), 노력성 폐활량(Forced vital capacity),
  - 최대 환기량(최대 자발성 호흡량, Maximal voluntary ventilation)

- 유량기량곡선(Flow–volume curve)
- 기도 폐쇄의 가역성 검사(Reversibility of airway obstruction)
- 폐확산능 검사(Diffusing capacity test)
- 폐용적검사(Lung volume test)
- 기도저항 검사(Airway resistance test)
- 폐탄성 검사(Lung compliance test)
- 폐쇄용적 검사(Closing volume test)

1. 환기 기능 검사

1) 폐활량 검사(Spirometry)

(1) 폐활량 검사법의 정의

폐활량 검사법은 폐기능 검사 중 가장 쉽고 저렴한 기본 검사이다. 그러나 환자가 검사 방법을 충분히 이해하고 협조를 잘 하여야만 좋은 결과를 얻을 수 있으므로 검사자가 검사법을 잘 숙지하고 환자에게 충분히 설명할 수 있는 능력을 갖추어야 한다.

(2) 폐활량 검사의 종류

① 폐활량(VC) 측정
② 노력성 폐활량(FVC) 측정
③ 최대 환기량(최대 자발성 호흡량, MVV) 측정

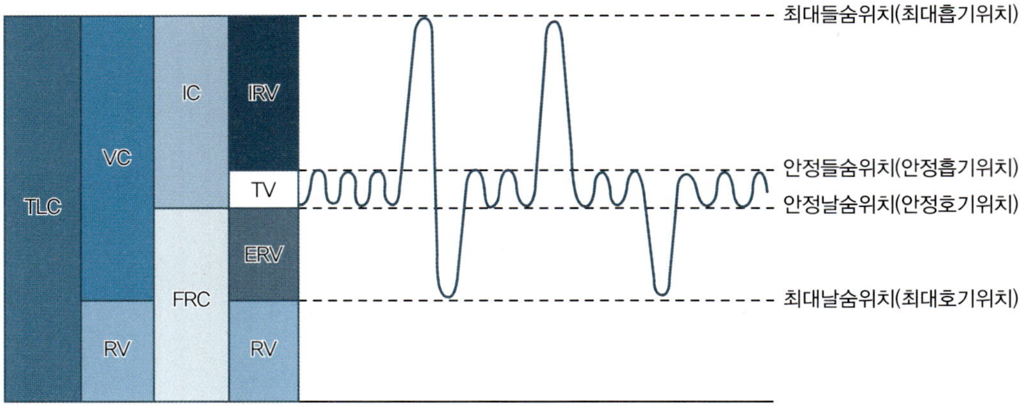

Work sheet

등록번호	
성 명	
성별/나이	

폐기능검사 의뢰서

발행처		일 자		발행의	의사 CODE	
상병 CODE				☐ PREVIOUS EXAM : ☐ MEDICATION :	외 래	입 원

임상소견 및 기타

폐기능 검사 (PULMONARY FUNCTION TEST)		2차 ORDER LIST	
BS-3101	☐ SPIROMETRY AND F/V CURVE	528-448-250	☐ 일반산소 흡입 5 l × 1hr
BS-3102	☐ SPIROMETRY, PORTABLE	226-919-650	☐ DISPOSABLE ELECTRODE
BS-3103	☐ POST BRONCHODILATOR F/V CURVE	528-264-330	☐ SLIDE FILM 사용료
BS-3104	☐ MAXIMAL VOLUNTARY VENTILATION		☐ SLIDE FILM 현상료
BS-3105	☐ ISO-FLOW VOLUME	BS -3900	☐ VIDEO 녹화료
BS-3111	☐ DIFFUSING CAPACITY	THRB - L	☐ THROMBIN
BS-3112	☐ CLOSING VOLUME	XHEPA	☐ HEPARIN
BS-3113	☐ NITROGEN WASHOUT TEST	XLIDO2	☐ 2% LIDOCAINE
BS-3114	☐ LUNG VOLUME BY N2 GAS	XLIDO4	☐ 4% LIDOCAINE
BS-3115	☐ LUNG VOLUME BY PLETHYSMOGRAPHY	XEPIN	☐ EPINEPHRINE
BS-3121	☐ AIRWAY RESISTANCE	X5DW5	☐ 5% DEXTROSE 500ml
BS-3122	☐ LUNG COMPLIANCE, STATIC	526-910-442	☐ 13G MEDICUT
BS-3123	☐ LUNG COMPLIANCE, DYNAMIC	528-806-710	☐ DISPOSABLE CYTOLOGY BRUSH (BC14C-16C)
BS-3131	☐ BRONCHIAL PROVOCATION TEST		
BS-3201	☐ EXERCISE PFT TEST	528-808-720	☐ DISPOSABLE MICROBIOLOGY BRUSH (1650)
BS-3202	☐ EXERCISE THERAPY		
		XATRO	☐ ATROPINE
		XPETH	☐ DEMEROL
기관지 내시경검사 (BRONCHOSCOPY)			
BS-3301	☐ OXIMETER TEST		
BS-3302	☐ BRONCHOSCOPY TEST		
BS-3303	☐ BRONCHOSCOPY TEST, PORTABLE		
BS-3304	☐ BRONCHIAL BIOPSY		
BS-3305	☐ TRANSBRONCHIAL LUNG BIOPSY		
BS-3311	☐ EKG MONITORING		
BS-3312	☐ 기관지 확장술		
BS-3313	☐ 기관지 이물제거술		
BS-3314	☐ 기관지 세척		
BS-3315	☐ 기관지 폐포세척		

환자 유형						소 계		특 진 료		수 납 인
	보험	보호	산재	일반		본인 부담				
						보호자 부담		수 납 액		

폐기능검사 의뢰서

Work sheet

Detailed Forced Vital Capacity Test

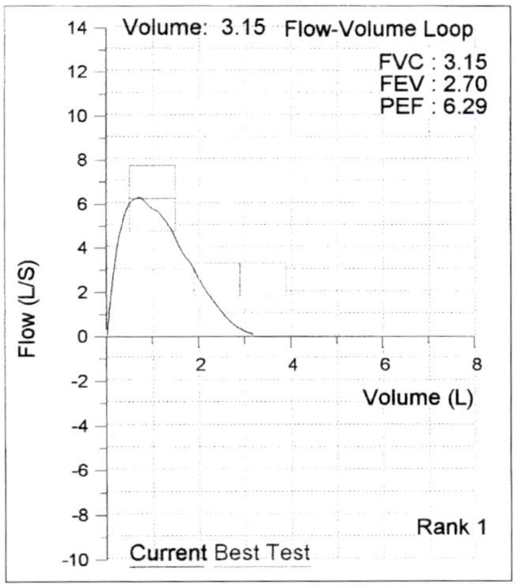

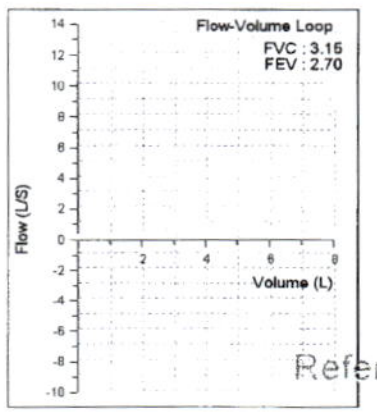

Patient Information

Id	09709211
Name	HUH, IM SOON
Ethnic	Asian
Gender	Female
Height	157
Weight	64
Age	45

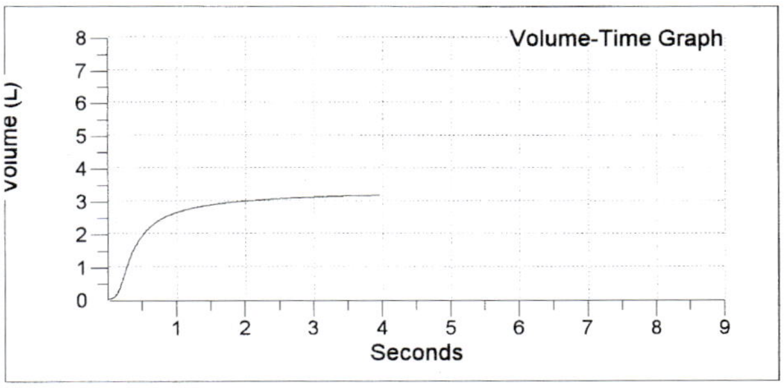

Expiratory	Actual	Predicted	% of Pred.
FVC	3.15 L	2.89 L	109.13 %
FEV 1.0	2.70 L	2.48 L	108.93 %
FEV 3.0	3.11 L	0.00 L	0.00 %
FEV 1.0/FVC	85.53 %	85.69 %	99.82 %
FEV 3.0/FVC	98.52 %	0.00 %	0.00 %
PEF	6.29 L/S	6.18 L/S	101.77 %
FEF25-75%	3.26 L/S	3.36 L/S	97.06 %
FEF75-85%	0.89 L/S	0.92 L/S	96.94 %
FEF 25	6.21 L/S	5.52 L/S	112.56 %
FEF 50	3.81 L/S	3.88 L/S	98.35 %
FEF 75	1.34 L/S	1.63 L/S	82.23 %

Test Date/Time: 04/12/01 10:13:36

Interpretation: NORMAL

Current vs. Reference Test:

Expiratory	Actual	% Change	Inspiratory	Actual
FVC	-0.00 L	-0.00 %	IVC	0.00 L
FEV 1.0	0.00 L	0.00 %	FIV1	0.00 L
FEV 1.0/FVC	0.00 %	0.00 %	PIF	0.00 L/S
PEF	0.00 L/S	0.00 %	FIF50	0.00 L/S
			FEF50/FIF50	0.00 %

Warnings

- Expired test time less than 6 seconds

(3) 검사 방법

① 폐활량(VC)—환자가 평상시 호흡을 2~3회 반복한 후 최대한 숨을 끝까지 들어 마시고 천천히 시간에 관계없이 가능한 끝까지 내쉬게하여 폐활량(VC), 들숨예비량(예비흡기량, IRV), 날숨예비량(예비호기량, ERV), 일회 호흡량(1회 호흡량, 평상시 호흡기량, TV) 등을 측정한다.

② 노력성 폐활량(FVC) 측정—폐쇄성 폐질환의 환기장애시 천천히 숨을 내쉬는 경우 폐활량이 비교적 정상을 보일 때가 있으므로 폐활량 측정법 만으로는 진단에 어려움이 있다. 최대 노력성 날숨(호기)시 유량의 감소가 호흡장애와 더 관계가 깊다는 것을 알고 환자로 하여금 최대로 숨을 들이마시게 한 후 가능한 쎄고 빠르게 내쉬게 하여 최대노력성 날숨곡선(최대노력성 호기곡선)을 구한다. 노력성 폐활량은 폐쇄성 폐질환에서 천천히 내쉰 폐활량 보다 낮게 나타난다.

최대노력성 날숨(호기)곡선의 각 부분은 각각 다른 진단적 의미를 가지며 곡선의 중간부분은 가장 환자의 노력과 관계없는 부분으로 말초 소기도의 초기병변이 있을 때에 예민하게 이상소견을 보이고, 곡선초반부는 환자의 노력에 많은 영향을 받는 부분으로서 환자가 제대로 숨을 내쉬지 못하면 병변이 없더라도 비정상적으로 나타나며, 검사를 잘 시행한 경우에는 기관의 종양이나 대기도 협착 등 중심성 대기도의 폐쇄시 이상소견을 보인다. 최대노력성 날숨(호기)곡선으로는 다음과 같은 지표들을 얻을 수 있다.

㉠ 1초량(1초간 노력성 호기량, FEV1) : 최대 노력성 날숨(호기)을 시작한 후 1초간에 내쉰 기량을 지칭하며, 여기에는 노력에 영향을 받는 곡선의 초반부와 노력에 관계없는 중간부분도 이에 속하기 때문에 임상진단을 위하여 충분히 재현성이 있으며 예민한 지표이다. 폐쇄성 폐질환시 FEV1이 감소하며 실제로 이 수치와 여러 호흡기질환의 장애 정도 및 장단기 예후 상관 관계가 있음이 연구보고 되었다.

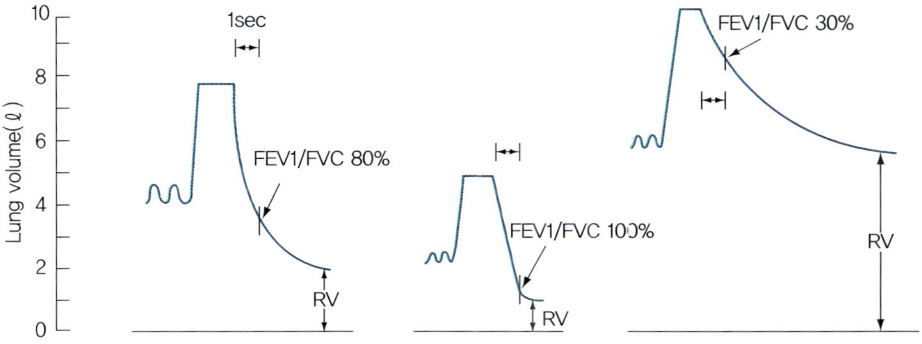

구속성(제한성) 및 폐쇄성 환기장애의 노력성 날숨곡선

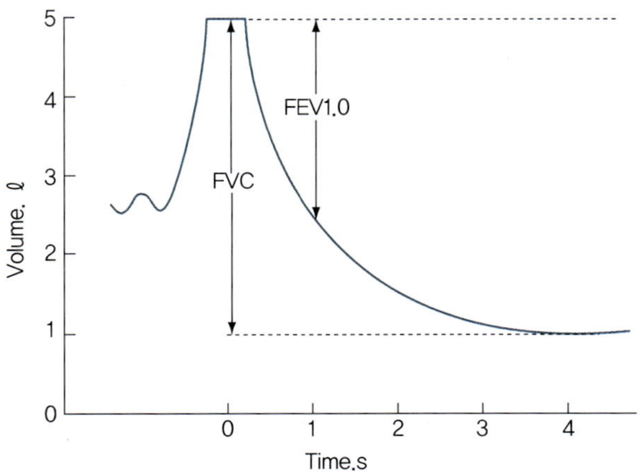

최대노력성 날숨곡선

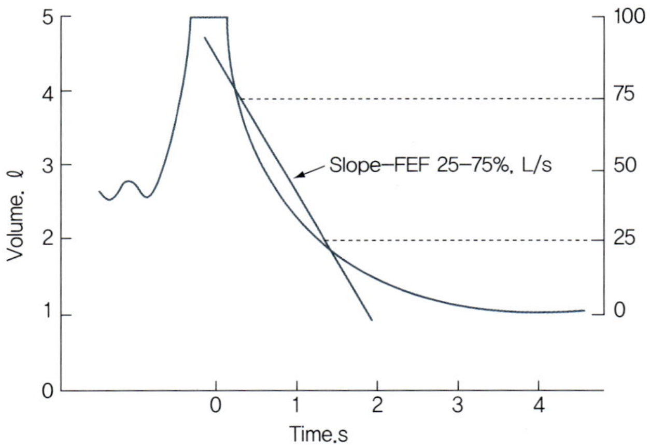

노력성 날숨중간 유량

ⓛ 1초량(1초간 노력성 호기량)의 노력성 폐활량에 대한 비(FEV1/FVC): 폐쇄를 표시하는 지표로 이용되며, 정상인에서는 75%이상이다. 폐쇄성 폐질환시 감소하고, 구속성(제한성) 폐질환시 증가 혹은 정상이며 구속성(제한성) 및 폐쇄성 폐질환 혼합형은 감소한다.

ⓒ 최대 날숨 중간 유량(노력성 날숨 중간 유량, FEF25~75%): 총폐활량의 초기 및 말기 25%를 제외한 중간 50% 기량을 소요된 시간으로 나누어서 구하며 환자의 노력에 별로 관계없이 말초 소기도 진단에 도움을 준다.

③ 최대 환기량(최대 자발성 호흡량, MVV): 환자가 자발적 최대 노력으로 1분간 호흡할 수 있는 기량을 말하고 실제는 환자로 하여금 12~15초간 최대한 빠르고 깊게 호흡을 시킨

호흡량을 1분간의 양으로 환산한다.

근육의 이상, 가슴우리(흉곽)의 근육뼈대(골격) 질환 및 신경질환에 의한 호흡 이상 진단에 도움을 준다. 임상적으로 호흡곤란의 정도와 유의한 상관관계를 나타내며, 운동능력 및 수술전 평가에 이용된다.

(4) 폐활량 검사 결과

검사 결과는 특정 환자의 성별, 연령 및 신장을 고려한 추정 정상치에 대한 백분율로 표시하며, 추정 정상치의 ±20%이내에 들어갈 때 정상으로 간주한다. 이는 그러한 신체조건을 가진 정상인의 95%가 그 범위에 속한다고 보기 때문이다. 폐활량 측정 방법의 결과는 크게 나누어 구속성(제한성) 환기장애 및 폐쇄성 환기장애 그리고 두 장애의 혼합형으로 분류한다. 그러나 피검자가 노력을 충분히 하지 않았거나 호흡근육 약화의 경우 혼합형의 소견을 보일 수 있다.

FVC(% pred): 구속성(제한성) 장애의 지표

FEV1(% pred): 폐쇄성 장애의 지표, 기도폐쇄의 정도 판단에 유효함. 그러나 VC에 따라 변한다.

FEV1/FVC: 폐쇄성장애의 지표로서 VC 변화에 의한 영향을 배제할 수 있음. 그러나 기능의 장애 정도는 FEV1이 FEV1/FVC비 보다 더 잘 반영한다.

① 폐쇄성 환기 장애

폐쇄성 환기장애의 진단은 최대 날숨(호기)시 기도폐쇄로 인하여 숨을 내쉬는 것이 지연된다는 사실을 증명하는 방법, 즉 FEV1 측정에 의존한다. 폐쇄성 폐질환의 소견은 FEV1이 주로 감소하고 FVC도 감소 할 수 있으나 FEV1의 감소보다 훨씬 덜하여 FEV1/FVC비가 감소한다. 폐쇄성 폐질환의 소견을 보이는 경우는 만성기관지염, 폐기종 및 천식 등이다.

② 구속성(제한성) 환기장애

주로 FVC의 감소이며, FEV1은 FVC의 감소에 따라 2차적으로 다소 감소할 수 있으며 비교적 정상을 유지한다. 따라서 FEV1/FVC비가 정상보다 높아진다. 구속성(제한성) 환기장애의 소견을 보이는 경우는 미만성 간질성 폐렴, 폐부증, 간질성 육아종 및 간질성 섬유조직증식 등의 간질성 폐질환이며, 그외 흉막강삼출액, 기흉 및 흉막유착 등과 각종 신경 및 근육질환도 가슴우리(흉곽)운동에 제한을 주어 구속성(제한성) 환기 장애의 소견을 보인다.

③ 혼합형 환기장애

실제로 대부분의 환기장애 환자는 다소간의 폐활량 감소와 1초량(1초간 노력성 호기량) 감소를 동시에 보이나 자세히 관찰하면 둘 중 한 지표가 우세하게 감소한 경우가 흔하다. 실제의 판단기준은 FVC 및 FEV1의 한가지 지표가 15%이상 차이가 날 정도로 더 감소하면 해당 환기장애로 해석한다. 따라서 두 지표가 둘 다 감소하여도 그 차이가 15% 이내이며 FEV1/FVC비가 낮으면 혼합형 환기장애의 기준이 된다.

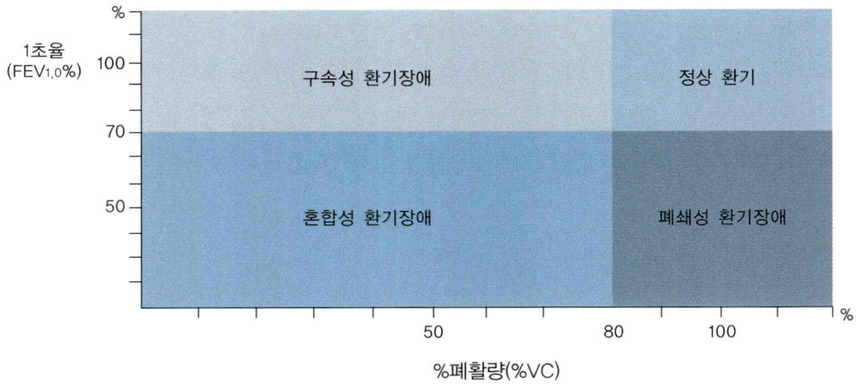

%폐활량(%VC)과 1초율(FEV1.0%)을 연관시켜서 판단하는 환기장애의 형태

2. 유량기량 곡선(Flow volume curve)

폐활량측정법은 시간에 따른 기량의 변화이고, 유량기량곡선은 기량에 따른 유량의 변화를 측정한 것이다. 유량기량곡선은 정상인에서 성별, 연령 및 체격에 따라 유량 및 기량의 절대치는 다를 수 있으나 그 곡선의 형태는 비슷하므로 폐질환을 형태변화로서 시각적으로 진단할 수 있는 장점이 있다.

유량기량곡선의 초기부분은 노력성 폐활량의 처음 1/3에 해당되는 부분으로 급경사를 이루며 정점에 달하고 그후 서서히 하강한다. 초기부분은 역시 노력의존부이며 정점이후 잔기량까지의 완만한 경사는 재현성 및 진단적 가치가 높

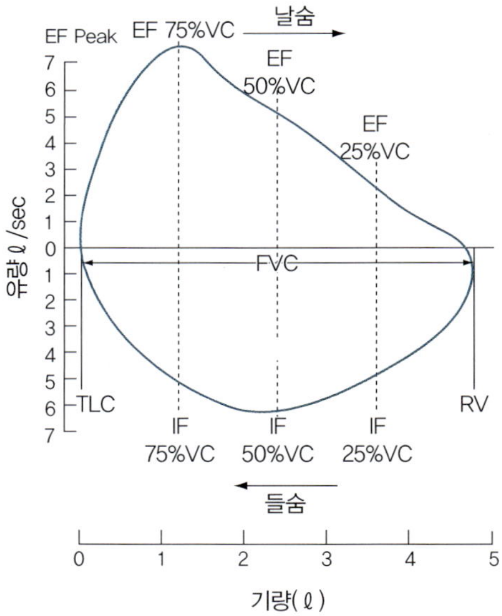

정상인의 노력성 날숨
및 들숨시 유량기량 곡선

은 부분으로 환자의 노력에 관계없이 결정되는 브분이다. 그러므로 사람이 최대노력의 1/4만 발휘해도 최대유량에 도달하므로 폐질환에 의해서단 유량이 결정된다. 들숨(흡기)시의 곡선은 노력의존부로서 모양은 대칭형이며 정점은 중간부에 위치한다. 들숨(흡기)시 유량은 중앙부 대기도 폐새시 감소한다.

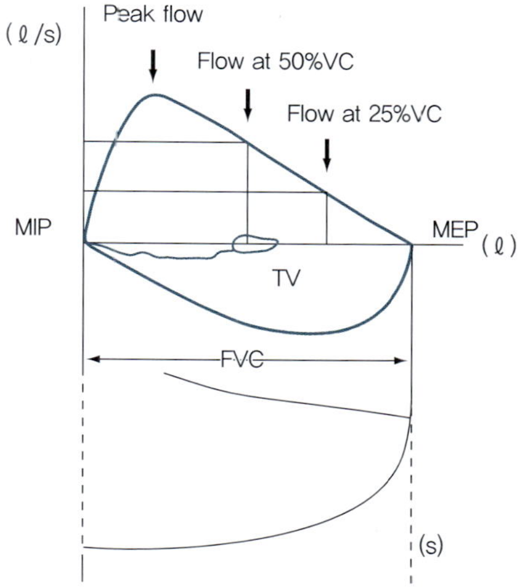

유량기량곡선(Flow volume curve : FVC)과 강제호출곡선과 상관관계

1) 폐쇄성 폐질환(obstructive lung disease)

기도폐쇄의 경우 곡선의 하방으로의 급격한 치우침이 나타나 상방으로의 오목함이 증가하게 된다.

2) 구속성(제한성) 폐질환(restrictive lung disease)

유량기량곡선은 키가 크고 폭이 좁은 모양을 한다.

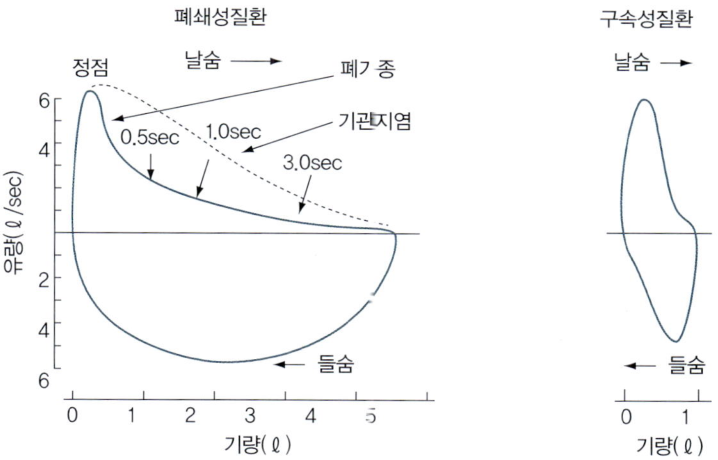

폐쇄성 및 구속성(제한성) 폐질환의 유량기량 곡선

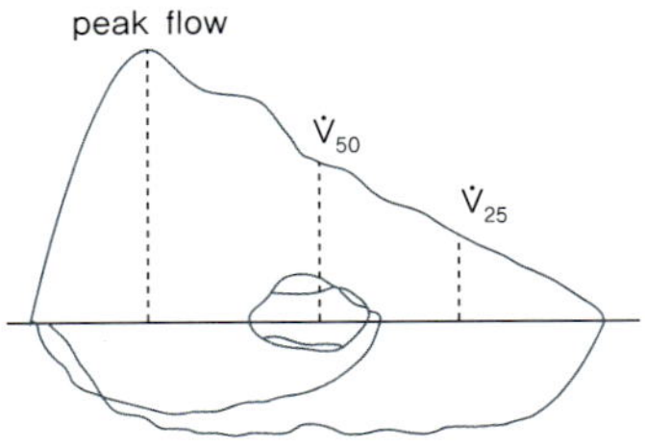

정상인의 flow-volume 곡선
(23세, 여성, 비흡연자)

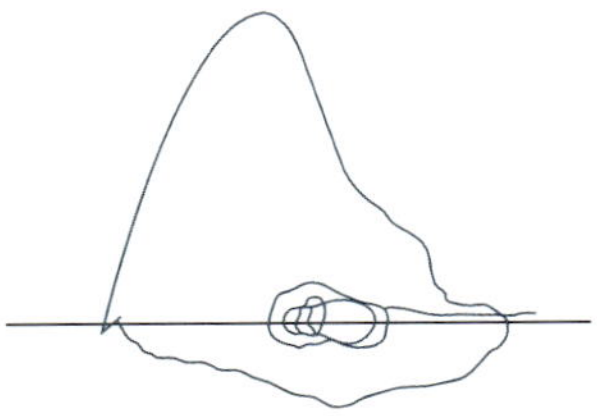

폐섬유증의 flow-volume 곡선
(65세, 여성, $\dot{V}_{50}$ 4.7 l/초,
$\dot{V}_{25}$ 1.2 l/초, $\dot{V}_{50}/\dot{V}_{25}$ 3.92)

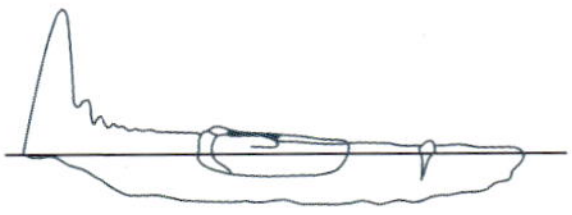

심한 폐기종
(60세, 남성, $\dot{V}_{50}$ 0.5 l/초,
V_{25} 0.3 l/초, $\dot{V}_{50}/\dot{V}_{25}$ 1.67)

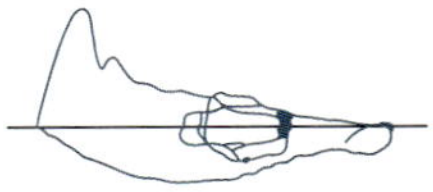

만성기관지염(경도)
(58세, 남성, $\dot{V}_{25}$ 0.9 l/초,
$\dot{V}_{25}$ 0.3 l/초, $\dot{V}_{50}/\dot{V}_{25}$ 3.0)

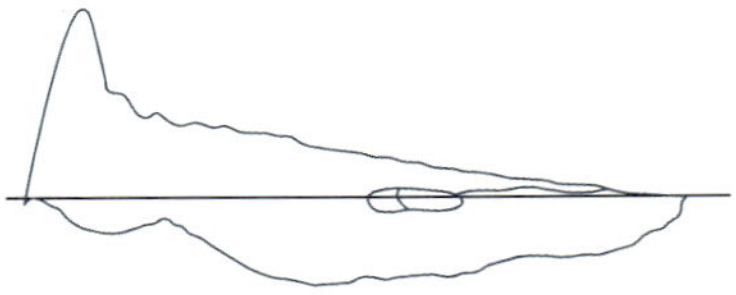

기관지천식(비발작시)
(25세, 남성, $\dot{V}_{25}$ 1.2 l/초,
$\dot{V}_{25}$ 0.5 l/초, $\dot{V}_{50}/\dot{V}_{25}$ 2.4)

각 질환에 있어서의 곡선형태

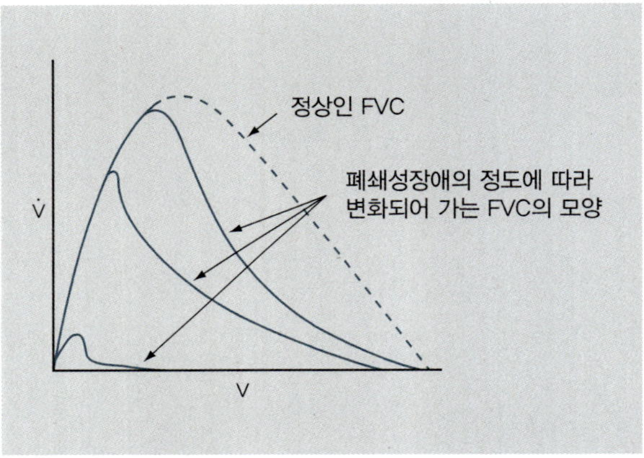

폐쇄성환기장애가 있을때 기류용적곡선(FVC)이 변화되는 모양

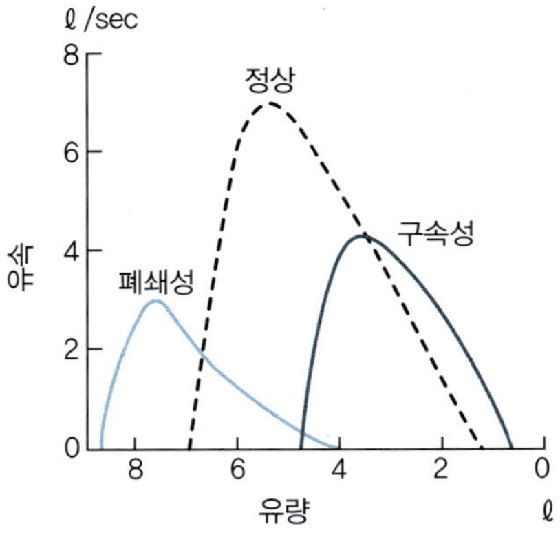

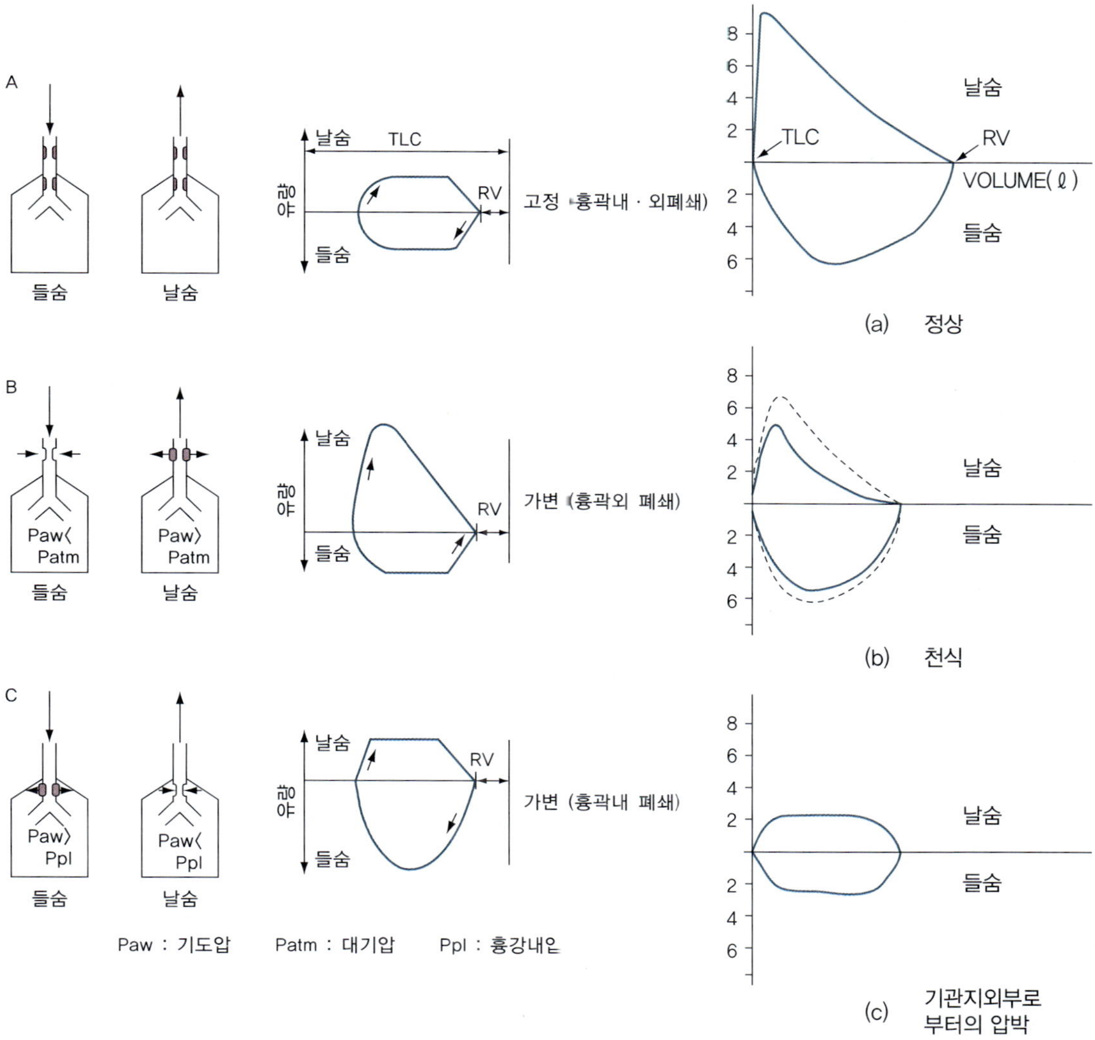

상기도 폐쇄시의 유량기량 곡선

3) 상기도폐쇄(upper airway obstruction)

① 고정된 폐쇄(fixed obstruction)

폐쇄된 부위나 그 전후의 기관 내강의 직경이 압력 차이에 영향을 받지 않고 고정되어, 날숨(호기) 및 들숨(흡기)시 곡선이 편평화되는 고평부가 나타난다.

② 가변의 가슴우리(흉곽)외 폐쇄(variable extrathoracic obstruction)

가슴우리(흉곽)외 폐쇄된 상기도 부위가 고정되지 않고 날숨시에는 내경이 확장되나 들숨시에는 압력이 낮아지기 때문에 상기도가 함몰되어 유량이 더욱 감소하여 들숨시에만 곡선에 고평부가 나타난다.

③ 가변의 가슴우리(흉곽)내 폐쇄(variable intrathoracic obstruction)
가슴우리(흉곽)내 기관지 폐쇄시 호흡에 따른 가슴우리내 압력의 변화에 따라 들숨시에는 기관내시경이 확장되나 날숨시에는 가슴막강(흉막강) 압력, 즉 가슴우리내 압력이 증가되어 기관지벽이 압축되므로서 더욱 폐쇄를 일으켜 날숨곡선에 고평부를 나타낸다.

④ 소기도 폐쇄(small airway obstruction)
저폐기량에서의 날숨유량은 말초 소기도의 저항 증가에 예민하게 감소하므로 유량기량 곡선의 마지막 직선 부위에 상방으로의 오목함이 나타난다.

3. 기도 폐쇄의 가역성 검사(Reversivility of airway obstruction)

1) 정의

기도폐쇄가 가역성인 경우 진단학적으로는 폐기종의 진단을 제외시킬 수 있고 또한 일반적으로 예후가 양호한 것을 의미하며, 앞으로 치료방침을 결정하는데 많은 도움을 준다. 이 검사법을 B.D(bronchodilater) test이라고도 한다.

2) 검사방법

- 검사 전 기관지확장제 투여를 12~24시간 중단시킨 상태에서 폐활량을 측정한다.
- 베타2 선택적 교감신경흥분제 혹은 그 유사제제를 분무약으로 1분 간격으로 2번 흡입하고 15분 후에 폐활량을 측정한다.

3) 검사 결과

노력성 폐활량(FVC), 1초량(1초간노력성 호기량, FEV1) 및 최대 날숨중간 유량(노력성 날숨중간 유량, FEF25~75%) 중 두 지표가 15%이상 증가하면 유의한 가역성으로 해석한다. 기도폐쇄의 가역성은 보통 상기와 같은 기관지확장제 투여에 의해 급성으로 그 효과가 나타나나 간혹 장기간 치료에 의해서만 나타나는 수도 있고, 의사마다 기준으로 보는 %도 다르므로 가역성 검사 진단기준에 맞지 않는다고해서 임상적으로 반드시 가역성이 없다고 할 수는 없다.

4. 폐확산능 검사 (Diffusing capacity, Transfer factor)

1) 폐확산능 검사법의 정의

폐확산능의 측정은 가스가 허파꽈리(폐포)에서 허파모세혈관(폐모세혈관)으로 얼마나 용이하게 이동하는가를 측정하는 지표로서 원래 허파꽈리모세혈관막(폐포모세혈관막) 비후에 의한 가스이동장애를 진단하기 위하여 고안되었다. 산소의 경우 관에 거의 존재하지 않은 일산화탄소(CO) 가스로 대치하여 측정하고 있다.

폐확산능은 폐기능검사 중 생존시에 허파꽈리－허파모세혈관(폐포－폐모세혈관) 사이의 gas exchange에 대한 직접적인 정보를 제공할 수 있는 유일한 검사로 특히 간질성 폐질환에서는 단순 흉부X－선 사진이나 다른 폐기능 검사로는 감지할 수 없는 초기 병변에서도 변화를 보일 수 있다.

DLCO=1분간 허파(폐) 모세혈관을 통과하는 CO량 / 평균 허파꽈리공기(폐포공기) CO분압

단위 : ml/min/mmHg

2) 폐확산능 검사 종류

① Single breath－holding method ② Steady state method
③ Rebreathing method ④ Three－gas interation method
⑤ Intra－breath method (Exhaled method)

3) 검사 방법

① Single breath － holding method : 가장 많이 사용되는 방법으로서 환자를 RV에서부터 TLC까지 test gas(CO: 0.3%, He: 10~20%, O_2: 21%(ATS), 17%(ERS), N_2:나머지)를 빨리 흡입시킨 후 약 10초간 숨을 정지시키는 동안 흡수된 CO의 양을 측정하는 방법이다.

※ 장점

– 가장 많이 사용되는 방법으로 표준화가 잘 되어 있고 정상인 및 질병에서의 data가 많다.
– 방법이 간단하다.
– 비교적 CO의 backpressure에 의한 영향이 작다.

※ 단점

–고가의 장비가 필요하다.
– 기술적으로 들숨량(흡기량)이 1.3L 이상이어야 하고, 10초간 breath–holding을 할

수 있어야 한다.

– 운동시에는 측정할 수 없다.

② Steady state method : 0.1~0.2%의 CO를 one-way valve를 통해 steady state가 될 때까지 수 분간 흡입한 후 마지막 2분간의 날숨을 모아서 CO와 CO_2, O_2의 농도를 측정하고 동맥혈 가스분석을 시행한다.

※ 장점

– 경한 운동시에도 reproducible data가 나온다.

– tidal respiration시 측정하므로 환자의 협조가 별로 필요없고 운동시나 수면시에도 측정할 수 있다.

※ 단점

–ABGA를 필요로 한다.

–작은 측정상 오차에 예민하다.

–Breathing pattern에 대해 민감하다.

③ Rebreathing method : RV(또는 FRC)까지 내쉰 후 알고 있는 용량의 test gas를 분당 30회씩 30~45초간 호흡하면서 gas농도를 지속적으로 측정한다.

※ 장점

– VC가 1.3L이하인 경우도 측정 가능하다.

– 운동시나 ICU환자에서도 측정할 수 있다.

※ 단점

– 일정 속도로 rebreath을 해야하므로 환자의 cooperation이 필요

– 매우 비싼 장비를 필요로 함.

④ Three-gas interation method : single breath-hold법에서 breath-hold 시에만 CO의 확산이 일어나는 것이 아니라 들숨이나 날숨 중에서도 일어나므로 들숨, breath-hold, 날숨시에 각각의 공식을 적용한다.

–보다 정확하고, reproducible, ventilation distribution에 영향을 받지 않음.

⑤ Intra-breath method (Exhaled method) : VC 측정을 두 번하고 RV까지 내쉰 후에 test gas (0.3% CO, 15% He, 21% O_2)를 빨리 TLC까지 흡입하고 3초간 숨을 참은 후, 0.5L/

sec 속도로 내쉬면서 rapid CO analyzer로 CO농도를 측정한다.
– 운동시에도 측정 가능하다.

4) 검사 결과

• 정상 DLCO는 예측 DLCO에서 구하며 정상치는 10~30 ml/min/mmHg 이다.
• 예측 DLCO=(24.85−0.225×연령)×체표면적(m^2)
• 폐용적이 증가 또는 감소할 경우 :
• 허파꽈리(폐포) 공기량(VA)을 제외하기 위해 DLCO/VA를 사용
• DL/VA= 남자: 6.50−0.031×연령, 여자: 6.50−0.023×연령

5) 주의사항

– 검사는 공복시나 또는 가벼운 식사 후 적어도 2시간 이상 지난 후에 하여야 한다.
– 검사 전에 심한 운동은 금하고 적어도 5분 이상 앉아 있은 후에 하고 검사 중 계속 앉은 자세를 유지하도록 한다.
– 흡입은 RV에서부터 가장 크게 측정되었던 VC의 90% 이상을 2.5초 이내에 흡입하도록 한다.
– Breath−holding법은 10초간 숨을 참는데 Valsalva나 Mullermaneuver가 되지 않도록 relax하는 것이 중요하다.
– 날숨은 smooth하게 하여야 한다.
– 산소를 흡입하던 환자들은 적어도 5분간 산소를 중지한 후에 검사한다.
– 검사를 반복 실시하는 경우에는 전번 검사의 test gas를 충분히 제거하기 위해 적어도 4분간의 간격을 둔다.
– 검사 전 24시간 동안은 금연해야 한다.

5. 폐용적 검사(Lung volume test)

1) 폐용적 검사의 정의

폐용적 각 구분의 상호관계는 폐활량 측정법으로 측정 가능하나 잔기량의 절대치는 폐용적 측정법에 의해서만 가능하다. 잔기량은 완전히 날숨시 허파(폐)에 남아 있는 공기의 양이다.

기능적 잔기용량을 측정하고 여기에서 폐활량 측정법에 의해서 얻은 날숨예비량(예비호기량)을 빼면 잔기량이 되고, 이에 들숨용량(최대흡기량)을 더하면 총폐용량이 된다. 어느 환자

에서 폐활량측정법상 폐활량이 감소하였을 때 이의 원인은 구속성(제한성) 폐질환의 총폐용량 감소에 의한 경우이거나 폐쇄성 폐질환의 잔기량 증가에 의한 경우이며 이의 감별 진단이 어려울 때 폐용적 측정이 필요하다.

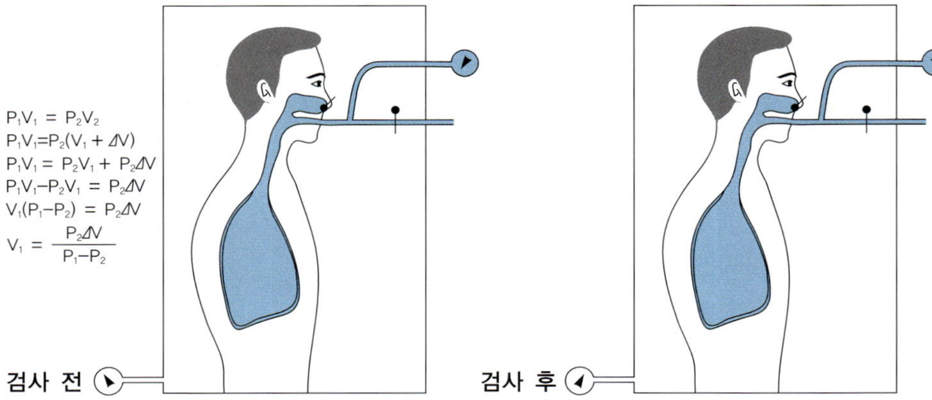

P_1 : 검사전 안정시 측정한 구강압
V_1 : 구하려는 폐용적
P_2 : mouthpiece를 막고 들숨시 측정한 구강압
V_2 : mouthpiecef를 막고 들숨시의 폐용적
$\Delta V = V_2 - V_1$, 체적기록기 안의 압력변화에서 환산한 용적 변화

2) 폐용적 검사의 종류

(1) 가스 희석법 (gas dilution methods)

① 폐쇄회로 헬륨희석법(closed-circuit helium dilution)
② 개방회로 질소세척법(open-circuit nitrogen washout)

(2) 체적기록법(체용적변동기록법, body plethysmography)

3) 검사 방법

(1) 가스 희석법 (gas dilution methods) :

인체에 무해하며 신체에서 생산되거나 이용되지 않는 가스를 사용한다.

① 폐쇄회로 헬륨희석법 (closed-circuit helium dilution) : 헬륨희석법은 정해진 용적과 농도의 헬륨을 포함하고 있는 회로에 연결하여 헬륨이 피검자의 허파내 공기와 완전히 평형을 이룬 후 헬륨농도를 측정하면 허파내 용적을 계산할 수 있다. 이는 폐용적 만큼 헬륨이 희석되기 때문이다.

② 개방회로 질소 세척법 (open-circuit nitrogen washout) : 공기 중에 약 79% 함유되어 있고 따라서 비슷한 농도로 허파속에 존재하는 질소를 세척해 내기 위하여 100% 산소를 흡입시키고, 질소가 거의 세척되어 나올 때까지 약 7분간 완전 폐쇄회로를 통해 내쉰 가스를 모아서 내쉰 가스 용적과 질소 농도를 측정하여 세척되어 나온 가스 용적과 질소농도를 곱하면 허파내에 들어있던 질소의 양이 되고, 이는 원래 허파내에 들어있던 질소농도(79%)와 폐용적의 곱과 같다.

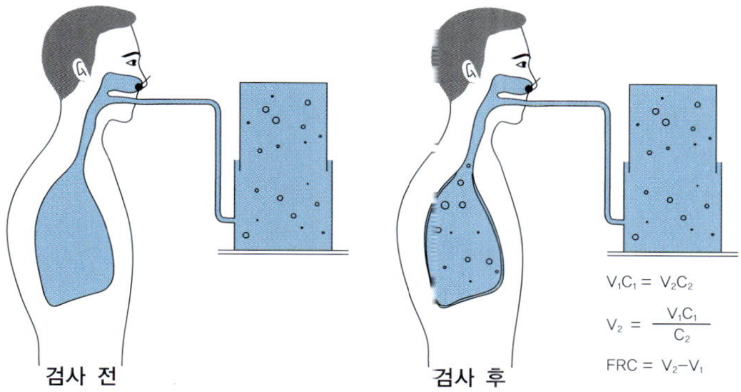

헬륨희석법에 의한 폐용적 측정

A: C_1 = 검사전 일정농도의 헬륨, V_1= 검사전 일정용적의 용기내 가스

B: C2 = 검사후 평형을 이룬 허파 및 용기에서 측정된 헬륨농도,

V_2= 구하려는 허파 및 용기의 용적

(2) 체적기록법(체용적변동기록법, body plethysmography)

피검자로 하여금 밀폐된 큰 상자 안에 앉힌 후 mouthpiece를 통하여 상자 밖으로 호흡을 시키다가 날숨 혹은 들숨시 mouthpiece를 막으면서 구강의 압력과 상자 안의 압력을 재고, 그 상자의 용적변화에 따른 압력 변화의 상관관계를 미리 알고 있으면 폐용적을 계산할 수 있다.

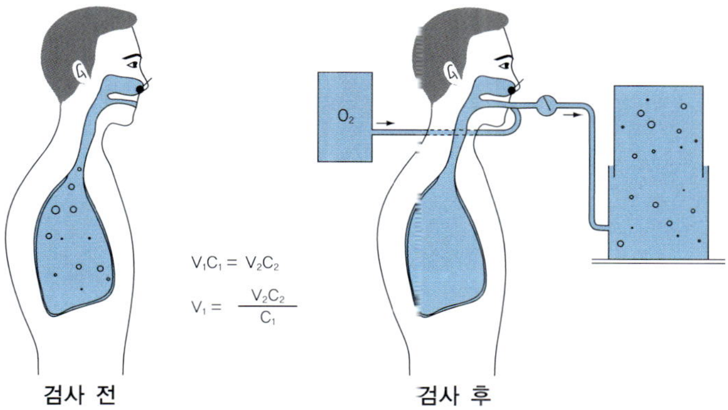

질소세척법에 의한 폐용적 측정

A: V_1 = 구하려는 검사전 폐용적, C_1 = 허파내 질소 농도(79%)

B: V_2 = 검사후 측정한 내쉰 가스용적, C_2 = 검사후 측정한 용기내 질소농도

4) 검사 결과

- 정상 TLC : 예측치의 80~120%
  FRC : 예측치의 65~135%
  RV : 예측치의 65~135%

6. 기도저항 검사 (Airway resistance test)

1) 기도저항 검사의 정의

기도의 저항은 기도의 굵기에 반비례하며 폐기량이 큰 만큼 기도저항이 작아지며, 기도저항의 수치는 말초부위보다 상부 기관지의 병변에 의해 크게 좌우된다.

기도 저항은 기도 입구부와 허파꽈리(폐포)간의 기도의 점성저항이고 기도 입구부의 압력과 허파꽈리(폐포) 내의 압력의 차이를 기류속도의 비율로 나타낸 것이다. 따라서 폐쇄성 폐질환의 진단과 장애정도의 판단에는 노력성 날숨유량의 측정으로도 가능하지만 더욱더 정확한 검사를 위해서 좋은 정보를 제공해 주는 기도저항검사를 실시한다.

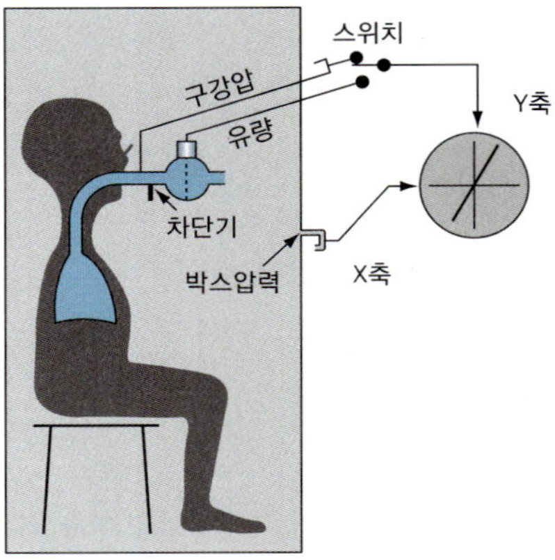

체적기록법을 이용한 기도저항 측정

2) 검사 방법

이 방법은 피검자를 밀폐된 체적기록기 안에 앉힌 후 호흡은 상자 밖으로 내쉬지 않고 상자 안에서 빠르고 얕은 숨을 쉬게 하며, 입안(구강)에서 공기 유량변화와 이에 따른 상자안의 압력 변화를 측정하고, 다음에 mouthpiece를 막고 호흡을 시켜 상자 안의 압력과 구강압의 압력변화를 측정하여, 두가지 상관관계에서 유도한 공기유량 변화에 따른 구강압 즉 허파꽈리(폐포)압의 변화에서 기도저항을 계산할 수 있다.

3) 검사 결과

만성폐쇄성 폐질환이 상당히 진행되어야만 총기도 저항을 증가시키며 따라서 기도저항의 측정은 만성폐쇄성 폐질환의 초기진단에는 예민하지 못하고 심한 만성기관지염이나 천식의 진단과 치료에 따른다.

※ 기도저항 증가의 임상적 분류

- 1단계: 미약한 저항. 2.8~4.5cm H_2O/L/sec, 정상환기 유지
- 2단계: 중등도 저항. 4.5~8.0cm H_2O/L/sec, 허파꽈리(폐포) 환기를 유지하기 위해 상당한 정도의 호흡일이 필요하며 생리학적으로 두 가지 반응이 생긴다. 즉, 호흡일을 증가시켜 정상적인 동맥혈가스 소견을 유지하되 호흡곤란이 심하거나(pink puffer) 과탄산혈증으로 적응하여 호흡일과 호흡곤란의 정도가 적은 형태(blue puffer)이다.
- 3단계: 중증의 기도저항. >8.0cm H_2O/L/sec, 정상 허파꽈리(폐포)환기를 유지할 수 없게 되고, 혈중 이산화탄소 분압은 상승, 산소분압은 감소한다. 과탄산혈증 정도는 기도저항의 정도에 대한 지표가 된다.
- 4단계: 기도폐쇄로 생명 유지가 불가능한 상태. 기도저항이 증가된 환자는 흔히 당황하고 호흡에 몸부림치게 되어 산소 소모량 증가, 분당환기량 증가, 호흡일 증가, 다시 산소 소모량 더욱 증가 등으로 악순환에 빠진다.

4) 주의 사항

- 기도저항 측정에 있어 기량, 구강압 및 기록기내 압력의 linear relationship을 얻는 것에 의존되어 slow emptying alveoli가 존재하는 기류장애 환자에서는 측정치의 신빙성이 떨어진다.
- 두 압력게이지의 반응속도가 동일해야 한다.
- 박스는 완벽하게 leakproof되어야 한다.
- 박스내 온도, 습도가 표준화되어야 한다.
- 근위부 기도의 구경변동에 매우 예민하다.

7. 폐탄성 검사(Lung compliance test)

1) 폐탄성 검사의 정의

폐탄성이란 폐의 신전성(탄력성)을 나타내는 지표로서 경폐압력의 변화에 따른 폐용적의 변화를 지칭하는 것이다.

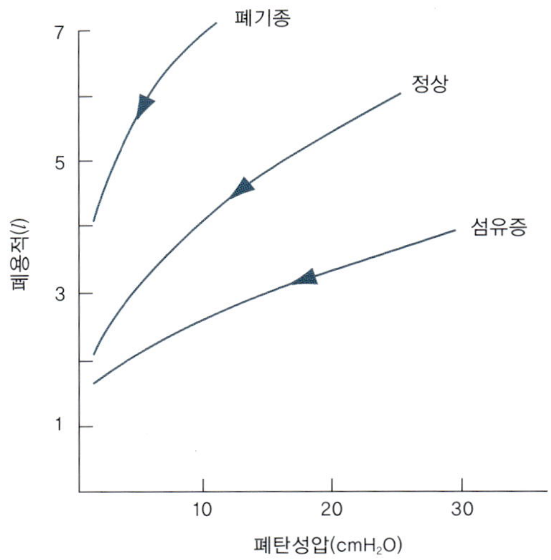

정상인, 폐기종 및 폐섬유조직 증식 환자의 경폐압력–용적곡선

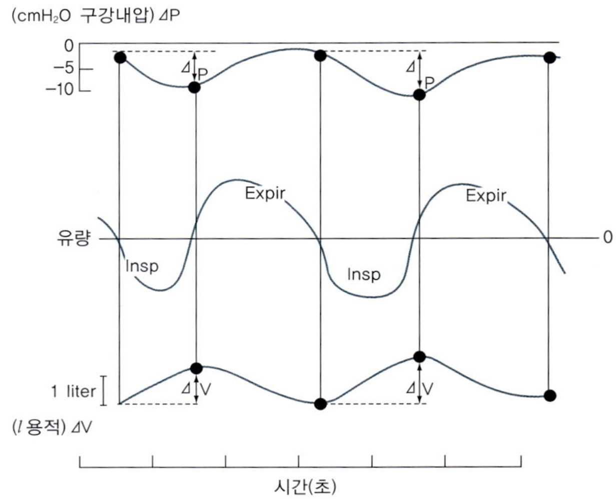

동적 폐탄성 측정을 위한 평상호흡시 경폐압력–용적곡선
동적 폐탄성 = △V/△P

2) 폐탄성 검사 종류

(1) 정폐탄성: 공기의 흐름이 정지된 상태에서의 허파(폐)의 탄성도. 정적 폐탄성은 허파(폐)의 크기에 따른 차이를 줄이기 위해 폐탄성/FRC로 나눈 것이다.

(2) 동적 폐탄성: 환자에게 얕은 숨을 쉬게 하면서 측정한 허파(폐)의 탄성도, 동적 폐탄성은 호흡이 들숨 또는 날숨시 공기의 흐름이 정지될 때의 폐용적차/경폐압차로 나눈다.

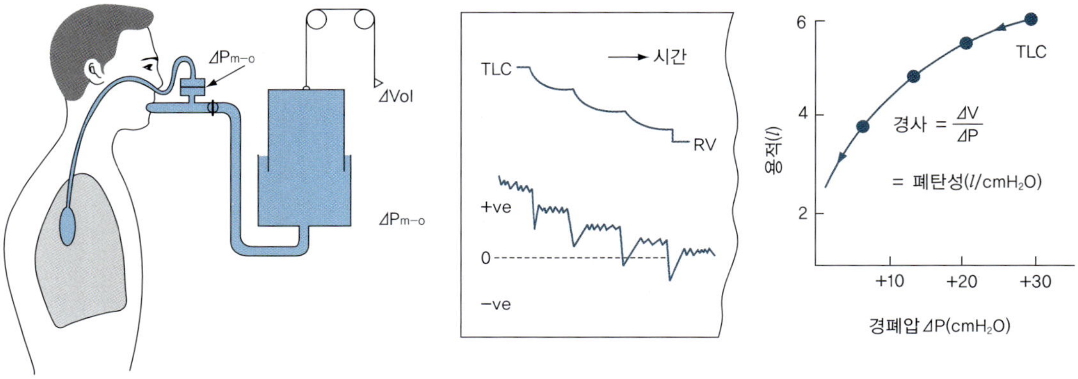

날숨시 정적 경폐압력–용적 곡선 및 폐탄성 계산

3) 검사방법

피검자의 식도내에 작은 고무풍선 balloon을 삽입하고 총폐용량까지 흡입시킨 후 숨을 서서히 내쉬면서 중간 중간 mouthpiece를 막아 공기의 흐름을 차단시킨 후 그때마다 식도압과 구강압의 차이, 즉 경폐압을 측정하고 동시에 그떠의 폐용적을 측정하여 경폐압 변화에 따른 폐용적 변화 곡선을 그린다.

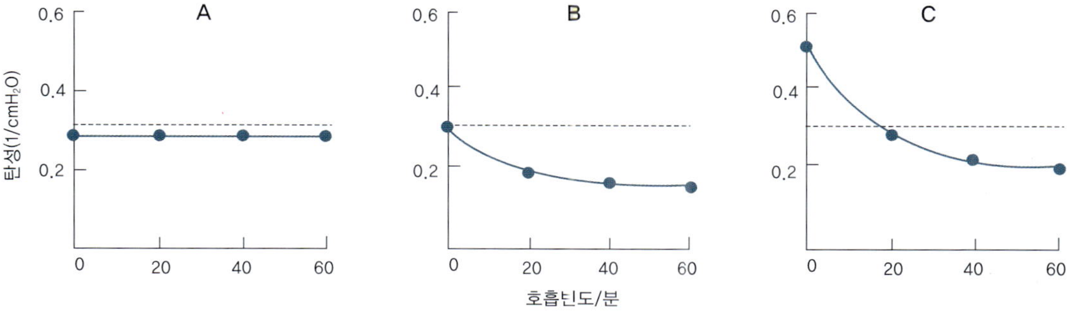

정적 폐탄성(점선)과 동적 폐탄성(실선)의 호흡횟수 증가에 따른 변화
A : 정상인, B : 만성 기관지염, C : 폐기종

4) 검사 결과

(1) 정폐탄성—나이가 들면 조금씩 증가하고 특징적으로 폐기종에서 증가, 미만성 폐섬유증에서 감소한다.

(2) 동적 폐탄성—말초 소기도에 저항이 증가되는 초기의 폐쇄성 폐질환에서 감소한다. 말초 소기도 질환의 진단에 가장 정확한 검사법이다.

8. 폐쇄용적 검사(Closing volume test)

1) 폐쇄용적 검사의 정의

날숨시 양압의 흉막강압으로 폐용적을 감소시킬 때 하부흉막강압이 상부보다 상대적으로 높기 때문에 허파(폐)하부의 기도가 폐쇄되기 쉬운 경향이 있고 실제로 기능적 잔기용량 이하로 날숨시 어느 순간 하부허파(폐)의 기도폐쇄가 일어나며, 이때의 폐용적을 폐쇄용적(closing volume)이라고 부른다.

2) 검사의 종류

(1) 단호흡질소세척 검사

(2) 다호흡질소세척 검사

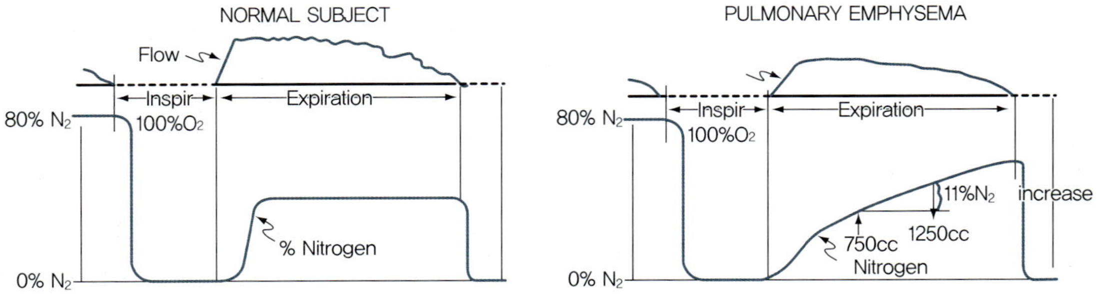

불균등 환기상태에서의 질소농도

3) 검사 방법

(1) 단호흡 질소세척검사

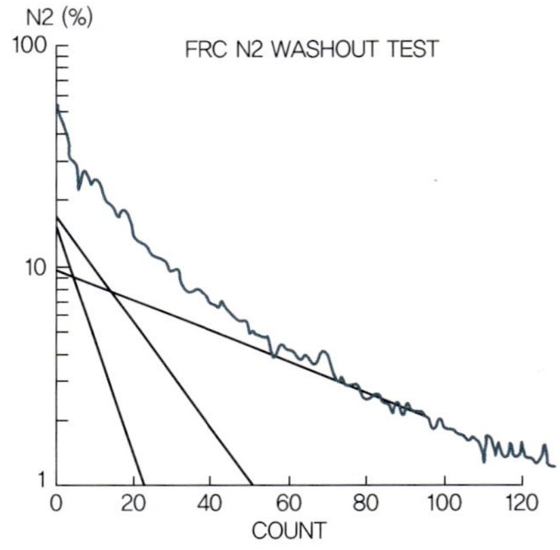

다호흡 질소 세척법

단회호흡 질소세척법으로 측정하며 방법은 100% 산소를 1회 총폐용량까지 흡입 후, 서서히 날숨를 시키면서 입안(구강)에서 질소농도를 측정하여 질소농도 곡선을 그리는데 마지막에 곡선이 급경사를 시작하는 부위에서 잔기량까지의 폐용적이 폐쇄용적이다. 폐쇄용적은 폐활량에 대한 백분율로 표시하며, 폐쇄용적을 잔기량과 합하여 총폐용량에 대한 백분율로 표시한 것이 폐쇄용량(closing capacity)이다.

- Phase 1 : 사강의 공기로서 N_2 농도는 zero 상태
- Phase 2 : 사강내 공기와 혼합되면서 질소 농도가 급격하게 증가
- Phase 3 : 거의 일정수준의 질소 농도가 균일하게 배출(곡선은 plateau를 형성)
- Phase 4 : 폐저부의 말초 소기도의 폐쇄에 의해서 폐상부의 고농도 질소가 배출되기 시작하면서 질소 농도가 증가(closing volume)

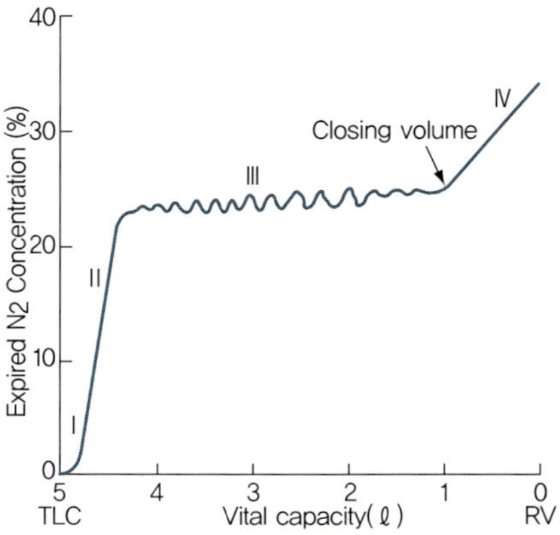

폐쇄용적의 측정

Phase 3의 sloope가 허파(폐)의 환기분포의 균형 여부에 주요한 지표가 된다. 즉, N_2가 증가할수록 환기분포의 불균형이 심하다는 것을 알 수 있다. Phase 4에서의 폐쇄용적(closing volume)은 말초 소기도 질환의 진단에 예민한 검사법이다.

(2) 다호흡 질소세척검사

기능적 잔기용량(FRC)을 추정하기 위하여 흔히 사용하는 검사법으로써 환기분포의 균형 여부를 판단하는데도 도움이 된다. 안정상태에서 순수한 100% O_2를 7분간 흡입시킨 후 날숨종말(호기종말) N_2 농도를 측정한다.

4) 검사 결과

(1) 단호흡 질소세척검사 : 건강한 젊은 성인의 경우 CV/VC가 10% 이하이며 나이가 들수록 조금씩 증가한다.

- Phase 3에서 750 ml에서의 N_2 농도차(△N2)는 1.5~2.5% 이하가 정상(폐내 가스 분포 이상시 제 Ⅲ상의 후반부가 완전하게 평탄하게 되지 않고 점차 증가함)이다.
- Phase 4에서의 폐쇄용적(CV)은 CV/VC토 표현되며 건강한 젊은 성인의 경우 정상치가 5~10%이지만 나이가 들수록 증가한다(70대에서는 25~30%).

(2) 다호흡 질소세척검사

O_2 흡입량이 일정하고 O_2가 허파(폐)내에 균등하게 분포하고 있다면 날숨종말(호기종말) N_2의 농도는 지수 함수적으로 감소한다.

- 정상: 0.5~2.5%

  이상: 폐기종의 경우 2.5% 이상 증가

II. 알레르기 검사

정의 및 원리

어떤 미생물에 한번 감염이 되거나 혹은 그 미생물로 만든 백신주사를 맞으면 우리 몸에 면역이 생겨서 다음 번에 그 미생물이 몸에 들어오더라도 병에 걸리지 않는다. 이와는 반대로 어떤 물질에 처음 노출될 때는 아무 반응도 없다가 다시 같은 물질이 몸에 들어오면 즉시 혈압저하나 기도 협착과 같은 격렬한 증상이 나타나는 경우를 과민 반응이라고 한다. 이와 같은 이상반응을 알레르기라고 한다.

알레르기 검사의 종류

① 알레르기 피부반응 검사(Allergy skin test)
② 기관지 유발 검사(Bronchial provocation test)
③ 한냉 알레르기 검사(Cold allergy test)
④ 운동 유발 검사(Exercise bronchial provocation test)
⑤ 약물 알레르기 검사(Drug allergy test)
⑥ 식품 알레르기 검사(Food allergy test)

1. 알레르기 피부반응 검사(Allergy skin test)

1) 알레르기 피부반응 검사의 원리

알레르기항원(알레르겐)에 감작된 사람은 알레르겐과 반응하는 특이 면역글로블린 E 항체를 만든다. 이 특이 항체는 우리 몸 전체에 퍼져있는 비만세포의 표면에 결합되어 있다. 피부시험시 피부를 통해서 알레르겐이 들어오면 이 알레르겐과 결합하여 비만세포로부터 히스타민 등 여러 가지 화학매체를 분비하는데 그 중 히스타민은 모세혈관을 확장시켜 피부에 팽진과 발적을 일으킨다. 이러한 반응은 검사 후 15~20분경 최고조 상태에 이른다.

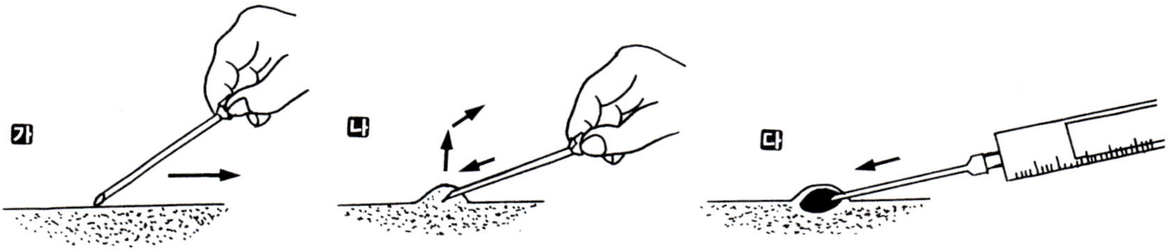

알레르기 피부검사의 종류

가) 검사할 항원액을 피부에 바른뒤 바늘로 살짝 긁는다(긁은자국검사, 소피검사; scratch test).

나) 바늘을 피부와 평행이 되도록 눕혀서 피부에 찌른뒤 바늘을 약간 들어올리듯이 하면서 빼낸다(단자시험; prick test).

다) 주사기에 항원액을 넣어 직접 피내에 주사한다(피내검사; intradermal test)

2) 검사 방법

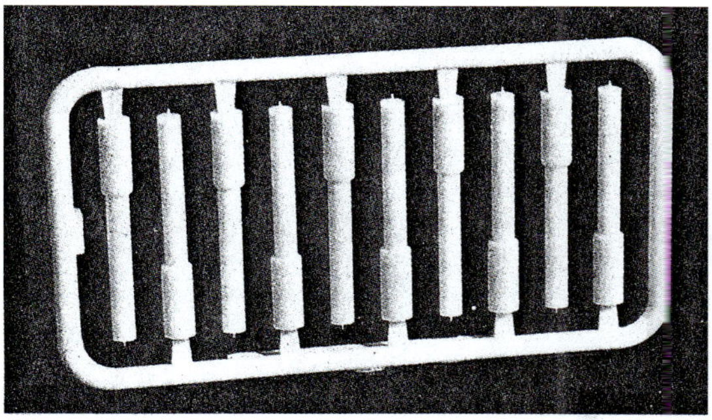

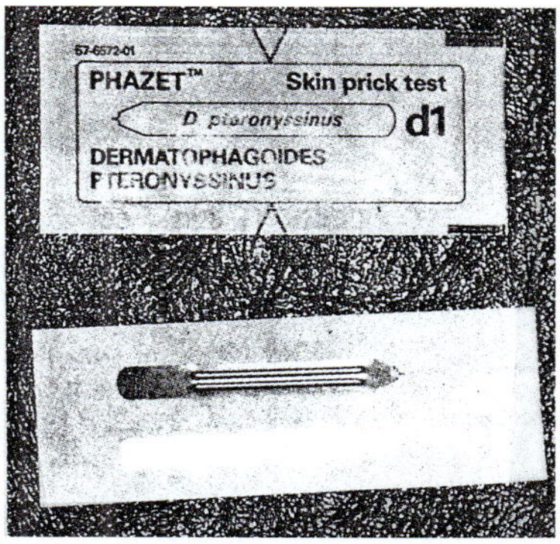

단자시험 전용 소자침. 한 개씩 잘라서 쓰고는 버리게 되어 있다.

- 검사할 부위 (팔 또는 등)를 알콜솜으로 깨끗이 닦은 후 건조시킨다.
- 검사시약(항원)을 2.5 cm정도의 간격으로 한 방울씩 검사부위에 떨어뜨린다.
- 각 항원이 혼동되지 않도록 번호를 기입한다.
- Lancet을 사용해 피부 표면을 가볍게 들어올렸다 놓는다.
- 가려워도 긁지 않도록 주의를 주고 15분 후에 판독한다.
- 검사 후 상처에 남은 항원액은 다시 알콜솜으로 살짝 닦아낸다.
- 판독은 Histamine을 100%(3+)로 보고 50%(2+) 이상만 기록하고 positive로 판정한다.

3) 검사 결과

- 양성반응
  2+이상의 양성반응을 의미 있는 반응으로 간주하며 알레르겐에 감작되어 있는 상태로 생각한다. (알레르기 질환이 없는 사람에서도 양성반응을 볼수 있으므로 주의)
- 위양성 반응 : 검사시약에 피부를 자극하는 여러종류의 불순물이 포함되어 있거나 주위의 강한 반응에 영향을 받아 나타날 수 있고, 피부 묘기증 환자에서도 관찰된다.
- 위음성 반응 : 부정확한 검사법, 검사시약의 역가가 떨어진 경우, 피부반응을 억제시키는 약물을 복용한 경우 또는 피부 반응도가 감소되는 신생아나 고령자에서 볼 수 있다. 3세 이하의 소아에서는 알레르겐에 대한 감작기회가 상대적으로 적고 피부 자체의 반응도가 감소되어 있음을 고려해야 한다.

4) 주의 사항

- 검사 전 최소 1주일 전에 항히스타민제의 복용을 금한다.

Work sheet

알레르기센터 결과보고서(체내)

등록번호:	진 료 과:	의뢰일자:
환자성명:	진료병동:	보고일자:
생년월일: M·F	의뢰의사:	검 사 자:

단자시험 (성장기 흡입)

임상소견; BA, AR, AD, Urticaria, Food allergy

검사종목	검사결과 (단위:mm)	양성도
Histamine(양성대조)		
Control (음성대조)		
1.Dust mite(Dp)(유럽형집먼지진드기)		
2.Dust mite(Df)(아메리카형집머지진드기)		
3.Cockroach(바퀴벌레)		
* 4.Grass mixture(잔디혼합)		
5.Bermuda(잔디)		
6.Thimothy grass(큰조아제비)		
7.Meadow Grass(목초)		
* 8.Tree mixture(나무혼합)		
9.Alder(오리나무)		
10.Birch(자작나무)		
11.Oak(참나무)		
12.Elder(양딱총나무)		
13.Japanese cedar(삼나무)		
* 14.Weed mix(잡초혼합)		
15.Mugwort(쑥)		
16.Sage brush		
17.Ragweed(두드러기쑥)		
18.Giant Ragweed(단풍잎돼지풀)		
19.Short ragweed		
* 20.Flower mixture		
21.Alternaria Alternata		
22.Cladosporidium		
23.Aspergillosis fumigatus		
24.Penicillium		
* 25.Mixed Feather(깃털혼합)		
26.Cat epith.(고양이)		
27.Dog hair(개)		
28.Whole egg(계란)		
29.Cow's milk(우유)		
30.Buckwheat flour(메밀)		
31.Soy bean(메주콩)		
32.Peanut(땅콩)		

별첨참조

*4. Grass mixture (cocksfoot, Meadow, Timothy, Bent, Brome, Dogstall, Oak-grass, Vernal Rye-grass, Yorkshire Fog)
*8. Tree mixture (Alder,Ash,Beech,Elm,Hazel,Oak,Plane, Popular,Willow)
*14. Weed Mixture (Mugwort, Nettle, Plantain, Orache, Heather, Fat Hen)
*16. Sage brush (artemisia tridentata)
*20. Flower mixture (국화,다알리아,데이지,golden rod,Aster)
*25. Mixed Feather (Duck, Chicken)

Comment :

판독의사:

Work sheet

등록번호 :
성　　명 :　　　　　　남 · 여
주민번호 :

흡입 항원 피부시험 결과

의뢰의사 : ____________　　검사자 : ____________　　진단명 : ____________

검사일자					
Histamine					
Control					
A. Dust & Insect					
1. Dust mite (Dp) P1					
2. Dust mite (Df) P2					
3. Yeast					
4. Straw dust					
5. Mixed threshings dust					
6. Hay dust					
7. Cockroach (바퀴벌레) P3					
B. Pollen					
1) Flower Pollens					
8. Aster (과꽃)					
9. Chrysanthemum (국화)					
10. Golden rod (미역취)					
2) Grass Pollens					
11. Grass mixture (B2) P4					
12. Cocksfoot (새발풀)					
13. Rye (호밀)					
14. Timothy (큰조아재비)					
15. Bent (겨이삭속)					
16. Bermuda (잔디)					
17. Meadow grass (목초)					
3) Shrub & Tree Pollens					
18. Tree mixture (B3) P5					
19. Alder (오리나무) P6					
20. Ash (서양물푸레나무)					
21. Beech (너도밤나무)					
22. Birch (자작나무) P7					
23. Elder (양딱총나무) P8					
24. Elm (느릅나무)					
25. Hazel (개암나무)					
26. Lilac (라일락)					
27. Oak (참나무) P9					
28. Plane					

흡입 항원 피부시혼 결과

Work sheet

흡입 항원 피부시험 결과

검사일자						
29. Poplar						
30. Willow(버드나무)						
31. red Japanese						
32. black Japanese						
33. Japanese cedar P10						
4) Weed Pollens						
34. Mugwort(쑥) P11						
35. Ragweed(두드러기쑥) P12						
36. Dandelion(민들레)						
37. Short ragweed P13						
38. Hops japanese						
C. Fungus						
39. Alternaria alternata P14						
40. A. fumigatus P15						
41. A. niger						
42. Cladosporum						
43. Penicillium						
44. Rhizopus						
D. Fabrics						
45. Cotton flock						
46. White Wool						
47. Silk						
E. Epithelials						
48. Mixed feathers P16						
49. Chicken(닭)						
50. Goose(거위)						
51. Cat(고양이) P17						
52. Dog(개) P18						
53. Sheep wool(양)						
54. Pigeon(비둘기)						
55. Rabbit(토끼)						
56. Camel(낙타)						
57. Cow(암소)						
58. Goat(염소)						
59. Guinea pig						
60. Hamster						
61. Horse(말)						
62. Mouse(생쥐)						
63. Rat(쥐)						

Result :

흡입 항원 피부시험 결과

Work sheet

등록번호 :
성　　명 :　　　　　　　남 · 여
주민번호 :

음식물 항원 피부시험 결과

의뢰의사 : ____________　　검사자 : ____________　　진단명 : ____________

검사일자						
Histamine						
Control						
A. Cereals						
1. Rice (쌀)						
2. Barley (보리)						
3. Wheat flour (밀) P19						
4. Buckwheat flour (메밀) P20						
5. Bread (빵)						
6. Corn flour (옥수수)						
7. Glutinous rice (찹쌀)						
B. Eggs & Milk						
8. Cow's Milk P21						
9. Cheese						
10. Whole egg P22						
C. Meats						
11. Beef						
12. Pork						
13. Chicken						
D. Fish						
14. Bonito (가다랭이)						
15. Cod (대구)						
16. Sea Eel (바다뱀장어)						
17. Flounder (가자미류)						
18. Jack mackerel						
19. Mackerel (고등어)						
20. Salmon (raw. 연어)						
21. Salmon (salted)						
22. Yellow tail						
23. Tuna (참치)						
E. Shellfish						
24. Abalone (전복)						
25. Clam (대합)						
26. Crab (게)						
27. Octopus (낙지)						
28. Shrimp (새우)						

음식물 항원 피부시험 결과

Work sheet

흡입 항원 피부시험 결과

검사일자						
29. Poplar						
30. Willow (버드나무)						
31. red Japanese						
32. black Japanese						
33. Japanese cedar P10						
4) Weed Pollens						
34. Mugwort (쑥) P11						
35. Ragweed (두드러기쑥) P12						
36. Dandelion (민들레)						
37. Short ragweed P13						
38. Hops japanese						
C. Fungus						
39. Alternaria alternata P14						
40. A. fumigatus P15						
41. A. niger						
42. Cladosporum						
43. Penicillium						
44. Rhizopus						
D. Fabrics						
45. Cotton flock						
46. White Wool						
47. Silk						
E. Epithelials						
48. Mixed feathers P16						
49. Chicken (닭)						
50. Goose (거위)						
51. Cat (고양이) P17						
52. Dog (개) P18						
53. Sheep wool (양)						
54. Pigeon (비둘기)						
55. Rabbit (토끼)						
56. Camel (낙타)						
57. Cow (암소)						
58. Goat (염소)						
59. Guinea pig						
60. Hamster						
61. Horse (말)						
62. Mouse (생쥐)						
63. Rat (쥐)						

Result :

2. 기관지 유발 검사 (Bronchial provocation test)

1) 기관지 유발 검사의 정의

기관지 유발검사란 증상이 없거나 애매한 환자들에게 기관지가 얼마나 자극에 대하여 민감한지를 객관적으로 조사하여 기관지 과민성의 유무에 따라 기관지 천식의 유무를 진단하는 방법이다. 환자의 증상만으로는 기관지 천식의 유무를 정확하지 알 수 없기 때문이다.

2) 검사 방법

- 검사직전에 FEV_1을 측정하여 기준으로 삼는다.
- 생리식염수를 흡입시킨다.
- 희석된 시약을 낮은 농도부터 흡입하고 정해진 시간 후에 FEV_1을 측정하여 검사전보다 FEV_1이 20% 이상 감소하면 검사를 중단하고 기관지 확장제 투여후 15분 후에 FEV_1이 회복되는 것을 확인한다.
- FEV_1이 20%이상 감소하지 않으면 다음 단계의 시약을 흡입한다.

3) 검사 결과

- Methacholine 기관지 유발 검사
  Positive : $PC_{20} \leq 25$ mg/ml
  Borderline : $25 < PC_{20} < 50$
  Negative : $PC_{20} > 50$ mg/ml
- Allergen 기관지 유발 검사
  Positive : FEV_1이 15% 감소한 경우
  Dual response : 1~4시간에 FEV_1이 15% 감소하고 4시간 이후에도 지속
  Isolated early response : 1~4시간에 FEV_1이 15% 감소
  Isolated late response : 4시간 이후에 FEV_1이 15% 감소
  Negative : FEV_1이 15% 이상 감소하지 않음

4) 주의 사항

- 검사전 8~12시간 동안 기관제 확장제의 흡입을 금한다.
- 최소한 검사 2시간 전에는 흡연을 금한다.

Work sheet

알레르기센터 결과보고서(체내)

등록번호: 환자성명: 주민번호: M · F

진 료 과: 진료병동: 의뢰의사:

의뢰일자: 보고일자: 검 사 자:

기관지 유발시험 (비특이적, 성장기)

임상소견 :

Wt(kg) / HT(cm) ______ / ______

I. USUAL METHACHOLINE PROVOCATION 80% of FEV1 :

TIME	90 sec			180 sec		
DOSAGE (mg/ml) \ PET	FVC	FEV1	FEF 25～75%	FVC	FEV1	FEF 25～75%
BASE LINE						
SALINE						
METHACHOLINE 0.025						
0.25						
2.50						
5.00						
10.00						
25.00						

II. POST VENTOLINE INHALATION

TIME (min) \ PET	FVC	FEV1	FEF 25～75%
15분 후			
30분 후			

Result : Positive ______ Borderline BHR ______ PC_{20} ______ mg / ml

Negative ______

판독의사 :

알레르기센터 결과보고서(체내)

Work sheet

알레르기센터 결과보고서(체내)

등록번호:	환자성명:	주민번호:	M · F
진 료 과:	진료병동:	의뢰의사:	
의뢰일자:	보고일자:	검 사 자:	

기관지 유발시험 (비특이적, 성인)

임상소견 :

I. USUAL METHACHOLINE PROVOCATION

80% of FEV1 :

TIME	90 sec			180 sec		
DOSAGE (mg/ml) \ PET	FVC	FEV1	FEF 25~75%	FVC	FEV1	FEF 25~75%
SALINE						
METHACHOLINE 0.025						
0.25						
2.50						
10.00						
25.00						
50.00						

II. POST VENTOLINE INHALATION

TIME (min) \ PET	FVC	FEV1	FEF 25~75%
15분 후			
30분 후			

Result : Positive ______ Borderline BHR ______ PC_{20} ______ mg / ml

Negative ______

판독의사 :

3. 한냉 알레르기 검사(Cold allergy test)

1) 한냉 알레르기의 정의

찬 공기 또는 찬 물과 같은 원인에 의해 자극된 피부가 과민반응을 일으켜 두드러기가 나타나는 질환으로 후천성인 것과 가족성인 것이 있다.

주로 성인에서 발병되며 한냉에 자극된 후 수 분 뒤에 국소적 또는 전신적으로 두드러기가 나타나는데 냉각되었던 피부가 다시 더워질 때 나타난다. 극단적으로 예민한 환자는 찬 물에서 수영을 할 경우 전신성 두드러기, 저혈압 및 천식증상이 나타나 사망할 수도 있다.

이 질환은 발병후 2~5년에 걸쳐서 호전되나 일생동안 가끔 증상이 재발될 수도 있다. 또한 다른 질환에 의한 이차적 증상으로 한냉 두드러기가 나타날 수도 있다.

2) 검사 종류

(1) Ice cube test
(2) Running water test

3) 검사 방법

(1) Ice cube test : 볼펜으로 얼음의 위치를 표시한 후 얼음과 같은 크기로 자른 거즈위에 얼음을 5분동안 올려놓는다. 시간이 되면 얼음을 제거하고 결과를 본다.
(2) Running water test : 흐르는 찬물에 손을 대고 5분간 있는다. 10분 후에 결과를 본다.

4) 검사 결과

(1) Ice cube test

Positive—얼음이 닿았던 부위가 팽진, 발적, 가려움을 동반함.
Negative—아무런 반응도 나타나지 않음.

(2) Running water test

Positive—물이 닿았던 부위가 발적, 두드러기, 가려움을 동반함.
Negative—아무런 반응도 나타나지 않음.

Work sheet

COLD INDUCED URTICARIA PROVOCATION TEST

등록번호;
성　　명;
검사일자;
검 사 자; MD. 최동철/ MT. 김현정

1. ICE CUBE TEST

   (1) 5분동안 ICE CONTACT

   (2) ICE REMOVE

   (3) 10분후 결과 ;

2. RUNNING WATER TEST

   (1) 5분동안 RUNNING COLD WATER CONTACT

   (2) WATER REMOVE

   (3) 10분후 결과 ;

---

4. 운동성 천식 유발 검사(Exercise bronchial provocation test)

1) 운동성 천식의 정의

심한 운동을 한 후 기관지가 수축되어 천식증상이 나타나는 현상을 운동유발성 천식이라고 한다.

2) 검사의 종류

① 달리기(free−running) 검사법
② 계단 오르내리기(up and down stairs) 검사법
③ Treadmill 검사법
④ 자전거 ergometer(cycloergometer) 검사법
⑤ Master's one step 검사법

3) 검사 방법

- 검사전 FEV1 기준치를 측정한다.
- 운동직후, 5분, 10분, 15분, 30분 후에 FEV_1, 혈압, 맥박, SPO_2를 각각 기록한다.
- FEV_1이 기준치의 15%이상 감소하면 기관지 확장제를 투여하고 15분 후에 회복을 확인한다.

4) 검사 결과

- Positive : FEV_1이 기준치의 15%이상 감소하였을 경우
- Negative : FEV_1이 기준치의 15%이상 감소하지 않을 경우

Work sheet

알레르기센터 검사/치료/교육의뢰서

등록번호: 환자성명: 주민번호:

진 료 과: 진료병동: 의뢰의사:

의뢰일자: 보고일자: 검 사 자:

코 드	항 목	횟수	코드	항목	횟수
BAV1	피부시험		BAV4	약물과민성검사	
BAV11	단자시험(성인흡입 I)		BAV41	페니실린과민성검사	
BAV12	단자시험(성인흡입 II)		BAV42	국소마취제 과민성검사	
BAV13	단자시험(성인흡입III)		BAV43	기타약제의 과민성검사	
BAV14	단자시험(성인식품 I)		BAV44	기타약제의 과민성검사(경구)	
BAV15	단자시험(성인식품 II)		BAV5	비강검사	
BAV16	단자시험(성인식품III)		BAV51	Acoustic rhinometry	
BAV17	단자시험(성장기흡입)		BAV52	비내시경 검사	
BAV18	단자시험(성장기식품)		BAV53	사진촬영	
BAV19	Histamine		BAV54	Biopsy	
BAV1A	Control		BAV55	비즙도말	
BAV1B	Intradermal test		BAV56	Nasal lavage	
BAV1C	첩포시험		BAV57	객담유도검사	
BAV1D	광선첩포시험		BAV6	호기내 NO농도 측정	
BAV1E	Transepidermal water loss		BAV61	NO in exhaled air	
BAV1F	Sebometer				
BAV2	이학적 알레르기 시험		BAV7	간편폐환기 기능검사	
BAV21	Ice cube test		BAV71	간편폐환기기능검사A	
BAV22	온열		BAV72	간편폐환기기능검사B	
BAV23	압박		BAV73	PostBronchodilator test f/v curve	
BAV24	물		BAV74	간편폐환기기능검사	
BAV3	유발검사			약물에 대한 탈감작 요법	
BAV31	기관지유발검사(비특이적)		BAV81	경구 탈감작 요법	
BAV32	기관지유발검사(특이적)		BAV82	정맥주사에 의한 탈감작 요법	
BAV34	비점막유발검사(비특이적)			항원에 대한 탈감작 요법	
BAV35	비점막검사(특이적)		BAV91	특이적 탈감작요법	
BAV36	안결막유발검사			알레르기 교육	
BAV37	음식물유발검사		XB100	알레르기 개인교육	
BAV38	운동유발검사(비급여)		BAVA1	알레르기 교육 교재	

5. 약물 알레르기 검사(Drug allergy test)

1) 약물 알레르기의 정의

약물에 대한 알레르기 반응은 약제에 의한 부작용 중의 하나다. 어떤 약물 이상 반응은 모든 사람에게 나타낼 수 있으나 약물 알레르기는 특정 약물에 과민한 사람에게만 나타나는 반응이다. 약물 알레르기는 약물에 의한 부작용의 5~10%를 차지한다.

2) 검사 방법

원인으로 생각되는 약물을 처음에는 소량씩 그리고 점점 용량을 증가시키면서 투여한 후 유발되는 증상을 관찰한다.

FEV_1, 혈압, 맥박, 피부상태 등을 정해진 시간에 맞춰 기록한다.

3) 검사 결과

- 제 1형 과민반응 : 즉시형 반응으로 아나필락시스, 두드러기, 혈관 신경성 부종 및 기도 수축 등이 나타나는데 보통 투약 후 30분 이내에 발생하며, 페니실린 쇽이 한 예다.
- 제 2형 과민 반응 : 약물 유발성 용혈성 빈혈, 혈소판 감소증 및 무과립 세포증, 또는 간질성 신장염 등이 이에 속한다.
- 제 3형 과민 반응 : 면역 복합체를 형성하여 보체를 활성화시켜 혈청병, 전신성 홍반성 낭창 같은 증상을 나타낸다.
- 제 4형 과민반응 : 지연형 과민반응으로 림프구를 자극하여 반응을 일으키는데 약물의 국소요법후 생기는 접촉 피부염 등이 대표적인 예이다.

6. 식품 알레르기 검사(Food allergy test)

1) 식품 알레르기의 원리

알레르기 체질이 있는 사람이 항원이 될 수 있는 어떤 음식물을 섭취했을 때 이 음식물에 대한 특이 항체가 형성되면 과민 상태가 되고 일정 기간이 지난 후 다시 똑같은 음식물을 섭취할 때 이미 생성된 특이 항체와 음식물 내의 항원이 반응하여 알레르기 증상을 일으킨다.

2) 검사 종류

(1) 식품 경구 유발 검사

① 개방 식품유발검사(Open food challenge test)
② 단일 맹검 식품유발검사 (Single-blind food challenge test)
③ 이중 맹검 식품유발검사 (Double-blind food challenge test)

(2) 설하유발 검사

3) 검사 방법

- 검사할 식품의 단계별 투하량을 정하고 정확하게 저울로 측정해 놓는다.
- 환자의 혈압, 맥박, 호흡수, 폐활량, 피부상태를 기록한다.
- 1단계 식품량(50 gm)을 투여하고, 5분, 15분, 2시간 후에 혈압, 맥박, 호흡수, 폐활량, 피부상태를 기록한다.
- 검사도중 두드러기, 구토, 설사, 복통, 천식, 비염, 두통의 증상이 있으면 의사에게 보이고 증상이 심하면 검사 중단한다.
- 변화가 없으면 2단계 식품량 (100 gm)을 투여하고, 5분, 15분, 2시간 후에 혈압, 맥박, 호흡수, 폐활량, 피부상태를 기록한다.
- 식품의 양을 점점 늘려가며 검사한다.

4) 검사 결과

- 식품 유발 검사때 투여 할 수 있는 최고량은 건조식품으로 8 g이고 수분이 함유된 식품은 100 g 정도 된다.
- 8 g을 투여하기 전에 증상이 유발되면 원인 식품으로 간주한다. 그러나 아무런 반응이 나타나지 않으면 그 식품은 원인 식품이 아닌 것으로 판정한다.

5) 주의 사항

- 항히스타민제는 적어도 1주일 이상 복용을 금한다.
- 한번 검사 때 한가지 식품만을 사용한다.
- 인공호흡기 등 만약의 경우를 대비한다.
- 만약 투여한 식품이 원인 식품이고 그 투여량이 충분했다면 속발성 알레르기인 경우 그 증상은 2시간 이내에 또는 그보다 훨씬 빨리 유발되므로 식품 투여 후 1시간 동안은 환자의 상태를 면밀히 관찰해야 한다.

Work sheet

Work sheet

Work sheet

Work sheet

Work sheet

이것을 안저카메라 앞의 green-yellow barrier filter(525~530 nm)를 삽입하여 안저에서의 청색의 반사광을 차단하고 초록색의 형광만을 통과하도록 함으로써 형광을 나타내는 부분과 그 외 부분의 contrast가 강조되어 나타나며, 이때 고감도의 흑백필름(Kodak TRI-X, ASA 400)에 연속 촬영하여 망막 및 맥락막의 혈관 상태를 파악한다.

정상적으로 망막색소상피, 망막혈관은 혈액망막 장벽(blood-retinal barrier)으로 형광누출이 없다. 그러나 맥락막 모세혈관은 내피세포에 단단한 접합(tight junction)이 없어서 형광물질이 자유로이 누출되나 망막색소상피의 장벽에 의해 망막으로 들어가지 못하므로 조영제에 의해 망막혈관을 선명하게 구별할 수가 있다.

-플루레신의 성질

플루레신은 분자량이 376.27dalton인 주황색의 탄화수소결정체($C_{20}H_{12}O_5Na$) 이다. 플루레신은 용액상태에서 가시광선 중 특히 465~490 nm 사이의 청색광선 에너지를 최대한도로 흡수하여 자극되고, 자극된 플루레신은 청색파장보다 더 긴 파장의 빛, 즉 485~600 nm사이의 빛을 발하며 이중 520~530 nm의 녹황색의 빛을 주로 방출한다. 이와 같이 흡수한 빛의 파장(청색파장) 보다 긴 파장의 빛(녹색파장)을 방출하는 현상을 형광(fluorescence)이라 하고 플루레신과 같이 형광을 일으키는 물질을 형광색소라고 한다.

주전정맥으로 주사한 플루레신의 80%는 혈청단백질, 특히 알부민과 결합하며 단백질과 결합된 플루레신은 결합되지 않은 플루레신에 비해 형광이 약 절반으로 감소한다. 나머지 20%는 혈액내에서 자유롭게 이동하며 형광을 발한다.

정맥으로 주사된 플루레신은 분자량이 작기 때문에 전신의 혈관속과 혈관외 조직에 쉽게 확산된다. 즉, 플루레신은 망막과 중추신경계를 제외한 전신의 혈관으로부터 누출되어 피부와 점막 등을 염색한다.

안저조직에서 플루레신의 분포는 각 조직의 투과성에 의하여 결정된다. 망막혈관의 내피세포 사이에 폐쇄소대라는 연접 복합체가 내측 혈액망막장벽으로 작용하여 플루레신을 통과시키지 않는다. 또한 맥락막의 큰 동맥이나 정맥도 플루레신을 통과시키지 않는다. 그러나 플루레신은 맥락막 모세혈관을 자유롭게 통과하여 맥락막의 혈관외 공간 및 브루크막으로 확산된다.

플루레신은 혈관 안에서는 두번째 혹은 세번째 순환 후 거의 무시 할 정도로 희석되어 간과 콩팥(신장)을 통하여 이틀 내에 대부분 몸 밖으로 배출된다.

플루레신 부작용으로는 오심, 구토, 소양감, 두드러기, 발열, 발진 등 가벼운 부작용에서부터, 기관지경련, 심근경색, 쇽 등 심한 부작용이 나타날 수 있고 매우 드물지만 사망에 이르는 경우도 있다. 따라서 촬영시에는 응급약품 및 응급처치 구급함(emergency kit)을 준비하여야 한다.

3) 검사방법

① 피검자(patient), 혹은 보호자에게 검사시 형광물질 주사로 인한 부작용을 설명하고 그에 대한 서약서(permission)를 받는다.

② 피검자(patient)의 동공(pupil)을 충분히 산동(mydriasis)시킨다(7mm이상).

③ 암실에서 피검자를 안저카메라(fundus camera) 앞에 편한 자세로 앉게 한 후 안저를 관찰하고 초점을 맞춘다.

④ 피검자의 데이터를 적어 카메라에 끼운다.

⑤ Color slide와 color polaroid 사진을 찍는다.

⑥ 카메라를 흑백필름이 있는 것으로 교체한 다음, pre-injection과 무적색광사진(red-free photo)을 찍는다.

⑦ 피검자의 팔을 펴게 한 다음, 나비바늘(scalp needle)을 이용해 주전정맥 (antercubital vein)에 꽂아놓고 10% sodium fluorescein 용액 5ml를 연결시킨다.

⑧ 정맥주사와 동시에 타이머를 작동시키고, exiter filter와 barrier filter를 넣고 형광이 나타나는 순간부터 약 1초 간격으로 약 20초간 망막 정맥상까지 연속촬영을 한다.

⑨ 이후로는 1~5분간격으로 30분에서 1시간 뒤의 사진을 촬영하여야 하며, 안저 주변부위는 안구를 움직이거나 카메라를 돌려서 촬영하고 한쪽에만 병변이 있는 경우라도 반대편 안저도 촬영 해두면 좋다.

실제 형광 안저 조영술을 시행 할 때는 어떤 성질의 정보를 기대하는지에 따라 그 수기를 선택해야 하므로 촬영 목적과 촬영부위를 정확히 파악한 후 촬영을 시작하여야 한다. 순환상태를 알아보기 위해서는 연속촬영을 하여야 하며, 조영이 최고에 달할 때 초점이 정확한 사진은 혈관 상태를, 주사후 수분이 지난 사진은 투과성 이상을 보기 위해서 실행한다. 조영제 주사후 안저카메라로 관찰하고 촬영이 불가능한 경우(소아나 전신마취 등)에는 조명계에 exiter filter를 삽입하여 직상검안경(direct ophthalmoscope)이나 쌍안도안경(indirect ophthalmoscope), 세극 등 slitlamp으로 관찰하며 필요에 따라서는 형광부위를 확인하면서 광응고술(photocoagulation)을 시행할 수도 있다.

4) 정상 형광안저 소견

(1) 맥락막형광(choroidal phase, 8~12sec)

주전정맥에 주사한 후 8초 전후에 나타난다. 망막중심동맥에 형광이 나타나기 직전에 맥락막 혈관 및 맥락막 모세혈관의 조영이 시작되어 후극부에서 지도 모양으로 불규칙한 형광이 나타나 주변부로 넓게 퍼져서 안저 전반에 균등한 과립모양의 배경형광(background fluorescence)이 보인다.

망막색소상피에 색소가 많을 수록 맥락막 혈관을 방해하므로 늦게 나타난다.

황반부(macular)에서는 망막층에 황색 xanthophyll 색소와 망막 색소상피가 키가 크고 melanin과 lipofuscin 색소함량이 많아서 맥락막 형광을 막게 되어 형광이 보이지 않으며, 또한 중심오목(중심와, fovea)의 무혈관 부위도 저색소에 관여한다. 따라서 황반부에는 형광조영술 경과 중 계속 어둡게 보인다. 모양망막동맥이 있으면 이 시기에 조영이 나타난다.

(2) 망막동맥기(retinal arterial phase, 9~12sec)

Choroidal phase의 약 0.1~1초 후 망막중심동맥의 조영이 시작되어 1~2초에 동맥에 조영된다. 이측(temporal) 혈관이 비측(nasal) 혈관보다, 상측(superior) 혈관이 하측(inferior) 혈관보다 약간 빨리 조영되며, 황반부에 조영제가 가장 빨리 차게 된다.

정맥주사를 시작한 때부터 시각신경유두(시신경유두)의 망막중심동맥에 조영제가 출연 할 때까지의 시간을 박-망막순환기(arm-to-retinal circulation time)라고 한다

(3) 망막모세혈관기(retinalcapillary phase), 동정맥기(arteriovenous phase, 12~14sec)

동맥상에 이어 모세혈관이 조영되며 황반부의 모세혈관망이 잘 나타난다.

(4) 망막정맥기(retinal venous phase, 20~30 sec)

모세혈관에서 정맥으로 형광이 유입되면서 동맥보다 정맥에 형광농도가 강해져 최고농도에 도달한 후 서서히 저하된다. 소정맥에서 정맥으로 형광물질이 혈관벽을 따라서 유입되며 혈류속도가 중심부는 빠르고 혈관벽 쪽은 느리므로 형광이 혈관벽에 달라 붙어서 층상의 흐름(laminar flow)이 나타나며 이 시기를 초기정맥기(early venous phase)라고 한다. 잇달아 정맥 전체에 형광이 차게 되며 이 시기를 후기정맥기(late venous phase)라고 부른다.

(5) 재순환기(recirculation phase, 3~5 min)

망막 및 맥락막 혈류에서 형광이 최고조에 오른 후 서서히 감소되기 시작하나 조영제가 재순환하면서 낮은 농도의 형광이 안저혈류에 다시 나타나는 재순환기가 정맥주사 후

25~30초에 시작되어 반복하나 형광농도는 계속 약해지며 3~5분 경에는 형광의 감소로 회색으로 변하고 10분 이상 경과하면서 거의 빠져나간다.

(6) 형광종말기(late phase, 30~60min)

망막 및 맥락막 혈관의 형광은 거의 소실되고 맥락막 실질, bruch막, 노출된 공막 및 시각신경유두(시신경유두)의 염색으로 배경형광이 희미하게 남는다. 이 시기엔 혈액망막장벽(blood-retinal barrier)이 장애되어 조영제의 누출로 비정상적인 혈관이 염색되거나 또는 조직액이 모인 곳에는 저류(pooling) 된다.

■ 응급상비약품 및 기구

〈약품〉

에피네프린 1mg 앰플, 아트로핀 0.5mg 앰플, 도파민 200 앰플, 도부타민 250 앰플, 칼슘글루코네이트 2g 앰플, 중탄산소다 20mEq 앰플, 니트로글리세린 25mg 바이알, 하이드로콜티손 250mg 바이알

〈기구〉

scalp vein needle, 주사기, 심전도, 후두경, 후두기도기, 산소 및 마스크, 엠부세트, 기관튜브(내경 7.0~9.5 mm), 기관절개튜브(내경 6~8 mm), 산소유입량 측정기, 가위, 칼, 집게, 바늘집게, 거즈, 장갑, 반창고, 소독약,

5) HRA/ICG angiography

망막과 맥락막의 혈관과 순환상태를 평가하는 것은 망막과 맥락막 질환의 진단과 치료에 중요하다. Fluorescein 색소를 이용한 기존의 형광안저촬영이 지금까지 이런 역할을 담당하였다. 그러나 출혈, 삼출성 병변, 색소, 증식된 망막색소상피 등을 통과하여 병변을 조영하기 힘들고, 특히 맥락막 순환을 조영하는데는 한계가 있다.

인도시아닌 안저촬영(Indocyanine green angiography, ICGA)은 ICG색소의 특성상 이런 한계점을 보완 할 수 있다. 따라서 정상 맥락막 순환과 여러 맥락망막질환의 병태생리 연구나 맥락막 혈관신생 등의 진료에 큰 도움이 되고있다. 그러나 인도시아닌그린 안저촬영이 기존 형광안저 촬영을 대치 할 수 있는 검사는 아니다. 두 기기는 서로 장점이 있으므로, 서로 보완적으로 이용하여야 한다.

Indocyanine green dye를 이용한 안저촬영은 1970년대부터 다양한 방법으로 시도되었으며, 1973년 Flower와 Hochheimer에 의해 최초로 소개되었다. 이후 필터를 향상시키고 비디오 조영술을 도입하는 등 기술적인 개선과 함께 최근에는 디지털 영상기기나 SLO(scaning laser ophthalmoscope)를 이용함으로써 비로소 임상적으로 쓸 수 있는 충분한 해상력을 얻게 되었다.

6) Indocyanine green dye의 특성

Indocyanine green dye는 수용성의 tricarbocyanine 형광색소이며, 분자량이 775 달톤으로 크고, 흡수와 발산시키는 파장이 적외선파장에 가까운 790nm와 835nm 부근에서 빛의 흡수 및 형광의 방출이 일어난다. 망막색소 상피내의 멜라닌, 맥락막의 멜라닌 세포(melanocyte), 출혈의 혈색소 등은 가시광선은 차단하지만 적외선은 투과시킨다.

혈중 ICG색소는 혈장 단백질과의 결합이 약 98%로 맥락막 혈관으로부터 거의 누출이 되지 않고 혈관내에서 분포하게 된다. 맥락막 모세혈관에서 재빨리 누출되고 박리된 공간이 있으면 고이게 되는 플루레신 색소와는 달리, 맥락막 모세혈관내에 머물면서 맥락막 병변이 있는 경우 그와 연관된 병소를 조영할 수 있다.

Indocyanine green dye 1바이알(25mg)당 주사용액 3cc를 희석하여 주전정맥에 주사하며, 투여된 ICG색소는 간에서 흡수되어 쓸개즙(담즙)으로 배출된다. 창자(장)에서의 재흡수나 콩팥을 통한 배출은 없으며, 태반은 통과하지 않는다. 플루레신 색소와 다른 또 하나의 특징은 재순환이 거의 없다는 점으로, 주사후 혈중농도는 급격히 상승한 후 감소하는데 반감기는 3~4분 정도이다.

ICG색소는 플루레신보다 부작용이 더 적은 안전한 색소이다. 그러나 오심, 구토, 소양감, 두드러기, 발열, 발진 등 비교적 가벼운 부작용에서부터 기관지경련, 심근경색, 쇽 등 심한 부작용이 나타날 수 있고 매우 드물지만 사망에 이르는 경우도 있다. 따라서 촬영시에는 형광안저 촬영때와 마찬가지로 응급처치 구급함(emergency kit)를 준비하여야 한다. ICG색소는 요드(iodide)를 함유하고 있으므로 요드 등에 알레르기가 있으면 금기이며, 간질환, 만성신부전으로 투석중인 환자에게는 될 수 있으면 피하는게 좋다.

7) ICG angiography 촬영방법

색소 주사전에 무적색 필터나 무녹색 필터를 사용하여 단일파장의 상(monochromatic image)을 먼저 촬영한다(각각 560nm와 640nm). 이 상(image)은 사용한 파장에 따라 망막이나 굵은 맥락막 혈관을 비교적 잘 관찰 할 수 있다. 또한 위형광이나 자가형광을 확인하기 위한 사진도 찍어두는 것이 필요하며, 이때는 자극필터와 차단필터를 모두 제 위치에 놓고 촬영한다. 주사 후에 색소가 안구에 도달하는 시간은 사람과 주사 방법에 따라 차이가 있지만 대략 8~10초 정도이다. 그러나 초기상, 특히 맥락막의 충만상태를 파악하기 위해선 화면에 형광이 나타나기 전부터 미리 찍기 시작하여야 하며 초점은 망막 표면보다 약간 뒤에 맞추는 기분으로 촬영한다.

이후 30초동안 1초에 한 장씩 찍고 3, 5, 10, 15, 20~30분의 상을 찍어 비교한다.

인도시아닌그린 안저촬영은 적외광선을 이용하기 때문에 FAG와 달리 눈부심이 적어 광시

증이 있는 환자나 어린이에게도 유용하게 사용할 수 있으며, 가시광선보다 빛의 산란이 적기 때문에 초기 백내장이 있는 경우에도 좋은 이미지의 결과를 얻을 수 있는 장점이 있다.

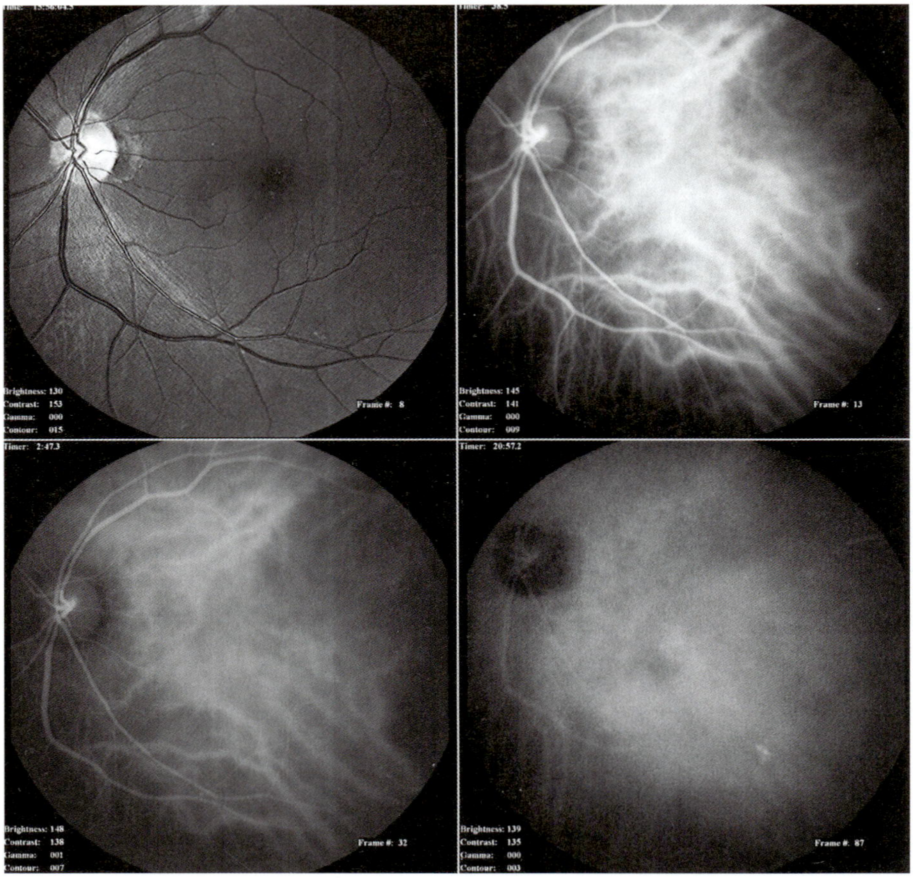

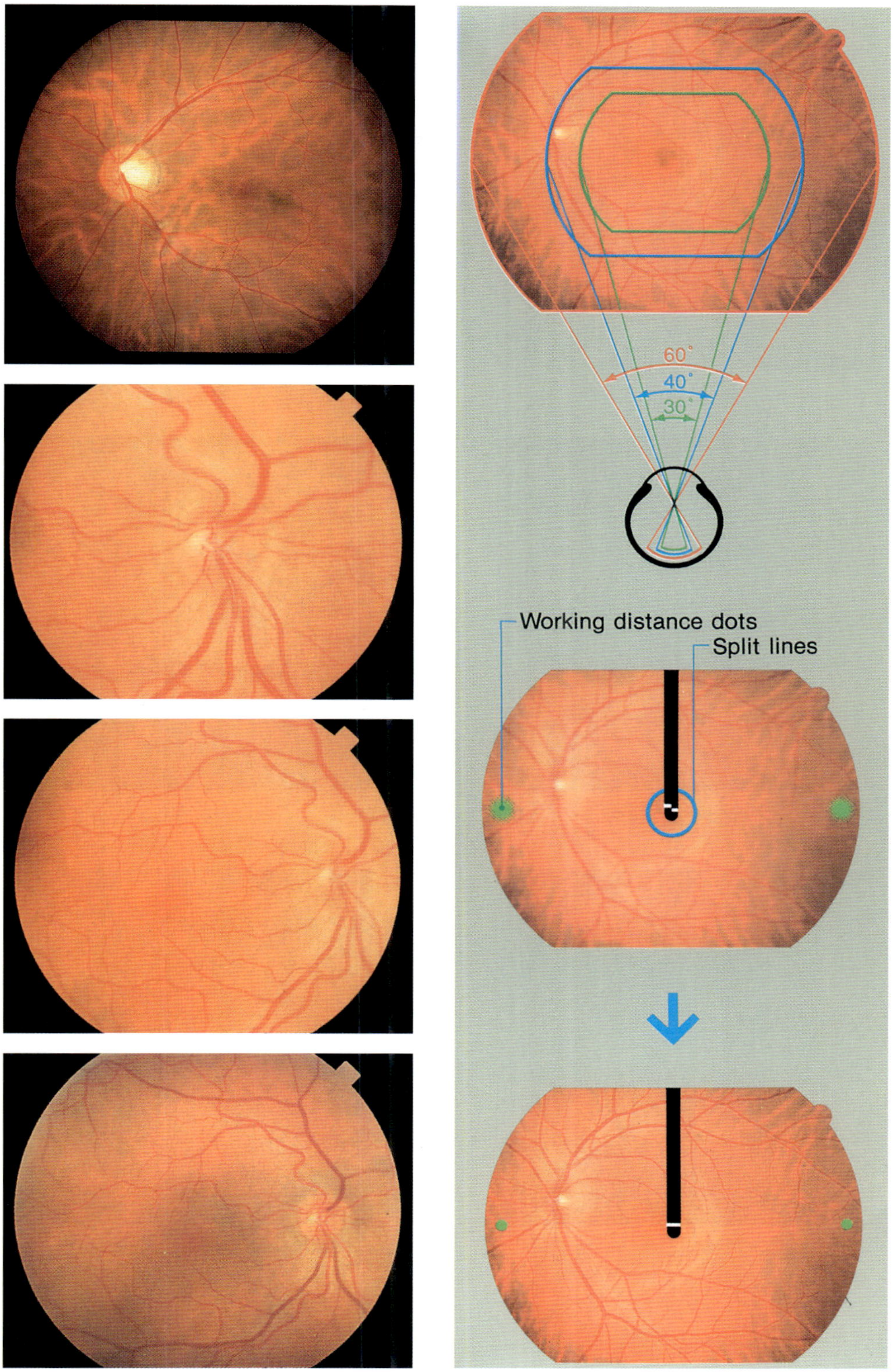

정상 안저사진

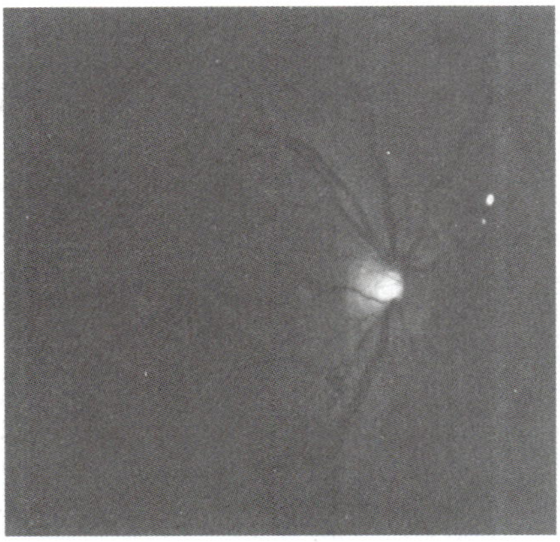

조영제투여전

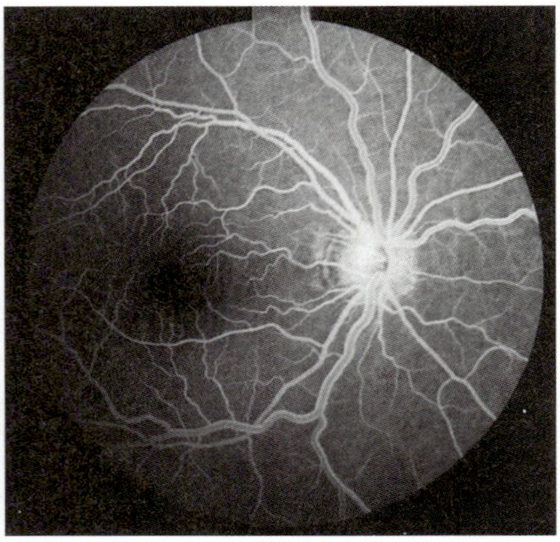

정맥기직전

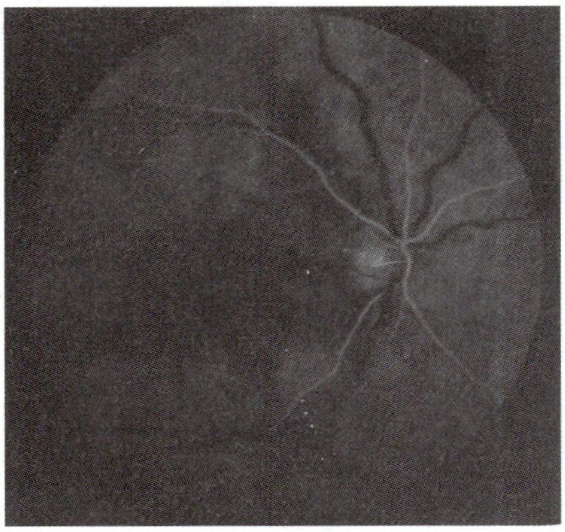

형광출현기의 맥락막

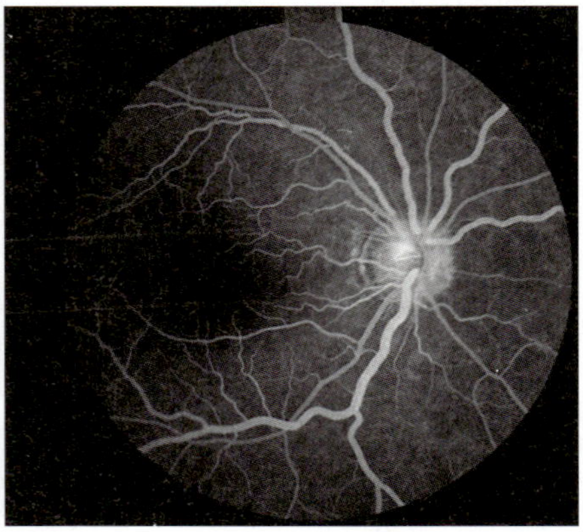

형광감소기 재순환기

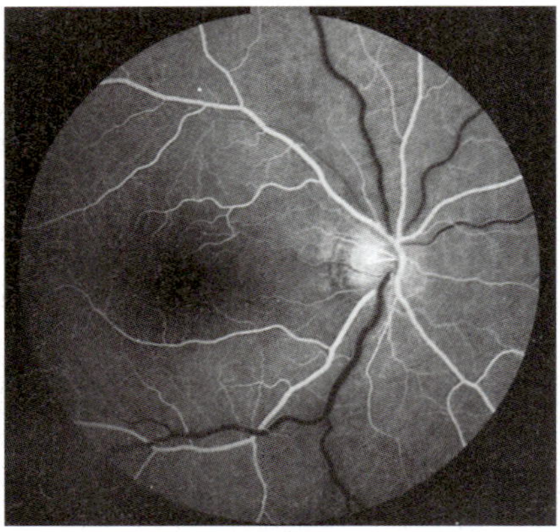

동맥기

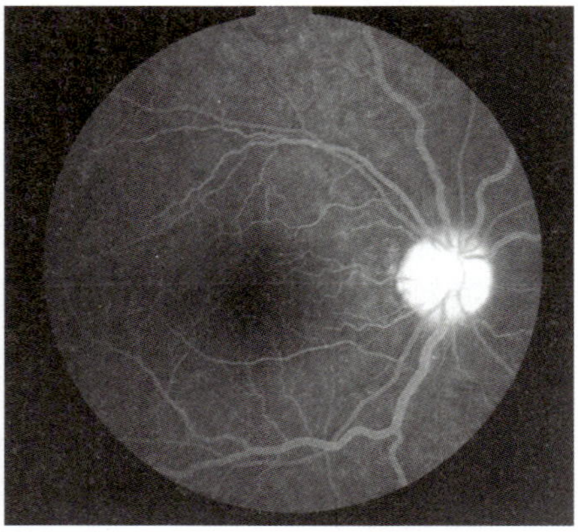

형광종말기

형광안저조영술

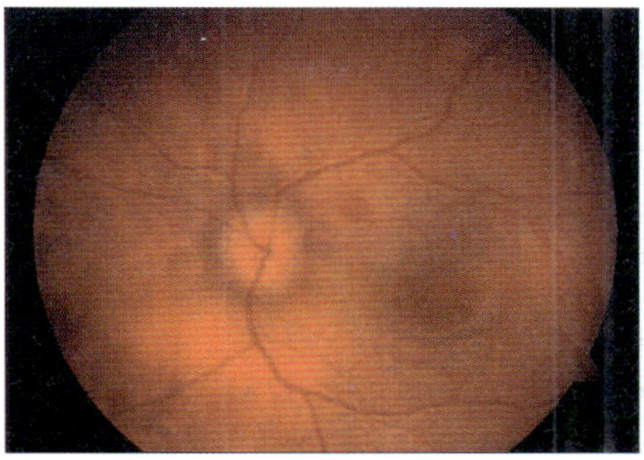

Colour

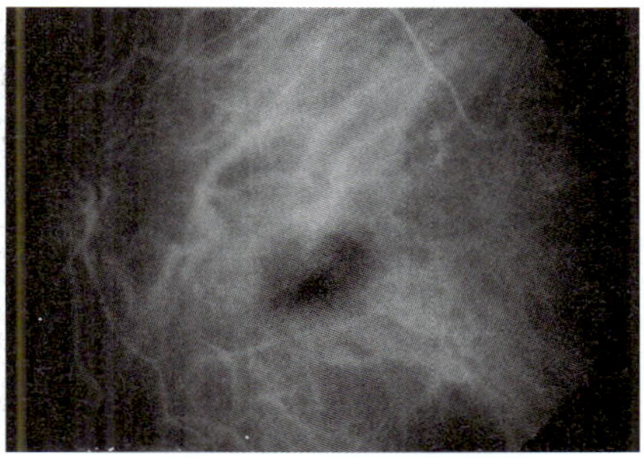

ICG

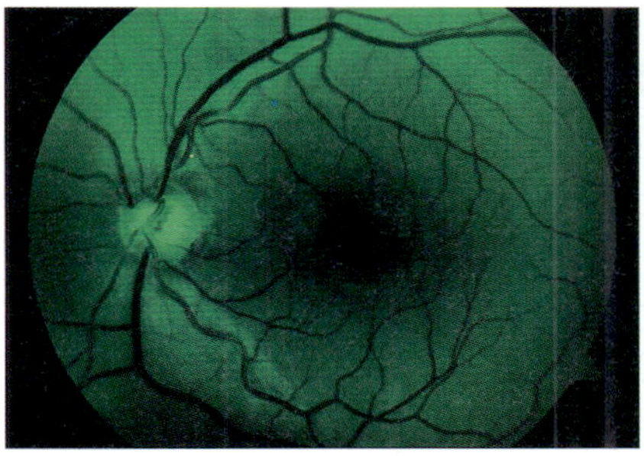

Red-free

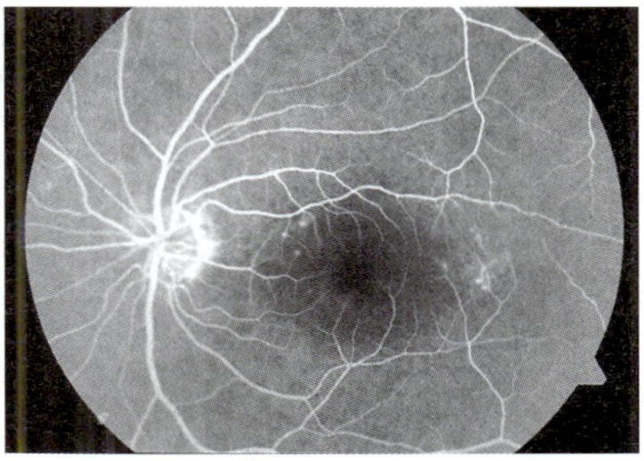

Fluorescence

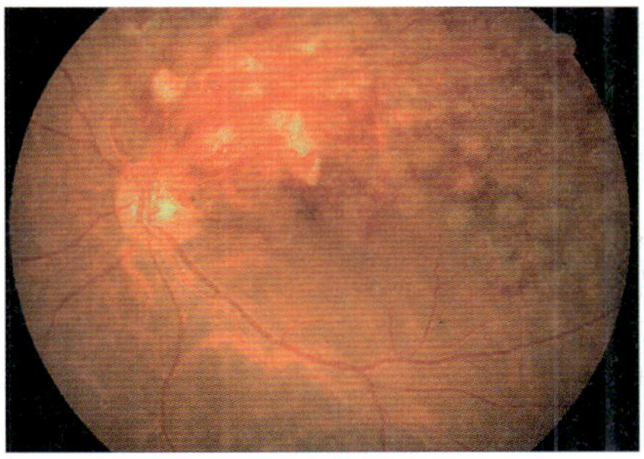

망막분지정맥폐쇄 BRVO

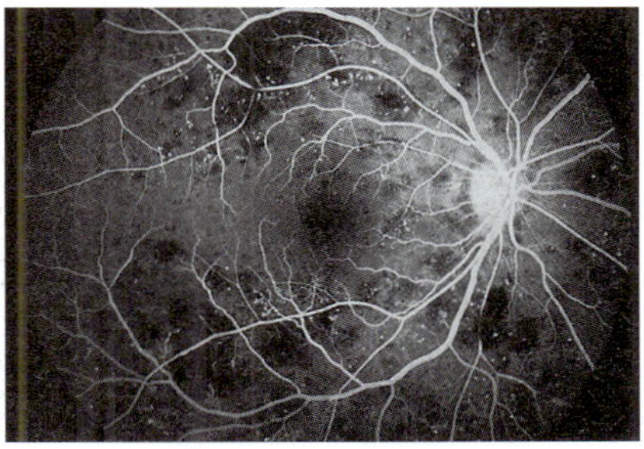

당뇨망막증 diabetic retinopathy

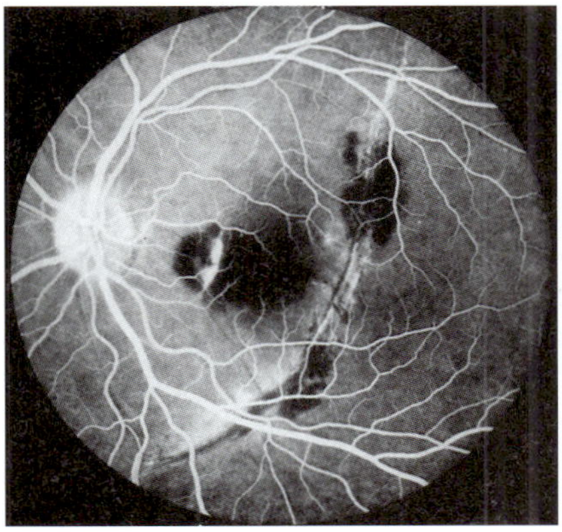

맥락막파열 choridal rupture

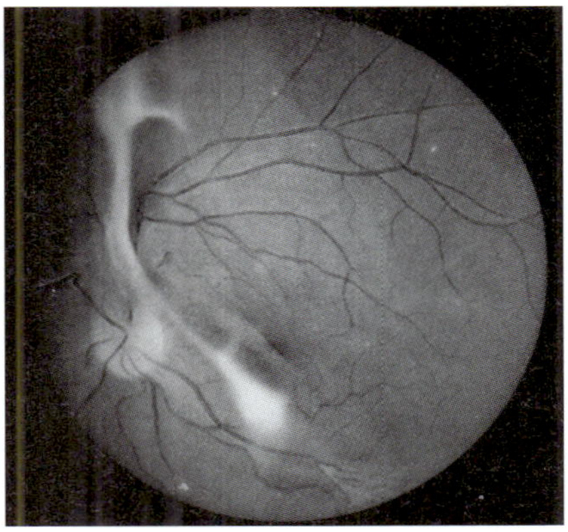

망막전막 preretinal memb

각종 안저 사진

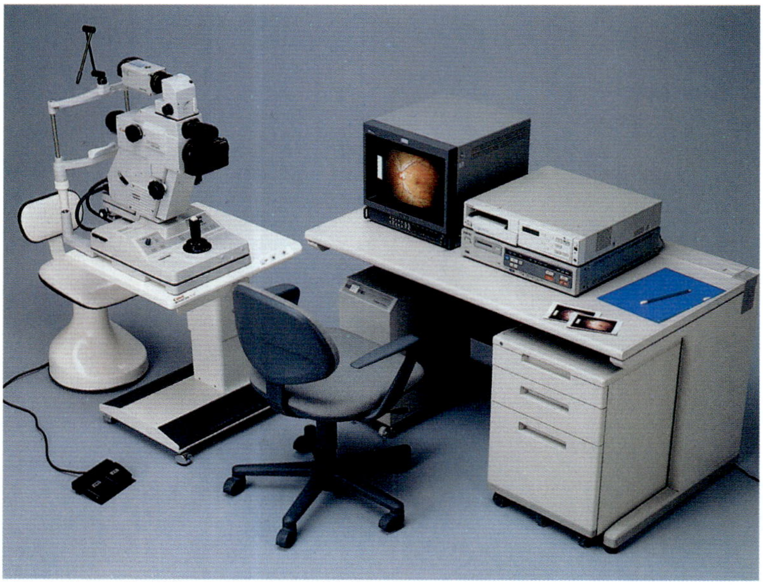

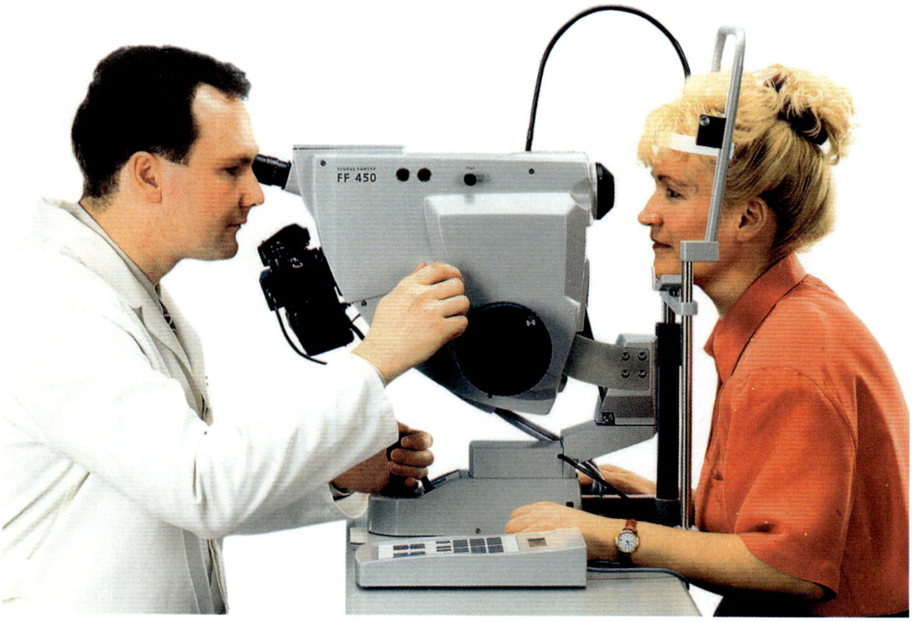

형광안저카메라

Work sheet

2. 안과 초음파검사(Ophthalmic ultrasonography)

1) 검사목적 및 원리

초음파의 연구는 1차 세계대전 말기에, 프랑스인 랑즈벵(P. Langevin) 이 잠수함 탐지에 초음파를 사용하려고 한 것이 최초이며, 인간의 귀로는 느껴지지 않는 주파수가 대체로 2만 Hz 이상인 음파로 일정한 반향성(refrectivity)을 지니고 있으며 짧은 pulse가 나타나는 것이 두드러진 특징이다.

안구는 정상적으로 모든 매체가 투명하다. 그러한 눈에 질병이나 외상 등으로 인하여 안구가 혼탁해지면 광학적인 눈바닥검사(안저검사)는 불가능하게 되어 초음파를 사용하여 눈바닥(안저)의 단면을 볼 수가 있다. 근래에는 안내질환과 안외질환을 구별하거나 진단하는데 있어서 안과적 초음파검사는 중요한 기구로 쓰여지고 있다.

안내질환을 처음으로 진단하는데 사용한 경우는 1956년 Mundt와 Hughes의 A-Scan검사방법에 의해서였다.

원리는 안구에 8~10 MHz의 초음파를 발사하면 서로 밀도가 다른 연성조직을 통과할 때 경계면에서 반사가 일어나는 것을 시간축 위에 진동으로 나타내거나, 조직의 단면반사를 영상으로 나타낸다.

초음파검사는 CT scan보다 해상력이 크고 좀 더 고주파(20~25 MHz)를 사용하면 해상력을 높일 수도 있다. 또한 안과영역의 초음파 검사법이 다른 영역과 다른점은 A-Mode를 사용하는 것인데 이것은 반사파의 진폭거리에 따른 변화분석이 B-Mode보다 쉽고 정확하며 정상적인 안구방수(안방수)나 유리체(초자체)에서의 초음파 반사가 일어나지 않기 때문이다.

2) 검사종류

① A-Scan

② B-Scan

③ 특수검사

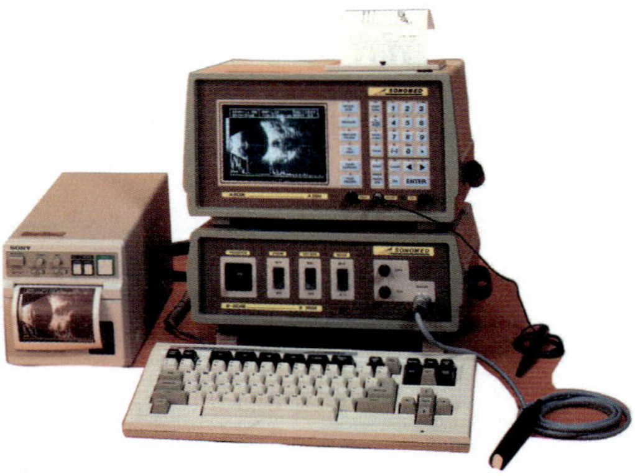

(1) 양적 초음파 검사 (quantitative echography)

양적검사는 병변의 반향성 (reflectivity)과 음파감소성(sound attenuation)을 이용하여 감별진단하는데 사용된다.

Space occupying lesion이 있을 때 조직감

수성(tissue sensitivity)을 사용하여 얻을 수 있는 최대파장높이(maximum spike height)를 결정한다.

① Quantitative echography Type−1

조직감수성하에서 병변의 파장높이(spike height)를 퍼센트로 기록하여 질환을 진단한다. 즉 반향성의 값에 따라 다음과 같은 질환을 감별 진단할 수 있다.

- low(5~60%) : 유리체(초자체) 출혈(vitreous hemorrhage)
- low~medium(10~60%) : 흑색종(melanoma)
- high(80~100%) : 전이성 종양, 맥락막 혈관종
- very high(100%) : 망막모세포종(retinoblastoma), 기질화된 출혈(organized hemorrhage)

② Quantitative echography Type−2

안내 이물질(foreign body), dense fibrous membrane, retinal detachment 등에서 좀더 자세한 측정 방법이다.

(2) Kinetic echography

Spontaneous movement와 aftermovement를 알기 위한 검사로 전자는 안구운동 없이 일어나는 혈관성 병변이 있을 때의 검사법이며, 후자는 병변의 consistency를 보는 것이다(solid/ exudative/ membranous/ vascular의 감별 등).

3) 검사방법

- A−scan은 탐촉자(probe)를 한쪽 방향으로만 향하는 가는 초음파를 쏜 후 축 방향의 반사만을 포착하여 oscilloscope에서 시간 축 위에 진동으로 나타내며 반사가 강할수록 진폭은 커진다.
- B−Scan은 탐촉자(probe)를 선상으로 움직이면서 반사를 종합하여 조직의 단면을 모니터 화면에 투영하여 나타낸다.

4) 적응증

눈속 매체의 혼탁으로 안내 상태관찰이 불가능할 경우

(1) 전안부(anterior segment)

- 각막 혼탁(corneal opacity)
- 전방출혈 및 전방내 고름이 있는 경우

- 축동이나 동공에 홍채막 papillary membrane
- 백내장(cataract)

(2) 후안부(posterior segment)

- 유리체(초자체) 출혈(vitreous hemorrhage)
- 유리체 염증
- 유리체 혼탁

(3) 안종양 진단이나 감별진단

- melanoma(10~60%)
- hemangioma(80~100%)
- retinoblastoma(100%)

retinal detachment & choroidal detachment, IOFB의 위치선정

안축측정(biometry)

기타 눈확(안와) 질환

5) 정상안의 B-Scan 소견 및 여러 질환에서의 예

안구의 정상 초음파 단층상은 탐촉자를 주사하는 위치와 각도(angle)에 따라 뚜렷이 달라지며, 가장 기본적인 단층면은 안구 중앙을 지나는 수평단면(horizontal transvers)이다. 모니터에 나타나는 영상을 보면 제일 먼저 눈꺼풀(안검)이 그려지고 각막이 그려지는데 눈꺼풀과 각막은 분리되어 보이지 않고, 전방(anterior chamber)은 초음파 반사를 일으키지 않으며, 홍채(iris)는 수정체 전낭(anterior capsule)과 구별하기 힘들다.

정상 수정체에서는 전낭(anterior capsule)과 후낭(posterior capsule)을 제외하고는 초음파 반사가 일어나지 않는다. 섬모체(모양체)는 정상에선 검출이 어렵다. 정상 유리체(vitreous)에서는 초음파 반사를 볼 수 없으며 유리체(초자체) 내에서 이상이 있는 경우에만 볼 수 있다.

망막(retina), 맥락막(choroids), 공막(sclera)의 세 가지 구조를 볼 수는 없지만 이상이 있으면 분리되어 나타난다.

그 밖에 눈확(안와, orbit)내의 지방조직은 초음파 반사가 잘 되어 관찰이 쉬우며, 바깥눈근육(외안근), 시각신경(시신경) 등은 그 주방향이 초음파와 같은 방향이기도 해서 관찰이 어려우나 안구를 움직이고 탐촉자의 방향을 움직이면 관찰이 용이하다.

(1) 망막박리(retinal detachment)

주로 B-Scan으로 검사하며 시각신경원반(시신경원판, optic disc)으로부터 거상연(ora serrata)으로 향하는 원추(cone) 형태의 막(membrane)이 보이며 시각신경 부위에서는 강한 유착을 나타낸다.

(2) 유리체 출혈(초자체 출혈, vitreous hemorrhage)

Fresh한 출혈인 경우 적혈구 세포들이 많고 작은 초음파 반향성 혼탁(echogenic opacity)의 점상병변(pointlike lesion)으로 나타나지만 두꺼운 출혈 부위에서는 membrane처럼 뭉쳐진 모양으로 보이기도 한다.

6) 검사결과지에 기록할 사항

B-Scan 검사는 probe의 위치에 따라 여러가지 정보를 얻을 수 있는데 probe의 방향을 검사지에 정확히 기입을 해야 되며, 망막이나 기타 안구의 그림을 그려 병변의 위치와 소견을 기입하여 환자를 진단하는데 오차가 없어야 된다.

H－horizontal V－vertical O－oblique

또는 시간으로 방향을 표시해준다.

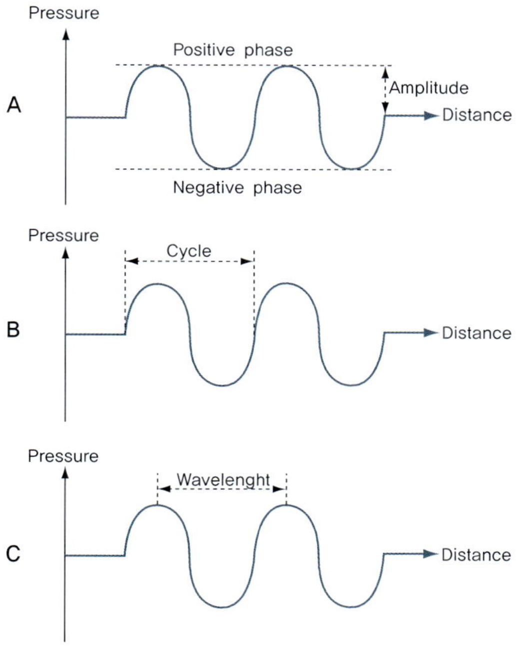

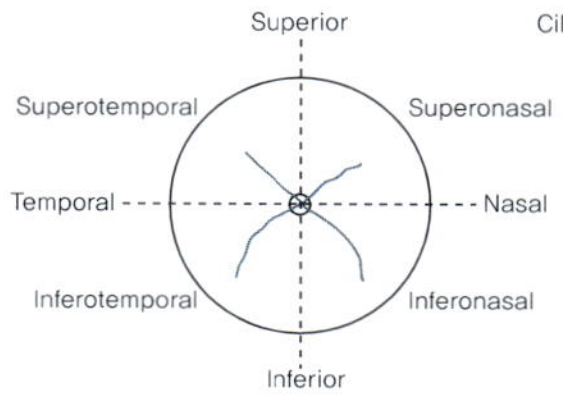

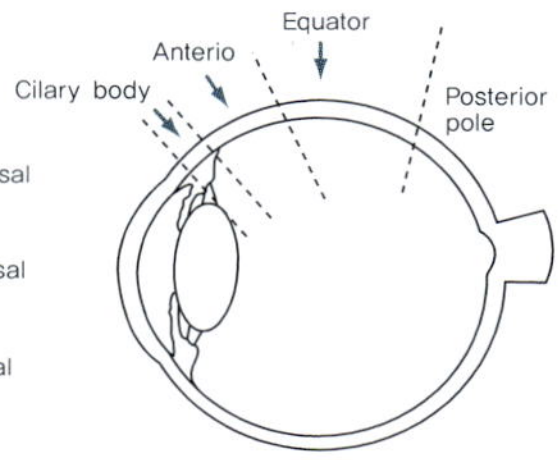

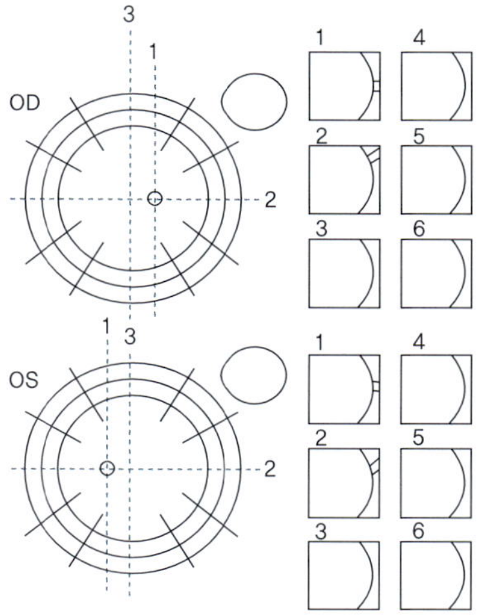

7) 검사결과 판독 및 검사실례

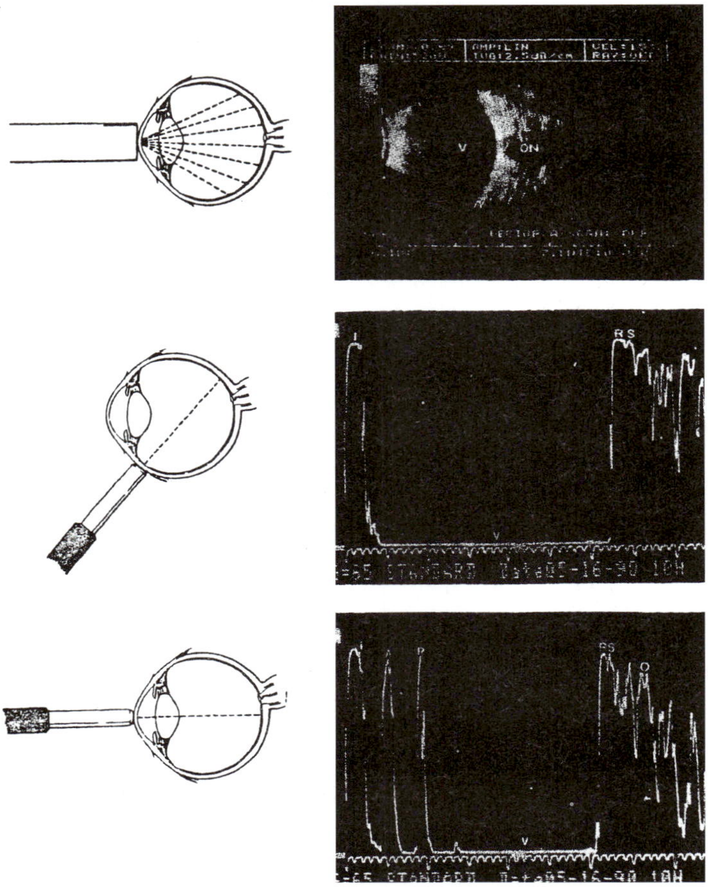

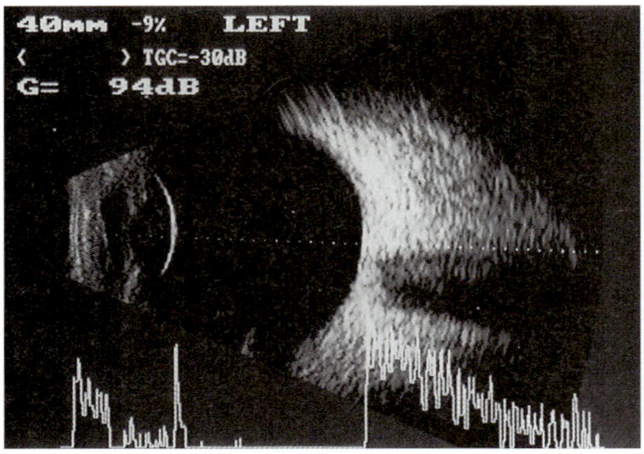

정 상

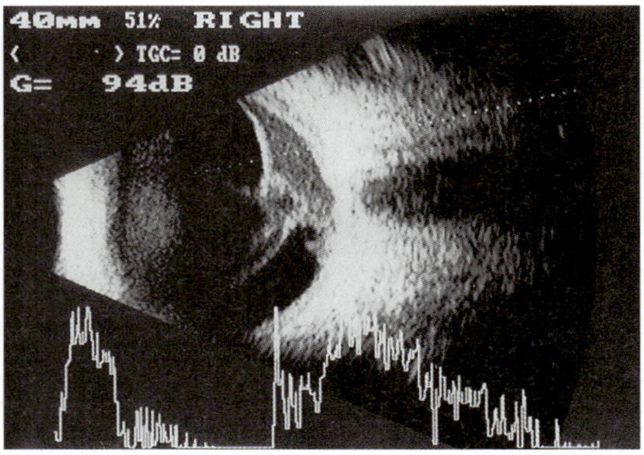

견인성망막박리 및 망막하출혈

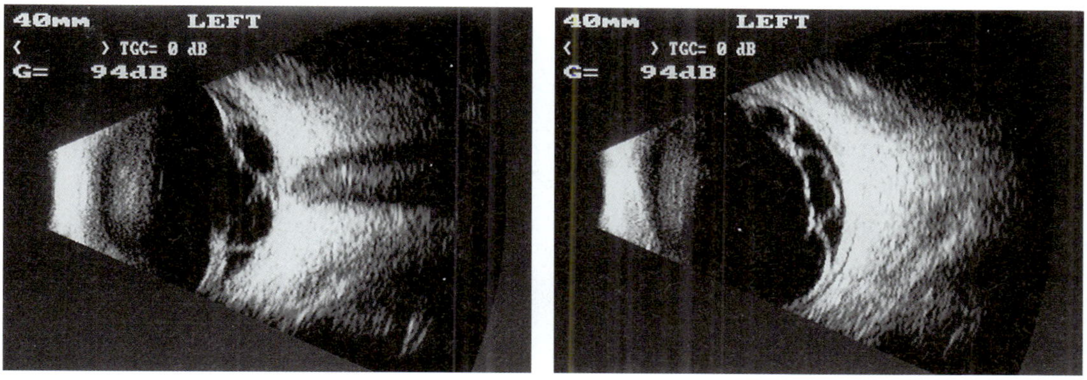

견인성망막박리

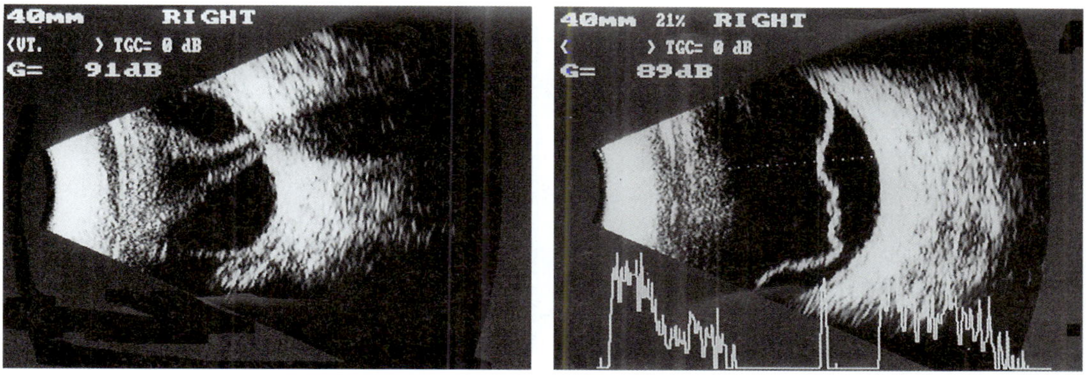

망막박리

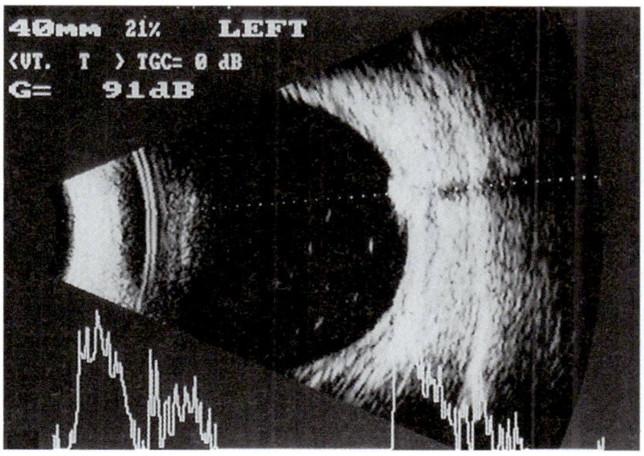

IOFB

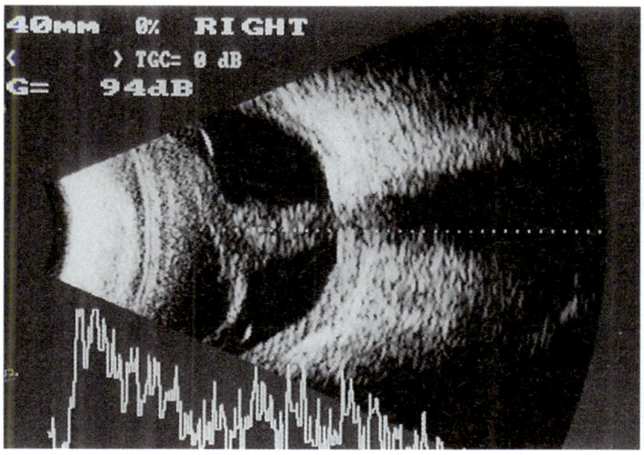

T-Shape RD

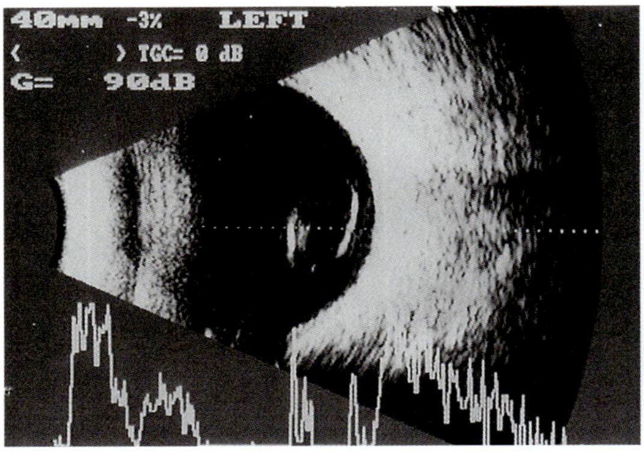

Lens dislocation

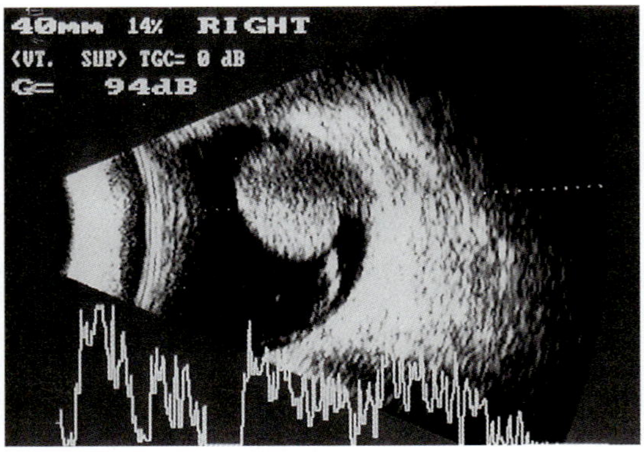

Tumor

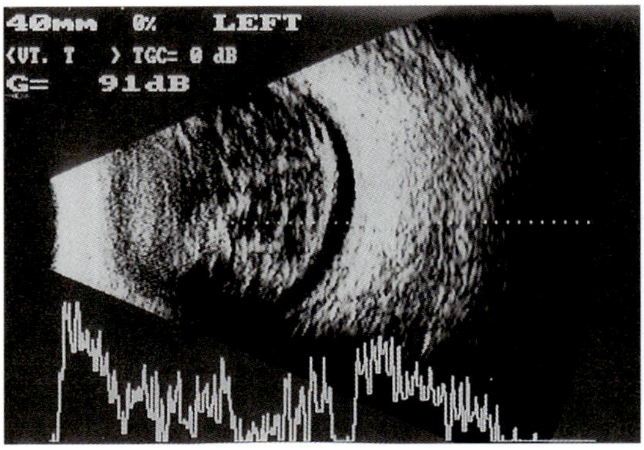

Asteroid hyalosis

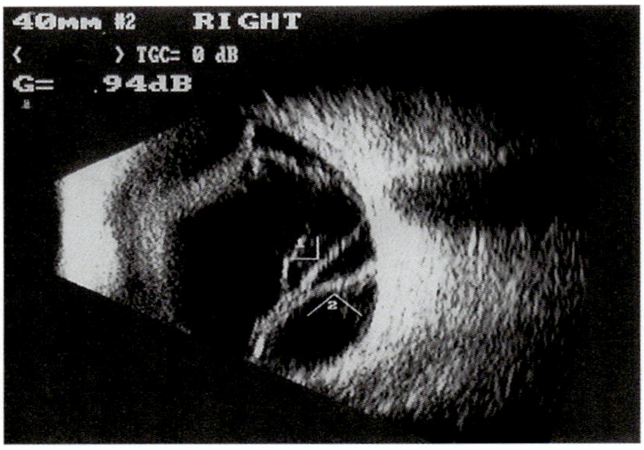

RD & Choroidal detachment

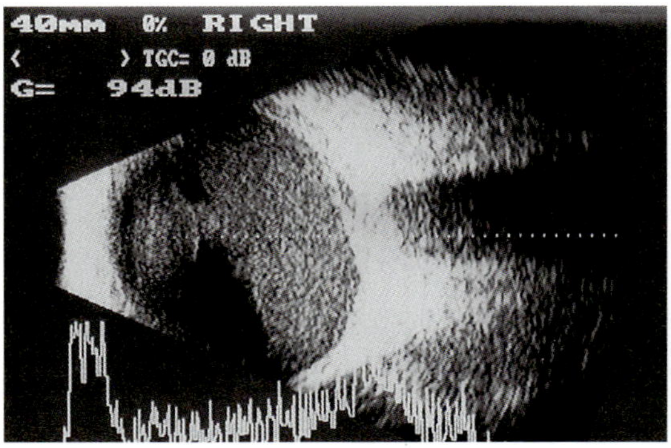

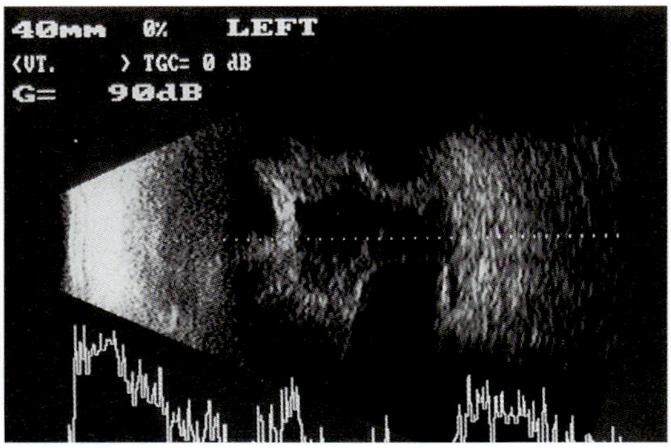

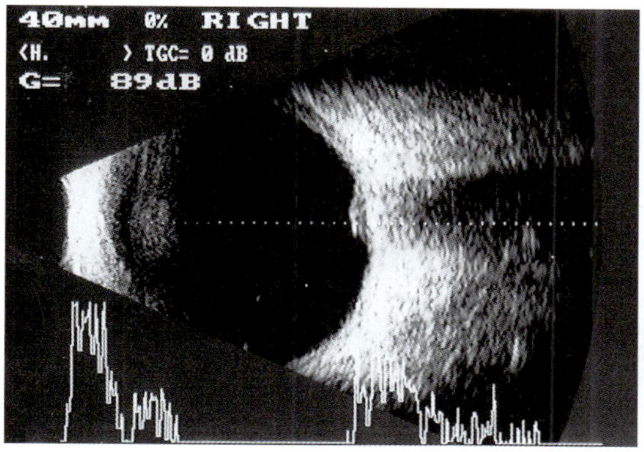

시신경유두염

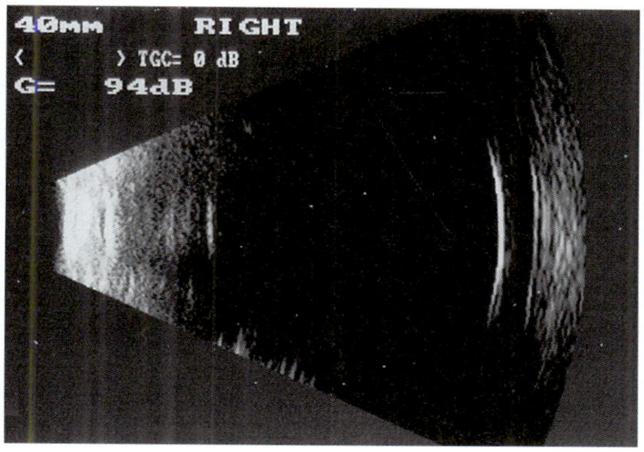

초자체내 silicon oil

3. 시각유발전위(Visual evoked potential: VEP)

1) 검사목적 및 원리

각종의 감각자극에 의해 두피에 유발되는 전위를 유발전위라 하며 시각 자극에 의해 나타나는 ㎶의 전위를 VEP(시각유발전위)라 한다.

시각유발전위는 망막에 빛자극을 주면 대뇌겉질(대뇌피질)에서 발생하게 되는데 500msec 이내의 반응파형이 인지된다.

VEP는 자극방법에 따라 flash VEP와 pattern reversal VEP로 구분한다. 도출전극의 위치나 도출방법에 따라 파형의 크기와 모양의 차이가 생길 수 있으며 P100(P2)라 부르는 100msec 점은 positive의 큰 파형으로 망막의 시각신경에서부터 대뇌의 시각겉질(시피질)까지 전달시간을 반영한다. 따라서 시각신경로(시로)의 장애유무와 반맹검사의 진단과 보조검사에 이용된다. 또한 간접적인 시력측정에 이용하기도 한다.

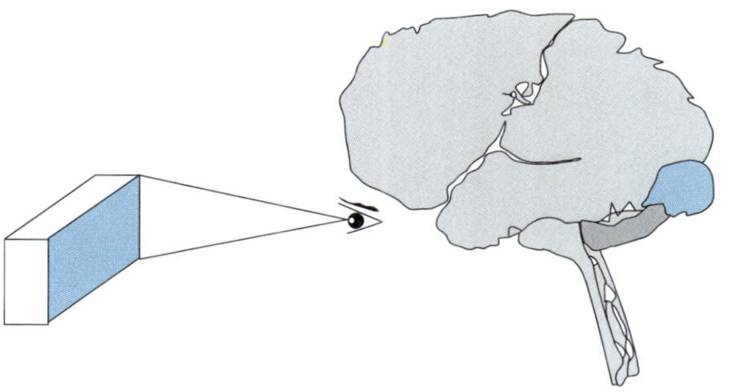

시각유발전위의 측정부위

Flash VEP(VEP-F)는 환자의 협조가 잘 되지 않고, 시력이 낮거나 아예 시력이 나오지 않는 환자의 경우에 이용되는데 주로 소아환자와 히스테리, 각막혼탁, 수정체혼탁, 유리체(초자체)질환이 있어 시력이 나오지 않을 때 시로(visual pathway)의 이상 유무를 알고자 할 때 유용하다. 그러나 flash 자극방법은 정상치의 오차가 있을 수 있고 각각의 환자 개인의 이상 판정이 명확하게 되지 않는다는 것을 염두해 두어야 한다.

Pattern reversal VEP(VEP-P)는 정상치의 오차범위가 적고, 이상 검출률이 높아 임상적으로 유용하게 이용된다. 그러나 고도의 시력장애로 파형을 얻지 못할 때는 VEP-F가 더 효과적이다. 또한 침대에 누워있는 경우에는 VEP-goggle이 편리하다.

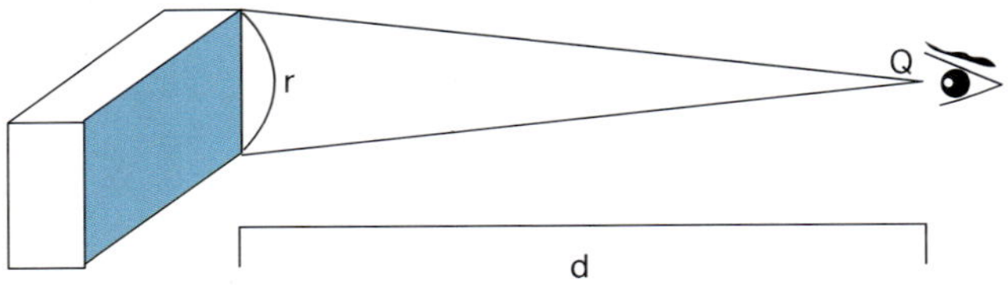

r = 모니터화면의 길이 d = 모니터와 흰눈자와의 거리 Q = 화면에 대한 시각

이때 시각 Q는 Q/360 : r/2πd, 다시 생각하면 Q = 360/2π × r/d = 57.3×r/d의 공식이 성립한다. 만약 모니터화면의 크기가 360×275 mm라면 아래의 계산치가 된다.

화면과 눈의 거리 d	화면에 대한 시각 Q(도)
1m	17.2도
2m	8.6도
3m	4.3도

또한 흑과 백 모양의 크기에 대한 시각 Q는 check size에 의해 결정된다. 예로 check size가 2인 경우 화면에 대한 시각의 1/2, check size가 4인 경우 1/4이 된다.

2) VEP 측정시 주의사항

① 피검자를 안정시킨 후 머리를 똑바로 세우고 목에 힘을 뺀 자연스러운 상태로 주시점을 계속 보도록 하고 모니터를 관찰하면서 잡파(artifact)가 혼입되는지 계속 주시한다.

② 측정 전에는 먼저 모니터의 배경화면에 잡파가 발생되는지 관찰하고 검사를 시행하는 것이 중요하다.

③ VEP-F의 경우에도 눈을 뜨고 있는 것이 중요하며, 만약 눈을 뜨지 못할 때는 flash 강도를 높여서 검사할 수도 있다.

④ VEP-P 검사시에는 모니터와 환자 눈과의 거리는 1 m 이상으로 하는 것이 artifact의 혼입을 예방 할 수 있다.

⑤ 측정은 2회 이상 시행하고, 반응의 재현성을 감지하여야 한다. 환자의 주의력, pattern의 크기, 조명, 자극속도 등은 결과에 영향을 미치는 요인이 되므로 언제나 일정한 조건을 사용하는 것이 결과 판독에 유리하다.

3) VEP 검사방법

(1) Pattern reversal VEP(VEP−P) 검사방법

- 전극부착위치
  - · 도출전극(−) MO = 뒤통수뼈결절(후두결절) 상방 3~5 cm
    MO에서 좌, 우 5 cm 측방 RO, LO
    RO, LO에서 좌, 우 5 cm 측방 RT, LT
  - · 기준전극(+) MF = 비근부에서 12 cm 상방
  - · 접지전극(E) A1 = 귀볼 혹은 볼

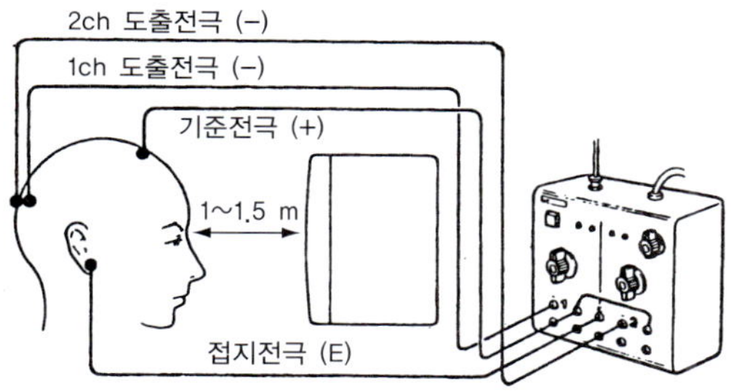

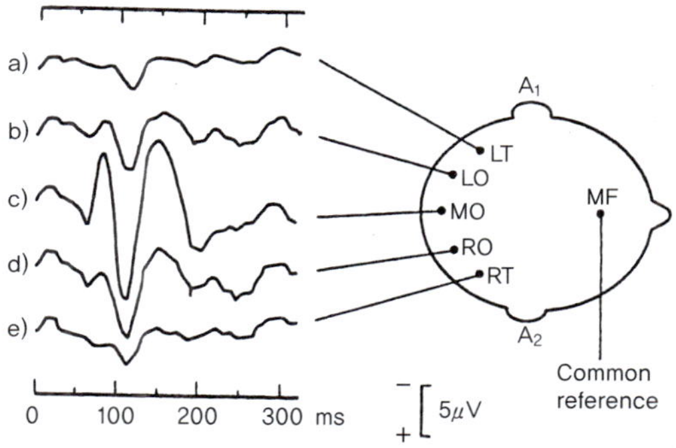

(2) Flash VEP(VEP−F)와 goggle VEP 검사방법

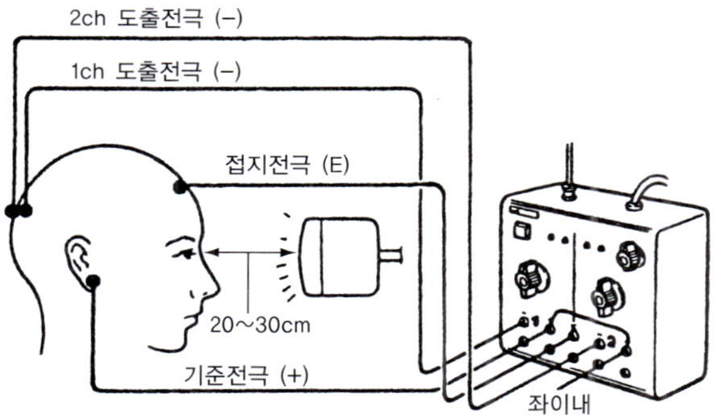

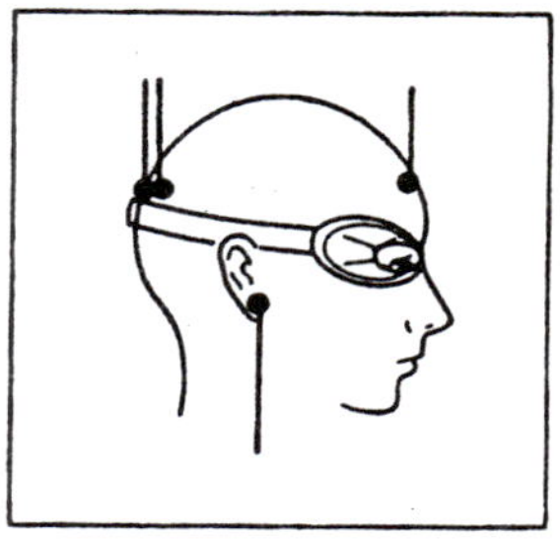

4) VEP 결과에 영향을 미치는 요소

① 조명(illuminance) : VEP 검사를 하기 위해서는 실내의 조명을 일정하게 유지시켜야 한다. 즉 pattern의 밝기를 점차 감소시키면 P2 latency가 점차 지연된다. 또한 동공의 크기와 retinal illumination등을 고려해야 한다.

② 대비(contrast) : pattern의 밝고 어두운 정도에 따라 P2 latency의 결과에 영향을 미치 는데 contrast가 떨어지는 경우 P2 latency가 지연되며 진폭이 다소 감소한다.

③ 자극범위(stimulus field size): visual angle이 결정되는 요인은 화면의 크기와 거리(distance)에 의한다. 이때 visual angle이 8도 이상은 되어야 하므로 앞의 계산치에 의해 거리를 조정해야 된다. Yiannikas and Walsh에 의하면 VEP의 약 80%는 중심의 8%에서 반영되고 나머지 20%가 주변부(8~32도)에서 기여하는 것으로 되어 있다. 그러므로 이론적으로 화면의 크기가 적어도 20도 이상이 되어야 충분하다고 할 수 있다.

④ 자극의 크기(check size) : 일반적으로 check size가 작을수록 진폭이 더 큰 시각유발전위를 유발하게 된다. P2 latency는 약간 지연되어 나타난다.

⑤ 자극의 위치(location of stimulus) : 전체 망막 중에서 중심부위 8도 부위가 뒤통수엽(후두엽)의 정점(area 17)으로 투사되며, 기타 주변부 망막(retina)의 8~32도 부위는 Calcarine cortex에 투사되는 것으로 되어 있다.

5) VEP의 임상적 응용

VEP의 임상적 응용은 VEP-F 보다는 VEP-P가 크다. 주요 VEP검사를 실시하는 임상 질환명을 알아보면 다음과 같다.

① 말이집(수초)탈락질환(demyelinating disease)

② 염증성 질환(inflammatory disease, neurosyphilis)

③ Ischemic toxic lesion

④ Hereditary and degenerative optic neuritis

⑤ Systemic disease:chronic alcoholism

⑥ Compressive lesion of the anterior visual pathway

⑦ Intraoperative monitoring

⑧ Brain tumor

⑨ Ocular disease

⑩ 안과 질환 중에서 시각전달의 이상유무를 알고자 할 때, 약시, 감정환자의 시력판정, 병사용 진단서 등에 이용된다.

6) 검사결과 판독 및 검사실례

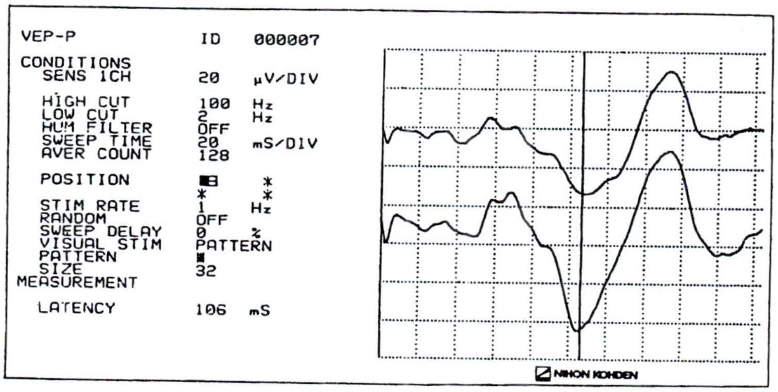

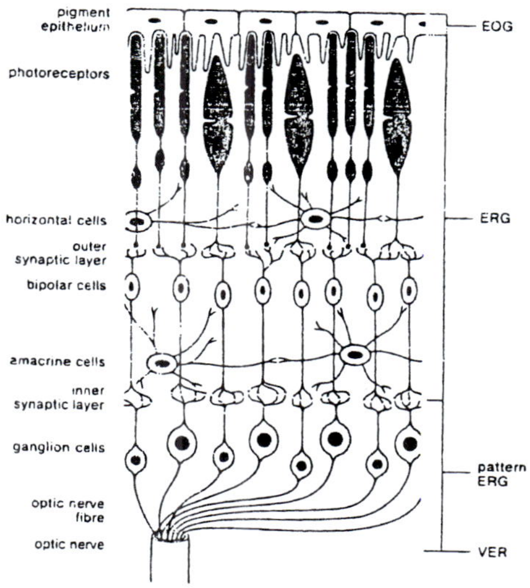

전기생리학적 검사의 망막부위별 반영도

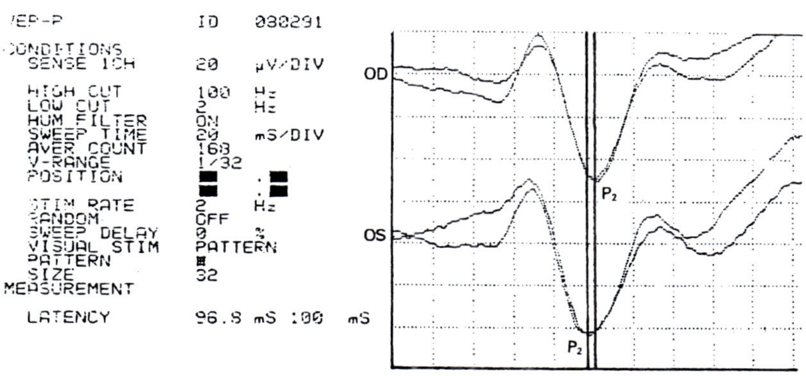

OU) 정상 VEP

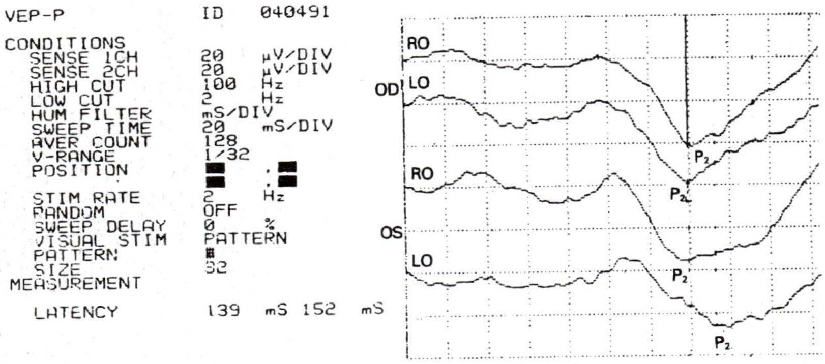

OU) RO,LO, 부위별 VEP 결과(abnormal)

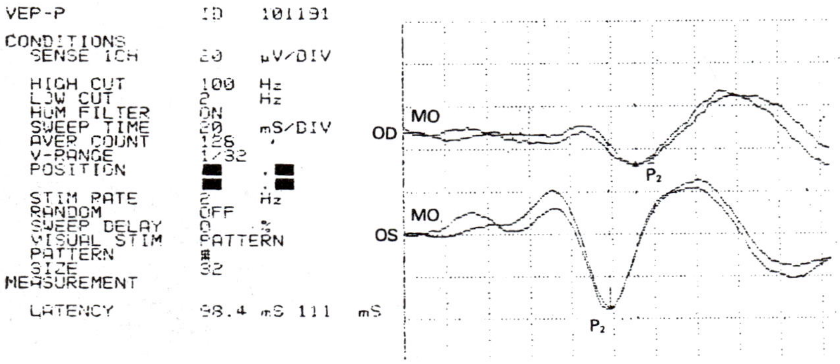

OD) 왼쪽과 비교하여 시력저하가 현저한 상태의 VEP소견 OS) 정상

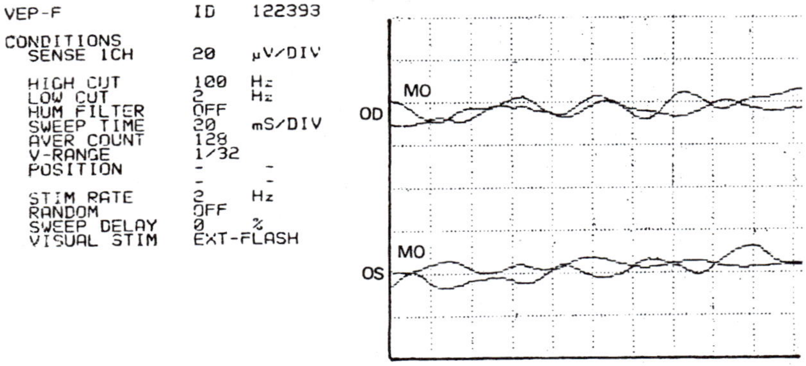

OU) Light blindness

Work sheet

4. 눈전위도(안구전위도, Electrooculogram; EOG)

1) EOG의 발생원

안구의 전후 즉 각막(positive)과 망막(negative) 사이에는 항상 일정한 전위차(약 1mV)가 존재하는데 이 전위를 standing potential 혹은 resting poteintial이라 한다.

이 전위차의 발생에는 안구의 모든 조직이 관여하나 그 90% 이상을 망막색소상피(retinal pigment epithelium, RPE)가 기여하기에 EOG는 RPE(retinal pigment epithelium)의 기능을 반영한다고 할 수 있다. 그러기에 정상적인 EOG가 기록되려면 시세포 망막색소상피, 시세포와 망막색소상피의 접합, 맥락막 순환, 망막순환 등이 정상이어야 한다.

2) EOG의 원리

일반적으로 안구의 전후간의 전위차를 직접 측정하기는 불가능하기에 내외 양안각 부근에 전극을 부착시켜 전위를 검출하는데 안구의 변화감에 비례하여 전위가 변동되므로 안구의 수평 운동시 또는 수직 운동시에 나타나는 양전극간의 전위변화를 기록하여 안구운동의 정량적 분석과 망막색소상피의 기능을 알아 볼 수 있다. 검출되어진 전위는 10도의 안구변화에 약 50～200 ㎶가 나타나며, 이것을 기록한 것을 EOG라 한다.

3) EOG의 검사조건

① 먼저 뇌파측정용 전극을 내외 양안각 피부에 부착한다.

② 시정수 : 0.3초

③ 증폭기

감도 : 200 ㎶/div

필터 (high cut) : 100 Hz

필터 (low cut) : 0.08 Hz

④ 정상안에서의 증폭도는 명순응(photopic)시 진폭이 암순응(scotopic)시 진폭의 약 2배 이상이 되므로 기록기 펜의 최대 진폭도를 기록한 다음 증폭도 진폭을 1/3 정도가 되도록 조절한다.

⑤ 기록지 속도 : 10 mm/sec로 각각의 기록이 분리될 수 있으면 된다.

⑥ 시표(target)

위치 : 눈앞 1 m

이동각도 : 중심에서 수평으로 좌^우각 15도, 합 30도

이동속도 : 시정수를 0.3으로 하였을 때 72왕복/min 전^후가 안정된 진폭을 얻기 용이

하다.

4) EOG 검사방법

EOG 검사에는 추적운동(pursuit movement) 검사, 충동운동(saccadic movement)검사, 그리고 EOG 시간곡선 방법이 이용되고 있다.

① 먼저 환자의 동공을 산동시킨다(명순응시 망막조도와 EOG 진폭은 비례하므로 동공의 크기는 가능한 full 산동으로 일정하게 한다.)

② 전극을 잘 부착하고 눈과 target의 거리를 1 m로 맞춘다.

③ 일정한 밝기의 실내등 하에서 수분간 EOG를 측정하여 안정된 진폭이 기록되면 이를 base value로 한다.

④ 암순응 검사(scopic) : 실내 등을 끄고 fixation light를 켠 상태에서 10~15분 가량 암순응을 하고 파형을 관찰하면서 1분 간격으로 5~6회 관찰한다. 암순응 직후에는 일과성 진폭의 증가가 나타나 점차 감소하여 10분 전후에서 최저치의 진폭을 나타내며 그 후에는 약간 증가한다. 이 때의 최저치를 dark trough라 한다.

⑤ 명순응 검사(photopic) : 15분간의 암순응 검사 후 바로 실내등을 켜 명순응을 시작한다. 이때 초기에는 눈부심이 있어 눈뜨기가 힘든 경우도 있으나 눈을 뜨도록 지시한다. 명순응도 1분 간격으로 측정하며 EOG 진폭은 명순응시 급격히 커져 8분 전후에서 최대치에 달하며 그 후 서서히 감소하는데 이 진폭의 감소를 확인한 후 검사를 끝낸다. 주의할 사항은 중간에 쉬는 동안에도 눈을 감지 않도록 주의하여야 한다. 명순응시 EOG 최대진폭을 light peak, 진폭의 증가과정을 light rise라 한다.

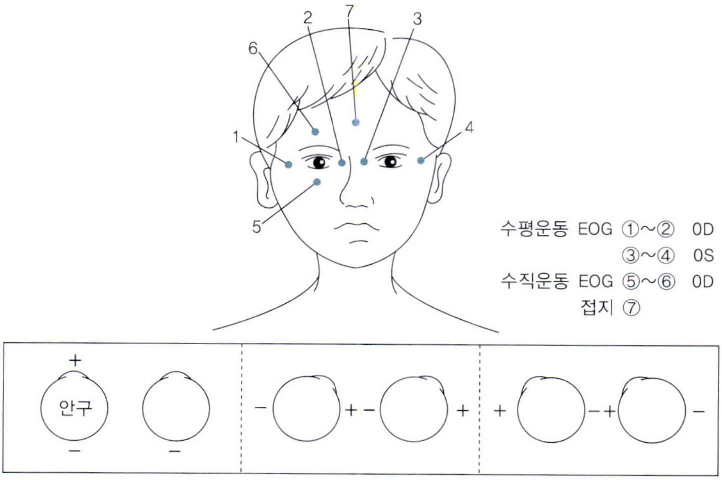

• EOG 측정시 주의사항

· 검사자의 턱과 이마를 움직이지 않도록 고정하고, target을 놓치지 않고 정확히 따라 보도록해야 한다.

· 눈의 근육에 힘을 주지 않고 자연스럽게 볼 수 있도록 주의시킨다.

· 전극 저항을 5 kΩ 이하로 한다.

· 필히 암실에서 측정해야 한다.

• EOG에 영향을 주는 조건

· EOG의 L/D비는 연령, PD(동공간 거리), 홍채색소, 굴절도, 안축장, 안구돌출도, 각막 곡률반경, 일교차 등에 의하여 통계학적으로 유의한 차이가 나타나나 임상영역에서는 문제가 되지 않는다.

• EOG 검사대상 질환

· 노인성 황반부 변성

· 선천성 황반부 변성

· 염증성 황반부 질환

· 망막색소상피 변성증

· 망막혈관장애 등

5) EOG 파형의 계측 및 계산식

(1) EOG의 정상치(Kroph: 1971)

측 정 치	평 균 치	범 위
Base value	368㎶	148~938 μv
Dark through	238㎶	71~460 μv
Light peak	665㎶	214~125 μv
Aarden ratio(L/D ratio)	241%	148~449%
Dark through 도달시간		7~15분
Light peak 도달시간		5~12분

(2) Aarden ratio (L/D ratio)의 분류

· Super normal : 이상하게 높을 때

· Normal : L/D ratio가 180% 이상일 때

· Subnormal : L/D ratio가 130~180%

· Abnormal : L/D ratio가 110~130%

· Extinct : L/D ratio가 110% 이하일 때

6) 검사결과 판독 및 실례

Dark through에서 5~6개 측정치 평균

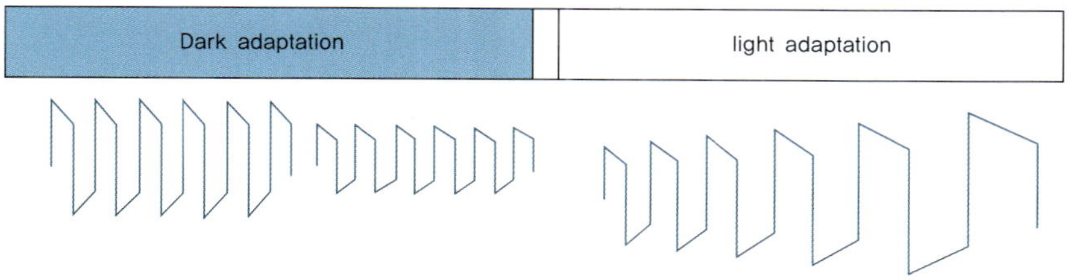

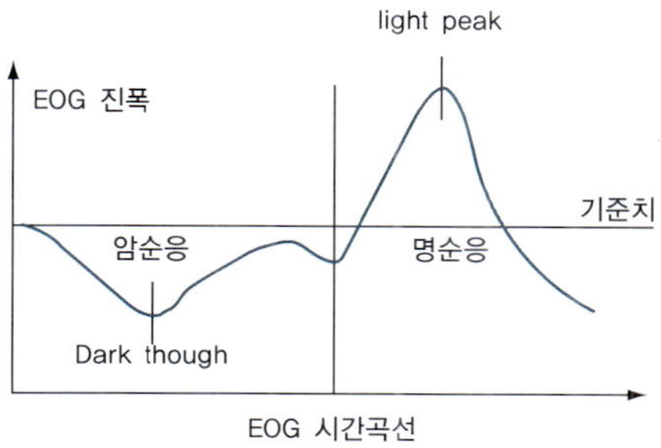

OD) 정상 EOG

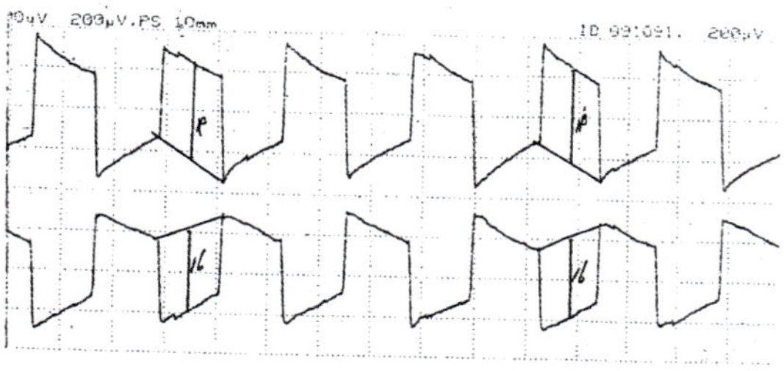

OS) 비정상 EOG

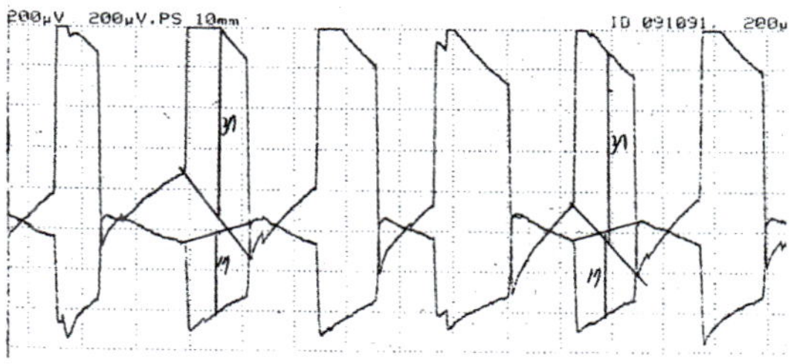

Subnormal

dark adaptation 15分

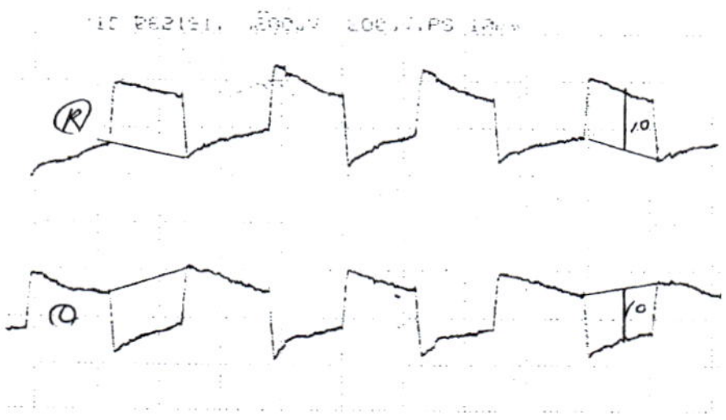

Light adaptation 15分

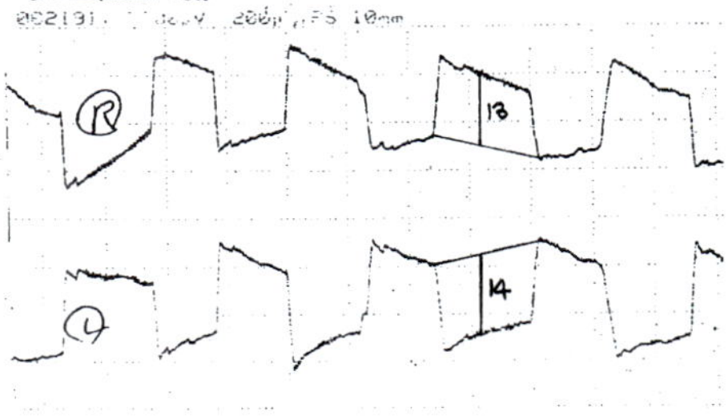

Abnormal ou

dark adaptation 15分

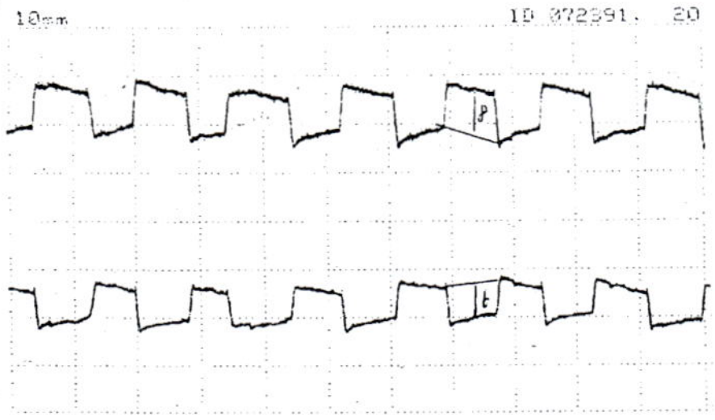

Light adaptation 15分

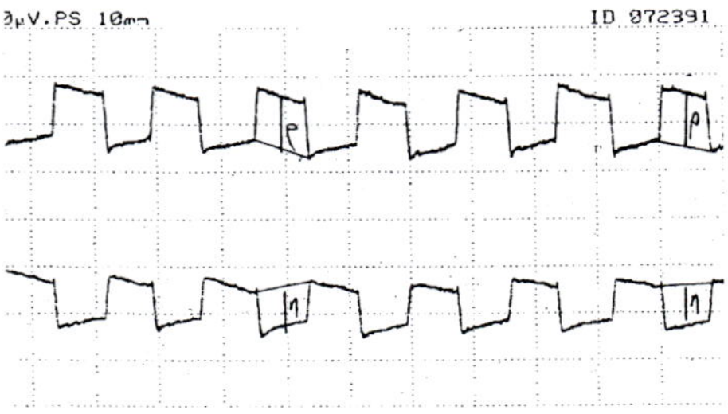

안구진탕 ou

dark adaptation 15分

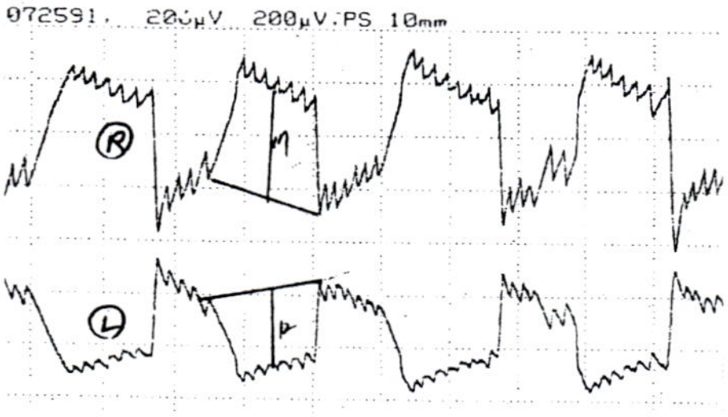

Light adaptation 15分

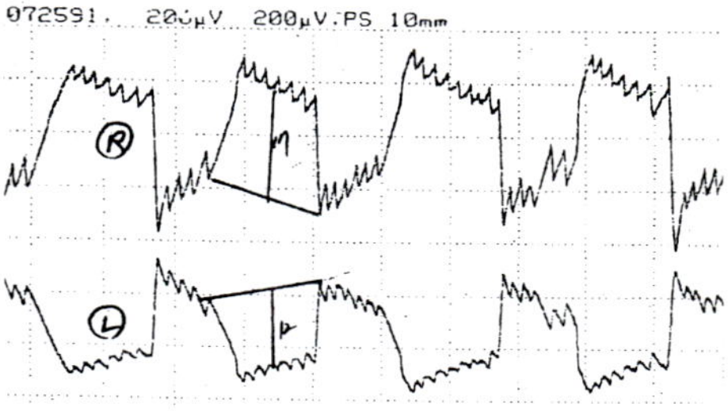

Work sheet

5. 망막전위도 검사(Electroretinogram; ERG)

1) 검사 목적 및 원리

망막의 신경섬유는 자기 스스로 활동전위를 발생하지 않고 빛에 의한 자극을 받을 때 전위를 발생한다. 망막전위의 크기는 광자극의 강도에 따라 비례하는데 그 광자극에 의하여 변화되고, 발생되는 활동전위를 망막전위라 한다. 발생하는 활동전위는 100 ㎶ 정도이고, 주파수는 500 Hz 정도이며, 광자극에 의한 망막의 활동전위를 측정한 것을 ERG라고 하며 망막의 기능을 알아보고 진단하는데 중요한 역할을 한다.

ERG는 빛이 망막까지 도달하는데 있어서 중간매체의 혼탁(opacity)이 있거나, 출혈(hemorrhage)이 있는 경우 망막기능의 판정 및 망막질환의 진단 및 감별진단에 유용한 검사이며, 망막기능의 손상 정도를 판정하거나, 유 · 소아의 시기능 검사와 수술 전 · 후 망막기능 회복 등을 알아볼 수 있는 검사법으로 이미 오래전부터 임상영역에서 이용되고 있다.

2) ERG 파형의 각 발생원

임상에서 사용하고 있는 ERG의 기록장치는 a파, b파, 및 율동양소파(oscillatory potential)만 기록되며, c파는 DC증폭기에 의한 긴 시간의 자극에 의하여 기록되는 것으로 되어 있는데 이는 a파와 b파의 기록과 c파의 기록은 시간적으로 약 0.5초 정도 차이이나 빛에 의한 자극으로 환자의 눈이 깜빡거리게 됨으로써 사실상 정확한 파형을 볼 수가 없다.

또한 a파 앞에 나타나는 전위 변화는 ERP라기보다는 광전효과(photoelectric effect)이며, 이러한 광전효과를 예방하기 위해서는 피부에 접착되는 전극면을 빛으로부터 차단하는 것이 효과적이며, 예방법으로는 검은색 종이나 검은색 필름으로 가려주면 된다. 이러한 광전효과는 명순응(photopic)과 암순응(scotopic) 검사 때 보다는 bright flash ERG 검사시 흔히 나타난다.

ERG를 분석할 때는

첫째, ERG 발생에 관여하는 망막세포의 구조와 혈관지배

둘째, 최고 3유두경 이상의 망막장애를 반영한다는 점

셋째, 시세포 기능이 비정상적이면 모든 파형이 비정상적으로 나타난다는 점을 염두해 두어야 하며, 기본적인 질환에서의 ERG 파형은 항상 유념해 두어야 한다.

ERG 성분	발생원
ERP	시세포 외절
a Wave	시세포
b Wave	Muller 세포
Oscillatory potential	Amacrine 세포
c Wave	RPE 망막색소상피

3) ERG 검사조건

검사조건은 될 수 있는데로 일정하게 정해 놓고 검사하는 방법이 좋은데 경우에 따라 변경을 하면서 여러 조건으로 검사를 해야 할 때도 있다.

증폭기 감도		100㎶/div
반응필터	High cut	100 Hz
	Low cut	0.5 Hz
시간(sweep time)		20 ms/div
광자극	Photopic & scotopic	1.2 Jule
	Bright flash	20 혹은 40 Jule

4) ERG 검사방법

① 피검사자의 동공을 산대시킨다(편안에만 질환이 있는 경우라도 양안을 산동시키고 양안을 동시에 검사하는 것이 원칙임).

② 침대에 눕거나 편한 의자에 앉게 하고 국소마취 점안제(alcain)을 넣고 나서 ERG용 contact lens를 눈에 끼운다.

③ 기준전극(negative, －)을 양미간(눈썹사이)에 접촉저항을 최소로 하여 잘 붙이고, 광전효과를 줄이기 위하여 검은색 종이나 검은색 필름으로 가려준다.

④ 접지전극 (E)은 누전시 생체의 방어와 잡파의 방지를 위하여 귓부리에 부착하거나 양 볼 등에 부착하는게 보통이나 ERG기기의 특성에 따라 약간의 유동성은 있다.

⑤ 관전극(positive, +)은 점안마취 후 측정하고자 하는 검사종류에 따라 필요한 전극을 부착하게 되는데, 주로 사용하는 flash ERG는 contact lens형 전극을 각막에 끼워서 검사하게 된다. 만약 pattern ERG를 하고자 할 경우엔 결막낭 전극을 사용해야 한다.

⑥ 인공산물(artifact)이 혼입 될 때는 거의가 눈을 깜박 거리거나, 안구를 움직임에 따라 EOG 성분의 혼입으로 발생되며, 광전효과에 의해서도 발생된다. 광전효과(becquerel effect)란 전해질 용액중의 금속표면에 빛이 닿을 때 나타나는 전위변화이다.

⑦ 환자의 질환에 따라 photopic ERG & scotopic ERG, 그리고 bright flash ERG 검사를 하여야 하는데 scotopic ERG는 피검자를 완전차단 된 암실에 15~30분 이상 있게 한 다음 광자극을 주어 검사하게 되는데, 이때는 환자로 하여금 눈을 깜빡거리지 않게 하여 광자극을 여러번 하지 않고 1~2번에 결과를 측정할 수 있게 하여야 한다. 광자극을 여러번 할 경우 amplitude의 감소가 오기 때문이다.

⑧ 잡파가 많을 경우엔 모든 전극의 부착상태와 contact lens가 각막에 정확히 붙어있는지를 확인하여 접촉이 안 좋으면 다시 부착하고, 배경파장을 모니터로 보면서 환자 눈의 움직임과 잡파 유무를 확인하고 파형의 움직임이 가장 좋을 때 광자극을 한다.

5) 자극 조건에 따른 ERG의 변화

① 자극광의 강도 : 자극광의 강도가 약한 경우 b파만 기록되나 자극광이 강해질수록 a파와 oscillatory potential이 기록되며 b파의 진폭도 증가한다.

② 암순응 : 암순응 시작 후 단시간내에 진폭의 변화가 나타나나 약 15분 후에는 거의 변화가 없다. 그러나 야맹증 환자의 경우 장시간의 암순응시 ERG 진폭의 증가가 있는가를 확인하여야 한다.

③ 동공경 : 통상 변화하는 동공에서 망막에 도달하는 빛의 양적변화는 약 1.5 log이다. 따라서 자극광의 강도를 아주 높이면 동공의 영향은 미미하나 약한 자극광에서는 영향이 크다. 따라서 산동이 불가능한 경우에는 강한 자극광을 사용한다.

④ 자극받는 망막의 면적 : 가능한 넓은 면적을 자극하기 위하여 반구형의 Ganzfeld 자극장치와 콘택트렌즈형 +10.00 디옵터 렌즈를 부착시켜 초점이 수정체후낭 0.4 mm 후방에 맺히도록 하거나 diffuser를 부착하여 사용한다.

⑤ 연령 : 생후 6개월까지 ERG 진폭이 점차 증가하나 그 후부터는 거의 변화가 없으며 연령이 많을수록 감소한다. 신생아에서는 성인보다 강한 자극광이 필요하다.

⑥ 성별차이 : 안구의 직경과 안축장이 동일한 경우 여자에서 b파의 진폭이 약 10% 정도 크다.

6) ERG 검사의 임상응용

① 당뇨병성 망막증

② 백내장

③ 망막박리 및 망막박리 수술 후의 기능 회복검사

④ 망막색소변성

⑤ 선천성 정지성 야맹증

⑥ 고압산소요법의 적응검사

⑦ 기타 망막의 기능을 알고자 할 때

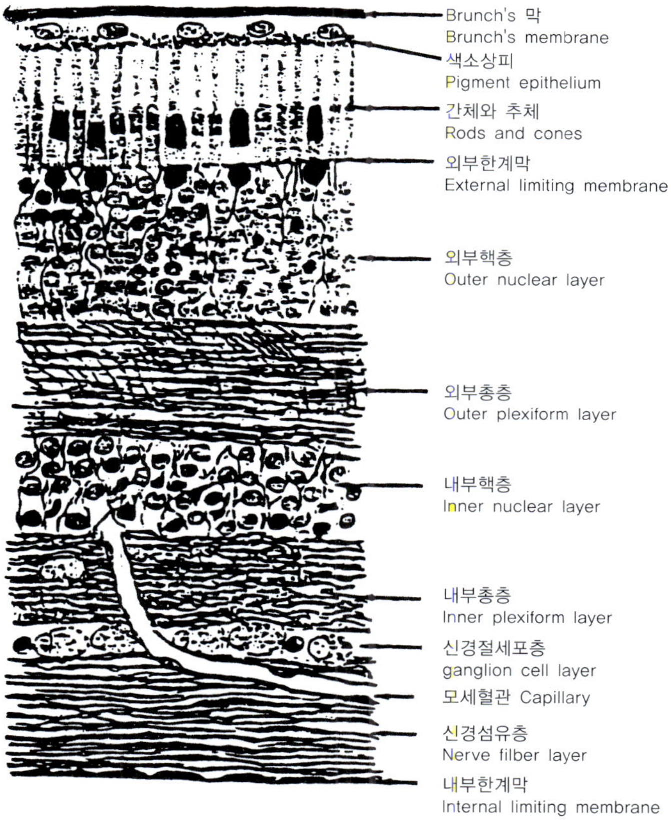

7) 검사결과 판독 및 실례

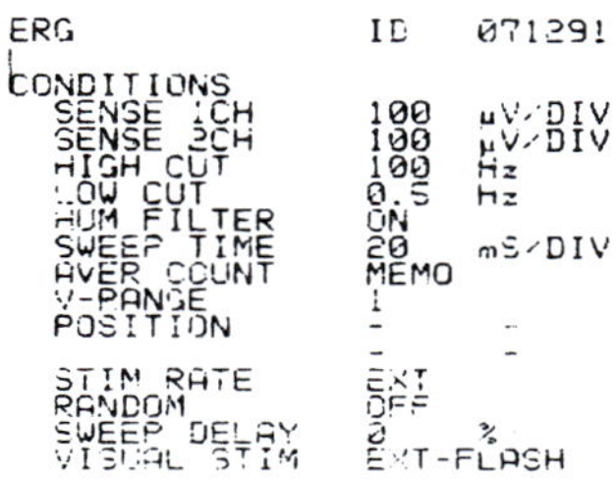

정상 ERG(Photopic)

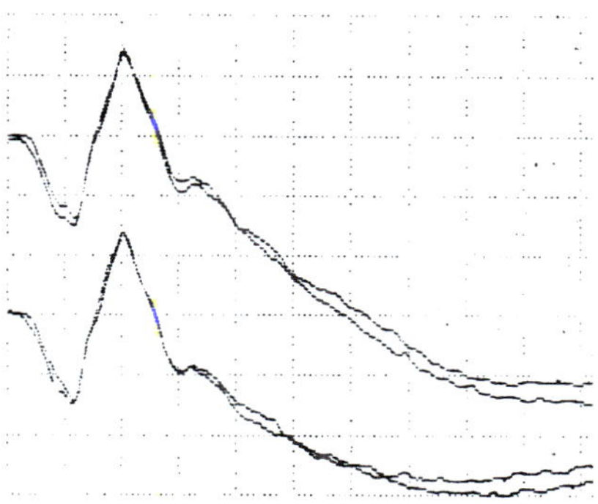

위) 오른쪽 아래) 왼쪽

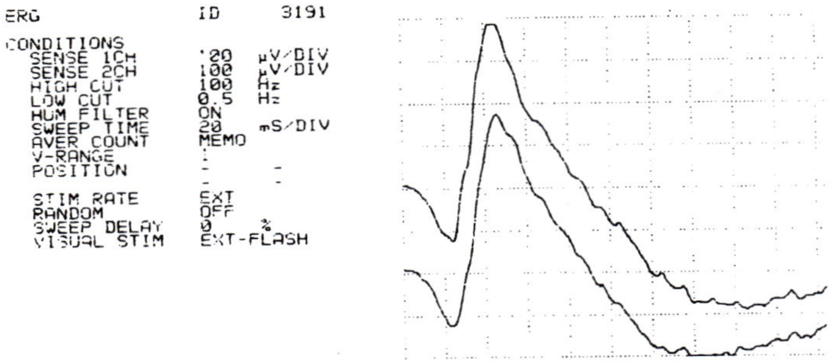

정상 ERG(Scotopic) 위) 오른쪽 아래) 왼쪽

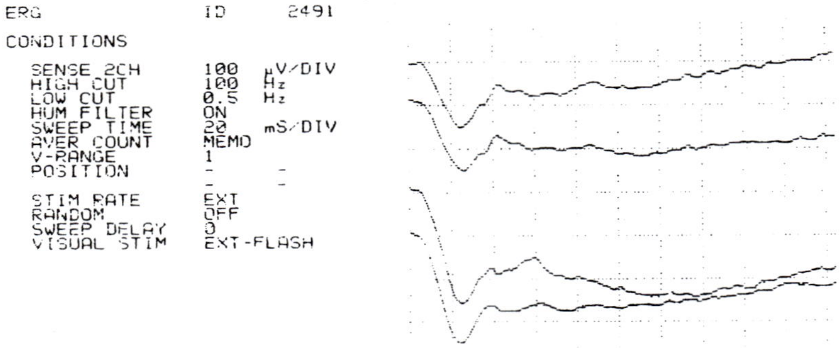

정상 ERG(Scotopic) 위) 오른쪽 아래) 왼쪽

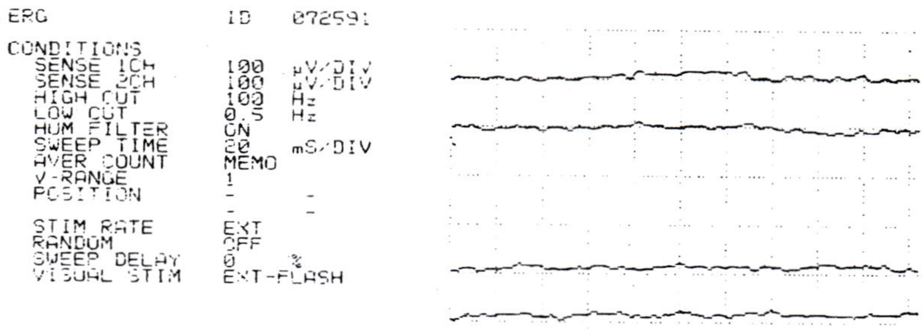

Subnormal ERG (위2개=Photopic 아래2개=Bright flash)

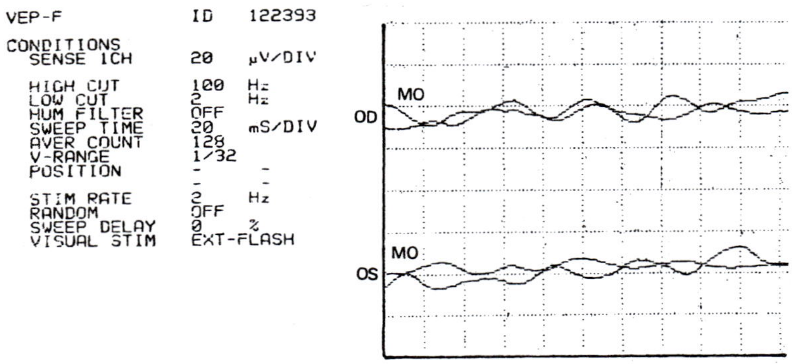

OU) Light blindness

Work sheet

6. 시야검사(Visual field)

1) 정의 및 검사목적

눈으로 정면에 있는 어떤 물체를 똑바로 주시할 때, 그 물체의 좌, 우 그리고 위, 아래에 있는 다른 물체를 아주 정확히는 알 수 없지만 물체가 있다는 것을 알 수가 있다. 이렇게 정확히는 알 수 없지만 한 점을 주시할 때 동시에 볼 수 있는 물체들이 있는 공간의 범위를 시야라 한다.

시야내의 각 지점은 차이가 있다. 작은 물체는 그것이 시축에 가까운 시야내에 있을 때 명확히 보이며, 주변시야에서는 물체가 크고 밝을 때 보이게 된다. 즉 시력은 중심에서 멀어질수록 감퇴된다.

Traquair는 보이지 않는 바다로 둘러 쌓인 시능선의 섬으로 섬의 모양은 난원형이며 가파른 낭떠어지가 해안선과 접하고 있는 모양이라고 하였다.

시야내에서 동등한 시력을 가진 점을 연결한 선을 아이솝터(isopter)라 한다. 정상인에서 아이솝터는 비교적 일정한 크기와 모양을 형성한다. 그러나 시로(visual pathway)를 침범하는 질환에 의해서는 아이솝터가 특징적인 변화나 비정상적인 모양을 보이게 된다. 그러므로 시야내에서의 시력의 변화, 즉 아이솝터의 변화를 정확히 해석하면 아이솝터의 변화를 일으킨 시로내에서의 병변 부위를 해부학적으로 그 위치를 찾아낼 수 있다. 만약 우리가 시야내의 각 부위의 정상시력을 알고 있다면 시로의 손상에 대해서 이 정상시력으로부터의 변화를 정확히 해석할 수가 있다.

망막의 표면은 사진기의 필름과 같은 방법으로 시야내의 각 물체에 대해 상을 맺는다. 즉 망막은 시야내의 반대 부위에 대해 상을 맺으며 시각신경을 따라 뒤통수엽(후두엽)의 시각겉질(시피질) 중추에 전달한다. 그러므로 시야의 어떤 결함이나 장애는 정확한 해석을 통해서 서로의 어떤 특정한 부위의 질환이나 장애를 나타낸다.

시야검사의 목적은

첫째, 시야내에 나타나는 장애를 찾아내고

둘째, 시력을 양적으로 측정하며

셋째, 이러한 것들을 아이솝터의 정상－비정상 곡선으로 도식하는 것이다.

시야검사는 정신 생리학적검사(psychophysical examination)의 특수한 형태이다. 이것은 유용한 기술과 장비에 대한 충분한 지식 및 장비의 특이한 물리적 그리고 광학적 특성을 알고 있으면서 시야검사의 임상적 응용과 시로의 해부학적 그리고 생리학적 지식을 요구하며, 검사에 대한 반응에 영향을 줄 수 있는 심리적 요인에 대한 지식도 요구된다. 또한, 나이가 많은 사람에 대해서는 젊고 지식이 풍부한 현명한 사람과 동일한 반응을 기대해선 안된다. 나이가 많은 사람이나 질환이 있는 사람은 많은 시간과 인내를 필요로 하며, 검사는 한번에 끝

내지 말고 정확한 분석이 이루어 질 때까지 반복검사가 필요하다. 즉 시야검사는 시야검사기가 하는게 아니고 검사자가 하는 것이다.

2) 용어설명

① 주시(fixation) : 피검자가 시야계의 중심부에 눈을 고정하는 것으로 주시점은 시야의 중심에 해당되는 부분을 뜻한다.

② 한계치(threshold) : 시야내의 각 지점에서 구분할 수 있는 제일 약한 검사자극
Suprathreshold : 한계치 보다 강한 자극
Infrathreshold : 한계치 보다 약한 자극

③ 아이솝터(isopter) : 시야내에서 같은 한계치를 갖고 있는 부위를 연결한선

④ 협착(contraction) : 모든 자극에 대해 완전히 보이지 않는 시야장애.

⑤ 감도 저하(depression) : 예상되는 정상감도보다 감도(sensitivity)가 더 많이 감소된 시야장애

⑥ 암점(scotoma) : 어떤 아이솝터 내에서 완전히 보이지 않는 부분

⑦ 절대 장애(absolute defect) : 최대한의 자극에 대해서도 반응하지 않는 시야장애

⑧ 상대 장애(relative defect) : 약한 자극에 대해서는 반응하지 않으나 강한 자극에 대해서는 반응하는 시야장애

⑨ 중심시야(central field) : 주시점으로부터 30도 이내의 시야

⑩ 주변시야(peripheral field) : 30도에서부터 주변에 이르는 시야

⑪ 변이(fluctuation) : 시야 측정시 같은 곳의 감도의 차이

Short-term fluctuation : 한번의 시야 검사시에 나타나는 차이
long-term fluctuation : 시간의 차이가 있는 두 번의 시야검사 사이의 차이

3) 시야검사에 영향을 주는 인자

① 나이 : 나이가 증가할수록 감도는 감소한다. 보통 평균 감도는 매 10년마다 0.58내지 1decibel(dB) 정도 감소한다.

② 동공의 크기 : 동공이 3 mm 보다 작을 때 전반적 저하(general depression)의 원인이 된다.

③ 눈의 투명도 : 각막, 수정체 및 유리체(초자체)의 어떤 혼탁도 국소적 또는 전반적 감도 저하의 원인이 된다.

④ 굴절상태 : 굴절의 변화는 중심 30도의 한계치를 변화시킬 수 있다. 만약 굴절시표로부터 나온 빛이 망막에 정확히 초점을 맺지 않으면 굴절성 암점(refractive scotoma) 이 생

길 수 있다. 그러므로 굴절이상은 정확한 교정을 한 후 나이와 검사거리에 따른 알맞은 근거리 교정이 필요하다.

⑤ 배경의 조명(background illumination) : 조명이 밝을수록 중심시야의 경사를 증가시킨다. 그 이유는 명순응시 황반부의 감도가 더 증가하기 때문이다.

⑥ 시표의 크기 : 시표의 크기가 공간의 합(spatial summation)을 변화시켜서 한계치의 변화를 일으킨다. 크기가 커지면 망막에 더 많은 빛을 투입한다. 그러므로 크기가 크면 미세한 시야장애는 발견하기 어렵다.

⑦ 시표의 노출시간 : 노출시간은 시야에 큰 영향을 주지는 않는다. 그러나 노출시간이 500 msec보다 짧은 경우에는 영향을 준다.

⑧ 심리적영향 : 과도한 긴장, 불안, 전신적 약물투여, 숙련도, 그리고 실명에 대한 두려움 등이 영향을 준다.

4) 시야검사법의 종류

(1) 동적시야계법(kinetic perimetry)

시표의 크기와 강도(intensity)를 일정하게 정한 후, 시표를 보이지 않는 곳에서 보이는 곳으로 이동하면서 시야를 검사하는 방법이다.

시표의 주변부에서 중심부위로 보통 매 1초마다 3내지 5도의 속도로 움직이면서 시표를 처음 감지하는 점을 찾는다. 이와 같은 방법으로 360도의 범위를 15도 간격으로 각 경선을 검사한다. 크기와 밝기가 다른 시표를 이용하여 검사를 반복하며 보통 3종류의 시표로 검사한다.

암점 부위에서는 시표를 암점의 중심부에서 주변부로 움직이면서 8~16방향의 경선을 검사하며 역시 3종류의 시표로서 검사한다.

(2) 정적시야계법(static perimetry)

어떤 일정한 부위에 일정한 크기의 시표를 이용하여 시표의 밝기를 변화시키면서 검사하는 방법이다. 즉 시야내의 미리 정해진 위치에 대해 그곳의 감도를 찾아내는 방법이다.

① Full threshold test

각 부위에서 예상되는 한계치 보다 밝은 자극을 주어서 피검자가 보는 경우에는 점점 어두운 자극으로 피검자가 보지 못할 때까지 다시 밝은 자극으로 검사하여 각 부위의 한계치를 찾아내는 방법이다. 망막의 보다 많은 부위를 검사할수록 보다 많은 장애가 발견될 수 있다. 그러나 너무 많은 부위(대략 80도 부위)를 검사하면 피검자가 피곤해져 응답의 정확성과 일률성이 감소한다.

이 검사에서 대신하여 피검자의 반응의 횟수를 감소시킬 수 있는 방법이 시도되었는데, 여기에는 threshold-related testing과 zone testing이 있다.

② Threshold-related testing

각 검사부위를 그 부위의 예상되는 한계치 보다 약 4~5 dB 밝은 자극으로 검사하여 피검자가 보는 경우에는 그 부위는 정상으로 간주하고 그 부위의 정확한 한계치는 측정하지 않고 다른 부위를 검사하는 방법이다. 이 방법은 미세한 변화를 찾아낼 수 없는 단점이 있다. 만약 장애가 있는 부위가 나타나면 그 부위의 한계치를 측정한다.

③ Zone testing

이 검사는 세단계의 자극을 이용한다. 처음에는 예상되는 한계치보다 약 4~5dB 밝은 자극으로 검사하여 보는 경우에는 정상으로 간주한다. 장애가 있는 부위가 나타나면 예상되는 한계치보다 10 dB정도 밝은 자극으로 검사하며 이 자극도 감지하지 못하면 가장 밝은 자극으로 검사하여 장애부위를 세 단계로 구분하는 방법이다. 이 검사는 검사시간이 빠른 장점이 있다.

(3) Goldmann 주변시야계 검사방법

① 시야계의 내면은 항상 청결하게 유지되어야 한다.

② 도표(chart paper)를 정확하게 삽입한다.

③ 시표의 크기와 밝기를 조정한다.

- 크기 : 0, I, II, III, IV(IV가 가장 큼)
- 밝기 : 1, 2, 3, 4(0.5 log unit 간격, 4가 가장 밝다).
- a, b, c, d, e(0.1 log unit 간격, e가 가장 밝다).
- 크기는 1이 표준임.

④ 검사도중 보통 시표를 밝히는 장치를 누르면 시표가 켜지고, 떼면 꺼지게 맞춰 놓고 사용한다.

⑤ 시표를 I-2e에 맞춘다. 이 시표는 정상적인 사람에게 적당하다.

⑥ 적정한 검사방법으로는 5도, 10도, 15도 부위를 각 경선(15도 간격에서)에서 검사한다. 이 방법으로 맹점의 유무를 찾는다.

⑦ 맹점이 발견되면 그 곳에서 동적검사 방법으로 시표를 움직여서 경계선을 정한다. 그리고 검사한 시표보다 밝은 시표 (I-2e, I-3e, I-4e)를 사용하여 맹점의 깊이(depth)도 측정한다.

⑧ 시표를 60도 부위로 이동하여, 2초간 밝힌 후 피검자가 보지 못하면, 동적검사방법으로 중심부로 이동하면서 경계선을 정한다. 각 경선을 30도 간격으로 검사한 후 경계선

을 선으로 연결한다. 60도 부위에서 I−2e를 볼 수 있을 때는 I−1e를 이용하여 같은 방법으로 검사한다.

⑨ 다시 시표를 I−4e로 바꿔 위 방법을 반복한다.

⑩ 감도저하가 발견되면 정량적으로 측정하여야 한다. 예로 I−2e에서 감도저하가 발견되면 1−3e으로 검사해 본다.

⑪ 시야검사가 완료되면 다음 사항을 기재한다.

- 피검자의 성명
- 검사 년월일
- 검사만족도(협조도)
- 검사자 성명
- 동공의 크기
- 사용된 시표 종류
- 왼눈(좌안), 오른눈(우안)
- 시력
- 교정한 경우엔 교정렌즈 도수

(4) Humphrey 자동 시야계 검사방법

① 임상적인 배경을 명확히 한다. 즉 임상적인 의문점에 명확한 대답이 될 수 있는 검사를 선택한다.

② 시야계에 대한 개개인의 조작법을 표준화해야 한다.

③ 몇 가지 검사를 잘 사용해야 한다.

5) 시야검사 방법

- 검사장비에 관계없이 정확한 시야검사를 위해 기본적인 지식이 필요하다.
- 먼저 정확한 원거리 굴절검사와 시력교정 후 나이와 검사거리에 따른 근거리 교정이 필요하다.
- 동적 시야검사법에서는 시표의 움직임이 검사하는 동안 일정해야 한다. 1초마다 3~5도의 움직임이 좋다.
- 시표는 잘 보이지 않는 부분에서 잘 보이는 부분으로 움직여야 한다.
- 환자가 주시점(fixation target)을 계속 쳐다보아야만 만족할만한 결과를 얻을 수 있다. 그리고 환자의 주시(협조)에 대한 평가를 시야검사 결과지에 기록해야 하며 환자가 계속 주시점을 쳐다볼 수 있도록 부드럽게 주의를 주어야 한다.
- 시야검사의 비교를 위해서 동적 시야검사법에서는 같은 크기와 같은 밝기의 시표를 사용해야 하며, 정적 시야검사법에서는 같은 크기와 부위를 사용해야 한다.
- 그리고 동공의 크기, 시력, 검사기구 등은 가능한 표준화하여 인위적인 시야의 변동을 줄여 주어야 한다.

6) 검사결과 판독 및 검사실례

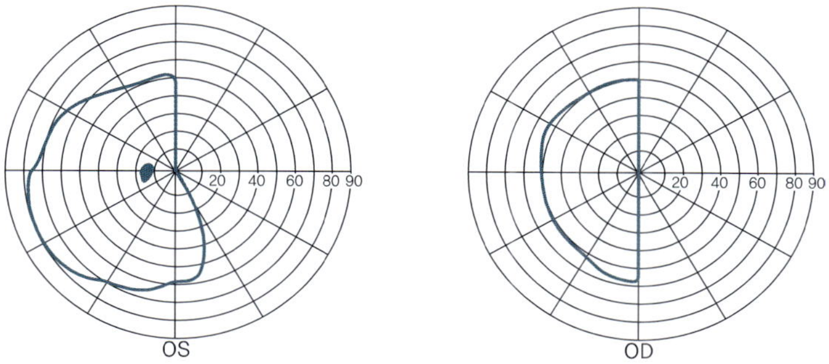

사시질환 때의 시야결손으로 황반부를 분할하는 동측 반맹으로 양안의 시야 결손이 비대칭적이다.

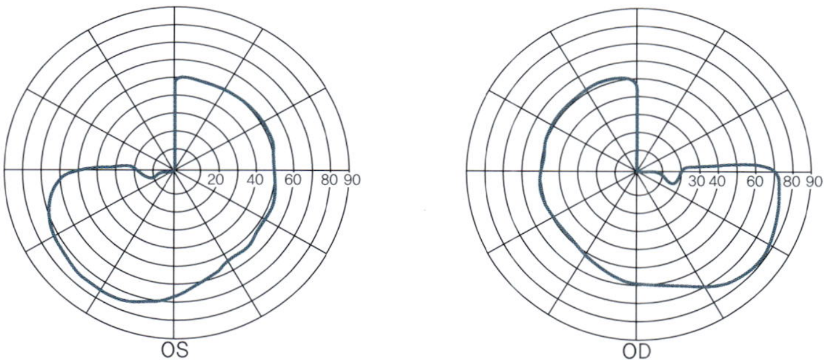

뇌하수체 종양 때 처음에는 양쪽 귀상방으로 부터 결손이 시작되어 하방으로 내려오고 더 진행되면 양쪽 코 하방으로 더 진전한다.

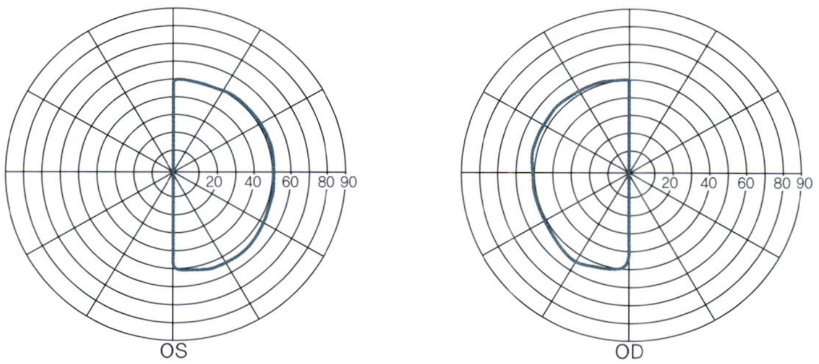

윗그림 보다 더 진행된 시야

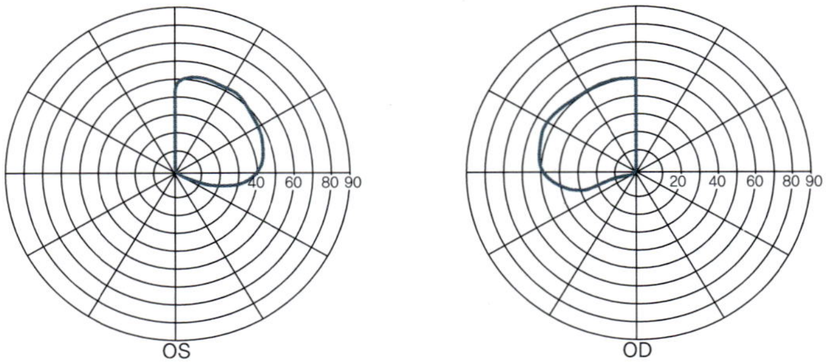

윗그림 보다 더 진행되어 양쪽 코 시야만 남아있다.

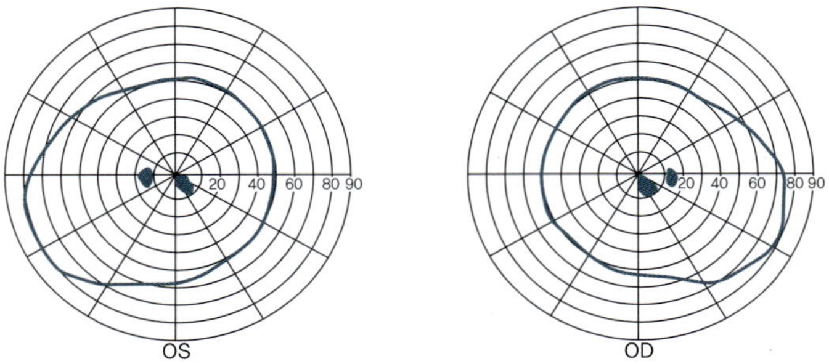

뒤통수엽(후두엽) 질환으로 인하여 대칭적인 동측중심암점을 나타낸다.

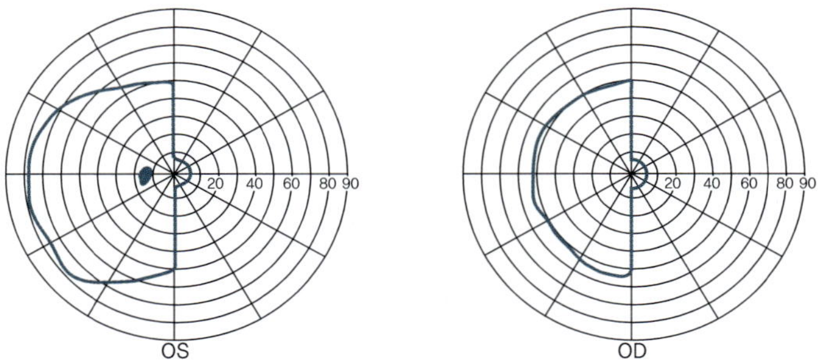

시방선 혹은 시각겉질(시피질) 질환에서 나타나는 황반회피

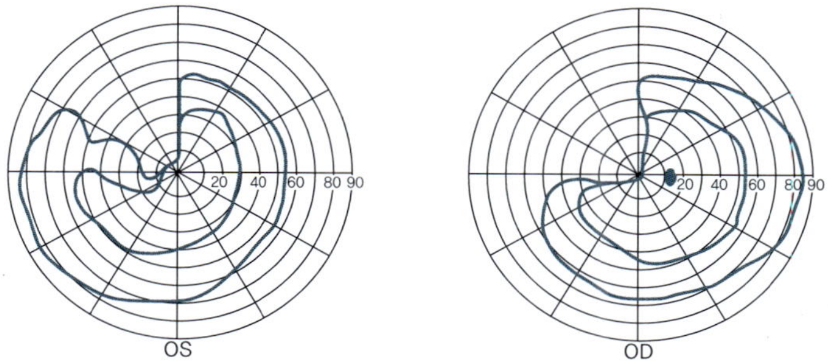

마루엽(두정엽)질환 때의 시야변화로 양안 시야변화가 대칭적이고 황반회피가 있다.

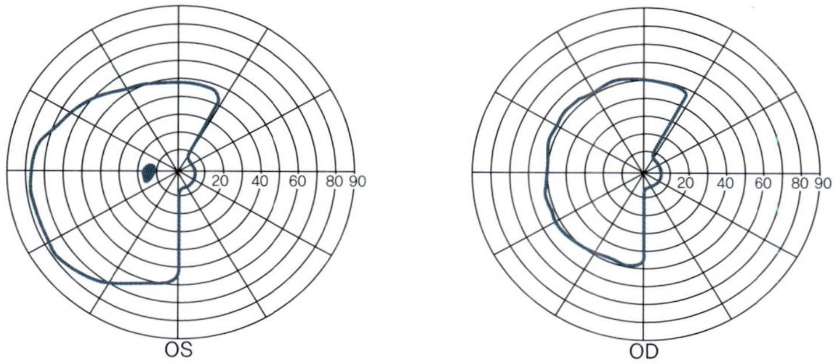

관자엽(측두엽)질환 때의 시야로 동측상사분맹으로 시야는 비대칭적이다.

〈시로, Visual pathway〉

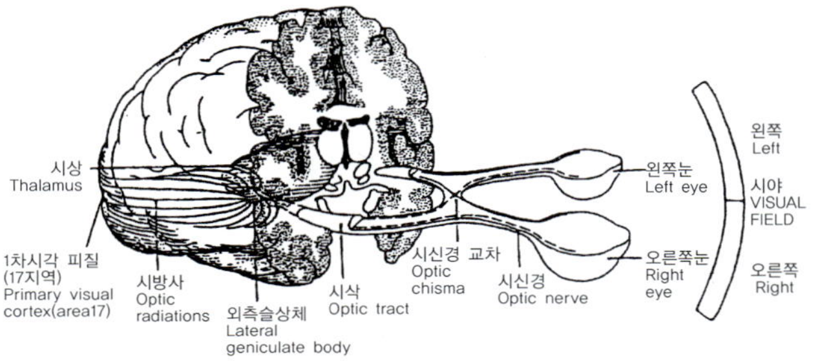

구심성 시야 경로. 망막으로 부터의 출구는 시각신경(시신경)의 신경절 세포축삭에 의해 가쪽무릎체(외측슬상체)로 전도된다. 각눈의 축삭의 절반은 시각신경교차(시신경교차)에서 교차된다. 그래서 뇌의 각 반은 양눈에서 자극을 받는다. 시야의 오른쪽반은 왼쪽 뒤통수엽(후두엽)의 1차 후각겉질(후각피질)로 투사된다. 오른쪽 뒤통수엽의 1차 시각겉질(시각피질)에 대해서는 왼쪽 반이 관여한다.

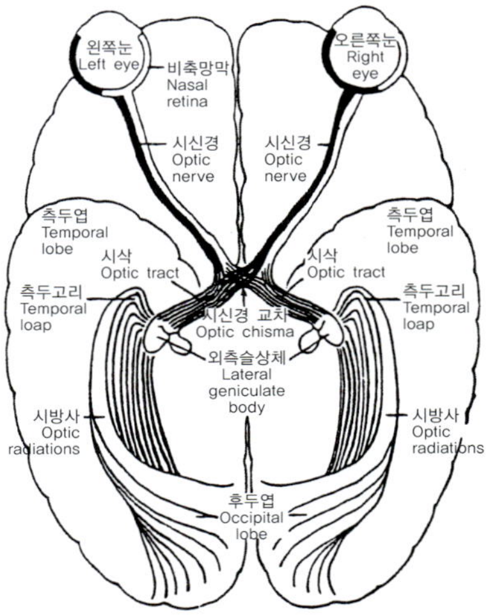

시로는 뇌의 기저쪽으로 투사된다. 오른쪽과 왼쪽눈의 비측섬유 모두는 시각신경교차(시신경교차)에서 교차된다.

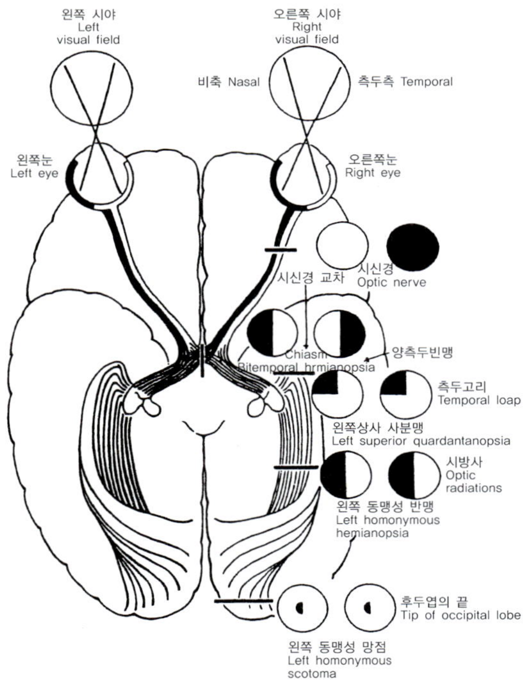

시경로의 지역에 따른 손상에서 일어나는 전형적인 시야 결손. 시야는 망막을 자극하는 광선의 근원에 대한 반사의 모식도이다.

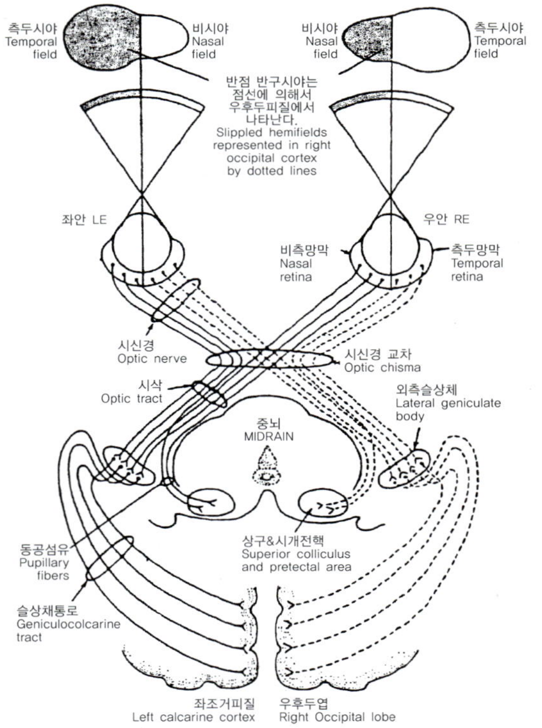

점선은 망막에서 뒤통수엽(후두엽)으로 신경섬유의 경로를 나타냄. 이것은 시야의 왼쪽 반에서 들어오는 시야와 동공의 구심성 자극을 이동한다.

〈시야검사기기〉

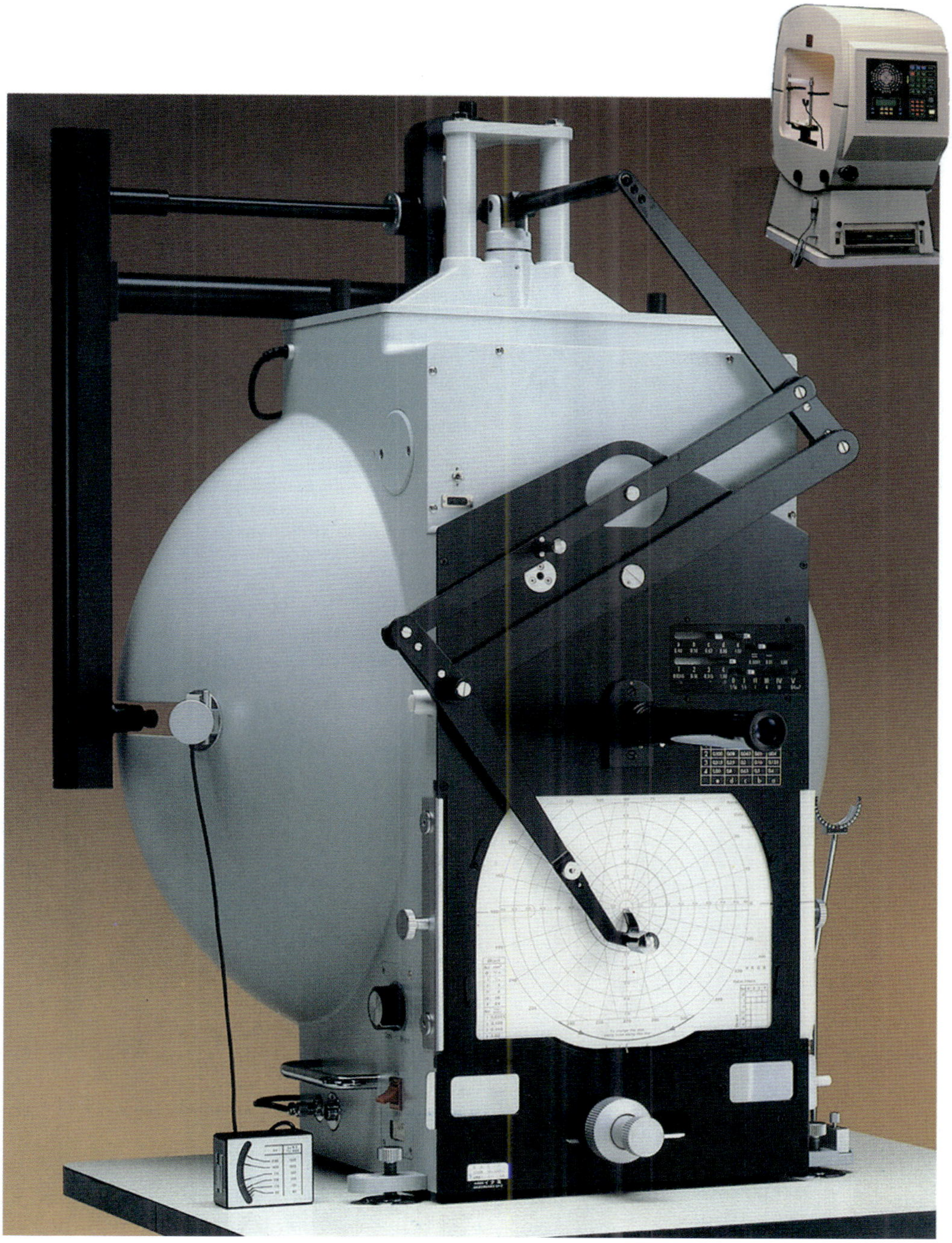

〈Go ldmann 시야검사기 각부 명칭〉

Names of respective parts

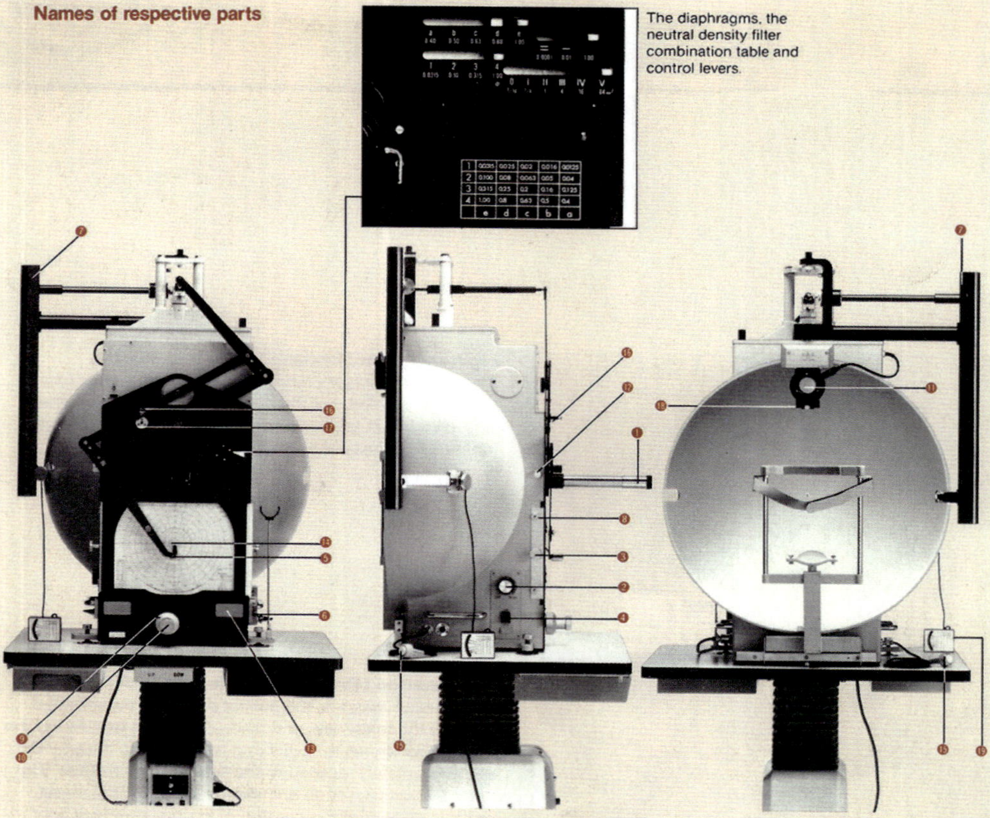

The diaphragms, the neutral density filter combination table and control levers.

1. Telescope
2. Illumination intensity control
3. Knob for chart fixation plate
4. Main switch
5. Knob for pantograph
6. Shutter
7. Projector
8. Chart fixation plate
9. Knurled knob for lateral movement of the head-rest
10. Knurled knob for vertical movement of the chin-rest
11. Lamp house socket base
12. Illumination switch for reading the light meter scale
13. Slide in front of bulbs for chart illumination
14. Index for recording
15. Buzzer
16. Centering pin of pantograph
17. Centering socket
18. Sliding diaphragm
19. Light-meter

Work sheet

Work sheet

Chapter 11

내시경 검사

I. 진단내시경

1. 위내시경 검사(Gastrovideoscopy)

1) Introduction

고도의 현대 과학 문명 속에 많은 혜택을 누리지만 이로 인하여 생활 양식이 복잡 다양하므로 시시각각으로 위협상황을 조성하여 긴장과 걱정, 두려움으로 스트레스를 직접 혹은 간접으로 경험하는데 이 경험이 장시간 지속되면 신체 및 정신에 해로운 영향을 주게 되어 소화성 궤양 등의 질환이 생기며 이를 진단하기 위한 검사 중 위내시경 검사를 받게 된다.

2) 적응증

(1) 소아에서 고령자까지 연령, 성별 구분 없이 상부 소화관의 병변을 의심하는 증상이 있으면 특별한 금기사항이 없는 한 모두 내시경 검사의 적응증이 된다. 증상이 없어도 숨어있는 암, 또는 위암의 조기발견을 위하여 외관상 건강한 사람에게도 검사를 시행 할 수 있다.

(2) 악성빈혈, 위 수술을 받은 경우, 만성위축성위염, 위에 발생한 선종성 질환, 거대 비후성 위염, 위의 장상피화생의 경우, 위 수술 전 · 후의 병변의 관찰과 진단 및 평가가 필요한 경우, 위출혈 등 급성병변의 진단시 출혈 부위 확인

(3) 위암의 조기발견을 위한 정기적 검사 : 40~50세는 2년에 1회, 50세 이상은 1년에 1회 시행

3) 검사 전 환자관리

(1) 검사 전 틀니(의치)를 제거하고 검사 당일 아침 양치질을 깨끗이 하도록 하고, 여자 환자는 립스틱을 지우도록 한다.

(2) 침(타액)과 위액의 기포를 제거하기 위하여 gasocol 10 mL를 검사 10~30분 전에 경구 투여 하여 점액 부액 부착으로 표재성 병변이나 미소 병변의 성상을 관찰할 수 있도록 한다.

(3) 구토반사와 삼킴반사(연하반사)를 억제하여 내시경의 통과를 부드럽게 하기 위하여 2% lidocaine viscous 10 mL를 5~10분간 목젖 부위에 물고 있다가 삼키게 한다. 이처럼 물고 있는 것이 힘든 환자일 경우에는 10% xylocaine spray를 분무하기도 한다. 단, xylocaine이 lidocaine 성분이므로 드물게 shock이 발생할 수도 있으므로 주의하여 사용하여야 한다.

(4) 침 및 위액분비의 억제와 위장관 꿈틀운동(연동운동)을 억제하기 위하여 buscopan 20 mg을 검사하기 전 약 20~30분전에 근육 주사하거나, 약 5~10분전에 정맥 주사한다. 이때 부작용으로 홍조, 심계항진, 시력장애, 현기증, 구갈, 배(복부) 및 방광팽창 등이 있으므로 심질환, 전립선 비대증, 녹내장 등이 있는 환자에게는 금기이다.

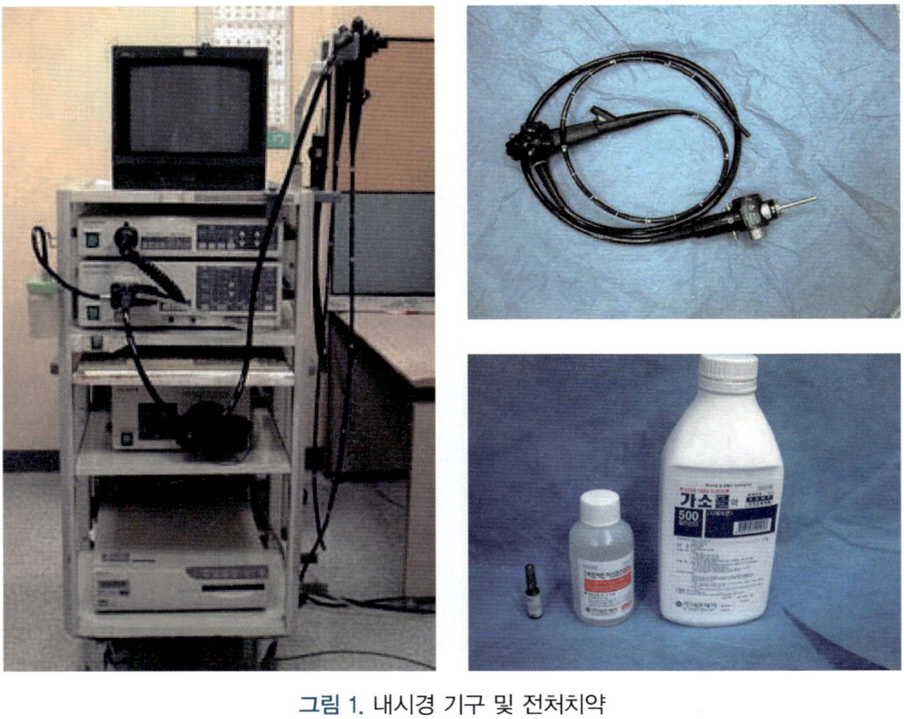

그림 1. 내시경 기구 및 전처치약

4) 검사 전 기구관리

(1) 광원장치 및 광원램프

충분한 공량이 되어야 밝은 시야를 확보 할 수 있으므로 내시경 화면이 점점 흐려지거나 어둡게 되면 램프를 교체해야 하므로 검사 전 반드시 점검해 보아야 한다.

(2) 흡인장치

흡인력이 충분해야 효율적으로 검사가 진행되고 검사시간이 단축되므로 약할 때는 내시경에 연결되어 있는 흡인병의 뚜껑에 문제가 있는지 확인하고 교체 하도록 한다.

(3) 카메라 및 필름

카메라의 빛의 노출이나 셧터의 속도가 〈M.O.B〉에 맞춰져 있는지 안에 필름은 들어 있는지 반드시 확인하여 진단에 중요한 자료가 되도록 한다.

(4) Connect cable

본체 image sourse와 내시경과 연결된 cable의 접촉 불량은 없는지 확인한다.

(5) Polaroid film

Ribbon과 paper가 기종별로 충분히 제대로 장착되어져 있는지 확인한다.

(6) Scope

내시경의 4방향을 확인하고, system에 연결하여 송기, 송수 버튼을 작동해 보아 이상 유무를 점검하고 내시경 렌즈를 gauze로 잘 닦은 후 검사 시작 전 반드시 white balance를 맞춰 놓아야 한다.

(7) Air container

송수 버튼을 통하여 내시경에 전달되는 공기와 물에 문제가 없도록 증류수를 채워 놓도록 한다.

이와 같은 과정으로 확인을 마친 내시경을 본체(system) 한 대당 3대를 준비하여 1:1 세척이 가능하도록 한다. 매회 검사시 마다 수세법을 거쳐 자동세척을 한 후 고무마개는 교환하여 멸균소독 한다. 색소내시경 검사를 하게 되면 즉시 시행할 수 있도록 소독된 Catheter와 약제를 미리 준비해 놓는다.

5) 검사 중 환자관리

(1) 검사 중에는 위험하기 때문에 스스로 몸을 움직이지 않도록 해준다. 침대에 오를 때는 안경을 벗고 넥타이를 느슨히 한 후 좌측와위를 취하고 눕도록 한다. 환자의 팔은 시술자의 몸에 닿지 않도록 가볍게 내려놓도록 하고 긴장을 풀도록 한다.

(2) 틀니(의치)가 있으면 빼고 mouth piece를 가볍게 치아로 문 다음 베개를 베고 머리를 지나치게 뒤로 젖히지 말고 좌측 어깨를 뒤로 하여 인후두부위를 넓게 하여야 삽입이 용이하다.

(3) 내시경을 삼킬 때는 어깨, 목, 머리에 절대로 힘을 주지 않도록 하고, 내시경기기와 mouth piece를 잘 관찰하면서 무의식중에 환자가 갑자기 잡아 빼는 일이 없도록 도와주어야 한다.

(4) 내시경이 식도를 지나 위 내로 들어오면 온 몸에 힘을 주지 않도록 눈을 뜬 상태로 코로 숨을 들여 마시고 입으로 내쉬는 배호흡(복식호흡)을 하게 한다. 고개를 아래로 숙여 점액이나 분비물을 자연스럽게 흘러내리도록 하여 기도로 넘어가는 일이 없도록 주의하며, 위, 샘창자(십이지장)에 공기를 넣으므로 배가 부르고 트림이 나지만 2~3분 참도록 한다.

(5) 내시경 시술이나 조직 검사를 할 때 환자의 전반적인 상태와 청색증이 있는지 등 활력(vital sign) 징후를 관찰하며 의사가 필요로 하는 조직 생검 및 CLO검사, 색소 내시경 등을 신속하게 시행할 수 있도록 준비를 하고 정확한 검사를 받도록 환자에게 설명을 한다.

6) 검사 후 환자관리

(1) 검사를 끝낸 후에는"수고하셨습니다,""잘 하셨습니다"라는 말로 격려하고 휴지로 분비물을 닦도록 하며, 침대에서 천천히 일어나도록 한다.

(2) 검사가 끝난 후 목 마취로 인하여 가래가 걸린 듯한 느낌이 들어 심하게 기침을 하여 뱉어내려고 하나 시간이 지남에 따라 서서히 편안해지므로 침은 입에 고인 것만 살짝 뱉어내도록 한다.

(3) 추가로 시행된 검사에 대하여 혹시 암이 아닌지 불안해하므로 이해 할 수 있도록 충분한 설명을 하고 알려준다.

(4) 색소 내시경을 받은 경우 소변이나 대변의 색이 변하지만 시간이 지나면 소실됨을 알려준다.

(5) 틀니(의치)나 안경, 겉옷 등 소지품을 챙겨준다.

(6) 내시경 검사 후 귀밑 귀밑샘(이하선) 부위가 약간 압통이 있으면서 부어오르는 경우가 있으면 5~6시간 이후에는 자연히 가라앉으나 부어 오른 부위를 마사지하듯 살살 비벼주면 회복에 도움이 되는 것을 설명해 준다.

(7) 검사가 끝난 후 보통 목 마취가 풀리는 30~40분 후에 일반식사를 하도록 하나, 만일 조직 검사를 받은 경우는 약 1시간 후에 유동식이나 원하는 식이를 할 수 있다고 설명해 준다.

(8) 검사가 끝나면 긴장했던 마음이 안도감으로 변하여 가벼운 몸살을 앓는 경우도 있고 이때 오한과 발열이 있으나 24시간 내에 자연적으로 소실된다고 설명을 해준다. 또한 복통을 호소하는 경우가 있는데 검사 중에 들어간 공기로 인한 것임을 설명하고 가스가 배출되면 사라진다고 알려준다.

7) 검사 후 기구 관리

(1) Main 전원을 비롯한 모든 전원을 off 시키고 image 전원 또한 off 시킨다.

(2) 사용한 내시경은 수세법에 의한 세척을 마치고 자동세척기에 세척하기 전 반드시 leak test를 시행하여 이상 유무를 확인하고 전자동세척 과정에 들어간다.

(3) 검사 중 사진을 찍은 film은 수거하여 의학 사진실에 보내어 현상하도록 하고 반드시 새 film을 장착하여 놓고 카메라 switch가 올바른 위치에 있는지 점검한다.

(4) Biopsy forcep이나 spray catheter 등 사용한 accessary는 깨끗이 세척하여 멸균 소독하여 다음 검사에 사용하도록 한다.

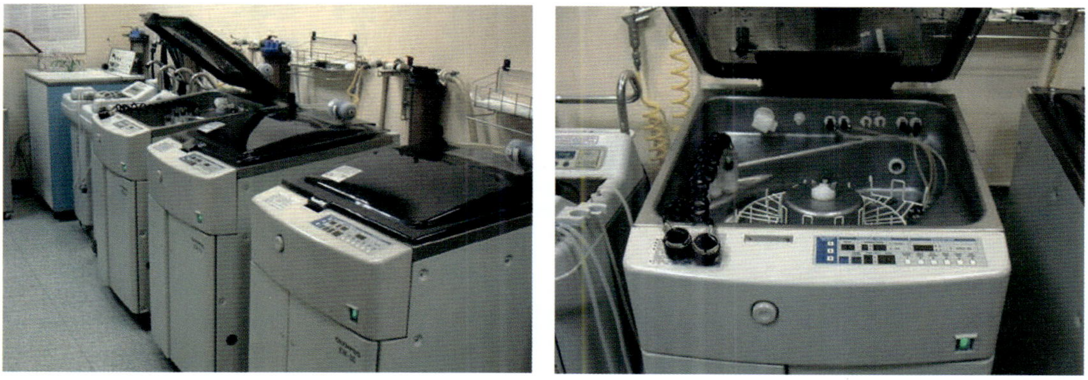

그림 2. 내시경 소독실

2. 대장 내시경 검사(Colonovideoscopy)

1) Introduction

최근 우리나라에서도 식생활이 서구화되면서 위 질환이 감소하는 반면 대장암과 기능성 대장질환이 증가하는 추세를 보이고 있으며, 경제성장에 의한 의료기술의 발달, 전 국민의 의료보험화 및 정보매체를 통한 교육 등의 영향으로 과거에 비해 진료 기회가 많아지고 노인층이 증가함에 따라 큰창자(대장)질환의 발견율도 점차 증가하고 있다. 따라서 이에 따른 대장 내시경 및 S상결장 내시경의 검사빈도 또한 증가하는 추세로 이들 내시경 기계관리, 적응증, 전처치 과정 및 내시경 검사과정에 대하여 숙지하고, 환자에게도 힘든 검사이니만큼 환자에게 정서적 안정을 줄 수 있도록 하여야 할 것이다. 큰창자(대장)는 길이 약 1.5 m, 지름 약 7.5 cm 되는 장관으로, 항문곧창자(항문직장)→구불잘록창자(S상결장)→내림잘록창자(하행결장)→가로잘록창자(횡행결장)→오름잘록창자(상행결장)→막창자(맹장)의 순서로 이어져 있으며, 돌막창자판막(회맹판)을 통하여 작은창자(소장)와 연결되어 있다.

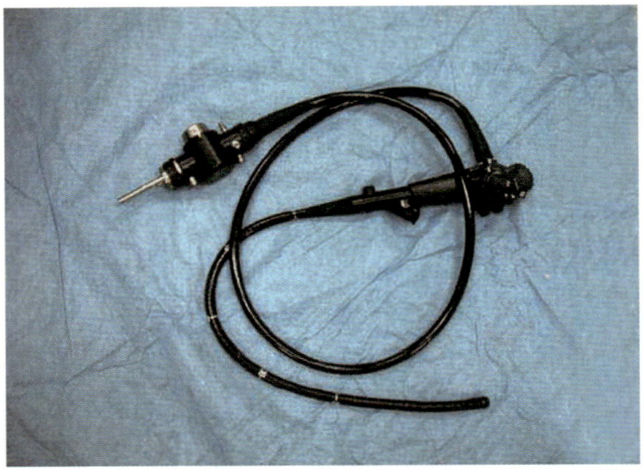

그림 3. 직장 내시경

2) 적응증

(1) 대장암의 선별검사:무증상이라 하더라도 40세 이상이거나 대장암의 가계력이 있는 경우

(2) 용종의 치료 및 치료 후 추적검사

(3) 대장 또는 직장출혈, 대변 잠혈반응 양성 또는 원인이 불명확한 철결핍성빈혈

(4) 변비, 설사 또는 복통 등의 대장 증상

(5) 대장 조영술상 애매 모호한 병변능 확진을 위해

3) 검사 전 환자 관리

(1) 큰창자(대장) 정결법은 colonlyte를 사용한다.

(2) 검사 전 날 저녁식사는 오후 6시경 흰죽이나 미음으로 먹고, 자정 이후 금식하도록 한다. 검사 당일 오전 6시부터 4L로 만든 액을 10분 간격으로 오전 9시까지 마시게 한다. 검사 3일 전부터 씨 있는 과일은 절대 먹지 않도록 교육하며, 고혈압 환자는 검사 당일 검사 예약 4시간 전에 충분한 물과 함께 약을 먹도록 한다. 2L 정도 먹고 난 뒤부터 대변을 보기 시작하여 복용 후 4시간 후면 맑은 물과 같은 변을 보게 된다.

4) 검사 중 환자 관리

(1) 탈의는 구멍 바지로 탈의시킨다. 허리띠를 조이지 않도록 설명한다.

(2) 일반적으로 Lt. lateral position(=knee-chest position)으로 시작하며, 검사 중 필요에 따라 체위를 변경하기도 한다.

(3) 검사 중에는 변의, 통증, 배(복부) 팽만감 등이 올 수 있음을 환자에게 미리 알려주고 심해지는 경우 의사 표현을 할 수 있도록 한다.

(4) 검사가 시행되는 동안 가능한 환자의 곁에서 정서적 지지를 해 주고 몸의 긴장을 풀고 천천히 심호흡하도록 한다.

(5) 배(복부) 압박법은 loop가 형성되어 내시경 삽입이 원활히 이루어지지 않을 때 시행하는 방법으로 구불잘록창자(S상결장)과 가로잘록창자(횡행결장)에서 복벽의 지주를 받지 못하여 대장내시경의 삽입 압력에 의하여 형성되는 loop를 방지하는 것이다. 즉 loop가 형성되려고 하는 부위의 외측의 배(복부)를 압박함으로써 loop가 형성되지 않도록 하는 방법이다. 구불잘록창자(S상결장)의 loop가 발생되면 대장내시경을 loop가 소실 될 때까지 대장 내시경을 뒤로 뺀 다음 아랫배(하복부)의 정중 선상 umbilicus 직하부에서 보조자의 손바닥으로 좌측 iliac fossa를 향하여 후좌측으로 압박한다. 가로잘록창자(횡행결장)의 배압박(복부압력)은 배꼽부위(제부)상방을 손바닥으로 가로막을 향하여 압박하면 된다.

5) 검사 후 환자 관리

(1) 시술이 끝남과 동시에 검사의 종료를 환자에게 알리고"수고하셨습니다"등의 말로 정서적 지지를 준다.

(2) 심한 복통이나 오심, 현기증 등의 증상이 있는가를 관찰한다. 우발증을 일으킬 수 있는 환자는 회복실에서 휴식을 취하게 하고 안정된 후 귀가하도록 한다.

(3) 내시경 삽입과정에서 다량의 송기로 인한 배(복부) 팽만감이 올 수 있음을 설명하고 가스를 배출하도록 한다.

(4) 조직 검사를 한 경우는 이로 인해 어느 정도의 출혈이 있을 수 있으며, 출혈이 심할 경우 즉시 병원을 방문하도록 알려준다.

(5) 대장내시경의 합병증: 탈수 증상, 전해질 불균형, 전투약에 의한 부작용, 감염, 장천공 등이 올 수 있음.

6) 기계 세척 및 소독

(1) 내시경을 빼낸 후 즉시 내시경 표면에 묻어 있는 분비물이나 혈액을 잘 닦는다.

(2) 내시경의 각종 내강을 깨끗한 물이나 공기로 흡입한다.

(3) 흐르는 물과 중성세제로 내시경 표면을 잘 닦는다.

(4) Biopsy channel 내부를 솔(brush)로 여러 차례 세척한 후 깨끗한 물로 잘 씻어낸다.

(5) 자동세척기에서 세척한다.

(6) 겸자공(biopsy channel) 고무마개는 매 검사마다 교환하고, biopsy forcep도 검사마다 교환하고 EO gas 소독한다.

(7) 모든 검사가 끝난 뒤에는 자동세척기로 세척 후 내시경의 전체 표면을 alcohol gauze로 닦고, working channel 내부는 syringe를 이용하여 alcohol solution으로 통과시킨 뒤 보관장에 걸어 보관한다.

3. 내시경적 역행성 쓸개이자조영술(내시경적 역행성 담췌관조영술, Endoscopic retrograde cholangiopancreatography; ERCP)

1) Introduction

1968년 McCune 등에 의해 최초로 시행된 내시경적 역행성 쓸개이자 조영술은 담도및 췌관 질환의 중요한 진단 방법 중의 하나로 결석의 위치, 숫자, 모양 등을 파악하기 위해 샘창자(십이지장) 내시경을 이용하여 도관(cannula)을 샘창자 유두(십이지장 유두) 개구부를 통해 쓸개관(담관) 및 이자관(췌관)내 삽입하여 조영하는 검사방법으로 현재는 췌관, 췌장, 담도 질환 등의 진단에 필수적 수기이며, 또한 이 수기를 이용하여 내시경적 유두괄약 근절개술, 내시경적 역행성 담도 배액술 등의 내시경적 치료가 획기적으로 발전하여 담관결석의 제거, 양성 또는 악성질환에 의한 쓸개이자관(담췌관) 협착을 완화시키며 유두부 괄약근내압 측정, 쓸개즙(담즙) 및 이자액(췌액)의 세포적, 화학적 검사 등에 널리 이용되고 있다.

2) 적응증

(1) 황달은 담도나 췌장 병변에 의한 황달의 발생이 의심되거나 황달의 감별진단 목적으로 담도 및 췌장의 상태파악 목적
(2) 담낭 및 담도계 질환
(3) 시술 전, 시술 후 담도 및 췌관 상태의 파악 목적
(4) 이자(췌장)질환으로는 재발성 급성췌장염, 만성췌장염, 가성 낭종, 농양, 종양 등이 있다.
(5) 원인 미상의 상복부 통증
(6) 기타 이자액(췌액)이나 쓸개즙(담즙)의 채취, 생검, 연구목적으로 시행하기도 한다.

3) 검사 전 환자관리

(1) 원칙적으로 입원을 하여 검사를 하며, 금식을 하는 것과 인후마취는 상부 소화관 내시경 검사와 동일하다.
(2) 환자에게 수액공급이 필요한 경우가 많으며, 또한 검사직전에 환자의 정맥혈관을 확보해 두어야 한다(20G−18G).
(3) 환자와 보호자에게 검사의 목적과 필요성 및 합병증에 대해 충분한 설명을 하며, 검사 및 수술에 대한 승낙서를 반드시 받아야 한다.
(4) 검사 전 처방을 midazolam, buscopan, demerol을 준비해 둔다.
(5) 환자의 chart와 함께 strercher cart에 누운 채로 검사실로 이송한다.

4) 검사 전 기구관리

(1) 기기의 전원을 작동시키고 scope의 상태를 점검한다.
(2) slide film 확인, 카메라 작동확인, 비디오확인, polaroid의 상태를 점검한다.
(3) Dressing cart위에 중방(일종의 포(布))을 편 후 필요한 물품을 준비한다.
(4) 시술의에 따라 일반 catheter의 모양을 확인하고 조영제를 통과시킨다.
(5) Balloon catheter의 풍선 모양을 확인한 후 조영제를 통과시킨다(air 방지).
(6) Basket(대 · 중 · 소) 모양을 확인한 후 조영제를 통과시킨다.
(7) Needle type paillotome의 needle의 모양과 그을음이 있으면 칼로 긁어 낸 후 핸들을 꽂는다.
(8) Double type papillotome의 angle을 확인 후 핸들을 꽂고 조영제를 통과시킨다.
(9) Guidewire는 0.025, 0.035를 따로 분류해 놓는다.
(10) NBD는 생리식염수로 통과한 후 guidewire를 넣어 준비해 놓는다.

(11) Bile bag과 연결관은 준비한다.

5) 검사 중 환자관리

(1) 환자의 불안감에 대해 정서적인 지지를 해주며, 예상되는 불편감을 설명하여 협조를 구한다.
(2) 십이지장경이 위의 들문부(분문부)를 통과하고 난 후에 buscopan을 주사하며 이때 환자의 체위 변경을 도와주어 환자를 엎드리게 하여 cannulation 후에 fluoro monitor상 조영이 잘 되도록 한다.
(3) 검사 중 환자가 고통을 호소하는 경우가 많으므로 의사의 지시에 따라 midazolam 등을 천천히 정주하며 완전히 잠이 들지 않도록 의식을 남겨두어 사고를 방지한다.
(4) 수시로 환자의 정맥혈관이 유지되는지와, 혈압, 맥박 등 활력 징후를 관찰한다.
(5) 담도내 조영제 주입시나 balloon 확장시 생기는 고통에 대하여 설명해 준다.
(6) 검사의 진행정도를 설명해 주어 공포감과 긴장을 덜어준다.

6) 검사 후 환자관리

(1) 환자의 협조로 검사가 잘 완료되었음을 알려주고 편안한 자세를 취하게 해준다.
(2) 검사 중에 흡입된 공기로 인해 배(복부) 팽만감이 있으며 서서히 배출됨을 설명해 준다.
(3) 필요시 의사의 처방에 의해 금식해야 함을 환자와 보호자에게 설명해 준다.

7) 검사 후 기구관리

(1) 내시경 관리

담도 내는 위 장관과 달리 무균 지역이므로 담도 내로 삽입되는 부속기구가 지나가는 내시경의 겸자공내는 멸균소독이 이루어져야 한다. 하지만 샘창자(십이지장)까지 내시경이 삽입되는 과정에서 위 장관의 분비물이나 정상 균주에 의해 오염되는 확률이 더 많으므로 완전 멸균 상태로 유지되는 것은 불가능하다. 그러므로 일반적인 내시경 세척법을 적용하되, 특히 치료 내시경을 시행한 경우 시술 과정에서 혈액에 노출되는 경우가 많으므로 매시술 후 충분한 세척과 겸자공 내부의 brushing, 소독, 건조가 이루어져야 한다.

또한 겸자공 마개는 매 검사마다 교환하고 가능한 자동세척기를 이용한 세척을 시행하도록 한다. ERCP 검사와 관련되어 특히 주의하여야 할 내시경 감염은 환자의 자신의 위장관에 정착하고 있는 균이 내시경 조작으로 인해서 환자의 혈액에 감염되어 패혈증, 심내막염, 뇌농양, 경막하축농 등과, 폐쇄된 쓸개관(담관)의 조작으로 생기는 담도염이 발생할 수 있다.

(2) 부속기구 관리

(1) ERCP 검사에 사용된 부속기구는 다른 내시경적 시술에 비해 조영제의 사용이 빈번하므로 각 기구에 남아있는 조영제의 성분을 미온수로 충분히 닦아낸다.
(2) 검사 종료 후 흐르는 물에 거즈를 이용하여 표면을 충분히 닦아주는데, 이때 약 30~40℃의 온수를 사용하면 조영제 제거가 다소 용이하다.
(3) 주사기를 이용하여 각 기구 내부에 남아있는 조영제 및 쓸개즙(담즙), 혈액, 분비물을 제거하기 위해 여러 번 물과 소독액을 통과시킨다.
(4) 기구 내부에 공기를 주입하여 충분히 소독되는 저온 가스(EO)소독을 시행하여 보관하도록 한다.
(5) 소독을 시행하기 전 · 후로 기구의 형태나 기능이 정상인지 확인한다.
(6) Balloon catheter 풍선이 터지지 않았는지 확인한다.
(7) 바스켓은 철사의 모양이 잘 유지되는지 또는 전체적으로 꺾인 부위가 없는지 확인한다.
(8) Guidewire는 선단부가 휘어진 곳은 없는지 확인한다.
(9) 유도절개도의 wire가 끊어지지 않았는지 handle을 연결하여 당겨 보면서 확인한다.

4. 상부소화관의 내시경적 초음파단층 촬영술

1) Introduction

상부 소화관용 EUS는 주파수가 7.5 MHz, 12 MHz용이 있으며 검사 도중 주파수의 변경이 가능하다. 최근 개발된 세경 초음파 탐촉자(miniature ultrasonic)인 UM−2R(12 MHz) 또는 UM−3R (20 MHz)은 통상의 내시경검사시 내시경 겸자공을 통해 초음파 탐촉자를 병변에까지 넣어 검사할 수 있도록 고안된 장비로써 심한 협착 등으로 검사할 수 없었던 부위의 병변도 검사할 수 있게 되었다. 통상의 EUS로 검사가 곤란했던 담도계 종양, 근위부 담도(hepatic bifuraction, right and left hepatic duct) 종양의 평가, 또한 통상의 EUS로 도달하기 어려웠던 위치에 있는 병변의 평가 등에도 매우 유용하게 이용할 수 있게 되었다.

2) 적응증

(1) 식도암, 림프절 전이의 진단, 식도 정맥류, 식도 점막하 종양
(2) 위암 : 암의 심달도, 림프절 전이, 원격전이, 위벽내 병변의 상태관찰
(3) 수술전 병기의 결정
(4) 위 점막하 종양 : 점막하 종양의 양성 및 악성의 감별진단

(5) 종괴의 발생모지의 판정, 양성 및 악성의 추정 진단
(6) 점막하 종양의 내시경적 치료의 대상선별이나 치료효과 판정
(7) 위궤양 : 궤양 단층상의 검토 가능, 궤양의 깊이, 반흔조직의 확장 정도
(8) 위점막하 종양과 벽외성 종괴에 의한 압박소견과의 감별진단
(9) 점막의 재생구조 관찰, 궤양의 난치성 여부 감별
(10) 췌장종양의 진단 및 심달도(혈관 침습 및 림프절 전이여부)
(11) 췌관암(췌두부암, 췌체부, 미부암), 췌장낭성종양, 점액분비성 췌장종양, 췌장도 세포 종양, (pancreatic islet cell tumor), insulinoma 만성췌장염

3) 검사 전 환자관리

(1) 검사전날 자정부터 금식을 한다.
(2) 입원환자는 반드시 눕는 카로 이송하고 외래환자는 검사 예약시 검사당일 운전을 삼갈 것을 주지시키며 고령자는 보호자와 동반하도록 권유한다.
(3) 위 내시경과 동일하나 경우에 따라 검사시간이 길어질 수 있으므로 검사 대상자의 나이 및 상태에 따라 오른쪽 팔에 정맥수액 주입을 유지한다. 특히 수면 EUS의 경우 반드시 수면내시경에 준한 전 처치를 시행한다.
(4) 검사에 필요한 기본적인 chart 및 영상 FAX(CT, SONO) 등을 미리 점검하여 준비한다.
(5) 틀니(의치)를 제거하고, 여성의 경우 립스틱을 깨끗이 지운 후 가소콜을 먹이고, 리도카인으로 목 마취를 한다.
(6) 전처치시 buscopan 1A을 IM하고 chart에 기록한다. 이때 환자에게 전 처치로 인하여 어지러움, 입안(구강)건조, 진땀이 날 수 있음을 알려 준다.
(7) 검사 장비 및 기구를 점검하고 환자의 등록번호 및 기록 상황을 입력한다. 이때 초음파 선단부에 부착되어 있는 balloon의 상태를 점검하고 공기를 완전히 제거해 놓는다. 또한 각 비디오 테이프, 슬라이드 필름, 폴라로이드 페이퍼 및 리본 등을 점검해 놓는다.
(8) 환자는 left lateral decubitus position으로 시행하나 검사 중 자세를 바꿀 수 있음을 설명한다.
(9) 전 처치 동안 환자에게 검사목적 및 방법을 설명함으로써 긴장을 완화시키고 검사 동안 환자가 협조할 수 있도록 유도한다.
(10) 수면으로 시행시 midazolam을 의사의 처방에 따라 3~5 mg 정맥 내로 서서히 주입한다. 이때 약제에 의한 부작용이 있을 수 있으므로 주의 깊게 관찰하고 기록한다.

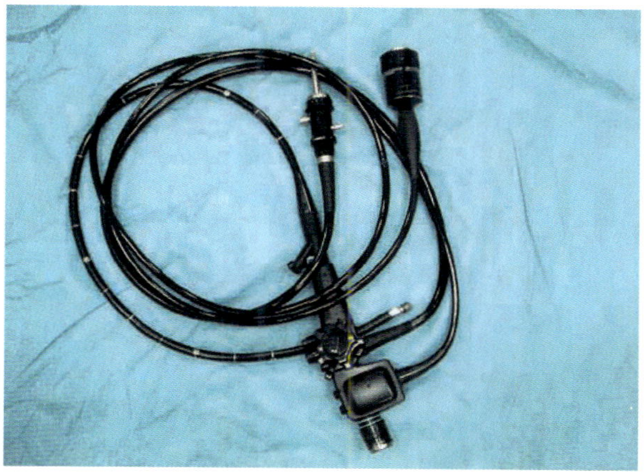

그림 4. 초음파 내시경

4) 검사 중 환자관리

(1) 환자에게 mouth piece를 물린 후 가능한 힘을 빼도록 부드러운 말로 긴장을 완화시킨다.

(2) Scope에 윤활제를 바른 후 서서히 삽입한다. 이때 환자에게 혀는 바닥에 가만히 두었다가 내시경이 목에 닿으면 의사의 지시에 따라 삼키도록 한다.

(3) 내시경 삽입이 끝나면 환자에게 침을 삼키지 말고 옆으로 흘리도록 설명하여 분비물로 인한 기도내 흡인을 방지하며 몸을 이완시키며, 호흡은 배호흡(복식호흡)을 하도록 설명한다. 검사 진행 중 필요한 물품을 잘 공급해 주고 시술자를 도와 환자가 검사를 잘 받도록 도와준다.

(4) 췌담도 검사시 보통 초음파 내시경을 valve나 antrum에 위치시킨 후 검사를 한다. 도중에 자세를 prone으로 변경하는 경우 수액줄이 걸리지 않도록 조심한다.

(5) 검사 중에 병변을 잘 보기 위하여 위에 물을 채우는 경우(water filled method)에는 biopsy valve를 제거하고 water supply unit와 연결된 tube를 biopsy channel에 연결하여 물을 주입한다. 이때 환자에게는 배(복부) 팽만감을 느낄 수 있음을 미리 알려주고 곡반으로 분비물을 흘리도록 하여 기도 내로 흡인되지 않도록 환자의 머리를 아래 방향으로 돌리도록 한다.

(6) Miniprobe 이용시 2channel scope을 준비하고, 1channel은 water supply 용도로 쓰며 다른 한 channel로 miniprobe를 삽입한다.

(7) 검사시간이 길어질 경우 환자에게"조금 자세히 보고 있습니다. 긴장하지 마세요"등의 말로 검사가 잘 진행되고 있음을 알려 긴장완화를 유도한다.

5) 검사 후 간호관리

(1) Scope을 제거한 후 mouth piece를 제거하고 티슈 등으로 분비물을 닦아 내도록 한다.

(2) 진정제로 인하여 어지러움이 있을 수 있으며 검사로 인하여 목에 통증과 부종이 느껴지며 배(복부) 팽만감이 있을 수 있음을 알리고 서서히 가라앉는다고 설명해 준다. 입원환자는 이송반에게 연락을 하고 외래 환자는 충분히 휴식을 취하고 귀가하도록 한다.

(3) 검사 후 무리한 운동이나 운전 등을 피하도록 권유하며 식사는 목 마취가 풀리는 30~40분 후에, 검사 중 생검을 한 경우는 1시간 후에 가능함을 알려준다. 입원환자의 경우 담당의사의 지시에 따르도록 한다.

(4) 검사 결과지와 사진을 환자의 chart에 부착한다.

(5) Probe 사용시 검사 후 알콜로 닦아 꺾이지 않도록 보관장에 세워 보관한다.

II. 치료내시 경

1. 내시경 식도 정맥류 결찰 요법(Endoscopic variceal ligation; EVL)

식도 정맥류는 간경변의 진행에 따른 지라(비장)와 위장관의 말초혈관 저항 감소로 인해 문맥계로의 혈액 유입량이 증가되고 간섬유화에 따른 간내 혈류 저항의 증가로 인해 문맥계 혈관의 압력이 증가됨에 따라 발생된다.

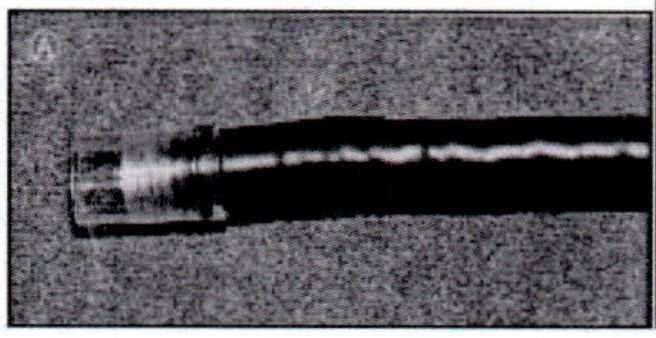

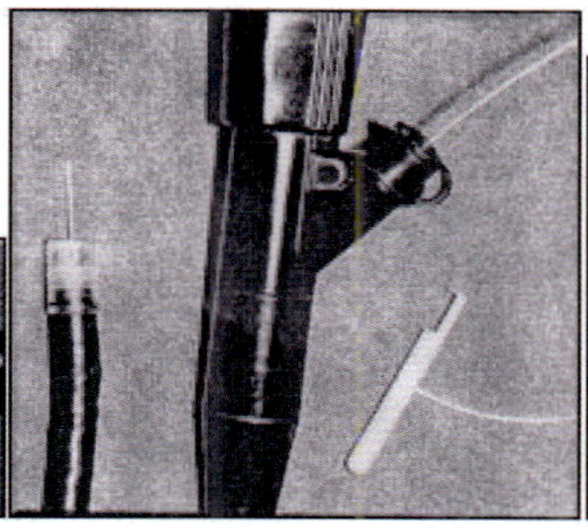

trip wire를 겸자공으로 넣는다.

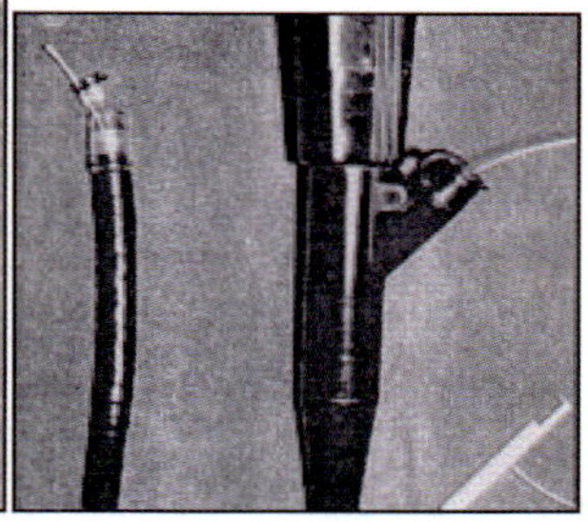

겸자공을 통해 나온 trip wire에 inner cylinder를 장착한다.

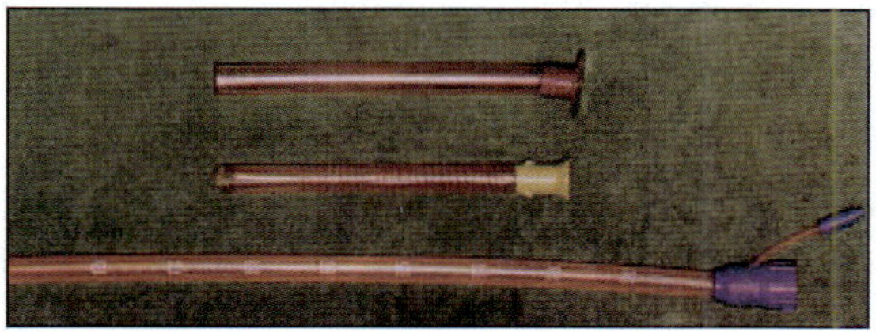

over tube의 종류

그림 5. EVL set

즉 증가된 문맥 혈액량이 높은 간내 혈류 저항으로 말미암아 간으로 적절하게 전달되지 못하고 이를 우회하여 위 · 식도 이행 부위의 식도 점막하 정맥 및 점막고유층 정맥으로 유입됨으로써 정맥류가 발생되며, 식도 정맥류 출혈은 간경변 환자에서 상부 위장관 출혈의 가장 중요한 원인 중 하나이다.

식도 정맥류 형성에 관여하는 주요 혈관으로는 좌위정맥(coronary vein), 단위정맥(short gasatric vein), 후위정맥(indorminate vein), 가로막하정맥(횡격막하정맥) 등이 있으며, 이중 좌위정맥은 가장 중요한 식도 정맥류 공급혈관으로 이 혈관 단독으로도 정맥류를 형성 할 수 있다. 내시경적 식도 정맥류 결찰 요법은 내시경 관찰 하에서 식도 정맥류를 고무밴드로 결찰하여 출혈을 멈추게 하거나, 정맥류를 소실시키고자 시행한다.

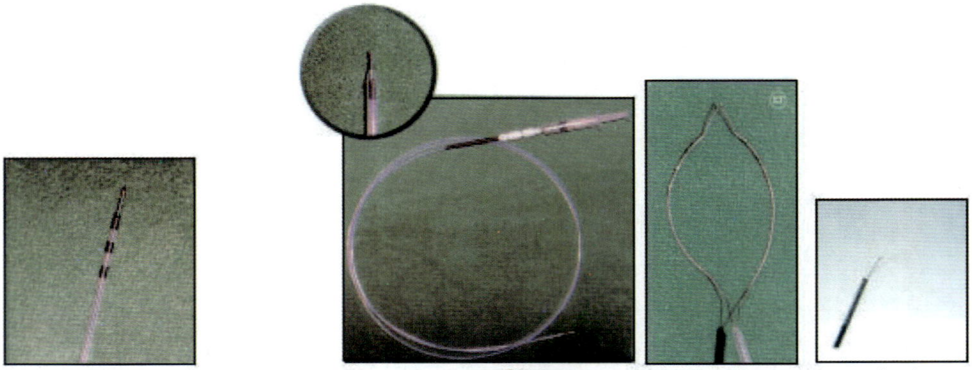

needle type　　gastroscope용 injector　　oval with spike type　　tripod

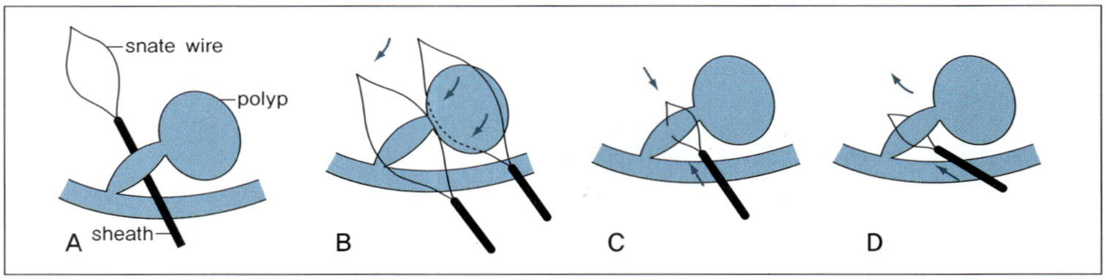

그림 6. 용종의 경부가 긴 유경성 용종을 올가미로 잡는 방법에 대한 모식도

A. 용종의 경우 아래에 올가미 sheath를 밀어놓고 올가미 환을 넓게 벌린다.

B, C. 올가미를 용종의 두부측으로 회전시키고 동시에 sheet를 조작하여 용종을 씌워잡은 후 시술자 측으로 당긴다.

D. 올가미 환을 용종의 1/3 또는 1/2 위치에 둔다.

2. 내시경적 점막절제술(Endoscopic mucosal resection; EMR)

내시경과 그 부속 기구들을 이용하여 식도, 위 및 장의 점막과 점막하층을 절제함으로써, 종양을 제거하는 치료법이다. 이 방법은 제한된 환자에게 시술되고 있는 전신마취 및 개복수술 대한 부담이 없으면서도 근본적인 치료법이라고 할 수 있다.

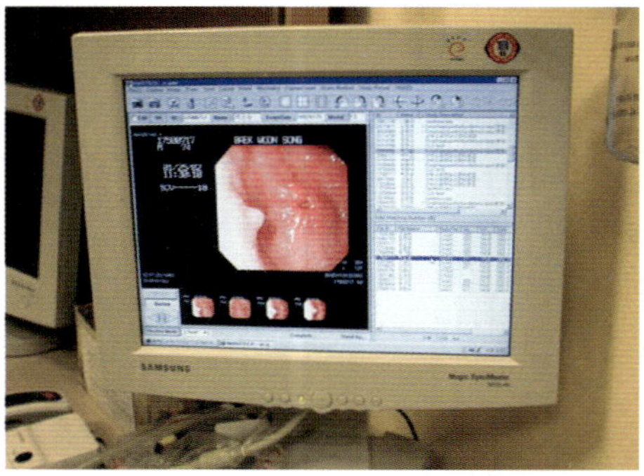

Surgical unit

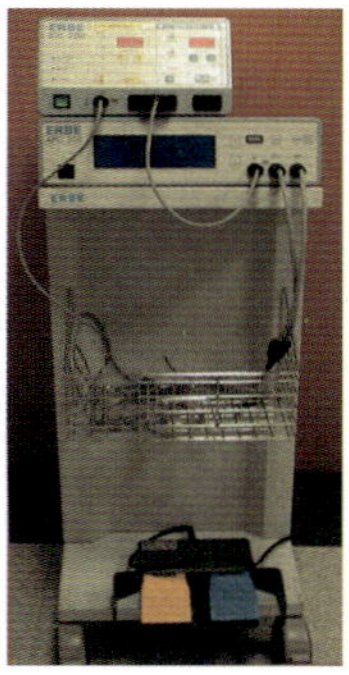

PACS 화면

그림 7. EMR set

3. 내시경적 식도 확장술

식도는 입에서 위내로 음식물을 전달하는 기능을 가진 장기이다. 이러한 식도의 기능적 또는 구조적 장애를 받게 된다면 환자는 삼킴곤란(연하곤란)을 호소한다. 식도 협착은 부식성 식도협착, 식도 무이완증, 궤양성 반흔 협착, 수술 후 협착 등의 양성 질환으로부터 식도암, 들문부(분문부) 위암 등의 악성질환까지 그 원인이 다양하다. 가능하면 수술보다는 내과적 방법이 우선하게 되며, 내과적 방법 중 내시경을 통한 확장술이 제일 흔히 사용되고 있다.

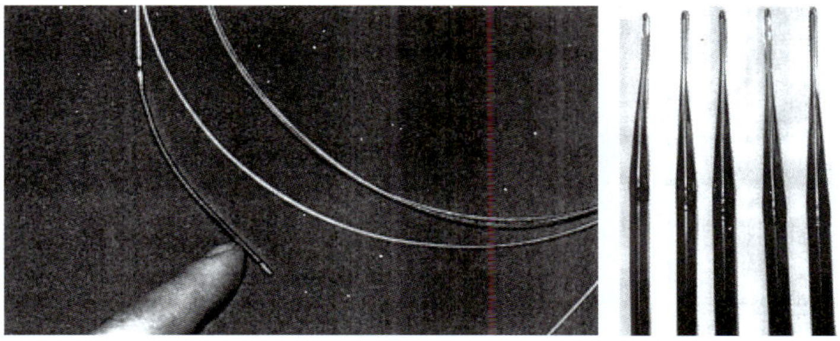

굴곡성이 좋고 유연한 선단을 보이는 guidewire

각종 크기의 savary gilliard 부우지 (16, 17, 18, 19, 20 mm)

그림 8. Bougination set

4. 내시경적 유두괄약근 절개술(Endoscopic sphincterotomy; EST)

내시경적 유두괄약근 절개술 EST는 sphincter fibers와 연부 조직, 샘창자(십이지장) 벽내의 온쓸개관(총담관)을 electrocautery를 이용하여 절개하는 것이다.

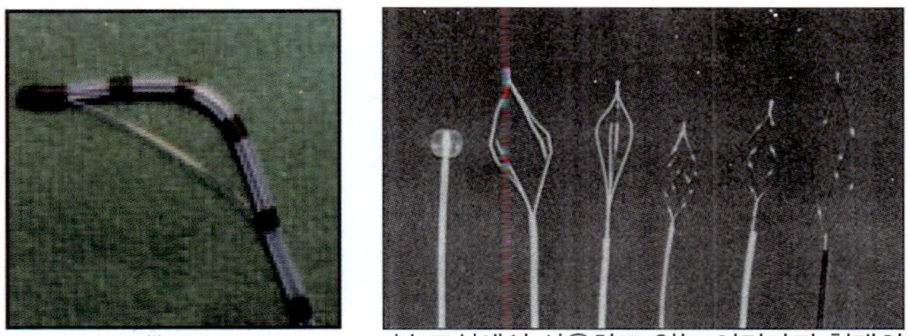

papillotome

본 교실에서 사용하고 있는 여러가지 형태의 담석제거용 바스켓과 발룬

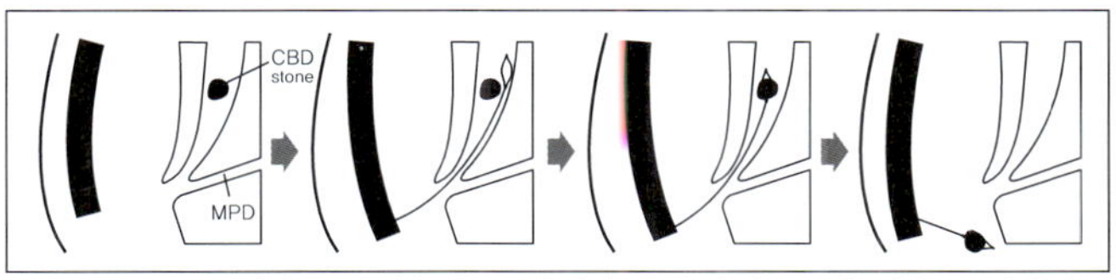

내시경적 유두괄약근 절개술 후 쓸개관내 담석의 바스켓을 이용한 제거법
CBD : 총수담관, MPD : 주췌관

그림 9. EST 사용 기구

5. 내시경적 역행성 배액법(Endoscopic retrograd biliary drainage; ERBD)

내시경 직시하에 경유 두적으로 배액관을 삽입하여 쓸개관(담관)내에 유치해 놓는 방법이다. 이때에는 치료용 십이지장경(TJF 240)을 사용해야 한다.

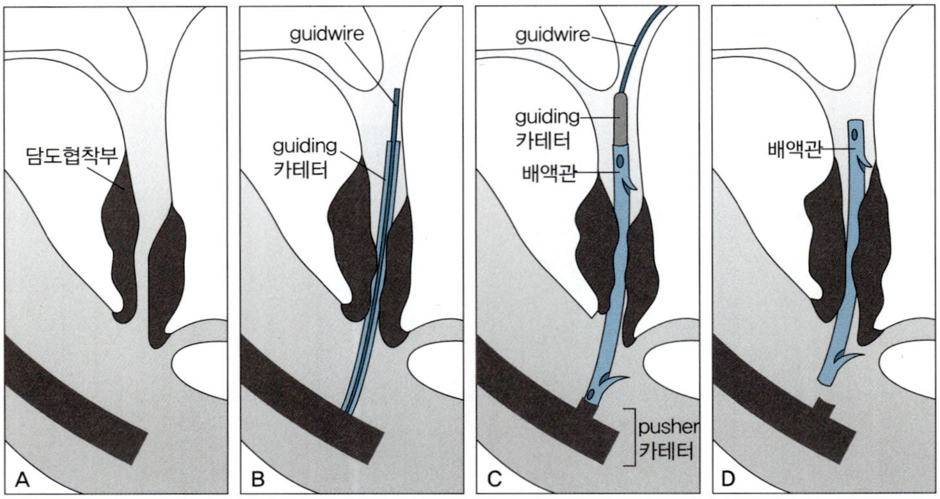

그림 10. 내시경적 쓸개관(담관)배액법 수기의 모식도
A. 내시경 직시하의 유두괄약근 절개술을 실행한다.
B. guidewire를 guiding 카테터와 함께 담관협착부위 상방의 담관까지 삽입한다.
C. guidewire를 guiding 카테터를 따라 담도배관액을 pusher 카테터로 담관 내에 밀어 넣는다.
D. 배액관의 샘창자(십이지장)쪽 끝부분이 샘창자 내에 잘 위치하도록 조정한 후 guidewire와 guiding 카테터 및 pusher 카테터를 제거한다.

Work sheet

진단내시경과 치료내시경

1) 진단내시경 및 치료내시경의 목적및 의의

가. 진단내시경의 목적 및 의의

나. 치료내시경의 목적 및 의의

2) 진단내시경 및 치료내시경의 분류

가. 진단내시경

나. 치료내시경

Work sheet

진단내시경 전처치와 검사중 환자관리

Work sheet

검사전 · 후의 기구관리

Work sheet

Chapter 12

혈류 · 인체동작분석 검사

I. 혈류검사(Vascular lab)

1. 서론

우리의 신체가 원활히 활동하기 위해서는 모든 세포에 산소와 영양분이 적절히 공급되어야 하고, 세포내의 대사산물을 제거하고 원활한 기능을 할 수 있는 평형상태를 유지하게 하는 것이 혈관계의 역할이다.

혈관의 혈류량의 변화는 모든 장기와 말초혈관계에 큰 영향을 미치며 이 균형이 무너지면 혈액순환장애, 동통, 괴사, 혈전증 등 환자의 생명에 직 · 간접적인 영향을 미칠 수 있다.

최근 우리나라도 식생활의 서구화가 많이 진행되어 평균 수명이 증가함에 따라 심장혈관질환(관상혈관질환)도 늘고, 혈전(thrombosis) 및 색전(embolism)에 의한 합병증이 현저히 늘어나고 있다.

이에 따라, 여러 진단 기법 및 검사장비가 개발되어 말초혈액순환에 대한 연구도 활성화되고 동맥 및 정맥의 병리기전 또한 서서히 밝혀지고 있다.

이런 상황에서 병의 원인이 어디에 있는지를 밝혀내는 방법들 중 침습적 방법과 비침습적 방법이 있는데 이 검사법이 현재 환자의 혈관의 상태를 진단하고 치료의 방향 설정에 큰 역할을 한다.

1) 검사의 필요성

혈류검사를 하는 이유는 맨눈(육안)으로 확인하기 힘든 부분의 영역에 현대적인 진단장비를 이용하여 응급상황이나 혈류장애의 수술 전 · 후에 있어, 의료진에게 정확한 진단과 치료 방향 설정에 아주 중요한 데이터를 제공함에 있다

2) 검사전 처치 및 준비

실내온도는 실온(22~25°)이 되도록 조성하며, 섬세한 검사법이므로 환자의 정신적 안정이 무엇보다 중요하다. 검사시 통증은 없으며, 검사의 소요시간은 모든 검사 항목의 시행시 1시간 내외가 되도록 한다.

환자의 복장상태는 long gown이나 간편한 속옷 정도라면, 검사시 결과에 지장을 초래하지는 않는다.

3) 검사기기의 종류

Medasonic Doppler System(Medasonic co.)
Imex Lab 2000(Imex Medical Inc.)
Skin Temperature Meter(Elab co.)

4) 검사법 : 동맥검사(PPG, arterial series; PRT)

(1) PPG(photoplethysmography)

말초혈관의 혈류량을 측정하며 팔(상지)이나 다리(하지)의 혈류장애에 대하여 적외선을 사용하여 병의 진행정도나 진단을 내릴 때 이용한다.

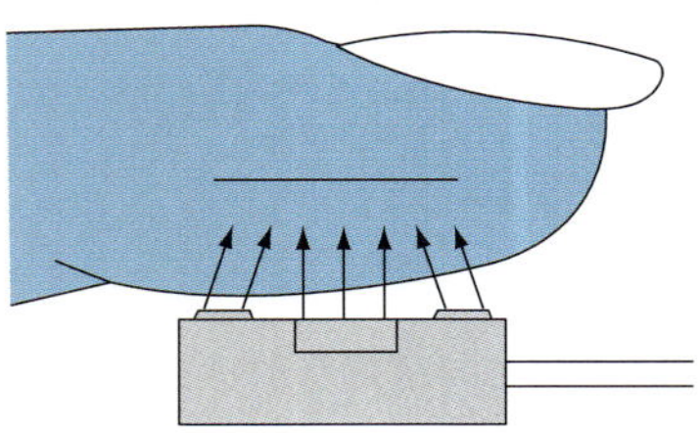

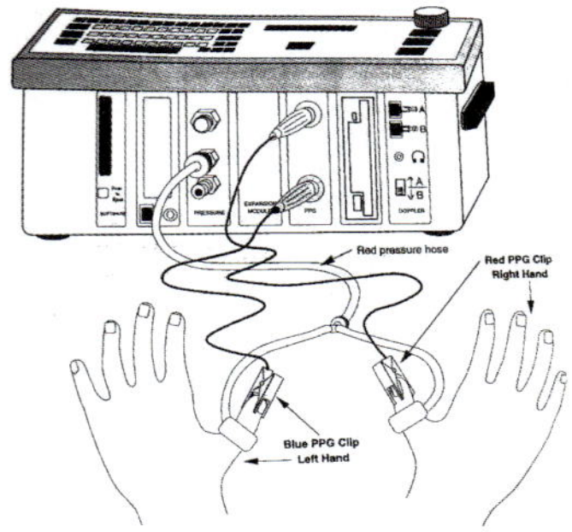

(2) Arterial series

팔, 다리의 대표적인 혈관에 대하여 초음파를 이용하여 혈관의 폐쇄성이나 협착성을 진단한다. 주로 팔(상지)에서는 axillary, brachial, radial, ulnar artery를 검사하며 다리(하지)에서는 femoral, popliteal, post tibial, dorsalis pedis가 주검사 부위이다.

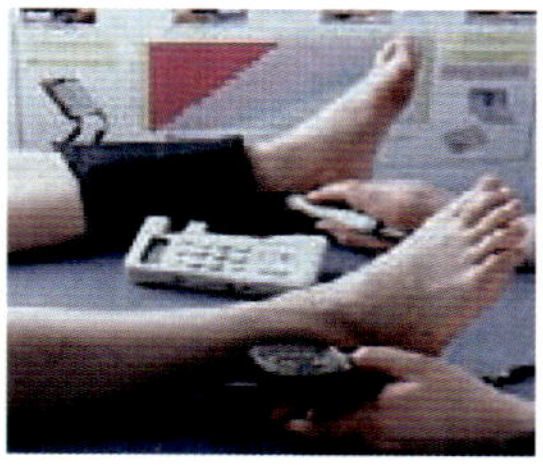

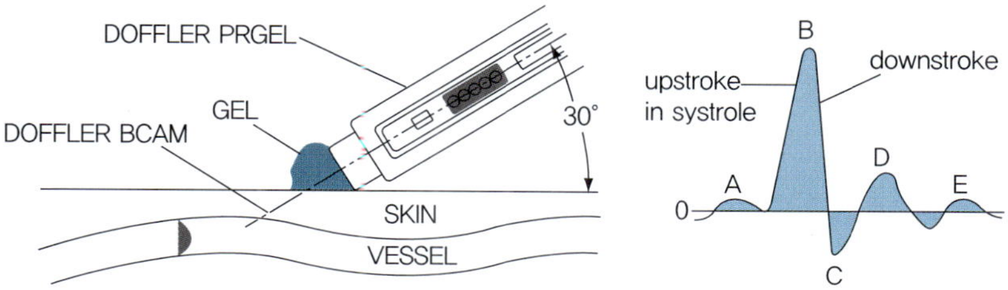

(3) PRT(pulse reappearance time)

팔이나 다리의 맥박 재출현 시간을 측정하여 혈관의 폐쇄정도 등을 진단한다.

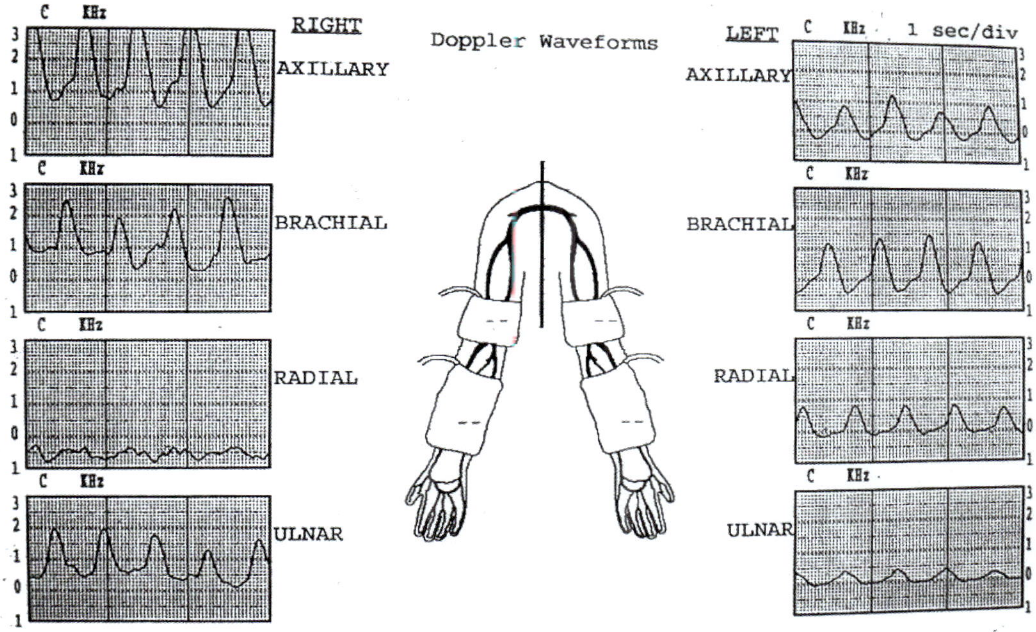

2. 정맥검사(MVRF, MVOF)

1) MVOF(maximum venous outflow)

환자의 정맥질환을 검사하는 항목으로 strain sauge을 이용하여 최대정맥혈 방출량을 조사하여 정맥의 폐쇄에 대해 진단한다.

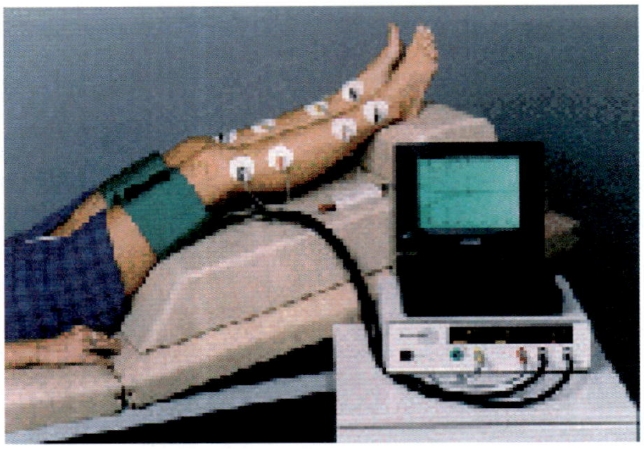

2) MVRF(maximum venous reflux flow)

환자의 정맥질환을 검사하는 항목으로 strain gauge을 이용하여 최대 정맥혈 역류량을 조사하여 주로 다리의 정맥판막의 이상을 진단한다.

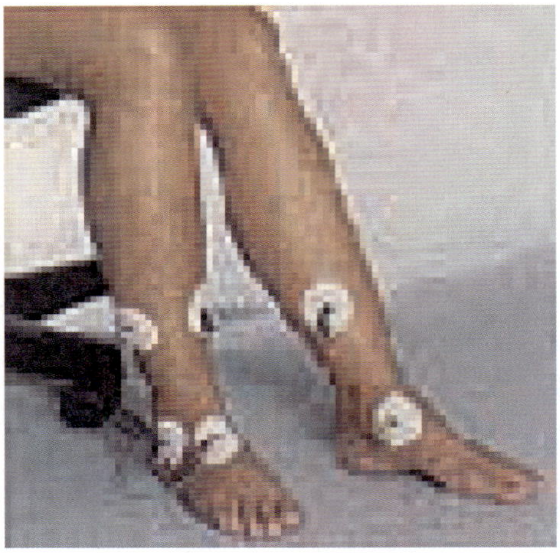

3. 유발성 검사(Wound healing capacity, raynauds test, TOS, arterial Maping)

1) Wound healing capacity

환자의 상처가 치유되는 정도를 말초혈류량을 조사하여 미리 예측할 수 있는 검사이다.

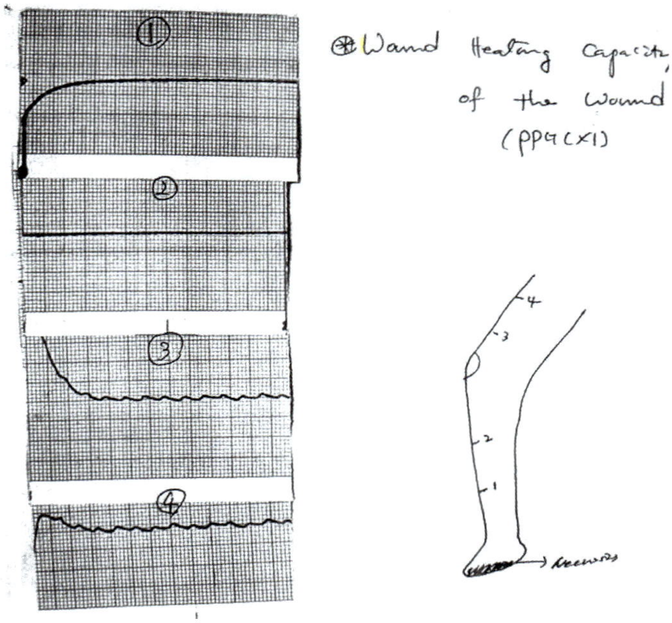

2) Raynauds test

팔(상지), 다리(하지)의 말초혈관 장애의 정도를 검사하며 질병의 진단에 유효하다.

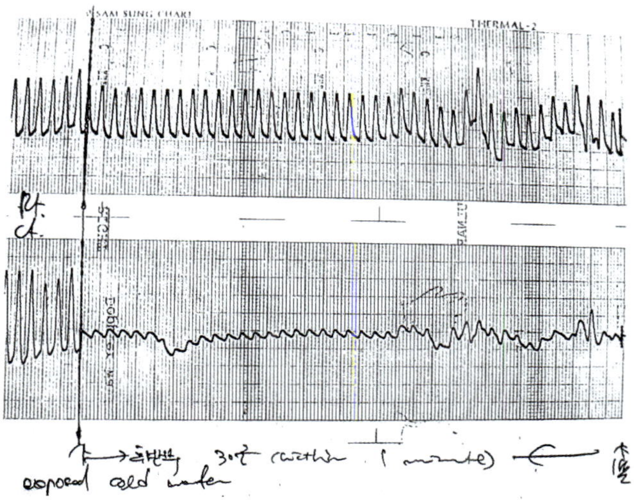

3) TOS(Thoracic outlet synd)

환자의 어깨관절(견관절)의 혈류 이상에 대해 진단하는 검사법이다.

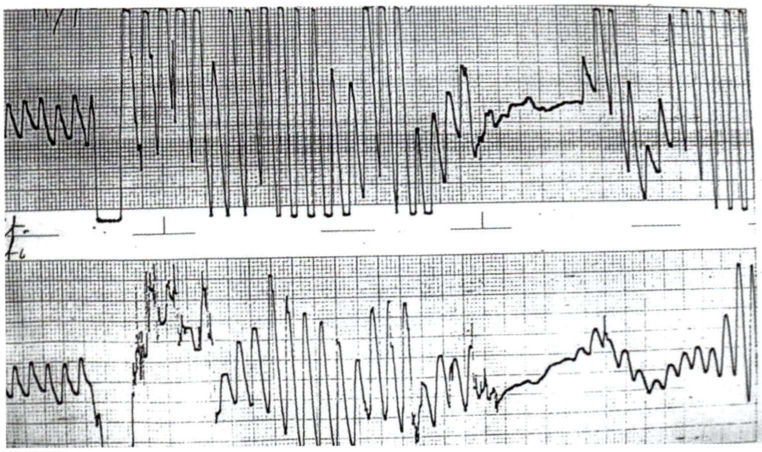

4) Arterial maping

팔이나 다리의 이상혈관의 위치를 파악하는데에 필수적인 검사법이며, 수술 등에 바로 적용시킬 수 있다.

5) 관련질병

DM, ASO, Buergers ds, DVT, varicose vein, atrophy, weakness, CTS, TOS, necrosis, gangrene, etc...

II. 인체동작분석검사(Gait lab)

1. 서론

걷는 것을 포함한 모든 수의적 움직임은 뇌, 척수, 말초신경, 근육, 뼈, 그리고 관절에 관여하는 복잡한 과정에 모두 연관된다.

걸음이 어떻게 진행되는지 잘못된 걸음인지를 3차원적 데이터를 이용하여 검사 하는 것이다. 지체 장애자의 큰 비중을 차지하는 뇌성마비 등 신경근육성 질환이나 인체를 움직이게 하는 부분을 다루는 외과적 영역을 진단하고 이러한 환자의 움직임을 원활하게 만드는 것을 기본으로 한다.

1) 검사의 필요성

사람이 걸음을 걸을 때에는 순식간에 이루어지는 일련의 과정이므로 시각적으로 인식하지 못하는 인체의 움직임을 3차원적 분석장비를 통하여 의료진의 한계를 극복하는 데에 있다.

2) 검사전 처치 및 준비

환자가 검사에 지장이 없는 최소한의 복장으로 검사에 임할 수 있게 한다.

3) 검사기기의 종류

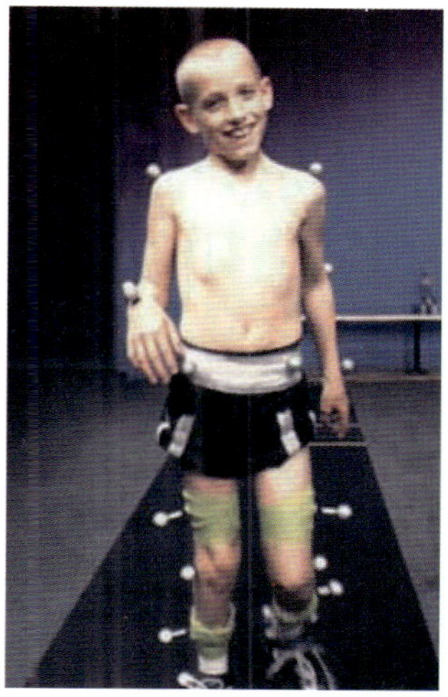

Vicon 512 motion capture system

① CCD camera

② video camera

③ marker

④ dynamic electromyography

⑤ force plate

4) 검사법

(1) 비디오 촬영(video taping)

환자의 걸음걸이를 실시간으로 녹화하여 병적 보행의 근거를 남기어 수술 전 · 후에 있어서 환자보행에 대한 평가를 바로 한다.

(2) 운동역학과 운동형상학(kinetics, kinematics)

- Kinetics : 환자가 보행을 하는데 있어서 힘판을 밟고 지나가는 동안 발아래 걸리는 힘을 측정한다.
- Kinematics: 힘에 대한 언급을 하지 않고 운동에 대한 영역의 데이터만을 보여준다.

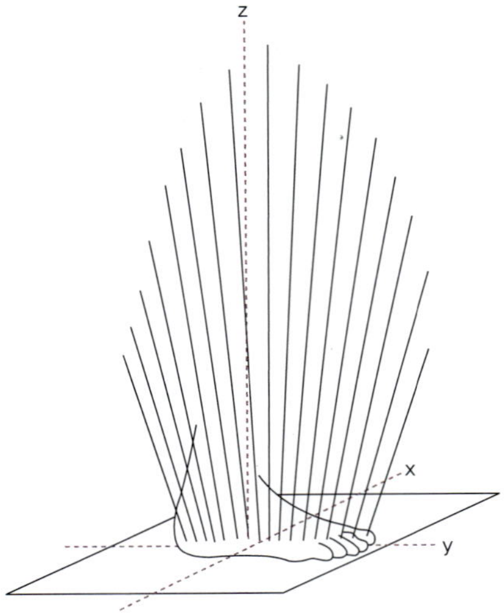

(3) 역동적 근전도 검사(dynamic electromyography)

환자가 보행을 하는데 있어서 각 부분의 근육들이 순간순간 제 역할을 하여 정상적인 보행의 도움이 되는지를 검사한다.

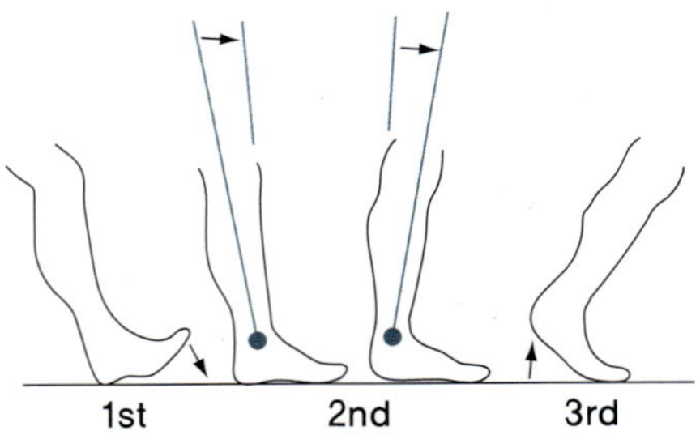

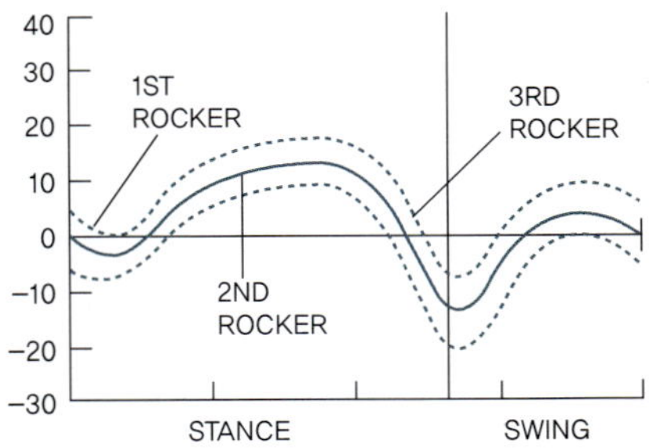

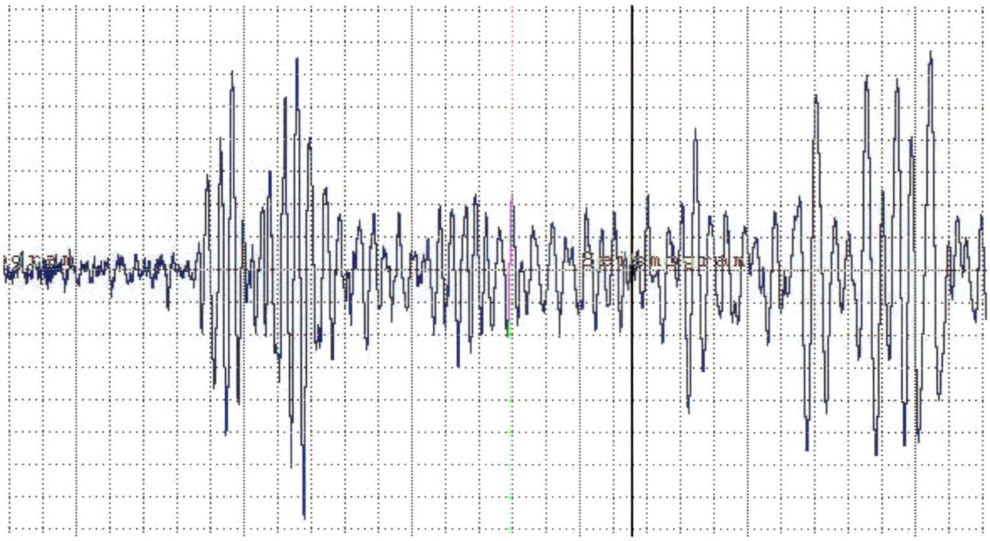

(4) 산소 소모량 측정(energy consumption)

정상적인 보행과 비정상적 보행에 있어서 작업의 완성도를 높이는데 목적을 구하는 검사이다.

(5) 질환분석

뇌성마비, 인공관절 치환술 전후, 변형교정술, 퇴행성 관절, 파킨슨병, 등...

(6) 관련 분야

스포츠 의학, 산업의학, 인체공학, 에니메이션, 등...

(7) 결과예시

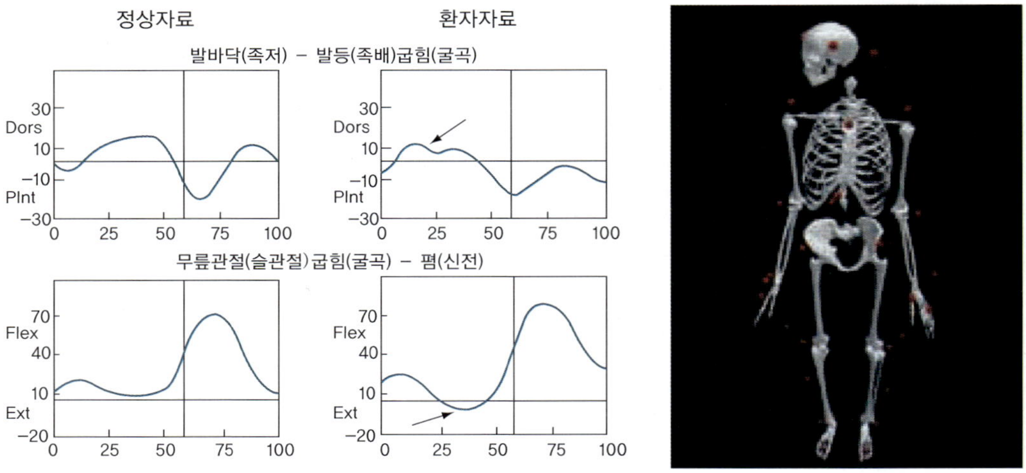

정상자료
환자자료
발바닥(족저) – 발등(족배)굽힘(굴곡)
30
Dors
10
−10
Plnt
−30
0 25 50 75 100
무릎관절(슬관절)굽힘(굴곡) – 폄(신전)
70
Flex
40
10
Ext
−20
0 25 50 75 100

Work sheet

■ 혈류검사

1. 혈류검사 분야중에서 환자에게 고통을 주지 않고 검사할 수 있는 검사 방법은?

2. 팔(상지)의 중요한 동맥 4부분을 적으시오

Work sheet

3. 다리(하지)의 중요한 동맥 4부분을 적으시오

4. 정맥 검사 방법 중 주로 다리(하지)의 정맥 판막 이상여부를 진단할 수 있는 검사는?

Work sheet

5. 환자가 어깨 관절의 불편함을 호소하고 있다. 이에 적용할 수 있는 유발성혈류 검사 항목은?

Work sheet

■ 동작분석 검사

1. 적외선을 방출하여 표식자(Marker)를 인식할 수 있는 카메라의 종류는?

2. 동작분석 검사중 보행시 하지에 전달되는 힘(Moment)을 분석할 수 있는 기구는?

Work sheet

3. 보행 주기 중에서 환자의 한쪽 발이 지면에 닿아 있는 시간과 그 발이 다시 지면에서 떨어져 있는 시간을 백분율로 표시하시오.

4. 뇌성 마비의 큰 두 분류를 적으시오.

Work sheet

5. 환자가 보행시 한쪽면만 팔과 다리에 이상 소견을 보이고 있다. 이에 따른 뇌성마비의 분류는?

Chapter 13

체열영상진단 검사

1. 체열영상진단검사의 역사

신체의 피부에는 많은 혈관과 신경이 밀집되어 있어 말단 부위 체온 조절에 중요한 역할을 하며 체표면에서 수mm 이내의 혈류 조절은 주로 자율신경계에 의해서 조절되고 인체 표면의 국소적, 비대칭적 온도변화는 많은 사람들의 관심의 대상이 되었다 기원전 400년전 Hippocrates는 온도분포를 이용하여 질병을 알아내어 치료에 이용하고자 하였으며 몸에 진흙을 도포한후 빨리 건조되는 곳에 질환이 있다고 추측한 것이 체열검사의 시초이다

1800년에 William Herschel에 의해 적외선이 발견되었으며 1948년 Leo Massopurt가 임상적으로 적외선 촬영을 시행하였으며 1956년 Lawson이 유방암 환자에서 암부위의 체열변화를 측정하여 보고하였다.

1973년 Duensing은 신경근육질환의 진단에 적외선 체열촬영을 처음 사용하였고, 1982년 Pochaczevsky 와 Wexler는 접촉식 액정체열촬영장치를 사용하여 요추 간판 탈출증을 비롯하여 신경근 병변의 진단에 매우 유용하다고 보고하였다.

1985년 Mills등은 요추강 협착증환자에 있어서 다리(하지)를 각 부분별로 구획을 정하여 체열분포의 정량적인 분석을 시행하였으며, 최근에는 컴퓨터 적외선 체열 영상진단 시스템이 개발되어 사용하고 있다.

2. 체열 영상 진단 검사의 원리 및 특징

체열 영상 진단 검사는 인체에서 방출되는 열을 탐지하여 체표면에서의 열의 분포를 나타냄으로서 질병을 관찰하는 방법이며, 체열은 정상적인 인체기능, 질병, 상처로부터 발생되는데 이것을 광학사진과 유사한 방법으로 수집해 전기적 신호로 변환하여 영상으로 나타낸 것이다. 영상은 실시간 관찰이 가능하며 대부분 인화지나 폴라로이드 필름에 기록한다.

체열영상진단검사법의 종류는 초음파 열진단법, 액정 적외선 체열법, 컴퓨터 적외선 열진단법이 있으나 최근에는 컴퓨터 적외선 열진단법이 주로 이용된다.

인체로부터 방출되는 적외선을 검출장치로 검출하여 영상으로 기록하는 방법으로 인체로부터 방출되는 적외선의 파장범위는 2~24u 정도이며, 검출기의 감도를 높이기 위해서 검출기는 낮은 온도를 유지하도록 해야하며 최근에는 액체 결정체가 개발되어 임상에서 이용된다.

액정 적외선 체열진단법에서는 콜레스테롤 유도체의 분자회전력을 이용한 액체상의 결정체로 환부의 열에 의한 온도차를 0.2℃ 까지 감지할 수 있고, 각각의 검출기의 온도범위는 3~5℃정도이고, 10개 정도의 검출기로서 21~40℃까지 측정이 가능하다. 낮은 온도부위는 갈색이고, 온도 상승에 따라서 밝은갈색, 황갈색, 노랑, 초록, 밝은청색, 암청색 순서로 나타난다.

최근에는 컴퓨터 및 전자공학기술의 급속한 발달로 신체에 접촉하지 않고 편안한 자세로 촬영할 수 있는 컴퓨터 적외선 체열 영상 진단 시스템이 개발되어 이용되고 있다.

이상과 같이 적외선 체열 영상 진단 검사법은 인체의 피부표면에서 자연적으로 방출되는 극미량의 적외선을 감지하여 인체의 통증부위 및 질병부위의 미세한 체열변화를 컴퓨터가 컬러영상으로 나타내줌으로서 신체의 이상유무를 진단하는 검사방법이다.

감각신경섬유에의 자극 즉 통증이 있는지 없는지를 객관적으로 시각화하여 측정, 평가, 진단할 수 있는 유일한 진단 검사 방법이다.

그러나 액정 체열 촬영 검사는 온도 변화에 따른 색상의 변화가 일정하지 않고 인접 색상으로의 갑작스러운 변화가 일어나 자연스럽지 못하여, 신체의 굴곡부위 촬영과 넓은 부위를 검사할 경우 어려움이 있다. 컴퓨터 적외선 체열 영상 진단 시스템은 편안한 자세에서 전신을 촬영할 수 있으며 인체의 모든 질환 부위의 미세한 체열변화도 정량적으로 정확히 측정할 수 있게 되었다.

컴퓨터 적외선 체열 영상진단 시스템은 hardware system, infrared detector, scanner, data 처리장치, 저장장치, gray scale, color monitor, keyboard 등으로 구성되어 있다.

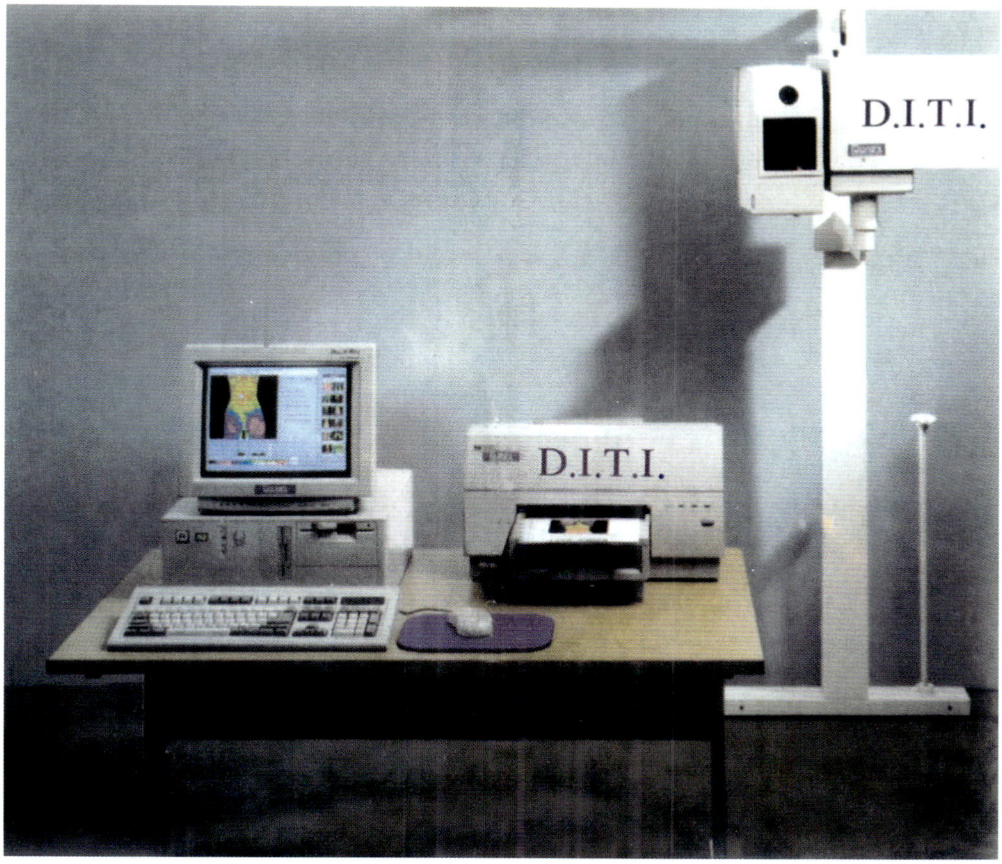

인체에서 방출된 적외선을 indium antimonide나 cadmium mercury telluride를 이용한 검출기가 감지하여 A/D변환기를 거쳐 컴퓨터에 저장된다.

컴퓨터를 조작함으로서 검사부위의 위치와 크기를 조절할 수 있고, 그 부위에 제한온도를 정확하게 측정할 수 있으며, 일정한 온도범위만 나타나게 함으로서 동일 온도 부위에 대한 비교관찰과 일정온도 이하의 영상을 제거함으로써 의심되는 부위를 관찰 할 수 있다. 환자의 몸에서 방사되는 적외선 열 에너지가 카메라에 의해 적외선을 전기적 신호로 변화시키고 증폭하여 영상화한 것으로, 이 영상은 조직에서의 온도차이를 세밀하게 나타낼 수 있어야 임상적으로 의의가 있다.

인체에서 방출되는 체열은 감지장치에 도달할 때까지 방해를 받지 않아야 하므로 환자는 탈의해야하고 검사목적 부위의 인근조직으로부터 방출되는 적외선은 제거시켜야한다. 적외선은 직진하므로 환자는 장치의 정면에 위치시켜 직접검사해야 한다.

3. 체열 영상 진단 검사의 유용성 및 임상적용 질환

적외선 체열 영상 진단 검사법은 인체의 해부학적 이상 유무를 진단하는 CT, MRI 와는 달리 인체의 생리학적인 기능의 이상유무를 찾아내는 영상진단 검사법으로 인체에 방사선 노출이 없고 통증이나 해가 없으며 신체 각 부위별로 정확한 진단이 가능하다. 수술전후의 신경근을 비롯한 여러 부위에 대한 이상부위를 계속적으로 추적하는 것이 가능하고, 체내에 신경학적, 생리학적 이상유무의 판단을 가능하게 하며 임상적용 질환은 아래와 같다.

1) 척추계 질환

급만성 요통증 및 좌골 신경통, 척추디스크 질환, 척추관협착증, 척추분리증 및 전방 전위증

2) 신경계 질환

말초신경손상, 척수손상, 자율신경계질환, 다한증, 삼차신경통, 뇌졸중 후유증, 편두통, 안면신경장애

3) 근골격계 질환

퇴행성 관절염, 각종류마티스, 골 및 연부조직종양, 운동-감각신경 근염, 혈전증, 근육이완, 급성염좌, 50견(어깨), 경부통(목)

4) 심혈관계 질환

말초혈관장애, 버거스씨병, 심혈관 혈전증, 레이노드씨병, 혈관문합술후 효과확인, 무혈성괴사, 선단청색증

5) 이비인후과 및 치과계 질환

부비동염, 악관절 질환, 하악골 염증 질환

6) 비뇨 생식계 질환

고환 정맥류, 척추신경 손상에 의한 마비성 임포텐스

7) 외과 및 부인과 질환

유방암, 부갑상선 또는 갑상선질환, 전이성암 화상, 유방종양, 자궁종양, 냉증

8) 기타

알레르기성 피부염, 수술전후 통증효과 확인, 피부 및 각막이식 수술후의 효과판정, 교통사고 환자 통증확인

실제 임상검사 영상은 다음과 같다

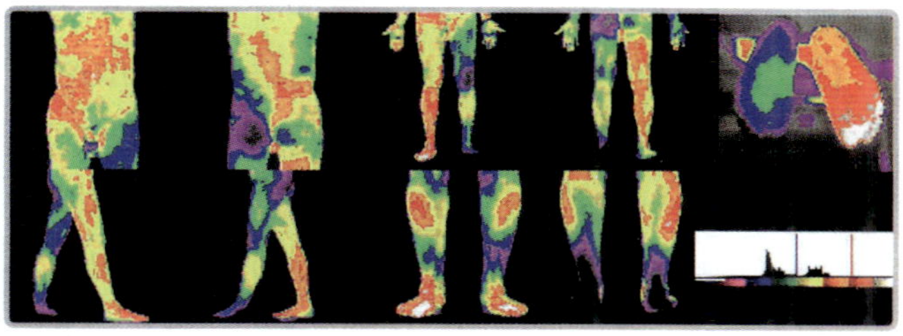

- 진단명 : 허리디스크 (Lumbosacral Disc (L5))
- Position : 하체촬영시 자세 (Lumbar Position)

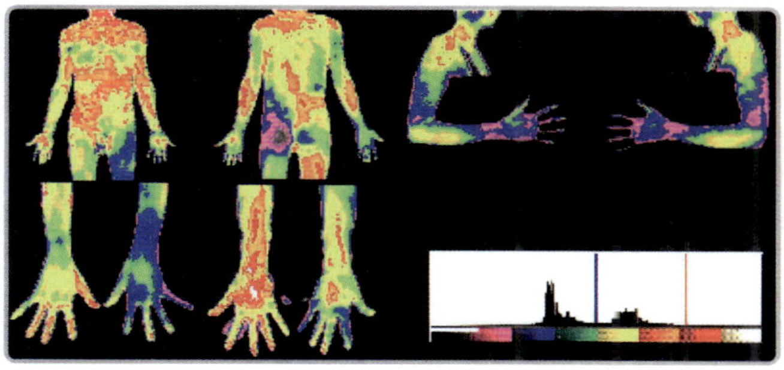

- 진단명 : 목디스크 (Cervical Disc(C8))
- Position : 하체 촬영시 자세 (Cervical Position)

4. 체열 영상 진단 검사의 임상적 판단 기준

적외선 체열 영상진단 검사의 가장 기본적이며 중요한 이론은 정상 성인을 기준으로 체열 분포양상이 항상 좌우가 대칭적 양상을 보인다는 것이며, 적외선 체열 촬영 영상을 판독함에 있어서 양측의 체열분포의 비대칭적 양상을 가장 중요한 요소로 다루고 있다.

정상 생리를 살펴보면 인체의 체온은 시상하브의 온도 조절중추를 통한 되먹이기 기전에 의해 유지되며 신체의 양측에 동시에 밀접한 영향을 주기 때문에 체열분포가 대칭적으로 나타나고 정상적인 신체의 좌 · 우측 온도차이는 평균 0.3℃ 이내이다

따라서 체열분포의 심각한 비대칭적 양상을 보일때에는 병적으로 간주되며 국내의 임상

의료진등은 좌, 우측의 온도차가 0.5–0.7℃이상의 차이를 보여야만 비정상적인 양상으로 인정하고 있다.

적외선 체열 영상진단 검사에서 촬영된 영상에 나타나는 각각의 색깔은 촬영부위의 절대적인 온도분포를 나타내는 것이 아니라, 좌 · 우측의 상대적인 온도분포를 나타내므로 검사에 있어서 정확한 비교는 검사당일에 촬영된 체열영상의 좌 · 우측의 온도차이의 변화와 체열분포모습에 중점을 두어야한다

이상과 같이 적외선 체열 영상 진단 검사는 환자의 치료 및 수술전 · 후의 체열 촬영을 통한 좌 · 우측의 온도차와 체열이상 모습의 유무가 진단의 기초자료가 되어 치료의 효과, 병증확정을 판단할 수 있다.

5. 체열영상진단 검사시 환자준비사항

검사 24시간 전부터

1. 각종 물리치료를 중단하십시오
2. 피부에 자극을 주는 모든 검사와 치료를 피하셔야합니다.
3. 약을 복용중인 경우에는 중지하십시오
   (치료제인 경우는 주치의와 상의하시기 바랍니다)

검사당일

1. 미지근한 물로 샤워하시기 바랍니다.
2. 로숀이나 연고는 바르지 마십시오
3. 접착하는 파스제품류는 사용하지 마십시오.
4. 담배나 알콜성 음료는 일체 들지 마십시오.
5. 불가피한 경우를 제외하고는 콜셋등 보조기를 착용하지 마십시오.
6. 의복은 편안한 옷으로 입으시고 신체에 부착하는 모든 악세사리(반지, 시계)는 착용하지 않으셔야 합니다.
   (속옷은 가급적 흡수성이 좋은 면류를 착용하는 것이 좋습니다)
7. 탈의 후 10분간 체온을 안정시키고, 체온을 안정시키는동안 병소부위를 자극시키지 마십시오.

Work sheet

Work sheet

Work sheet

Work sheet

Work sheet

Work sheet

임상생리학실습
-3판-

정가 32,000원

ISDN 978-89-7043-803-0

2005년 3월 2일 2판 발행
2011년 3월 5일 3판 인 쇄
2011년 3월 10일 3판 발 행

저 자 : 강지혁·김광진·김대식·김병원·김상훈·김성욱
김성현·김영활·김종경·김종규·김지용·김철승
김현정·김희균·박신영·박옥이·배형준·송선옥
안종민·오선균·윤형우·이선경·이옥경·정순희
지정희·최석철·최완수·최현주·최화식·허방근
현경예·황수미

발 행 자 : 최 병 진
발 행 처 : 도서출판 **고 려 의 학**
(136-821) 서울 성북구 성북동1가 115-24 보문빌딩 3층
Tel. 765-0333, 0337
Fax. 743-2288
등록번호 : 제 1-519호 1978. 6. 29.